Rudat
Kopfschmerz und Migräne

Karl-Heinz Rudat

KOPFSCHMERZ UND MIGRÄNE

Naturheilkundliche
Behandlungskonzepte

Mit 48 Abbildungen

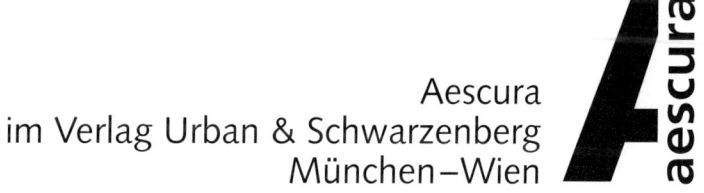

Aescura
im Verlag Urban & Schwarzenberg
München–Wien

Anschrift des Autors:
Karl-Heinz Rudat
Färberstr. 2
94496 Ortenburg

Benutzungshinweise

 = Merksatz

 = Kontraindikation

 = Behandlungstip

Deutsche Bibliothek – CIP-Einheitsaufnahme

Rudat, Karl-Heinz:
Kopfschmerz und Migräne : naturheilkundliche Behandlungskonzepte / Karl-Heinz Rudat. – München ; Wien : Aescura im Verl. Urban und Schwarzenberg, 1998
ISBN 3-541-50511-7

Gebrauchsnamen, Handelsnamen, Warenbezeichnungen und dergleichen, die in diesem Buch ohne besondere Kennzeichnung aufgeführt sind, berechtigen nicht zu der Annahme, daß solche Namen ohne weiteres von jedem benutzt werden dürfen. Vielmehr kann es sich auch dann um gesetzlich geschützte Warenzeichen handeln.

Alle Rechte, auch die des Nachdruckes, der Wiedergabe in jeder Form und der Übersetzung in andere Sprachen, behalten sich Urheber und Verleger vor. Es ist ohne schriftliche Genehmigung des Verlages nicht erlaubt, das Buch oder Teile daraus auf fotomechanischem Weg (Fotokopie, Mikrokopie) zu vervielfältigen oder unter Verwendung elektronischer bzw. mechanischer Systeme zu speichern, systematisch auszuwerten oder zu verbreiten (mit Ausnahme der in den §§ 53, 54 URG ausdrücklich genannten Sonderfälle).

Programmplanung: Ursula Illig, München
Lektorat: Christel Hämmerle, München
Herstellung: Petra Laurer, München
Zeichnungen: Esther Schenk-Panic, München; Rüdiger Himmelhan, Heidelberg
Umschlaggestaltung: Parzhuber & Partner, München

Satz: Typodata, München
Druck: Appl, Wemding
Bindung: Großbuchbinderei Monheim
Printed in Germany

© Aescura im Verlag Urban & Schwarzenberg 1998
ISBN 3-541-50511-7

Vorwort

Die für die Behandlung von Kopfschmerzen und Migräne zur Verfügung stehenden diagnostischen und therapeutischen Möglichkeiten reichen oft nicht aus, um schnell und wirksam Hilfe zu leisten und stehen häufig im Widerspruch zu dem unverändert starken Schmerzaufkommen.

Dieses Buch will den naturheilkundlich und ganzheitlich orientierten Therapeuten darin unterstützen, aus den angebotenen Behandlungsmethoden ein ebenso wirksames wie schnell umsetzbares Therapiekonzept für Kopfschmerzen zu entwickeln und anzuwenden. In den Kapiteln 5 und 6 werden im Hinblick auf die unterschiedlichen Kopfschmerzformen konkrete Tips der verschiedenen naturheilkundlichen Therapien gegeben, die es dem Behandler ermöglichen, spezifische Maßnahmen sicher und schnell umzusetzen.

In den Kapiteln 9 bis 21 werden alle therapeutischen Methoden genau erläutert. Dieser Teil des Buches – Formen der Behandlung von Kopfschmerzen und Migräne – bietet dem Leser die Möglichkeit, seine Kenntnisse zu vertiefen sowie die für ihn neuen Behandlungsformen genauer kennenzulernen. Darüber hinaus werden in diesem Teil Zusammenhänge zwischen den physiologischen Abläufen und dem spezifischen Wirkspektrum der einzelnen naturheilkundlichen Therapien aufgezeigt, die der Behandler auch an den Patienten weitergeben kann. Dies scheint mir wichtig, um das partnerschaftliche Bündnis, das die Linderung der Schmerzen zum Ziel hat, zwischen Therapeut und Patient zu stärken.

Das Buch orientiert sich an der Erkenntnis, daß Heilung sich nur vollziehen kann, wenn die Verursachungsfaktoren aufgedeckt und die spezifische Therapie darauf abgestimmt wird. Ich hoffe, daß es dazu beitragen kann, die vorhandene Lücke in der effektiven Behandlung von Kopfschmerzen und Migräne zu schließen und daß es seinen festen Platz bei Therapeuten und Betroffenen finden und einnehmen wird.

Karl-Heinz Rudat

Inhaltsverzeichnis

Medizinische und psychosomatische Grundlagen

1 Einleitung 3

2 Die Erfahrung des Schmerzes . . . 5
   2.1 Eingeschränkte Lebensqualität 5
   2.2 Kopfschmerzen bei psychischer Belastung 6

3 Physiologie der Kopfschmerzen . . 9

4 Verlauf des Schmerzreizes 11
   4.1 Schmerzrezeptoren 11
   4.2 Reizübertragung durch Neurotransmitterstoffe 12
   4.3 Mechanismus der körpereigenen Schmerzhemmung . . 13

Kopfschmerzsyndrome – Typologie und Therapie

5 Primäre Kopfschmerzen 17
   5.1 Migräne 17
   5.2 Cluster-Migräne 24
   5.3 Psychogene Spannungskopfschmerzen 28
   5.4 Zervikale Kopfschmerzen . . 32

6 Sekundäre Kopfschmerzen 37
   6.1 Ophthalmoplegische Kopfschmerzen 37
   6.2 Posttraumatische Kopfschmerzen 40
   6.3 Intoxikations-Kopfschmerzen 44
   6.4 Entzündungsbedingte Kopfschmerzen 49
   6.5 Blutdruckabhängige Kopfschmerzen 54
   6.6 Neuralgische Kopfschmerzen 58
   6.7 Kopfschmerzen bei Darmfunktionsstörungen 63
   6.8 Der Leber-Galle-Kopfschmerz 69
   6.9 Kopfschmerzen durch Nierendysfunktionen 73
   6.10 Kopfschmerzen bei Stoffwechselerkrankungen und Mangelsyndromen 78
   6.11 Kopfschmerzen durch Elektrosmog 82
   6.12 Kopfschmerzen bei Kindern . 84
   6.13 Kopfschmerzen und Migräne bei hormoneller Dysregulation 86

Anamnese, Diagnostik und Behandlungsplanung

7 Anamnese 93
   7.1 Fragen zur Kopfschmerzanamnese 93
   7.2 Kopfschmerz-Tagebuch 96

8 Diagnostik 97
   8.1 Körperliche Untersuchung . . 97
   8.2 Schulmedizinische Diagnostik 99
   8.3 Naturheilkundliche Diagnosemethoden 102
   8.4 Differentialdiagnose 109
   8.5 Behandlungsplanung 112

Formen der Behandlung von Kopfschmerzen und Migräne

9 Ab- und ausleitende Verfahren . 119
   9.1 Purgierende und diuretische Maßnahmen 119
   9.2 Aschner-Verfahren 123
   9.3 Energetische Ausleitung . . . 127

10 Akupunktur – Körper- und Ohrakupunktur 133
   10.1 Ausgewählte Hauptmeridiane und Akupunkturpunkte . . . 134
   10.2 Akupunktur – Triggerpunkte . 151
   10.3 Akupressur 154

10.4 Ohrakupunktur bei Kopfschmerzen, Migräne und Trigeminusneuralgie 155

11 Energetische und feinstoffliche Therapien 161
11.1 Aromatherapie 161
11.2 Bach-Blütentherapie 165
11.3 Farbtherapie 172

12 Entspannungsmethoden 175
12.1 Progressive Muskelentspannung 175
12.2 Atemtherapie 178
12.3 Autogenes Training 180
12.4 Biofeedback-Training 183
12.5 Yoga 185

13 Ernährungsmedizin 189
13.1 Ernährungsrichtlinien 189
13.2 Orthomolekulare Therapie – Nährstofftherapie 200

14 Homöopathie 205
14.1 Homöopathische Einzelmittel 205
14.2 Homöopathische Komplexmittel 213
14.3 Homöopathische biochemische Substanzen 214
14.4 Potenzierte körpereigene und allopathische Substanzen ... 216

15 Hydrotherapie 219
15.1 Unspezifische Reiztherapie .. 219
15.2 Adaptationsprozesse 220

16 Manuelle Therapie 225
16.1 Chiropraktik 225
16.2 Weiche Mobilisationen – die postisometrische Relaxationsbehandlung 230
16.3 Heilen über die Wirbelsäule (nach Dorn und Breuß) 235

17 Massage- und Reflexzonentherapie 239
17.1 Lymphdrainage 239
17.2 Reflexzonentherapie 245

18 Neuraltherapie 253
18.1 Herd-Störfeld-Geschehen .. 253
18.2 Störfelder 255
18.3 Störfeldsuche und Behandlung 258

19 Phytotherapie 261
19.1 Anwendungsformen 261
19.2 Die Pflanzenrezeptur 263
19.3 Phytotherapie bei Kopfschmerzen und Migräne ... 264

20 Psychotherapeutische Schmerzbewältigung 271
20.1 Psychodynamische Entstehungsfaktoren 271
20.2 Die psychologische Anamnese 273
20.3 Psychologische Kopfschmerztherapie 276

21 Sauerstoff- und Ozontherapie ... 279
21.1 Ozontherapie 279
21.2 Sauerstoff-Inhalationstherapie 282

Literatur 287

Adressen 289

Sachregister 291

MEDIZINISCHE UND PSYCHOSOMATISCHE GRUNDLAGEN

1 EINLEITUNG

Trotz technischer Neuentwicklungen und verbesserter pharmazeutischer Produkte im Bereich der Schmerzmedizin, nimmt die Anzahl der Menschen, die an verschiedenen Formen von Kopfschmerzen leiden, eher zu. So unterschiedlich die kopfschmerzverursachenden Ätiologien, so verschieden und differenziert sind die Therapien, die zur Behandlung von Kopfschmerzen und Migräne angewendet werden. Nicht selten dokumentieren die Krankengeschichten betroffener Patienten eine lange Irrfahrt durch das Labyrinth verschiedener Heilmethoden und oft auch durch den Dschungel vielfältiger Angebote in einem kaum noch zu überschauenden Gesundheitsmarkt. Vor diesem Hintergrund sind die Erwartungen, die die Kopfschmerz-Patienten an eine erneute Behandlung stellen, entweder sehr hoch oder sie tendieren, da sich eine spürbare Resignation in den Vordergrund gestellt hat, gegen Null. Beide Einstellungen können dem Therapeuten bei der Anwendung eines wirksamen Behandlungskonzepts Probleme bereiten und eine erfolgreiche Behandlung erschweren.

Geht man davon aus, daß jeder Schmerz ein Symptom und keine eigenständige Erkrankung ist, so nutzt der Körper diese Warnfunktion, um auf mögliche Störungen hinzuweisen. Jeglicher Schmerz kann somit als Überlastungssignal verstanden werden. Am häufigsten begleitet der „normale", vorübergehende Schmerz den Alltag des Menschen und kann in der Mehrzahl als Aufforderung verstanden werden, ungesunde oder falsche Lebensgewohnheiten zu überprüfen und zu korrigieren, wie z.B. Augenschmerzen, die durch stundenlange Bildschirmarbeit verursacht, oder Kopfschmerzen, die durch reichlichen Alkoholgenuß und zu wenig Schlaf hervorgerufen werden. Diese **akuten Schmerzen** haben eine wichtige Alarmfunktion und lösen im Organismus spontane, neuromuskuläre Schutzreflexe aus, um das Ausmaß weiterer Schädigungen abzugrenzen. Der immer wiederkehrende, **chronische Schmerz**, der bei vielen Kopfschmerzarten sowie bei Migräne anzutreffen ist, verliert jedoch im Lauf der Zeit seine vorrangig warnende Funktion, da körpereigene Schonreflexe dazu führen, belastende Fehlhaltungen einzunehmen, die wiederum schmerzverursachend wirksam werden können.

Da Kopfschmerzen wie auch Migräne überwiegend als eigenständiges Krankheitsbild verstanden und aus diesem Grund vor allem symptomatisch therapiert werden, war es bisher schwierig, chronische Kopfschmerzen dauerhaft und erfolgreich zu behandeln. Zu häufig wird das systematische Aufdecken der Schmerz-Verursachungsmechanismen vernachlässigt und damit auch unwissentlich die Schmerzquelle übersehen, obwohl gerade diese Faktoren für die Linderung und Heilung der Kopfschmerzen wesentlich sind.

Die an chronischen Kopfschmerzen und Migräne leidenden Patienten erwarten in der Naturheilpraxis ein ganzheitlich ausgerichtetes und schnell wirksames Therapiekonzept für ihr Leiden, dessen persönliche Belastung und Schmerzintensität an Außenstehende ohnehin nur schwer und unvollständig mitteilbar ist. Die Naturheilkunde bietet dem Behandler eine umfangreiche Palette natürlicher Heilverfahren und alternativer therapeutischer Maßnahmen, die für eine ebenso wirksame wie erfolgreiche Therapie von Kopfschmerzen und Migräne geeignet sind. Dieses Buch soll dem Therapeuten dabei helfen, die für den einzelnen Patienten geeignete, individuelle Behandlungsform zu finden und erfolgreich anzuwenden. Verschiedene Organ- und Systemfunktionsstörungen des Körpers, die sowohl den Kopfschmerz als auch die Migräne als wichtiges Überlastungs- und Warnsymptom einsetzen, finden dabei besondere Berücksichtigung.

2 DIE ERFAHRUNG DES SCHMERZES

Der Schmerz, als fester Bestandteil des Lebens, begleitet den Menschen von seiner Geburt bis zu seinem Tod. Schmerz ist kein isolierter, autonomer Faktor, sondern ist Teil des Menschen, der ganz individuell zu ihm gehört und subjektiv erlebt wird. Eine andauernde, künstlich hergestellte Unempfindlichkeit diesem natürlichen Schmerzempfinden gegenüber, würde die mitteilende, signalisierende Funktion des Schmerzes ausschalten und eine seelische Selbstentfremdung bewirken, da der lebensnotwendige Dialog zwischen Psyche und Körper gestört und unterbrochen wäre. Menschen mit eingeschränkter oder fehlender Schmerzwahrnehmung leben aus diesem Grund in ständiger Gefahr durch unbemerkte Verletzungen an Infektionen zu erkranken oder durch nicht registrierte pathologische Organprozesse bedroht zu werden. Hier wird deutlich, daß Schmerzausschaltung immer zu einem Verlust der natürlichen Warnfunktion führt und die Auslösung spontaner Schutzreflexe und Schutzmaßnahmen verhindert.

> 💡 Die Unterdrückung oder Verminderung des akuten Schmerzes wird zu einem schlecht kalkulierbaren Risiko, da die notwendige Diagnose und Behandlung verzögert wird.

Der Mensch unserer modernen Leistungs- und Industriegesellschaft besitzt eine zunehmend sinkende Schmerzschwelle. Obwohl er über verschiedene Medien regelmäßig Handlungen und Berichte über Aggression und Gewalt gegen Menschen in großen und reizüberflutenden Anteilen vermittelt bekommt, reagiert er hinsichtlich seines eigenen Schmerzes überaus sensibel. Schmerz wird heute in vielen Lebensbereichen grundsätzlich abgelehnt, verdrängt und selbst in leichterer Form nicht akzeptiert oder verstanden. So ist die Ausschaltung des „aufzeigenden", akuten Schmerzes – auch bei Kopfschmerzen – durch die Einnahme schmerzhemmender Medikamente für immer mehr Menschen zur Regel geworden. Die ohnehin hohe Anzahl verordneter und freiverkäuflich bezogener Analgetika steigt nicht zuletzt aus diesem Grunde jedes Jahr erneut an.

Diese Verhaltensweise kann dazu führen, daß kopfschmerzverursachende Organ- oder Systemerkrankungen erst sehr spät wahrgenommen und registriert werden. Aus diesem Grund sind viele Kopfschmerzbeschwerden längst chronisch geworden, bevor der Patient die Naturheilpraxis aufsucht. In Einzelfällen ist durch den zurückliegenden hohen und regelmäßigen Analgetika-Gebrauch bereits das bekannte Phänomen der extremen Kopfschmerzverstärkung eingetreten, das die betroffenen Patienten psychisch belastet und an den Rand der Verzweiflung bringen kann.

2.1 Eingeschränkte Lebensqualität

Die chronischen Formen der Kopfschmerzen, die sich in der Regel durch einen über Monate oder Jahre anhaltenden, wiederkehrenden Schmerz auszeichnen, mindern schrittweise die Lebensqualität, indem der Lebensalltag zunehmend durch die Kopfschmerzen bestimmt und die wenigen beschwerdefreien Stunden von der Angst vor den Schmerzen überschattet werden. Der Schmerz zeigt sich hier als radikaler, terrorisierender und alles beherrschender Faktor, neben dem die bisherigen Lebensprobleme an Intensität und Bedeutung verlieren. Der Schmerz kann die zwischenmenschlichen Beziehungen innerhalb der Partnerschaft oder Familie verändern, sowie die gesamten sozialen, gesellschaftlichen Kontakte erheblich belasten und gefährden. Physisch mag zwar nur der Betroffene unter den Kopfschmerzen leiden, psychisch jedoch leiden im Laufe der Zeit die ihm vertrauten Menschen mit.

Viele Patienten, die an chronischen Kopfschmerzen leiden, sind durch die Einschränkung ihres Lebensumfeldes meist resigniert und enttäuscht, wenn sie dem Therapeuten gegenübersitzen. Die Unerträglichkeit ihres Leidens läßt sich in ihrer umfassenden Reichweite meist nur noch unvollständig oder gar nicht mehr mitteilen. Wieder andere Patienten befinden sich in einer optimistischeren Phase ihres Kopfschmerzleidens und sind dem Behandler gegenüber mitteilsam und gesprächig. Trotz ihrer langen Krankengeschichte haben sie hohe Erwartungen hinsichtlich einer erfolgversprechenden Behandlung. Diese Haltung kann den Behandler ebenso irritieren wie der defensivere Schmerzpatient, der die Hoffnung auf Besserung seiner Beschwerden aufgegeben hat. Nicht selten sprechen Patienten, die unter chronischen Kopfschmerzen oder Migräne leiden, dem Therapeuten gegenüber von ihrer „letzten Hoffnung" und „letzten Chance", durch ihn von ihrem Leiden befreit zu werden. Dahinter steckt jedoch oft die verzweifelte Befürchtung, daß auch dieser Versuch vergeblich sein könnte, und die quälenden Schmerzen weiterhin ihr Begleiter bleiben.

Verständlicherweise sieht der Patient nach vielleicht jahrelangen, therapeutischen Mißerfolgen allem, was nun erneut auf ihn zukommt, mit Skepsis und Mißtrauen entgegen. Und obwohl niemand „Schuld" daran trägt, daß sich der Schmerzkranke und sein naturheilkundlich orientierter Therapeut oft erst so spät begegnen, kann das notwendige, gemeinsame Bündnis gegen die Kopfschmerzen zu Beginn durch derartige Unsicherheiten und Spannungen getrübt sein.

An diesem Punkt zeigt sich, wie hilfreich es ist, wenn der Behandler ein bewährtes, psychotherapeutisches Konzept beherrscht, mit dem er dieser Problematik beggnen kann. Auch hier sollte mit großem Einfühlungsvermögen und der notwendigen Sorgfalt vorgegangen werden, denn viele Kopfschmerzpatienten reagieren gereizt und ablehnend, sobald psychische Aspekte ins Spiel kommen, die ihnen das Gefühl geben, ihre Kopfschmerzen würden als fixe Idee, Spinnerei oder Einbildung angesehen und behandelt. Im richtigen Umgang mit diesen Faktoren liegt häufig das große Geheimnis für Erfolg oder Mißerfolg einer Kopfschmerztherapie.

2.2 Kopfschmerzen bei psychischer Belastung

Wechselwirkungen zwischen psychischen Spannungszuständen und Kopfschmerz- oder Migräneattacken sind in der Schmerzmedizin ein bekannter Faktor (Abb. 2-1).

> Nervliche Belastungen und Überforderungen können sich über die Erregung des sympathischen Nervensystems ganz erheblich auf das Ausmaß von Kopfschmerzen auswirken, denn neurovegetative Reize provozieren die verstärkte Produktion und Ausschüttung schmerzaktiver Gewebshormone.

Die an den Nervenfasern befindlichen Schmerzrezeptoren werden dadurch intensiv stimuliert und verursachen die Auslösung oder Verstärkung von Schmerzen.

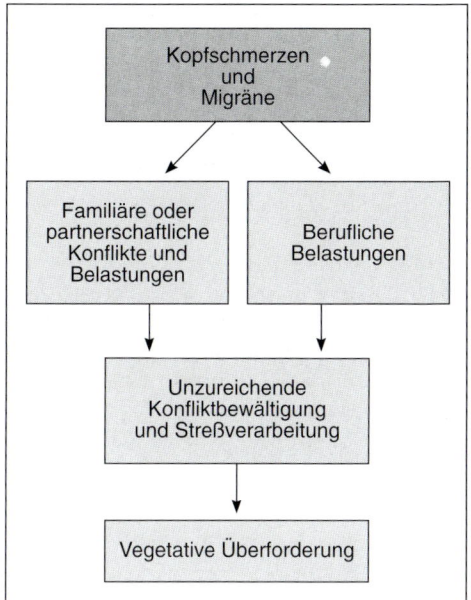

Abb. 2-1 Verursachungsfaktoren für psychische Überlastung.

Ist der Patient gezwungen, über längere Zeit in einem psychischen Spannungsfeld zu leben, das nur eine unzureichende Konfliktbewältigung zuläßt, kann es, durch die aufgezeigten Wechselwirkungen, bereits nach relativ kurzer Zeit zu einem chronischen Schmerzzustand kommen. Die Gründe für die persönlichen und negativen psychischen Einflüsse und Belastungen können dabei sehr unterschiedlich sein. Meist jedoch stammen sie aus dem näheren sozialen Umfeld des Patienten.

In nicht wenigen Einzelfällen kann auch eine frühkindliche oder milieugeprägte Störung vorliegen, durch die es wiederholt zu unterdrückten, aufgestauten und nicht ausgelebten Emotionen kommt. Dazu können zurückgehaltene Kritik und unterdrückte Aggression ebenso gehören wie Angstzustände oder nagende Selbstzweifel, die das Vegetativum überfordern und in immer kürzeren Abständen starke Kopfschmerzen oder Migräne hervorrufen.

> Die psychosomatische Verkettung zwischen körperlichen Beschwerden und seelischen Problemen wird problematisch, wenn innere, ungelöste Konflikte in die Sprache und Erlebniswelt des Schmerzes übertragen und nicht den verursachenden Zusammenhängen zugeordnet werden.

Diesen Patienten kann nur geholfen werden, wenn es dem Behandler gelingt, neben der organischen Therapie auf psychotherapeutischem Weg (s. S. 271ff) auch diese gestörte Konfliktbewältigung aufzudecken und zu verbessern. In diesen psychosomatischen Bereich gehört auch das Phänomen des **sekundären Krankheitsgewinns**. Auch unter den Kopfschmerz- und Migränepatienten gibt es einige, die bemerkt haben, daß sie die vermißte Aufmerksamkeit und Zuwendung erhalten, wenn sie Schmerzen haben. Im Laufe der Zeit begreifen diese Patienten die verständnisvolle Zuwendung des Partners oder der Familie als Lohn oder Entschädigung für ertragene Schmerzen. Für einige der Patienten kann der Krankheitsgewinn auch darin bestehen, aufgrund der Kopfschmerzen notwendige Konfliktlösungen aufzuschieben oder zu verdrängen. Diese Verhaltensweisen verstärken die gesamte Schmerzsituation ganz erheblich, was dem Betroffenen allerdings nicht bewußt wird.

3
PHYSIOLOGIE DER KOPFSCHMERZEN

Jede Schmerzempfindung kann nur über das Nervensystem wahrgenommen werden, das sich in einen zentralen, zerebrospinalen und einen peripheren, autonomen Abschnitt unterteilt. Beide Systeme stehen in enger, lebensnotwendiger funktioneller Verbindung. Das im Gehirn und im Rückenmark (Medulla spinalis) angelegte **Zentralnervensystem (ZNS)** regelt als oikotropes Regulationssystem, durch willkürliche Beeinflußbarkeit, die Beziehungen zur Umwelt. Alle über die Sinnesorgane aufgenommenen Reize und Signale werden in das nervöse Zentralorgan weitergeleitet, dort verschaltet und den entsprechenden Zentren zugeordnet. Das Zentralnervensystem aktiviert sämtliche motorischen Effekte und steuert damit alle Muskelbewegungen des Organismus.

Hauptleistungen des Zentralnervensystems:
- Kodifizierung und Verschlüsselung der nervalen Reize durch die Veränderung der elektrischen Nervenimpulsfrequenzen
- Weiterleitung der veränderten und verschlüsselten Nervensignale
- Übergeordnete und zentrale Kontrolle, Verarbeitung und Speicherung der Nervenreize
- Verwaltung und Übermittlung sämtlicher nervaler Energiepotentiale

Das **periphere Nervensystem** umfaßt die Gesamtheit aller Nervenbahnen nach ihrem Austritt aus dem Rückenmark, von wo sie zum Rumpf, in die Körperhöhlen, Organe und längs den Gliedmaßen zu den einzelnen Muskeln und der Haut ziehen. Als ideotropes Regulationssystem reguliert das periphere Nervensystem über das autonom wirksame Vegetativum alle stoffwechselaktiven Organfunktionen (Atmung, Kreislauf, Verdauung, Sekretion und Exkretion, sowie die Fortpflanzung).

Die Hör-, Seh-, Geruchs- und Geschmacksorgane werden über eigene Hirnnerven (Schädelnerven) gesteuert, die nicht direkt mit dem Rückenmark in Verbindung stehen, sondern über Kanäle und Öffnungen im knöchernen Schädel zu den Sinnesorganen gelangen.

Hauptleistungen des peripheren Nervensystems:
- Gewährleistung aller autonomen nervalen Vorgänge
- Innervierung aller inneren Organe (viszerales Nervensystem)
- Steuerung und Koordinierung des Sympathikus und Parasympathikus

4 VERLAUF DES SCHMERZREIZES

Die Übertragung aller Reizsignale im gesamten Nervensystem wird durch elektrische Wellenimpulse, die auf den Nervenfasern transportiert werden, gewährleistet. In den nervalen Schaltstellen, den Synapsen, die sich an den Endungen der Nervenfasern befinden, werden die elektrischen Impulse entweder gehemmt oder auf andere Fasern weitergeleitet. Der Grad des jeweiligen Schmerzaufkommens wird durch diesen Ablauf bestimmt: So kann z.B. der Schmerzreiz bei einem stumpfen Trauma eine größere Anzahl dämpfender Synapsen durchlaufen, die verhindern, daß der Schmerzimpuls bis in das Cerebrum vordringt und in voller Intensität empfunden wird. Auch leichte bis mittelschwere Gewebeprellungen, die ein Hämatom verursachen, werden aus diesem Grund nicht als Schmerz wahrgenommen, während bei der unveränderten Impulsweiterleitung in den Synapsen das Bewußtsein mit einem bis ins Unerträgliche gesteigerten Schmerzaufkommen überflutet wird, das bis zur Bewußtlosigkeit führen kann.

> Jeder Mensch hat, genetisch bedingt, ein unterschiedlich ausgeprägtes Schmerzempfinden sowie eine individuell angelegte Schmerzschwelle, die seine Beziehung zum Schmerz über das ganze Leben hinweg bestimmt.

4.1 Schmerzrezeptoren

In beinahe allen Gewebestrukturen des Organismus, sind im gesamten Verlauf der Nervenfasern punktförmige, **schmerzsensible Nozirezeptoren** angelegt, die das unbemerkte Eindringen von Verletzungseinflüssen in den Körper verhindern. Vor allem in der Haut befinden sich auf jedem Quadratzentimeter Hunderte dieser Schmerzrezeptoren, und die meisten Organe sind ausreichend mit Nozirezeptoren ausgestattet. Einige Organe jedoch – Gehirn, Lunge, Leber, Milz, Nieren und die Knochen – besitzen innerhalb ihres Funktionsgewebes keine Schmerzrezeptoren, sondern sind mit innervierten, schmerzsensiblen Kapseln, Hüllen oder Häuten umkleidet, die Veränderungen im Gewebe als Reiz aufnehmen und als Schmerzimpuls weiterleiten.

Die Sensibilitätsgrade und Zuordnungen der Schmerzrezeptoren können sehr unterschiedlich sein. Eine Gruppe der Rezeptoren reagiert ausschließlich auf **Schmerzreize,** während eine andere Gruppe verstärkt auf **Berührungs-, Druck- und Temperaturreize** anspricht. Durch diese differenzierten Ausrichtungen der einzelnen Rezeptorenverbände wird z.B. eine feste Berührung der Haut noch als Druck empfunden, während stärkerer Druck als Schmerz wahrgenommen wird. Ebenso werden extreme Kältegrade (minus 20 °C) oder Wärmetemperaturen (plus 45 °C) vorrangig als Schmerz erlebt.

> Alle Nozirezeptoren sind durch sensible Fasern, die aufgenommene Schmerzreize mit sehr unterschiedlichen Geschwindigkeiten zum Rückenmark transportieren, mit dem peripheren Nervensystem verbunden.

Ein von schnelleitenden Nervenfasern geführter Schmerzreiz wird in der Regel als „intensiv", „schneidend" und gut lokalisierbar empfunden. Schmerzimpulse, die von langsam leitenden, verzögernden Fasern transportiert werden, lösen dagegen einen Schmerz aus, der als „tief", „dumpf" und „quälend" erlebt und ebenso beschrieben wird. „Dumpfe" Schmerzen lassen sich häufig nicht genau lokalisieren. Bei Wundschmerzen kann es zur abwechselnden Ausbildung beider Schmerzvarianten kommen.

Auf ihrem Weg vom Rückenmark zum Hirnstamm kreuzen sich einige der schmerzleitenden Nervenfasern und werden über verschiedene Gehirnabschnitte zur Hirnrinde geleitet. Im Experiment können sie in dieser Leitphase nicht mehr als Impulsträger identifiziert werden. Die **komplexe Schmerzempfindung** wird jedoch erst durch diese wechselseitige Erregung der Hirnareale ausgelöst. Erreicht ein Schmerzreiz die Rückenmarkstruktur, wird dieser unmittelbar verschaltet und entweder auf vegetative oder motorische Leitfasern umgeleitet, die über das Gehirn zu der Muskulatur und den Blutversorgungsgefäßen des betroffenen Schmerzbereichs ziehen. Diese Information löst die meist notwendige Aktivität und Anspannung der Muskulatur sowie gleichzeitig die Engerstellung der Blutgefäße im Schmerzbezirk aus. Der Organismus reagiert mit dieser **reflexartigen Reaktion** und vorrangigen Erstantwort grundsätzlich auf jeden Schmerzreiz. Am eindrucksvollsten zeigt sich dieser Ablauf bei Verletzungen, bei denen es durch die Muskelkontraktion und die Komprimierung der beschädigten Blutgefäße zu einer Blutstillung kommt. Von außen kommende Reizsignale werden also im Rückenmark auf motorische Fasern umgeleitet und zu einer unbewußten Schutzreflexreaktion aufgebaut.

4.2 Reizübertragung durch Neurotransmitterstoffe

Jede nervale Reizübertragung und Weiterleitung von elektrischen Impulsen innerhalb des Körpers setzt die Anwesenheit von Neurotransmittern voraus. Diese chemischen Substanzen werden an den Endigungen der Nervenfasern sowie im Gewebe gebildet und ermöglichen die Übermittlung und Weiterleitung elektrischer Reizimpulse von einer Nervenfaser auf die andere. Neurotransmitter sind überwiegend Aminosäureverbindungen, die bei Bedarf innerhalb von Zehntelsekunden produziert und ebenso schnell wieder abgebaut werden. Ein wesentlicher Teil der Neurobotenstoffe wird in den Endverzweigungen der vegetativen Nervenfasern des Sympathikus- und Parasympathikusnervs gebildet. Die Endungen des parasympathischen Nervs produzieren **Acetylcholin,** einen Ester der Cholinessigsäure (cholinergisches Nervensystem), das trophotrop wirksam ist und den Organsystemen gemeinsam mit dem Gewebshormon **Serotonin,** das aus einer Entwicklungsstufe der Aminosäure Tryptophan entsteht, über biochemische Reizdämpfung die lebensnotwendigen, inaktiven Erholungsphasen ermöglicht.

Das adrenergische System des Sympathikusnervs wird durch die Bildung der Hormone **Adrenalin** und **Noradrenalin** bestimmt. Es ist ergotrop wirksam, und zielt auf rasch verfügbare Höchstleistungen des Organismus ab. Bei psychosozialen Streßsituationen kommt es durch die verstärkte Ausschüttung dieser beiden Hormone zu einer erheblichen Verengung der Kapillarblutgefäße und damit zu einer Sauerstoffunterversorgung des Gewebes (Abb. 4-1). Dieser Faktor ist als Verursacher chronischer Schmerzzustände bekannt, da durch die andauernde Verengung der Gefäße lokalisierte Entzündungen sowie ödematöse Schwellungen verursacht werden.

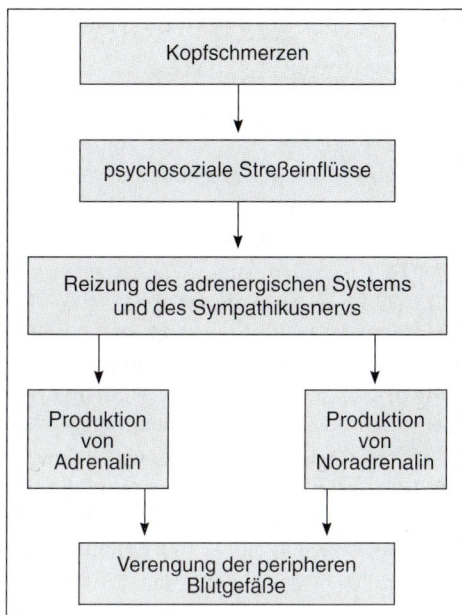

Abb. 4-1 Schmerzauslösungsmechanismus.

Die im entzündlichen Stadium aktivierte Produktion von **Prostaglandinen** setzt wiederum die Schmerzschwelle der zuständigen Nozirezeptoren herab und löst eine Schmerzverstärkung aus. Zusätzlich kommt es zu reflektorischen Muskelkontraktionen, die ebenfalls einen Reiz auf die Schmerzrezeptoren ausüben und damit ein chronisches Schmerzaufkommen bewirken.

4.3 Mechanismus der körpereigenen Schmerzhemmung

Um eine unkontrolliert heftige Schmerzreizüberflutung zu verhindern, verfügt der Organismus über eine Reihe natürlicher schmerzhemmender Abläufe. Eine wichtige Funktion übernimmt dabei das Mittelhirn (Mesencephalon), von dem eine **schmerzhemmende Nervenbahn** absteigt. Ihre dämpfenden Impulse werden durch das Hormon Serotonin, das hier als Neurotransmitter eingesetzt wird, auf die erste Schaltstelle im Rückenmark übertragen. Der ankommende Schmerzreiz wird in den entsprechenden Synapsen durch das Serotonin (Abb. 4-2) blockiert und aufgehalten. Dieser Mechanismus ermöglicht dem Gehirn die ständige Kontrolle über alle Schmerzüberleitungen, die von der Körperoberfläche und dem Körperinneren ausgesendet werden.

Die Geschwindigkeit dieser biochemischen und physischen Vorgänge entscheidet darüber, inwieweit ein Schmerz bewußt empfunden oder lediglich mit einer Muskelkontraktion und einem veränderten Blutangebot im Schmerzgebiet beantwortet wird. Für die Behandlung des Schmerzes steht somit die Verringerung der Impulszahl und die damit verbundene Absenkung der subjektiven Schmerzintensität im Vordergrund. Auf dieser Erkenntnis beruht auch die Entwicklung und therapeutische Anwendung der manuellen oder elektrischen Nervenstimulation, die darauf abzielt, reizdämpfende Transmitter freizusetzen und auf diesem Weg zentralnervöse Schmerzhemmungsvorgänge auszulösen. Auch die Akupunktur wirkt über einen ähnlichen Mechanismus.

Schmerzhemmende Wirkung haben auch die körpereigenen **Endorphine** (Abb. 4-2). En-

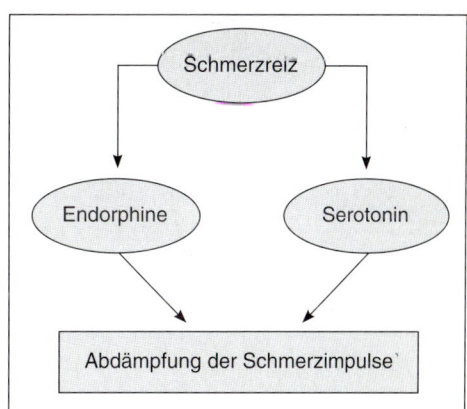

Abb. 4-2 Ablauf der körpereigenen Schmerzhemmung.

dorphine, die eine opiatähnliche Wirkung zeigen, wurden im Rahmen der intensiven Erforschung der hochspezialisierten, im Körper vorhandenen, nervalen Bindungsstellen für das in der Schmerzmedizin eingesetzte Morphin entdeckt. Sie reagieren an denselben Bindungsstellen der Nervenzellen, an die sich auch das zur Schmerzbekämpfung injizierte Morphin anheftet. Heute ist bekannt, daß Endorphine im Zentralnervensystem freigesetzt werden und sich in größeren Anteilen im Zwischen- und Mittelhirn sowie im Rückenmark, also vor allem dort, wo Schmerzimpulse verarbeitet und verschaltet werden, nachweisen lassen.

Eine weiterer Faktor, der auf die körpereigene Schmerzhemmung Einfluß hat, ist durch die Möglichkeit gegeben, daß **Reizimpulse** differenziert weitergeleitet werden. So wird im Rückenmark die erste nervale Schaltstelle nicht auschließlich durch starke Schmerzreize, sondern auch durch Tast- und Berührungsreize erregt, die von den Rezeptoren der Haut aufgenommen werden. Diese laufen über schnelleitende Nervenfasern zum Rückenmark und werden von dort über die Medulla oblongata (verlängertes Rückenmark) zum Gehirn geführt. In der nervalen Reizweiterleitung hat der schnelle Einstrom von Berührungsimpulsen Vorrang vor dem Transport langsam geleiteter Schmerzimpulse, so daß es auch dadurch zu einer Hemmung der trägeren Schmerzreize kommt.

Die **Leitgeschwindigkeit** der schnellen Tast- und Berührungsimpulse steht den langsameren Schmerzimpulsen in einem Verhältnis von etwa 1:8 gegenüber. Jeder Mensch kennt diesen Schmerzdämpfungsmechanismus: Man stößt sich an einem harten Gegenstand und reibt sich willkürlich die Schmerzstelle mit der Hand. Der Schmerz läßt durch die bevorzugte und schnellere Weiterleitung der Berührungs- und Streichimpulse nach und der erste, dumpfe Stoßschmerz wird abgemildert. Auch das kleine Kind, das sich eine angeschlagene, schmerzende Körperstelle von seiner Mutter streicheln, anpusten oder küssen läßt, erfährt diesen schmerzstillenden Ablauf.

KOPFSCHMERZSYNDROME – TYPOLOGIE UND THERAPIE

PRIMÄRE KOPFSCHMERZEN

5.1 Migräne

Eine eindeutige und zutreffende Definition des Migräne-Kopfschmerzes kann trotz unterschiedlichster Theorien, Hypothesen und immer neuen Interpretationsansätzen bis heute nicht gegeben werden. Mittlerweile wird die zwanghafte Einordnung der Migräne in vorgegebene Symptomschablonen ohnehin von vielen Therapeuten abgelehnt, da sich das lange Zeit festgelegte, psychische Profil der sogenannten Migräne-Persönlichkeit, die u.a. von einem ausgeprägten, zwanghaften Hang zur Perfektion und einem übersteigerten Leistungsbedürfnis, bei gleichzeitig schwachem Selbstwertgefühl, bestimmt sein soll, in der Praxis nur äußerst selten zeigt. Kaum ein Patient läßt sich nahtlos in das Persönlichkeitsmuster dieses „Typus migraenicus" einreihen. Das Krankheitsbild der Migräne ist vielmehr individuell geprägt und wird bei den davon betroffenen Patienten von einer eigenen, schwer einzuordnenden Symptomatik bestimmt.

Epidemiologie

Obwohl sich der Schmerzanfall der Migräne durch eine Vielzahl unterschiedlicher Abläufe und Variationen auszeichnet, ist es wichtig, den Verlauf des typischen und klassischen Migräneanfalls zu kennen. Immerhin leiden 65% aller Kopfschmerz-Patienten unter Migräne. Vor allem Kinder und Jugendliche bis 15 Jahren – 38% dieser Altersgruppe kennen die typischen Beschwerden – sind davon betroffen. Zwischen dem 15. und 30. Lebensjahr liegt der Anteil der „Migräniker" in dieser Altersgruppe bei 30%, zwischen dem 30. und 45. Lebensjahr bei 23% und über das 45. Lebensjahr hinaus bei 9%. Vor allem bei Kindern und Jugendlichen kommt es bei 50% der Erkrankten zu einer völligen Rückbildung und Beendigung der Migränekopfschmerzen.

Schmerzqualität, Schmerzverlauf, Lokalisation

Die klassische Migräne ist ein anfallsweise auftretender Kopfschmerz, der in unregelmäßigen oder auch periodischen Zeitabständen auftritt und sich durch seine charakteristischen Schmerzmodalitäten eindeutig von anderen Kopfschmerzformen abgrenzen läßt. Dieses Verlaufsschema (Tab. 5-1) kennt drei voneinander abgrenzbare Phasen, die sich

Tabelle 5-1 Phases des klassischen Migräneanfalls.		
1. Prodromalstadium	2. Schmerzstadium	3. Ödemstadium
Sehstörungen Geruchsstörungen Übelkeit	pulssynchroner, durch Gefäßdilatation bedingter Nacken-, Stirn- und Schläfenkopfschmerz	pulssynchroner Schmerz, entwickelt sich zum dumpfen Schmerz (Ödeme im Gefäßbereich)

sowohl durch unterschiedliche Schmerzqualitäten als auch durch spezifische Begleitsymptome auszeichnen.

Phasen des klassischen Migränekopfschmerzes

- **Prodromalphase**
  Durch sehr unterschiedliche Faktoren kommt es im Bereich der versorgenden Hirnblutgefäße abwechselnd und pulssynchron zu Dilatationen sowie Kompressionen und infolgedessen zu ischämischen Zuständen lokaler Gehirnareale. Die so provozierte Mangeldurchblutung löst einzelne Funktionsstörungen, so z.B. Seh- und Geruchsstörungen, Gehörstörungen sowie Übelkeit aus.
- **Schmerzphase**
  Zur eigentlichen Empfindung des als pochend und pulsierend beschriebenen Schmerzes, kommt es durch die zeitweilige, ebenfalls pulsabhängige Erweiterung der größeren extrakraniellen Arterien. Die Dilatation verursacht die mechanische Reizung der sensiblen Schmerzrezeptoren innerhalb der Gefäßwände.
- **Ödemphase**
  Während des Schmerzanfalls kommt es durch die gesteigerte Permeabilität der Kapillaren innerhalb der Arterienwände und des lokalen Umgebungsgewebes zur Entwicklung eines Ödems. Der bis dahin pulsabhängige Schmerzreiz erhält dadurch eine zunehmend dumpfe Qualität. Die Schmerzen werden auch tief empfunden.

Ein wesentliches Merkmal der Migräne ist, daß die anfallsweise auftretenden Schmerzen bei scheinbar gutem Allgemeinbefinden einsetzen, wobei bereits einige Stunden zuvor eine spezifische Schmerzeinleitungssymptomatik auftreten kann. Diese während der Prodromalphase auftretenden Vorstadien der Migräne sind unterschiedlich lang und bewegen sich nach den Angaben einzelner Patienten in einem Zeitrahmen von 10 Minuten bis zu 7 Stunden oder vereinzelt auch bis zu 2 Tagen. Bei einem Teil der unter Migräne leidenden Patienten treten die Prodromalbeschwerden selten oder niemals auf, so daß sich ohne jedes Vorzeichen ein spontanes, voll ausgebildetes Schmerzaufkommen entwickelt.

Die Migräne-Schmerzattacke hält im Durchschnitt zwischen 5 und 10 Stunden an, wobei vereinzelt auch eine Schmerzdauer von 2–3 Tagen oder sogar von 1–2 Wochen („Status migraenicus") beobachtet werden kann.

Der eigentliche Schmerzanfall beginnt im Augen-, Stirn- und Schläfenbereich, lokalisiert sich überwiegend einseitig und kann sich in kurzer Zeit auch über den gesamten Nacken ausbreiten.

Begleitsymptome

Während der Prodromalphase treten verschiedene, vor allem die Sinnesorgane betreffende Begleitsymptome auf. Sehr oft stehen funktionelle Störungen des Sehnervs im Vordergrund und führen zu einer extremen, fast schmerzhaft empfundenen **Lichtempfindlichkeit,** die den Patienten zwingt, lichtgeschützte und abgedunkelte Räume aufzusuchen. Das durch kurzzeitige zerebrale Durchblutungsstörungen ausgelöste **Flimmerskotom** verursacht neben der Flimmerempfindung, punkt- oder strichförmige, mitunter auch fleckenartige Lichterscheinungen sowie Gesichtsfeldeinschränkungen.

Viele Patienten berichten von einer im Vorfeld des Schmerzanfalls empfundenen, gesteigerten **Geruchsempfindlichkeit,** die gleichzeitig von Übelkeit und Brechreiz begleitet wird. Auch eine ausgeprägte **Geräuschempfindlichkeit** wird von seiten Betroffener geschildert, wobei bereits normale Umgebungsgeräusche als schmerzhaft und quälend wahrgenommen werden.

Weitere Anzeichen für den sich entwickelnden Migräneanfall können kurzfristige **Parästhesien** oder Durchblutungsstörungen im Kopf- und Gesichtsbereich sein, die mit Mißempfindungen wie Taubheitsgefühlen, ödematösen und druckdolenten Schwellungen oder Schmerzen der Schläfenarterien, einhergehen. Viele Patienten berichten darüber hinaus von vegetativen Begleiterscheinungen in Form von Schweißausbrüchen, nervösen Herzbeschwerden, Unruhezuständen und Reizbarkeit.

Auslösende Faktoren

Eine ganze Reihe unspezifischer Schmerzauslöser (Tab. 5-2) der Migräne sind bekannt, die jedoch nicht verallgemeinert werden können. Jeder Patient kennt durch den Verlauf des Migräneleidens meist einen Teil seiner eigenen, schmerzverursachenden Faktoren.

Wetter. Viele Migränekranke machen bestimmte Wetterlagen wie plötzliche und anhaltende Veränderungen des Luftdrucks, durch die sich Wetterwechsel häufig ankündigen, für ihren Migränekopfschmerz verantwortlich. Vor allem im Mittel- und Hochgebirge herrschendes Föhnwetter kann zu tagelangen Kopfschmerzen führen. Derartige Luftdruckveränderungen können bei dispositionierten Menschen die Druckverhältnisse im Bereich der kranialen Gefäße dysregulieren, so daß es zur mechanischen Reizung der Gefäßschmerzrezeptoren kommen kann, die den Schmerzanfall in Gang setzt.

Menstruation. Bei Frauen kann es kurz vor der Menstruation gehäuft zu Migräneschmerzanfällen kommen, die in einigen Fällen gleichzeitig mit dem Einsetzen der Regelblutung enden. Nicht selten kann hier eine Verringerung der vegetativen, psychischen Belastbarkeit bemerkt werden, die mit den zyklusbedingten, hormonellen Veränderungen im Zusammenhang steht und die sich auch durch eine zunehmende Reizbarkeit und Unausgeglichenheit zu erkennen gibt. Von der prämenstruellen Migräne betroffene Frauen, haben meist auch zwischenzeitliche, außerhalb der Periode einsetzende Kopfschmerzattacken.

Streß. Auch bei der sogenannten Sonntags- oder Wochenendmigräne ist von einer geringen Toleranz psychischen Belastungssituationen gegenüber auszugehen. Durch die im Alltag und Berufsleben geforderte körperlich-geistige Beanspruchung hat sich innerhalb des Nervensystems eine kompensierende, vegetative Stabilität eingestellt, die aufgrund eingespielter Mengenverhältnisse der Neurotransmittersubstanzen, wie Adrenalin, Neurokinin, Bradykinin und Serotonin aufrechterhalten wird. Fallen die gewohnten Streßfaktoren des Alltags jedoch aus, gerät das Regelsystem dieser Botenstoffe und Rezeptoren durcheinander. Es kommt zunächst zu Veränderungen der Gefäßdruckverhältnisse, die im Einzelfall bereits beim Samstags- oder spätestens nach dem Sonntagsfrühstück zu anfallartigen Migränekopfschmerzen führen können. Mit dem Einsetzen der gewohn-

Tabelle 5-2	Verursachungsfaktoren der Migräne.
Multiple Faktoren	**Ernährungsfaktoren**
organische Dysfunktionen	Alkohol
Wetter- und Luftdruckveränderungen	Nikotin
hormonelle Funktionsstörungen	Kaffee
nervliche Belastungen	Schokolade
psychische Anspannung	Zitrusfrüchte
Hungergefühl	Hartkäse

ten Alltagsbelastungen, zu Beginn der Woche, sind die Migränekopfschmerzen meist beendet.

Ernährung. Seltener dagegen wird von Patienten ein leerer Magen und das damit verbundene Hungergefühl als Verursacher der Migräne beschrieben. Dagegen gibt es einige kopfschmerzverursachende Lebensmittel – Schokolade, Zitrusfrüchte, verschiedene Hartkäsesorten – die sogenannte alimentäre Migränen auslösen können.

Aber auch andere Nahrungsmittel können zur verstärkten Bildung der sogenannten biologischen Amine führen, die gefäßverengend wirksam sind und während eines Schmerzanfalls im Blut des Patienten nachgewiesen werden können. Alkohol mit seinen gefäßwirksamen Inhaltsstoffen wird oft als schmerzauslösend oder schmerzverstärkend erlebt. Obwohl Rotwein durch seinen Gehalt an Rutin stabilisierend und stärkend auf den Wandaufbau der Blutgefäße wirkt, steht vor allem bei histaminhaltigen Rotweinen die stark gefäßverengende Wirkung im Vordergrund. Auch schwefelhaltige Weißweine sind imstande, spontane, heftige Migräne-Schmerzanfälle auszulösen. In der Regel findet der Patient das für ihn schlecht verträgliche Getränk heraus und meidet die ihn belastenden Alkoholika.

Diagnose

Die wetterabhängige Migräne tritt auffallend synchron mit veränderten Wetter- und Luftdrucklagen auf, während es bei stabilen Wetterverhältnissen zu keinen nennenswerten Kopfschmerzanfällen kommt.

Migräne-Schmerzanfälle, die in Verbindung mit dem weiblichen Monatszyklus stehen, lassen sich eindeutig diagnostizieren. Sie treten entweder vor, während oder unmittelbar nach der Menstruation auf und stehen in direktem Zusammenhang mit den kurzfristig auftretenden hormonellen Umstellungen des Körpers.

Die streßbedingte Migräne hat sehr charakteristische Modalitäten und gibt dadurch klare diagnostische Hinweise. Ein sicheres Merkmal ist hier das Schmerzaufkommen bei psychischen und nervlichen Belastungssituationen oder wenn gewohnte Streßfaktoren wegfallen.

Die Selbstbeobachtung des Patienten ist gefordert, soll eine durch Nahrungsmittel oder Alkoholika ausgelöste, alimentäre Migräne diagnostiziert werden. In der Regel registrieren die Betroffenen schnell und eindeutig einen Zusammenhang zwischen den einsetzenden Kopfschmerzen und dem Genuß bestimmter Lebensmittel oder Alkoholika.

Therapie

Akupunktur

Dü 10

Fast jede Form der Migräne reagiert auf die Akupunktur dieses Reizpunktes mit der Verringerung der Beschwerden. Dü 10 gleicht Energieschwankungen im Bereich der Halswirbelsäule aus, und leitet damit die Entkrampfung der Hals-, Nacken- und Schultermuskulatur ein.

Lage: Am Unterrand des Schulterblattes, senkrecht über der Achselfalte
Technik: Schräg und flach stechen

Gb 38

Gb 38 beeinflußt alle durchblutungsbedingten und schmerzhaften Affektionen des Kopfes und sollte für die Behandlung der Kopfschmerzen auch versuchsweise genutzt werden.

Lage: 4 cun über der Spitze des Außenknöchels am Vorderrand der Fibula
Technik: Schräg und flach stechen

3E 2

Dieser Punkt beeinflußt alle Kopfschmerzformen, die mit Wetterfühligkeit und Kälteempfindlichkeit einhergehen.

Lage: Zwischen dem vierten und fünften Fingergrundgelenk, 0,5 cun proximal des Sehnenrandes zwischen Ringfinger und kleinem Finger
Technik: Schräg und flach stechen

3E 3
Dieser sogenannte Holzpunkt stärkt die energetische Qualität des Meridians und beeinflußt die Gesamtenergie des Meridians positiv. Kopfschmerzen, die mit Schwellungen der Parotis, der sublingualen Speicheldrüsen oder Ohrenschmerzen verbunden sind, lassen sich durch 3E 3 günstig beeinflussen.
Lage: Auf dem Handrücken zwischen dem vierten und fünften Fingergrundgelenk, in einer Vertiefung, proximal des Metakarpophalangealgelenks
Technik: Schräg und flach stechen

Lu 7
Der Punkt Lu 7 kann die Yin-Kräfte insgesamt stärken. Seine Stimulation bewirkt die Entspannung des Trigeminus- und Fazialisnervs sowie die Verminderung der Migräne-Schmerzintensität. Auch plötzlich einschießende und kurz auftretende Schmerzen des Kopfbereichs lassen sich über diesen Reizpunkt positiv beeinflussen.
Lage: An der radialen Seite des Unterarms auf der Radialiskante, 1,5 cun proximal der Beugefalte des Handgelenks
Technik: Schräg und flach stechen

Homöopathie

Homöopathische Einzelmittel

Bryonia alba – weiße Zaunrübe
Bryonia alba ist angezeigt bei berstenden, zersplitternden Kopfschmerzen, die vor allem über dem linken Auge zum Hinterkopf ausstrahlen und sich über den ganzen Kopf ausbreiten. Jegliche Bewegung (Bewegung der Augen, Umhergehen, Reden) verschlechtert die Symptome, während Ruhe die Kopfschmerzen bessert.
Dosierung: 3 × täglich 15 Tropfen oder 3 × täglich 2–3 Tabletten

Calcium phosphoricum – Calciumphosphat
Kopfschmerzen, die durch Wetterwechsel verschlechtert werden und in warmer, trockener Atmosphäre besser werden, verweisen auf Calcium phosphoricum. Die Kopfschmerzen sind entlang der Schädelnähte oder an den Haarwurzeln lokalisiert. Die psychische Situation zeichnet sich durch das Verlangen nach ständiger Abwechslung aus, da ständige Unzufriedenheit im Vordergrund steht.
Dosierung: 3 × täglich 15 Tropfen oder 3 × täglich 2–3 Tabletten

Cimicifuga racemosa – Wanzenkraut
Plötzlich einschießender, linksseitiger Kopfschmerz, der von der Schädeldecke über die Augen in den Nasenbereich zieht, ist typisch für Cimicifuga. Zervikalmigräne, die sich spontan und ohne Ankündigungssymptome entwickelt. Der Patient kann sehr geschwätzig oder aber depressiv sein, die Schmerzen werden durch die Menstruation verschlechtert.
Dosierung: 3 × täglich 15 Tropfen oder 3 × täglich 2–3 Tabletten

Cyclamen europaeum – Alpenveilchen
Typisch für Cyclamen sind halbseitig empfundene Migränekopfschmerzen, die mit Gesichtsfeldeinschränkung und Fließschnupfen einhergehen. Gleichzeitig können Darmblähungen oder Durchfälle bestehen. Verschlechtert werden die Schmerzen durch Kälte und durch den Genuß fetthaltiger Lebensmittel.
Dosierung: 3 × täglich 15 Tropfen oder 3 × täglich 2–3 Tabletten

Erigeron canadensis – Berufskraut
Erigeron ist angezeigt bei dumpfen, mittelstarken Kopfschmerzen, die gleichzeitig von

Geräuschempfindungen im rechten Ohr begleitet werden. Auch ein anhaltender Druckschmerz des rechten Auges und die Verstärkung aller Symptome bei naßkaltem Wetter können beobachtet werden.
Dosierung: 3 × täglich 15 Tropfen oder 3 × täglich 2–3 Tabletten

Gelsemium sempervirens – wilder Jasmin
Prämenstruelle migräneartige Kopfschmerzen mit Sehstörungen und Erbrechen, verlangen Gelsemium, vor allem, wenn die Kopfschmerzen bandförmig sind und gleichzeitig große körperliche Schwäche besteht. Besonders nach dem Harnlassen verringern sich die Schmerzen.
Dosierung: 3 × täglich 15 Tropfen oder 3 × täglich 2–3 Tabletten

Melilotus officinalis – Steinklee
Kongestive Schmerzen im Kopfbereich mit Druck über den Augenhöhlen bei gleichzeitig auffallender Gesichtsröte, die durch lokalen Blutandrang verursacht werden, verweisen auf Melilotus. Entlastende Ausscheidungsvorgänge des Körpers wie Menstruation, Erbrechen, Durchfälle oder auch Nasenbluten verringern oder beenden die Kopfschmerzen.
Dosierung: 3 × täglich 15 Tropfen oder 3 × täglich 2–3 Tabletten

Natrium muriaticum – Kochsalz
Bei Migränekopfschmerz, der durch Kummer ausgelöst wird, ist Natrium muriaticum das Mittel der Wahl, vor allem, wenn die Betreffenden sehr reserviert und zurückhaltend sind. Vor dem Migräneanfall kann Taubheit und Vibrieren in Lippen, Zunge und Nase bestehen.
Dosierung: 3 × täglich 15 Tropfen oder 3 × täglich 2–3 Tabletten

Pulsatilla nigrans – Küchenschelle
Pulsierende, auch von innen nach außen drückende Kopfschmerzen sowie neuralgische Schmerzen im rechten Schläfengebiet, die mit Tränenfluß einhergehen, verweisen auf Pulsatilla. Die Schmerzen werden schlechter durch Wärme, Sonne und Zugluft. Auch migräneartige Kopfschmerzen, die sich gegen Ende der Menstruation einstellen.
Dosierung: 3 × täglich 15 Tropfen oder 3 × täglich 2–3 Tabletten

Rhus toxicodendron – Giftsumach
Kopfschmerzen, die sich bei Wetterlagen mit hoher Luftfeuchtigkeit und Nässe verstärken, verlangen Rhus toxicodendron. Leichte körperliche Bewegung verringert die Schmerzen. Gleichzeitig mit den Kopfschmerzen kann Berührungsempfindlichkeit der Kopf- und Gesichtshaut bestehen. Die Kopfschmerzen werden „wie ein Brett vor dem Kopf" empfunden.
Dosierung: 3 × täglich 15 Tropfen oder 3 × täglich 2–3 Tabletten

Sulfur – Schwefel
Kopfschmerzen, die periodisch wiederkehren, mit Übelkeit einhergehen und sich als Wochenendmigräne manifestieren, sind typisch für Sulfur. Die Schmerzen werden beschrieben: „wie von einem Band um den Kopf" und durch Gerüche sowie kalte Witterung verschlechtert.
Dosierung: 3 × täglich 15 Tropfen oder 3 × täglich 2–3 Tabletten

Homöopathische Komplexmittel

Föhn- und Wetter-Tropfen (Biomedica)
Ammonium carbonicum D4, Carboneum sulfuratum D4, Cephaolis ipecacuanha D6, Gelsemium sempervirens D200, Nitroglycerinum D6, Rhododendron D12.
Dosierung: 2–3 × täglich 15 Tropfen einnehmen

Hanoalgyn®-Tropfen (Hanosan)
100 g enthalten: Aletris farinosa Ø, Lilium tigrinum Ø, Thuja occidentalis D1, Aurum chloratum D1, Gelsemium sempervirens D1,

Helonias diocia D2, Hydrastis canadensis D2, Cimicifuga racemosa D5, Calcium fluoratum D8, Sepia officinalis D8.
Dosierung: 3 × täglich 15 Tropfen; bei akuten Kopfschmerzen bis zu 5 × täglich 10 Tropfen

Infi-Belladonna-Injektion (Infirmarius-Rovit)
1 ml enthält: Belladonna D12, D30, D200, D1000, Bryonia D6, D8, D12, D30, D200, D1000, Calcium carbonicum D12, D30, D200, Carduus marianus D12, D30, D200, Chelidonium, D12, D30, D200, China D12, D30, D200, China D12, D30, D 200, Colocynthis D7, D12, D30, D200, Lycopodium D7, D12, D30, D 60, D200, D1000, Magnesium carbonicum D6, D15, D60, D200, Nux vomica D6, D12, D15, D30, D200, D1000, Solidago D4, D12, D30, D200, Taraxacum D12, D30, D200, Veratrum D12, D30, D200, Aurum chloratum, D4, Belladonna D6, Cherium chloratum D5, Cuprum sulfuricum D5, Cobaltum chloratum D5, Ferrum sesquichoratum, D4, Gelsemium D6, Magnesium chloratum D5, Magnesium sulfuricum D4, Melilotus D6, Natrium carbonicum D6, Nicotinsäureamid D1, Silicea D15, Spigelia D6, Thuja D15, Vitamin B_2 D2, Vitamin B_{12} D2, Zincum sulfuricum.
Dosierung: 1 × wöchentlich 1 Ampulle (à 5 ml) i.m., s.c.

Homöopathische biochemische Substanzen

Natrium pyruvicum – Natriumpyruvat
Migräneartige Kopfschmerzen mit Übelkeit, Erbrechen und Druckschmerzen der Augen, die hauptsächlich durch Haarwaschen, Haarschneiden und das Essen kalter Speisen ausgelöst werden. Die betroffenen Patienten haben oft zusätzlich ekzematöse, juckende Hautirritationen, die am ganzen Körper auftreten können.
Dosierung: 3 × täglich 15 Tropfen oder 3 × täglich 2–3 Tabletten

Lymphdrainage

Homöopathische Komplexmittel zur Lymphentschlackung

Ultima ratio® – Injektionslösung (Alexander)
100 ml enthalten: Kaliumbromid D3, Kaliumsulfat D3, Kaliumchlorid D3, Strontiumchlorid D5, Molybdänsäure D5, Bariumchlorid D5, Mangansulfat D5, Eisensulfat D4, Kobaltsulfat D6, Kupfersulfat D6, Magnesiumsulfat D2, Chromchlorid D6, Ytterbiumchlorid D6, Lanthanchlorid D7, Cerchlorid D6, Zirkoniumnitrat D4, Wolframchlorid D4, Nickelchlorid D4, Rutheniumchlorid D6, Iridiumchlorid D7, Zinnchlorid D6, Rubidiumchlorid D6, Cäsiumchlorid D7, Selensäure D7, Antimonchlorid D7, Silberchlorid D7, Goldchlorid D7, Zinkchlorid D6, Europiumperchlorat D7, Bleichlorid D6, Cadmiumchlorid D7, Quecksilberchlorid D7, Arsenchlorid D7, Aluminiumchlorid D5, Kieselsäure D3.
Dosierung: 1 bis 3 ml 1 × wöchentlich nur s.c. in den Schulter- und Nackenbereich. Da das Präparat überwiegend saure Substanzen enthält, die bei der subkutanen Injektion einen leichten Brennreiz verursachen können, sollten der Spritze, je nach Verträglichkeit, 1 bis 2 ml 1%iges Procain beigemischt werden.

Orthomolekulare Medizin

Substigam®-Kapseln (Biomedica)
1 Kapsel enthält: Nachtkerzenöl, Weizenkeimöl, Leinöl, Sojaphosphatide, Magnesiumhydroxidcarbonat, D-α-Tocopherol (naturliches Vitamin E), Vitamin C, Niacin, Beta-Carotin, Pyridoxin (Vitamin B_6).
Dosierung: Zu Beginn 3 × 2 Kapseln täglich, nach 5 Wochen 2 × 2 Kapseln täglich zur Dauermedikation

Dantox®-Entgiftungskomplex (Natur vital)
1 Tablette enthält: Vitamin C_6, Beta-Carotin, Thiamin, Calcium, Magnesium, Zink, Eisen, Kupfer, Mangan, Jod, Selen, Bioflavonoide, Glutaminsäure, Glycin, Cystein.
Dosierung: 3× täglich 1–2 Tabletten

5.2 Cluster-Migräne

Epidemiologie

Etwa 3% der insgesamt an Migräne leidenden Patienten sind von der Cluster-Migräne betroffen. Ein großer Teil dieser Patienten sucht vorrangig spezialisierte Schmerzkliniken und Fachtherapeuten auf, so daß ihr Anteil in der Naturheilpraxis bei unter 5% liegt.

Diese Form der Migräne hat ein eigenes, gut abgrenzbares Symptombild und entwickelt sich vor allem bei Männern im Alter zwischen 25 und 45 Jahren. Lediglich 30% der an Cluster-Kopfschmerz leidenden Patienten sind Frauen aller Altersgruppen.

Schmerzqualität, Schmerzverlauf, Lokalisation

Oft erwacht der Patient, meist vor Mitternacht, durch heftigste Schmerzen aus dem Schlaf. Die betroffene, schmerzhafte Gesichtshälfte ist gerötet und schweißig. Das Auge tränt, zeigt sehr stark gerötete und gereizte Konjunktiven und die Nasengänge sind durch eine Schleimhautanschwellung verstopft. In manchen Fällen hat auch Fließschnupfen eingesetzt.

Die halbseitigen Gesichtsschmerzen setzen plötzlich ein und belasten durch ihre Heftigkeit den Patienten in kaum vorstellbarem Maße. Angst sowie eine große innere Unruhe werden oft ausgelöst.

Charakteristisch für den äußerst schmerzhaften Cluster-Kopfschmerz ist sein Auftreten in **Ruhe- und Schlafphasen.** Die Schmerzanfälle verlaufen phasenweise und in Stufen (engl. Cluster), die sehr plötzlich, vor allem in den Abendstunden und in der Nacht einsetzen und ebenso abrupt aufhören. Der Schmerz kann innerhalb von wenigen Minuten sein Intensitätsmaximum erreichen und hält in der Regel nicht länger als maximal 2 Stunden an. Die Schmerzattacke kann sich im Laufe einer Nacht mehrere Male wiederholen.

Auffällig ist das vermehrte Schmerzaufkommen im Frühjahr und Herbst. Bei einigen Patienten setzt die Cluster-Migräne monatelang oder auch jahrelang aus, bevor sie irgendwann wieder in Erscheinung tritt.

Auslösende Faktoren

Patienten berichten von Cluster-Schmerzanfällen nach dem Genuß von alkoholischen Getränken, wie Bier und Wein, die mitunter hohe Anteile an Histaminen haben. Da Alkohol ohnehin im Körper Histamine freisetzt, wird der Histamin-Gesamtspiegel durch Alkoholika bedeutend erhöht.

Pathophysiologie

Im Gegensatz zur klassischen Migräne ist für den Cluster-Kopfschmerz keine Störung des zerebralen Blutkreislaufs verantwortlich, vielmehr werden die Beschwerden durch eine **spontan einsetzende Gefäßerweiterung** im Versorgungsgebiet der äußeren Halsschlagader (Arteria carotis externa), die zum Gesicht und zum äußeren Bereich des Schädels führt, verursacht. Die auslösenden Faktoren dieser schmerzhaften, halbseitigen Gefäßdilatation sind im Detail noch immer weitestgehend unbekannt. Ein Zusammenhang zwischen Histaminen und Serotonin wird diskutiert, da eine Fehlsteuerung vegetativer Nerven im HWS-Bereich zugrunde liegt, die die vorübergehende Überproduktion verschiedener Boten- und Transmitterstoffe nach sich zieht.

Diagnose

Mitunter werden Symptome der Cluster-Migräne als Gesichtsneuralgie fehlinterpretiert. Die Übergänge weiterer, selten vorkommender Migräneformen zu anderen Arten des Kopfschmerzes sind in der Mehrzahl fließend.

Um eine Cluster-Migräne eindeutig und sicher diagnostizieren zu können, müssen ihre typischen Modalitäten anamnestisch sorgfältig geklärt werden. Als sichere **Charakteristika** gelten folgende Merkmale:
- halbseitige Gesichtsschmerzen
- gleichzeitige Augenreizung
- stufenartige, vor allem nachts auftretende Schmerzanfälle.

Therapie

Akupunktur

Dü 19
Dü 19 ist ein schnell und oft spontan wirksamer Reizpunkt für alle Formen von Kopfschmerzen, für Migräne und Gesichtsneuralgien.
Lage: Bei leicht geöffnetem Mund in der Vertiefung vor dem Tragus
Technik: 2 mm senkrecht stechen

Gb 1
Durch diesen für alle funktionellen Störungen des gesamten Kopfbereichs wichtigen Punkt lassen sich vor allem Schläfen- und Stirnkopfschmerzen sehr gut therapieren.
Lage: In der Vertiefung lateral des äußeren Augenwinkels
Technik: Schräg und flach stechen

Gb 4
Gb 4 ist ein Superpunkt für alle halbseitig auftretenden Kopfschmerzen, die mit Zugluft- und Kälteempfindlichkeit einhergehen. Über die Stimulation von Gb 4 lassen sich auch plötzlich einschießende Kopfschmerzen, die nur wenige Sekunden oder Minuten spürbar sind, behandeln.
Lage: An der Haargrenze 1 cun unterhalb des Punktes Ma 8
Technik: 2 mm senkrecht stechen

Le 5
Le 5 ist ein wirkungsvoller Punkt zur Behandlung von Kopfschmerzen und Migräne, die mit schmerzhaftem Augendruck, Augenbrennen und verstärktem Tränenfluß einhergehen. Gleichzeitig können Hitze und Rötung des Kopfes bestehen.
Lage: 0,5 cun oberhalb der Spitze des Innenknöchels, am Hinterrand der Tibia.
Technik: Schräg und flach stechen

Di 15
Kopfschmerzen, die überwiegend halbseitig auftreten und von starkem Schwindel begleitet werden, können durch den Punkt gezielt behandelt werden. Auch halbseitige Kongestionen sowie Störungen des Blutkreislaufes lassen sich durch Di 15 günstig beeinflussen.
Lage: In einer Vertiefung unterhalb des Akromions bei herabhängendem Arm
Technik: Schräg und flach stechen

Ma 4
Schmerzzustände im Gesicht und in den Kiefergelenken sowie die Cluster-Migräne sprechen auf diesen Punkt gut an.
Lage: In der Höhe der Mundwinkel, auf der vertikalen Linie der Pupillenmitte
Technik: Schräg und flach stechen

Entspannungsmethoden

Atemtherapie
Durchführung und Training der widerstandslosen, langen Ausatmung und des Übergangs zum individuellen Einatmungsimpuls. Durch die so erreichte Zwerchfellentspannung soll dem Patienten die Entkrampfung der Gesamtmuskulatur ermöglicht werden.
Sitzungsdauer: 20 Minuten und Anleitung des Patienten zur häuslichen Selbstausführung der Übungen.

Yoga
Yoga-Übung 2: Wechselatmung (s. S. 186)

Homöopathie

Homöopathische Einzelmittel

Cimicifuga racemosa – Wanzenkraut
Plötzlich einschießender, linksseitiger Kopfschmerz, der von der Schädeldecke über die Augen in den Nasenbereich zieht, ist typisch für Cimicifuga. Zervikalmigräne, die sich spontan und ohne Ankündigungssymptome entwickelt. Der Patient kann sehr geschwätzig oder aber depressiv sein, die Schmerzen werden durch die Menstruation verschlechtert.
Dosierung: 3 × täglich 15 Tropfen oder 3 × täglich 2–3 Tabletten

Cyclamen europaeum – Alpenveilchen
Typisch für Cyclamen sind halbseitig empfundene Migränekopfschmerzen, die mit Gesichtsfeldeinschränkung und Fließschnupfen einhergehen. Gleichzeitig können Darmblähungen oder Durchfälle bestehen. Verschlechtert werden die Schmerzen durch Kälte und durch den Genuß fetthaltiger Lebensmittel.
Dosierung: 3 × täglich 15 Tropfen oder 3 × täglich 2–3 Tabletten

Guajakum officinale – Guajakharz
Migräne, die durch Gesichtsschmerzen sowie durch pulsierende, stichartige Schmerzen im Schläfenbereich gekennzeichnet ist, erfordert die Behandlung mit Guajakum, wenn zusätzlich über die kurzfristige Abnahme der Gedächtnisleistung sowie über depressive Verstimmungen berichtet wird.
Dosierung: 3 × täglich 15 Tropfen oder 3 × täglich 2–3 Tabletten

Melilotus officinalis – Steinklee
Kongestive Schmerzen im Kopfbereich mit Druck über den Augenhöhlen bei gleichzeitig auffallender Gesichtsröte, die durch lokalen Blutandrang verursacht werden, verweisen auf Melilotus. Entlastende Ausscheidungsvorgänge des Körpers wie Menstruation, Erbrechen, Durchfälle oder auch Nasenbluten verringern oder beenden die Kopfschmerzen.
Dosierung: 3 × täglich 15 Tropfen oder 3 × täglich 2–3 Tabletten

Mercurialis perennis – Bingelkraut
Die Kopfschmerzen von Mercurialis kündigen sich durch Augentränen und Lichtempfindlichkeit an. Dazu können schmerzende Irritationen der Gehörgänge auftreten, die sich zu einem reißend empfundenen Schläfenkopfschmerz entwickeln und von einem geröteten, überwärmten Gesicht begleitet werden.
Dosierung: 3 × täglich 15 Tropfen oder 3 × täglich 2–3 Tabletten

Sepia officinalis – Tintenfisch
Migräne sowie Kopfschmerzen, die pulsierende und berstende, sehr starke Schmerzen verursachen, können Sepia anzeigen. Gleichzeitig können Schweißausbrüche bestehen. Verstärken sich die Kopfschmerzen durch Bewegung und laute Geräusche, und ist die Stimmungslage während der Schmerzphase gedrückt und depressiv, kann Sepia das Mittel der Wahl sein. Die Beschwerden können auch nur einseitig auftreten.
Dosierung: 3 × täglich 15 Tropfen oder 3 × täglich 2–3 Tabletten

Spigelia anthelmia – Wurmkraut
Im Hinterhaupt beginnende Kopfschmerzen, die sich linksseitig halten und schrittweise nach vorn ausbreiten und über dem linken Auge festsetzen. Durch geringste Geräuschentwicklung oder Berührung kommt es zur Schmerzverstärkung. Diese Kopfschmerzform tritt fast ausschließlich am Nachmittag auf und nimmt nach Sonnenuntergang, also in den frühen Abendstunden wieder ab.
Dosierung: 3 × täglich 15 Tropfen oder 3 × täglich 2–3 Tabletten

Homöopathische Komplexmittel

Biologische Migränetropfen S® (magnet activ)
10 g Lösung enthalten: Argentum nitricum D4, Atropinum sulfuricum D4, Colocynthis

D4, Gelsemium D4, Spigelia D3, Secale cornutum D8.
Dosierung: 3 × täglich 20 Tropfen vor dem Essen

Homöopathische biochemische Substanzen

Kalium bichromicum – Kaliumdichromat
Typisch für Kalium bichromicum ist, daß der Kopfschmerz an einer eng umschriebenen Stelle (z.B. Schädelmitte, Stirn oder einer Schläfenseite) lokalisiert ist. Die Migräne kündigt sich am frühen Morgen durch ein Flimmerskotom an, um sich mit starkem Schwindelgefühl und stechenden Schläfenschmerzen fortzusetzen. Die Schmerzen steigern sich bis zur Tagesmitte und verschwinden gegen Abend.
Dosierung: 3 × täglich 15 Tropfen oder 3 × täglich 2–3 Tabletten

Magnesium phosphoricum – Magnesiumphosphat
Der überwiegend rechtsseitige Migränekopfschmerz wird von Patienten oft folgendermaßen beschrieben: „als ob Flüssigkeit im Kopf wäre" oder „als ob das Gehirn wackle" und „wie eine feste Kappe auf dem Kopf". Oft gehen die Schmerzen mit Kälteempfindungen des Körpers einher. Magnesiumphosphat erreicht stechende, schneidende sowie krampfartige Schmerzen, die spontan erscheinen und fast unerträglich sind.
Dosierung: 3 × täglich 15 Tropfen oder 3 × täglich 2–3 Tabletten

Selenium – Selen
Periodisch – verstärkt über dem linken Auge – auftretende Kopfschmerzen, die sich öfter aus dem Nachtschlaf heraus entwickeln, kennzeichnen den Selenium-Kopfschmerz. Es besteht gleichzeitig nervliche Erschöpfung und kurzzeitiger Geruchsverlust. Charakteristisch für Selenium ist die Überreizung des vegetativen Nervensystems.
Dosierung: 3 × täglich 15 Tropfen oder 3 × täglich 2–3 Tabletten

Ohrakupunktur

Jerôme 22
Die Stimulation dieses Punktes bewirkt psychische wie körperliche Entspannung. Dieser körperlich-seelische Ausgleich wirkt schmerzlindernd.
Lage: In der Scapha hinter Okziput 62
Technik: Senkrecht und oberflächlich stechen

Shen Men 54
Aufgrund seiner stark analgetischen Wirkung sollte dieser Punkt bei Migräne stimuliert werden. Vor allem bei einem akuten Migräne-Schmerzanfall kann seine rasche Wirksamkeit genutzt werden.
Lage: In der Fossa triangularis
Technik: Senkrecht und oberflächlich stechen

Auge 56
Migräneartige Kopfschmerzen, die mit Gesichtsneuralgien in Verbindung stehen, sprechen auf die Behandlung dieses Punktes gut an. Auch typische Begleiterscheinungen der Migräne – Sehstörungen und Augenschmerzen – lassen sich über diesen Punkt gut therapieren.
Lage: In der Mitte des Lobulus
Technik: Senkrecht und oberflächlich stechen

Orthomolekulare Therapie

Substigam®-Kapseln (Biomedica)
1 Kapsel enthält: Nachtkerzenöl, Weizenkeimöl, Leinöl, Sojaphosphatide, Magnesiumhydroxidcarbonat, D-α-Tocopherol (natürliches Vitamin E), Vitamin C, Niacin, Beta-Carotin, Pyridoxin (Vitamin B_6).
Dosierung: Zu Beginn 3 × 2 Kapseln täglich, nach 5 Wochen 2 × 2 Kapseln täglich zur Dauermedikation

Vitamin C
Dosierung: täglich 300–500 mg

Sauerstofftherapie

Etwa 2 Stunden vor der ersten Therapiesitzung sollte der Patient zur Verbesserung der organischen Sauerstoffverwertung 1–2 Tabletten Oxygenabund einnehmen.

Oxygenabund Tabletten (Herbert)
Wirkstoffe: Thiaminchloridhydrochlorid (Vitamin B_1), Dipyridamol, Magnesiumorotat.

Sauerstoff
Flow-Menge: 6 Liter pro Minute
Inhalationszeit: 2 × wöchentlich 30 Minuten, 5 Wochen lang (genaue Angaben s. S. 283 ff).

5.3 Psychogene Spannungskopfschmerzen

Epidemiologie

Etwa 20% der Kopfschmerzpatienten leiden an psychogenen Spannungskopfschmerzen. Ein Teil der Betroffenen sucht niemals oder nur gelegentlich einen Therapeuten auf, da sich die Kopfschmerzintensität anfänglich im gerade noch erträglichen Rahmen bewegt. In der Naturheilpraxis leiden 12% der Patienten an psychisch bedingten Kopfschmerzen.

Schmerzqualität, Schmerzverlauf, Lokalisation

Die beim Spannungskopfschmerz vorliegende Schmerzqualität ist der der Migräne mitunter sehr ähnlich. Im Vordergrund steht ein dumpfer, tiefer Schmerz. Die Häufigkeit und Dauer des psychogenen Kopfschmerzes richtet sich vor allem nach der Intensität der jeweiligen psychischen Belastung. Spannungskopfschmerzen können vereinzelt auch spontan einsetzen, so daß sie von dem anfallsweise auftretenden Migränekopfschmerz nur schwer abzugrenzen sind.

Die Schmerzen werden vorrangig im Bereich der Stirn und Schläfen empfunden. Im Bereich der Nackenmuskulatur kann sich der Schmerz ringförmig ausdehnen.

Auslösende Faktoren

Oft sind hinsichtlich der Schmerzauslösung psychologische Aspekte erkennbar. Liegt eine dauerhaft gestörte Streßbewältigung und Erlebnisverarbeitung vor, können diese präsenten Hintergrundfaktoren durch ihr Übermaß an Spannung schmerzauslösend wirken. Doch bei allen psychogenen Aspekten haben die vorherrschenden Schmerzmechanismen und funktionellen Störungen eine **klare physiologische Grundlage,** denn psychologische Effekte ziehen lediglich im Organismus bereits angelegte, physiologische Reaktionen nach sich. Hinsichtlich einer schnell und verläßlich wirksamen Therapie verlangt diese Tatsache die gleichzeitige Behandlung der psychischen Fehlsteuerungen sowie der körperlichen Beschwerden.

Pathophysiologie

Liegt eine ebenso seelische wie körperliche Überlastung vor, führt dies zu einer permanenten Überforderung des vegetativen Nervensystems und der dadurch ausgelösten Kontraktion der betreffenden Skelettmuskulatur. Die im Bereich der gesamten Wirbelsäule ausgelösten Muskelverspannungen komprimieren die zum Kopf führenden Blutgefäße und Nervenbahnen und verursachen eine **Mangeldurchblutung** und **Reizung** der **lokalen Nozirezeptoren** (s. S. 11 ff).

Diagnose

Mit Hilfe der **Augendiagnose** kann das Vorliegen des psychogenen Spannungskopfschmerzes bestimmt werden: So können Solarstrahlen und Krampfringe im Irisstroma eindringlich auf nervliche und muskuläre Verspannungszustände hinweisen.

Eine **gesprächstherapeutische Situationsanalyse**, die die Lebensumstände und psychosozialen Belastungen des Patienten aufdeckt, kann ebenfalls einen Verursachungszusammenhang zwischen emotionalen Konflikten und dem Schmerzaufkommen aufdecken.

Therapie

Akupunktur

Dü 10
Fast jede Form der Migräne reagiert auf die Akupunktur dieses Reizpunktes mit der Verringerung der Beschwerden. Dü 10 gleicht Energieschwankungen im Bereich der Halswirbelsäule aus, und leitet damit die Entkrampfung der Hals-, Nacken- und Schultermuskulatur ein.
Lage: Am Unterrand des Schulterblattes, senkrecht über der Achselfalte
Technik: Schräg und flach stechen

Bl 60
Der Punkt wird von vielen erfahrenen Akupunkteuren als Superpunkt bezeichnet, mit dem sich verschiedenste psychosomatische Schmerzsyndrome therapieren lassen. Sowohl psychische als auch psychosomatische Kopfschmerzen sprechen auf die Behandlung gut an.
Lage: Auf der horizontalen Linie in der Mitte zwischen der Spitze des äußeren Fußknöchels und der Achillessehne
Technik: Schräg und flach stechen

Bl 65
Insbesondere Kopfschmerzen, die gleichzeitig mit Kälteempfindungen verbunden sind, sprechen gut auf die Behandlung des Punktes an. Bl 65 wirkt sedierend auf den gesamten Blasenmeridian und beeinflußt alle im Meridianverlauf auftretenden Schmerzaffektionen.
Lage: Am lateralen Rand des Fußes, an der Grenze von „weißem" zu „rotem" Fleisch, unterhalb des fünften Metatarsalköpfchens
Technik: Schräg und flach stechen

MP 2
Stehen bei Kopfschmerzpatienten psychische Begleitsymptome im Vordergrund, sollte MP 2 akupunktiert werden. Die Situation des Patienten kann gekennzeichnet sein durch: Stimmungslabilität mit abwechselnd gereizter, aggressiver oder depressiver Stimmungslage, Nervosität und innerer Unruhe, Appetitmangel oder Gewichtsabnahme aufgrund nervlicher Überreizung. Auch kalte Extremitäten sind zu beobachten.
Lage: Am medialen Fußrand, distal des Großzehengrundgelenks in einer Vertiefung
Technik: Schräg und flach stechen

Entspannungsmethoden

Progressive Muskelentspannung
1. Oberer Stirnbereich, 2. Unterer Stirnbereich, 3. Augenbereich, 4. Nackenbereich (s. S. 176).

Biofeedback-Training
Ziel des Biofeedback-Trainings ist es, möglichst mit Hilfe des Kontrollgerätes eine muskuläre Entspannung des Kopf- und Nackensektors zu erreichen, um die Vasokonstriktion der kranialen Gefäße sowie eine Reizentlastung der Schmerzrezeptoren auszulösen (s. S. 184).

Yoga
Yoga-Übung 3: Hals- und Nackenübung, Yoga-Übung 5: Demutshaltung (s. S. 186ff).

Homöopathie

Homöopathische Einzelmittel

Aconitum napellus – Sturmhut, Eisenhut
Kopfschmerzen, die durch kalten Wind ausgelöst und verschlechtert werden, sprechen für Aconitum. Die Schmerzen sind unerträglich und können durch Angst, Nervenkrisen und Aufregung ausgelöst werden. Die neuralgischen Schmerzen sind unerträglich und gehen mit Unruhe, Vibrieren und auch

Taubheit einher. Auch Druckgefühl im Magen-Darm-Trakt kann bestehen.
Dosierung: 3 × täglich 15 Tropfen oder 3 × täglich 2–3 Tabletten

Damiana turnera – Lustkraut
Migräneartige Kopfschmerzen bei gleichzeitiger Nervenschwäche und Impotenz oder Frigidität. Bei Kopfschmerzen und gleichzeitig bestehenden Unterfunktionen der Sexualorgane ist Damiana besonders wirksam.
Dosierung: 3 × täglich 15 Tropfen oder 3 × täglich 2–3 Tabletten

Gelsemium sempervirens – wilder Jasmin
Prämenstruelle migräneartige Kopfschmerzen mit Sehstörungen und Erbrechen, verlangen Gelsemium, vor allem, wenn die Kopfschmerzen bandförmig sind und gleichzeitig große körperliche Schwäche besteht. Besonders nach dem Harnlassen verringern sich die Schmerzen.
Dosierung: 3 × täglich 15 Tropfen oder 3 × täglich 2–3 Tabletten

Iris versicolor – Schwertlilie
Meist rechtsseitig auftretender Kopfschmerz, der sich durch ein Flimmerskotom und Übelkeit mit saurem Erbrechen ankündigt. Gleichzeitig bestehen Irritationen der Augen und Ohren. Charakteristisch für diesen Kopfschmerz ist, daß er vor allem in Entspannungsphasen, also außerhalb von Beschäftigungs- und Alltagsstreß auftritt, weshalb er auch als „Wochenendmigräne" bezeichnet wird.
Dosierung: 3 × täglich 15 Tropfen oder 3 × täglich 2–3 Tabletten

Kalium phosphoricum – Kaliumphosphat
Neurasthenisch bedingte und überwiegend nervöse Schmerzempfindungen des Kopfes, die aufgrund körperlicher und geistiger Erschöpfung ausgelöst worden sind, werden durch Kalium phosphoricum günstig beeinflußt. Hierzu zählt vor allem der drückend und dumpf empfundene Hinterhauptsschmerz bei gleichzeitiger nervlicher Überanstrengung.
Dosierung: 3 × täglich 15 Tropfen oder 3 × täglich 2–3 Tabletten

Homöopathische Komplexmittel

Cefanalgin®-Ampullen (Cefak)
1 Ampulle (1ml) enthält: Gelsemium D4, Iris Ø, Cyclamen Ø, Melilotus officinalis Ø.
Dosierung: Alle 2–3 Tage 1 bis 2 Ampullen i.m, s.c. oder i.c. injizieren. Die Injektion in ausgesuchte Akupunkturpunkte kann die schmerzlindernde Wirkung erhöhen.

Homöopathische biochemische Substanzen

Ferrum metallicum – Eisen
Charakteristisch für Ferrum metallicum ist der Druckkopfschmerz, der nach geistiger Arbeit und stundenlanger Konzentration auftritt und von Schwindel sowie nervöser Erregung begleitet wird. Der Schmerz ist vor allem im Hinterhauptsbereich und Nacken sowie in den Schläfen und Augen lokalisiert. Die Extremitäten können gering durchblutet sein. Über Frösteln am ganzen Körper wird berichtet.
Dosierung: 3 × täglich 15 Tropfen oder 3 × täglich 2–3 Tabletten

Selenium – Selen
Periodisch – über dem linken Auge – auftretende Kopfschmerzen, die sich öfter aus dem Nachtschlaf heraus entwickeln, kennzeichnen den Selenium-Kopfschmerz. Es besteht gleichzeitig nervliche Erschöpfung und kurzzeitiger Geruchsverlust. Charakteristisch für Selenium ist die Überreizung des vegetativen Nervensystems.
Dosierung: 3 × täglich 15 Tropfen oder 3 × täglich 2–3 Tabletten

Potenzierte körpereigene und allopathische Substanzen

Acetylcholinchlorid Injeel® (Heel)
1 Ampulle (1,1 ml) enthält: Acetylcholinchlorid-Injeel D12, D30, D200. Acetylcholinchlorid-Injeel forte D8, D12, D30, D200.

Dosierung: 1 bis 2 Ampullen wöchentlich i.m., s.c., i.c.

Manuelle Behandlung

Weiche Wirbelsäulenmassage (Dorn-Breuß-Methode)

Vor der lokalen, weichen Mobilisation blockierter Wirbel soll eine lockernde Massage der kompletten Wirbelstützmuskulatur vorgenommen werden. Für die anschließende Abtastung und Ausrichtung eines verlagerten Wirbels setzt der Behandler beide Daumen parallel, dicht neben den Dornfortsätzen des Wirbelkörpers, auf und überprüft so tastend seinen Sitz und seine Position. Das Ausrichten eines verlagerten Wirbels geschieht durch eine sensible und angemessene Druckverstärkung eines Daumens gegen den Dorn- oder Querfortsatz des entsprechenden Wirbels (genaue Angaben s. S. 235 ff).

Postisometrische Relaxationsbehandlung der Wirbelsäule

Die kopfschmerz- oder migräneauslösenden Störfaktoren der Wirbelsäule liegen meist im Zervikalbereich. Oft ist hier die Einschränkung der Rotation und Seitneigung festzustellen. Die weiteren therapeutischen Schritte sind:

- Der Patient wird aufgefordert, einen geringen Muskeldruck gegen den Druckwiderstand des Behandlers in einer der Blockierung entgegengesetzten Richtung auszuüben.
- Der Patient muß diesen Druck mindestens 10 Sekunden beibehalten und darf die Anspannung erst nach Aufforderung des Therapeuten beenden.
- Nach einigen Wartesekunden führt der Therapeut seine Bewegung passiv und tastend gegen die Bewegungseinschränkung weiter und stoppt sein Vorgehen bei dem geringsten Widerstand.
- Die bis dahin erreichte Gelenkstellung wird für etwa 15 Sekunden fixiert und stabil gehalten.

- Nach diesen Anwendungsschritten müssen die bis zu diesem Punkt verbesserten Gelenkmobilisationen wiederholt werden. Das therapeutische Optimum ist erreicht, wenn kein Bewegungszuwachs mehr registriert werden kann.

Ohrakupunktur

Shen Men 54

Aufgrund seiner stark analgetischen Wirkung sollte dieser Punkt bei Migräne stimuliert werden. Vor allem bei einem akuten Migräne-Schmerzanfall kann seine rasche Wirksamkeit genutzt werden.
Lage: In der Fossa triangularis
Technik: Senkrecht und oberflächlich stechen

Okziput 62

Dieser Punkt erfaßt die besonders starken Kopfschmerzzustände bei Gesichtsneuralgien.
Lage: In der Scapha am hinteren Ansatz des Antitragus
Technik: Senkrecht und oberflächlich stechen

Orthomolekulare Therapie

Substigam®-Kapseln (Biomedica)

1 Kapsel enthält: Nachtkerzenöl, Weizenkeimöl, Leinöl, Sojaphosphatide, Magnesiumhydroxidcarbonat, D-α-Tocopherol (natürliches Vitamin E), Vitamin C, Niacin, Beta-Carotin, Pyridoxin (Vitamin B_6).
Dosierung: Zu Beginn 3×2 Kapseln täglich, nach 5 Wochen 2×2 Kapseln täglich zur Dauermedikation.

Phytotherapie

Pflanzliche Fertigpräparate

Kava-Hevert®-Tropfen (Hevert)

Kavakava-Extrakt mit Kavapyronen.
Dosierung: $2 \times$ täglich 35 Tropfen in $1/2$ Glas Flüssigkeit einnehmen

Psychotherapie

Der Therapeut muß in kleinen Schritten, in einem einfühlsamen Gespräch, den Kern des psychischen Konflikts, der zu dem Spannungskopfschmerz geführt hat, herausarbeiten. Es sind vorrangig unterdrückte und verdrängte psychische Prozesse aufzudecken (s. S. 271 ff).

5.4 Zervikale Kopfschmerzen

Epidemiologie

Erkrankungen und Funktionsstörungen der Halswirbelsäule, die Schmerzen im Kopfbereich verursachen können, werden als zervikale Kopfschmerzen bezeichnet. Meist führen funktionelle Störungen und Einschränkungen der oberen drei Halswirbel zu Nerven- und Muskelkompressionen und rufen Kopfschmerzen hervor. Inwiefern rein muskuläre Verspannungszustände oder Wirbelfehlstellungen und Wirbelverschleißzustände für das Schmerzaufkommen verantwortlich gemacht werden können, muß im einzelnen abgeklärt werden. Der HWS-bedingte Kopfschmerz hat in der Praxis einen etwa 12%igen Gesamtanteil.

Schmerzqualität, Schmerzverlauf, Lokalisation

Der von der Halswirbelsäule ausstrahlende Nacken- und Hinterhauptkopfschmerz entwickelt sich langsam und kann lange anhalten. Bei vielen Patienten setzt ein dumpfer Hinterhauptsschmerz ein, der sich meist einseitig, im Ausbreitungsgebiet des Nervus occipitalis, festsetzt. Es entstehen oft zusätzlich Schmerzen im Bereich der Nacken- und Schultermuskulatur. Vereinzelt kann es auch zu Schwindel oder Ohrensausen kommen. Die Schmerzen sind im Hinterhauptsbereich lokalisiert, doch kann auch das Gebiet der Brust- und Lendenwirbelsäule mitbetroffen sein, so daß es auch von hier aus zu kopfschmerzauslösenden Verspannungszuständen kommen kann.

Auslösende Faktoren

Zervikalkopfschmerzen werden überwiegend hervorgerufen durch **Verschleiß** oder **Prolaps** einzelner Zwischenwirbelscheiben, durch unterschiedlich ausgeprägte Skoliosen sowie durch Beckenschiefstand oder Haltungsschäden. Psychosomatische Faktoren können ebenfalls zu Störungen in diesem Bereich der Wirbelsäule führen.

Legt man den rein physiologischen Aspekt zu Grunde, so kommt es nur dann zur Auslösung des Hinterhauptskopfschmerzes, wenn sich die Schädigungen im Bereich des kraniozervikalen Übergangs und der ersten drei Wirbelkörper befinden. In der Praxis lassen sich jedoch auch schädigende Prozesse in tiefergelegenen Wirbelsäulenabschnitten feststellen, die ebenfalls schmerzhafte, reflektorische Muskelverspannungen im Halswirbel- und Nackenbereich auslösen. Es sind in der Mehrzahl folgende **Ursachen,** die zu zervikalen Kopfschmerzen führen:

- Fehlbeanspruchung der Wirbelsäule durch Haltungsschäden
- Einseitiges Sitzen oder Stehen am Arbeitsplatz
- Fehl- und Mangelernährung
- Ausübung extremer Sportarten
- Mineralstoffwechselstörungen und eine damit verbundene Osteoporose der Halswirbelkörper
- Myalgien der Halsmuskulatur
- Myogelosen im Nackenbereich
- Verschleißerscheinungen der Wirbelkörper
- Verletzungen, die zu einer Zervikalspondylose führen

Pathophysiologie

Die Funktion der einzelnen Wirbelkörper wird durch das physiologische Zusammenspiel des vegetativen Grundsystems gewährleistet. Ist das Ineinandergreifen der physiologischen Prozesse zwischen Blutgefäßen, Binde- und Organgewebe sowie den vegetativen Nervenfasern gestört, kommt es zu lokalen Entzündungen und zu Teilblockierungen einzelner Wirbelgelenke. Durch diese mechanischen Reizungen wird die notwendige, physiologische Verschiebbarkeit der Wirbelkörper schrittweise herabgesetzt. Lokale Durchblutungsstörungen sind die Folge, die ödematöse Bindegewebeverquellungen hervorrufen und nach und nach einen Dauerreiz auf die dort befindlichen Schmerzrezeptoren ausüben. Die Anzahl der Schmerzimpulse, die im weiteren Verlauf auf vegetative Nervenfasern übergehen und entlang der Wirbelarterien mit in den Schädel und das Gehirn geleitet werden, kann unter diesen Veränderungen stark zunehmen. Die permanente Auslösung der Schmerzreizimpulse verursacht die reflektorische Anspannung der komplexen Hals- und Nackenmuskulatur, wodurch sich der Schmerz verstärkt und über den gesamten Schädel ausbreiten kann.

Diagnose

In erster Linie geben hier **Röntgenaufnahmen** der entsprechenden Wirbelbereiche einen verwertbaren Diagnosehinweis. Außerdem kann die manuelle Untersuchung der einzelnen Wirbelkörper auf ihre Funktionalität und Verschiebbarkeit wichtige Aufschlüsse bringen.

Therapie

Akupunktur

Dü 4
Über diesen Punkt lassen sich Nacken- und Hinterhauptskopfschmerzen sowie Kopf- und Gesichtsneuralgien therapieren.
Lage: In einer Vertiefung am ulnaren Handrand, an der Grenze zwischen „weißem" und „rotem" Fleisch
Technik: Schräg und flach stechen

Dü 10
Fast jede Form der Migräne reagiert auf die Akupunktur dieses Reizpunktes mit der Verringerung der Beschwerden. Dü 10 gleicht Energieschwankungen im Bereich der Halswirbelsäule aus und leitet damit die Entkrampfung der Hals-, Nacken- und Schultermuskulatur ein.
Lage: Am Unterrand des Schulterblattes, senkrecht über der Achselfalte
Technik: Schräg und flach stechen

Gb 14
Dieser Punkt hat eine ausgeprägte therapeutische Verbindung zur ophthalmischen Migräne, die meist gepaart mit Augenneuralgien auftritt und äußerst schmerzhaft sein kann. Begleitende Sehstörungen, wie das für die Migräne typische Flimmerskotom oder Sehfeldeinschränkungen, können durch die Stimulierung von Gb 14 positiv beeinflußt werden.
Lage: 1 cun oberhalb der Mitte der Augenbraue
Technik: 2 mm senkrecht stechen

Di 3
Kopfschmerzen, die durch Zahnherde verursacht werden, sowie Kopfschmerzen, die mit Geruchs- oder Geschmacksverlust verbunden sind, können durch Di 3 zufriedenstellend therapiert werden.
Lage: Proximal des Zehengrundgelenks an der radialen Seite
Technik: Schräg und flach stechen

Entspannungsmethoden

Progressive Muskelentspannung
Das Programm der progressiven Muskelentspannung kann sich über etwa 10 Sitzungen erstrecken, die im Zeitraum von ca. 2 Monaten abgehalten werden. Eine einzelne Entspannungssitzung zur Muskellockerung sollte nicht länger als 30 Minuten dauern und dem Patienten ein ausreichendes Training für die wichtige, eigenständige Entspannungs-

durchführung bei sich zu Hause vermitteln (genaue Angaben s. S. 175ff).

Autogenes Training
Über autosuggestive Mechanismen lassen sich verschiedene Organbereiche vegetativ beeinflussen. Wird das autogene Training zur Linderung und Ausschaltung von Kopfschmerzen eingesetzt, sollten in erster Linie Empfindungsübungen für den Bereich des Kopfes zur Anwendung kommen (genaue Angaben s. S. 180ff).

Homöopathie

Homöopathische Einzelmittel

Cimicifuga racemosa – Wanzenkraut
Plötzlich einschießender, linksseitiger Kopfschmerz, der von der Schädeldecke über die Augen in den Nasenbereich zieht, ist typisch für Cimicifuga. Zervikalmigräne, die sich spontan und ohne Ankündigungssymptome entwickelt. Der Patient kann sehr geschwätzig oder aber depressiv sein, die Schmerzen werden durch die Menstruation verschlechtert.
Dosierung: 3 × täglich 15 Tropfen oder 3 × täglich 2–3 Tabletten

Ephedra vulgaris – Meerträubchen
Von der Brustwirbelsäule heraufziehende Kongestionen, die zu Nackensteifigkeit und starkem Hinterhauptskopfschmerz führen, verweisen auf Ephedra. Dazu können Augenschmerzen sowie Milzschmerzen auftreten. Auch Reizhusten kann gleichzeitig bestehen.
Dosierung: 3 × täglich 15 Tropfen oder 3 × täglich 2–3 Tabletten

Gelsemium sempervirens – wilder Jasmin
Prämenstruelle migräneartige Kopfschmerzen mit Sehstörungen und Erbrechen, verlangen Gelsemium, vor allem, wenn die Kopfschmerzen bandförmig sind und gleichzeitig große körperliche Schwäche besteht. Besonders nach dem Harnlassen verringern sich die Schmerzen.
Dosierung: 3 × täglich 15 Tropfen oder 3 × täglich 2–3 Tabletten

Homöopathische Komplexmittel

Hevert-Migräne®-Injektion (Hevert)
1 Ampulle à 2 ml enthält: Aconitum D3, Atropinum sulfuricum D3, Gelsemium sempervirens D3, Glonoinum D4, Iris versicolor D3, Rutin wasserlöslich Ø–D1, Secale cornutum D3, Spigelia D3.
Dosierung: 1–3 Ampullen wöchentlich i.m., s.c. oder i.c. injizieren. Die Lösung kann vom Patienten auch als Trinkampulle verwendet werden.

Steirocall-Tropfen® (Steierl-Pharma)
1oo ml enthalten: Acidum silicium D12, Calcium carbonicum D12, Calcium phosphoricum D12, Acorus calamus D6, Equisetum arvense D6, Ilex aquifolium D 6, Symphytum D6, Alchemilla vulgaris D6, Thiaminchloridhydrochlorid, Cyanocobalamin, D-α-Tocopherolsuccinat als D-α-Tocopheryll-polyethylenglykol-1000-Succinat.
Dosierung: 2–3×täglich 15 Tropfen einnehmen

Homöopathische biochemische Substanzen

Hekla Lava – Lava vom Heklavulkan (Island)
Bei allen Knochenschmerzen im Bereich des Kopfes sowie Schmerzen des Kopfes die in den Ober- oder Unterkiefer und die Zähne ausstrahlen, ist Hekla Lava angezeigt. Auch heftige, schmerzhafte Trigeminusneuralgien lassen sich gut behandeln. Eindeutige Indikationsschwerpunkte dieses biochemischen Stoffes sind schmerzhafte Nervenirritationen und entzündliche Reizungen der Knochenhaut.
Dosierung: 3 × täglich 15 Tropfen oder 3 × täglich 2–3 Tabletten

Manuelle Therapie

Untersuchung und Mobilisation des Bewegungssegmentes C1–C2
Schwerwiegende Blockaden kommen in diesem Segment seltener vor, dennoch kann be-

reits eine leichtere Behinderung der Rotation des Axis zu stärksten Kopfschmerzen führen. Die ausreichende Überprüfung und Manipulation der Bewegungs- und Funktionsabläufe läßt sich am besten an Hand folgender Schritte vornehmen:
- Der Patient nimmt eine Sitzhaltung ein. Der Behandler steht seitlich neben ihm und bringt mit seiner Führungshand den Kopf abwechsend in Drehung und Seitneigung. Mit dem Zeige- oder Mittelfinger der anderen Hand palpiert er gleichzeitig den Dornfortsatz des Axis (erster unter dem Hinterhaupt fühlbarer Wirbeldorn). Dreht sich der Axisdorn bei der passiven Drehung des Kopfes um mehr als etwa 20 Grad mit, kann dies als Blockierung gewertet werden.
- Für die Impulsmobilisation nimmt der Behandler den Kopf in den Wickelgriff (Umfassung des Kopfes mit Handposition am Hinterhaupt), während er C2 mit den Fingern der anderen Hand fest fixiert (s. Abb. 16-2). Durch leichte Seitneigung des Kopfes kommt es zusätzlich zur Verriegelung der unteren Segmente. Aus dieser Haltung heraus mobilisiert der Therapeut das zu behandelnde Segment, indem er eine kurze, entschlossene Traktion (nach oben gerichtete Zugbewegung) des Kopfes ausführt.

Andere Mobilisierungstechniken als die Traktion sollten in diesem Abschnitt der Wirbelsäule nicht angewendet werden.

Weiche Wirbelsäulenmassage (Dorn-Breuß-Methode)

Es empfiehlt sich, vor der lokalen, weichen Mobilisation blockierter Wirbel, eine lockernde Massage der kompletten Wirbelstützmuskulatur vorzunehmen. Für die anschließende Abtastung und Ausrichtung eines verlagerten Wirbels setzt der Behandler beide Daumen parallel, dicht neben den Dornfortsätzen des Wirbelkörpers, auf und überprüft so tastend seinen Sitz und seine Position. Das Ausrichten eines verlagerten Wirbels geschieht durch sensible und angemessene Druckverstärkung eines Daumens gegen den Dorn- oder Querfortsatz des entsprechenden Wirbels (genaue Angaben s. S. 235 ff).

Neuraltherapie

Injektionen
Um Störherde auszuschalten, wird Lidocain oder Procain injiziert. Je nach Lage des vermuteten Herdes können Quaddelungen oder Injektionen in die Muskulatur, in die Sehnen oder um ein Gelenk vorgenommen werden (genaue Angaben s. S. 259 ff).
Technik: Injektion s.c. oder i.c.: Kanüle Nr. 20

Ohrakupunktur

HWS-Punkt 26
Der HWS-Punkt 26, der Thalamuspunkt, erfaßt die Irritationen der HWS-Zone, die zu Kopfschmerzen geführt haben können. Eine Stimulation dieses Punktes wirkt stark analgetisch.
Lage: Auf der Anthelix als dritter der sieben HWS-Punkte
Technik: Senkrecht und oberflächlich stechen

Shen Men 54
Aufgrund seiner stark analgetischen Wirkung sollte dieser Punkt bei Migräne stimuliert werden. Vor allem bei einem akuten Migräne-Schmerzanfall kann seine rasche Wirksamkeit genutzt werden.
Lage: In der Fossa triangularis
Technik: Senkrecht und oberflächlich stechen

Okziput 62
Dieser Punkt erfaßt die besonders starken Kopfschmerzzustände bei Gesichtsneuralgien.
Lage: In der Scapha am hinteren Ansatz des Antitragus
Technik: Senkrecht und oberflächlich stechen

Orthomolekulare Therapie

Substigam®-Kapseln (Biomedica)
1 Kapsel enthält: Nachtkerzenöl, Weizenkeimöl, Leinöl, Sojaphosphatide, Magnesiumhydroxidcarbonat, D-α-Tocopherol (natürliches Vitamin E), Vitamin C, Niacin, Beta-Carotin, Pyridoxin (Vitamin B_6).
Dosierung: Zu Beginn 3 × 2 Kapseln täglich, nach 5 Wochen 2 × 2 Kapseln täglich zur Dauermedikation

Aminosäuren
Das Präparat sollte die Aminosäuren Isoleucin, Cystein und Arginin enthalten.
Dosierung: Täglich sollen etwa 70 mg pro Aminosäure eingenommen werden

Vitamin B_{12}
Dosierung: Täglich 300–500 mg

SEKUNDÄRE KOPFSCHMERZEN

6.1 Ophthalmoplegische Kopfschmerzen

Epidemiologie

Ophthalmoplegische Kopfschmerzen können sich sehr langsam entwickeln und werden deshalb oft erst spät erkannt. Die Schmerztoleranz der betroffenen Menschen dieser Kopfschmerzform gegenüber ist auffallend hoch. Erst wenn sich der Kopfschmerz häufiger zeigt oder anhaltender auftritt und sich in seiner Intensität steigert, reagieren viele Patienten.

Durch die zunehmende Schadstoffbelastung der Luft ist die Anzahl der unter chronischen Augenreizungen leidenden Menschen größer geworden, so daß auch die Zahl der ophthalmoplegischen Kopfschmerzleiden angestiegen ist. Eine Tatsache, die auch der Therapeut in der Naturheilpraxis bei der Befunderhebung berücksichtigen sollte. Diese Kopfschmerzform hat einen etwa 3%igen Anteil an den Gesamtkopfschmerzarten.

Schmerzqualität, Schmerzverlauf, Lokalisation

Dumpfe, oft sehr lang anhaltende, von den Augen ausstrahlende Schmerzen bestimmen die Symptomatik der ophthalmoplegischen Kopfschmerzen. Einer der dramatischsten Kopfschmerzanfälle zeigt sich während eines **akuten Glaukomanfalls.** Hier kommt es durch den starken Druckschmerz im Augapfel auch sehr schnell zu halbseitigen Kopfschmerzen, die zusätzlich noch von einem Flimmerskotom sowie Erbrechen begleitet sein können.

Auslösende Faktoren

Als Auslöser kommen verschiedene **Augenaffektionen** wie Reizzustände der Konjunktiven, Sekretionsstörungen, Engwinkelglaukom oder auch Sehstörungen in Frage. Reizzustände der Augenbindehäute, die durch chemische Dämpfe, Ausdünstungen, Staubpartikel oder Allergene zustande kommen, lösen ebenfalls Kopfschmerzen aus, die oft lange Zeit nicht mit den Augen in Verbindung gebracht werden.

Viele Patienten gewöhnen sich an chronische Reizungen der Konjunktiven, weil sie sich durch die Anwendung schmerzstillender, rein symptomatisch wirkender Augentropfen abmildern lassen. Da diese meist rezeptfreien Präparate über den analgetischen Effekt hinaus keinen Einfluß auf die gestörten funktionellen Vorgänge innerhalb des Auges haben, bleibt der so verursachte Kopfschmerz weiter bestehen. Bei langfristiger Anwendung dieser Mittel können sich die Reizeffekte auf den Bindehäuten verstärken, da es durch die gefäßverengende Wirkung der Tropfen zu Sekretionsstörungen der Augen sowie zur Reduzierung der Tränenflüssigkeit kommen kann.

Pathophysiologie

Entzündliche Prozesse der Augen werden oft von Kopfschmerzen begleitet. Selten wird der Zusammenhang zwischen Kopfschmerz und Sehnerv von seiten der Patienten bewußt wahrgenommen.

Diagnose

Nicht immer sind es Refraktionsanomalien – z. B. eine bisher unerkannte oder nicht wahrgenommene Sehschwäche – die zu Kopfschmerzen führen. Genauso häufig können spezifische Erkrankungen der Augen einen mitunter starken und quälenden Schmerz auslösen. So verursacht eine Iridozyklitis, die sich durch eine gleichzeitige Entzündung der Iris und des Ziliarkörpers auszeichnet, meist reflektorische Schmerzen im Kopfbereich, deren Intensität von dem jeweiligen Entwicklungsstadium der Erkrankung abhängig sind.

> ☞ Bei Verdacht auf ein spezifisches Augenleiden sollte die Abklärung durch einen Augenarzt veranlaßt werden.

Therapie

Akupunktur

Bl 66
Kopfschmerzen, die überwiegend im Stirn- und Gesichtsbereich lokalisiert sind sowie Augenkopfschmerzen lassen sich sehr gezielt über diesen Punkt behandeln.
Lage: In einer Vertiefung distal und unterhalb des Grundgelenks der fünften Zehe
Technik: Schräg und flach stechen

Gb 14
Dieser Punkt hat eine ausgeprägte therapeutische Verbindung zur ophthalmischen Migräne, die meist gepaart mit Augenneuralgien auftritt und äußerst schmerzhaft sein kann. Begleitende Sehstörungen, wie das für die Migräne typische Flimmerskotom oder Sehfeldeinschränkungen, können durch die Stimulierung von Gb 14 positiv beeinflußt werden.
Lage: 1 cun oberhalb der Mitte der Augenbraue
Technik: 2 mm senkrecht stechen

Lu 6
Lu 6 deckt die klassischen Symptome der Migräne fast komplett ab und nimmt Einfluß auf das einleitende Flimmerskotom der Augen, auf die Licht- und Geräuschempfindlichkeit während der Migräne-Schmerzattacken und auf den eigentlichen Schmerz des Kopfes.
Lage: An der radialen Innenseite des Unterarms, 7 cun proximal der Handgelenksfalte. Eine Vertiefung ist tastbar
Technik: Schräg und flach stechen

Homöopathie

Homöopathische Einzelmittel

Melilotus officinalis – Steinklee
Kongestive Schmerzen im Kopfbereich mit Druck über den Augenhöhlen bei gleichzeitig auffallender Gesichtsröte, die durch lokalen Blutandrang verursacht werden, verweisen auf Melilotus. Entlastende Ausscheidungsvorgänge des Körpers wie Menstruation, Erbrechen, Durchfälle oder auch Nasenbluten verringern oder beenden die Kopfschmerzen.
Dosierung: 3 × täglich 15 Tropfen oder 3 × täglich 2–3 Tabletten

Mercurialis perennis – Bingelkraut
Die Kopfschmerzen von Mercurialis kündigen sich durch Augentränen und Lichtempfindlichkeit an. Dazu können schmerzende Irritationen der Gehörgänge auftreten, die sich zu einem reißend empfundenen Schläfenkopfschmerz entwickeln und von einem geröteten, überwärmten Gesicht begleitet werden.
Dosierung: 3 × täglich 15 Tropfen oder 3 × täglich 2–3 Tabletten

Prunus spinosa – Schlehe
Die Beschwerden von Prunus spinosa treten nach Überanstrengung oder Schlaflosigkeit auf. Die Kopfschmerzen sind migräneartig und über dem rechten Auge lokalisiert, das gleichzeitig eine gereizte Konjunktiva auf-

weist und zu Schmerzen führt, „wie wenn das Auge zerspringen würde". Vereinzelt können auch Herzschmerzen wahrgenommen werden.
Dosierung: 3 × täglich 15 Tropfen oder 3 × täglich 2–3 Tabletten

Homöopathische Komplexmittel

Biologische Migränetropfen S® (magnet activ)
10 g Lösung enthalten: Argentum nitricum D4, Atropinum sulfuricum D4, Colocynthis D4, Gelsemium D4, Spigelia D3, Secale cornutum D8.
Dosierung: 3 × täglich 20 Tropfen vor dem Essen

Homöopathische biochemische Substanzen

Calcium arsenicosum – Calciumarsenit
Kopfschmerzen, die regelmäßig ausschließlich nur alle 6 bis 8 Tage, also etwa einmal wöchentlich auftreten und über dem rechten Auge lokalisiert sind. Gleichzeitig kann es zur Erhöhung des Blutdrucks sowie zu Herzschmerzen kommen. Auch ein Druckgefühl in der Nierengegend kann schmerzbegleitend einsetzen.
Dosierung: 3 × täglich 15 Tropfen oder 3 × täglich 2–3 Tabletten

Natrium pyruvicum – Natriumpyruvat
Migräneartige Kopfschmerzen mit Übelkeit, Erbrechen und Druckschmerzen der Augen, die hauptsächlich durch Haarewaschen, Haareschneiden und das Essen kalter Speisen ausgelöst werden. Die betroffenen Patienten haben oft zusätzlich ekzematöse, juckende Hautirritationen, die am ganzen Körper auftreten können.
Dosierung: 3 × täglich 15 Tropfen oder 3 × täglich 2–3 Tabletten

Massage- und Reflexzonentherapie

Fußreflexmassage
Die massagerelevanten Reflexbezirke für die Behandlung von Kopfschmerzen befinden sich auf der gesamten Rückseite beider Großzehenglieder. Der Bereich des Grundgliedes der großen Zehen (Phalanx proximalis) beeinflußt unter anderem die Schmerzempfindungen der Stirn, des Kiefers und beider Schläfen. Über den rückseitigen Teil des Nagelglieds der Großzehen (Phalanx distalis), lassen sich schmerzhafte Zustände der Nackenmuskulatur und der Halswirbelsäulenabschnitte erreichen und behandeln (genaue Angaben s. S. 250 f).

Neuraltherapie

Injektionen
Um Störherde auszuschalten, wird Lidocain oder Procain injiziert. Je nach Lage des vermuteten Herdes können Quaddelungen oder Injektionen in die Muskulatur, an die Sehnen oder um ein Gelenk vorgenommen werden (genaue Angaben s. S. 259 ff).
Technik: Injektion s.c. oder i.c.: Kanüle Nr. 20

Ohrakupunktur

Jerôme 22
Die Stimulation dieses Punktes bewirkt psychische wie körperliche Entspannung. Dieser körperlich-seelische Ausgleich wirkt schmerzlindernd.
Lage: In der Scapha hinter Okziput 62
Technik: Senkrecht und oberflächlich stechen

Auge 56
Migräneartige Kopfschmerzen, die mit Gesichtsneuralgien in Verbindung stehen, sprechen auf die Behandlung dieses Punktes gut an. Auch typische Begleiterscheinungen der Migräne – Sehstörungen und Augenschmerzen – lassen sich über diesen Punkt gut therapieren.
Lage: In der Mitte des Lobulus
Technik: Senkrecht und oberflächlich stechen

Orthomolekulare Therapie:

Substigam®-Kapseln (Biomedica)
1 Kapsel enthält: Nachtkerzenöl, Weizenkeimöl, Leinöl, Sojaphosphatide, Magnesiumhydroxidcarbonat, D-α-Tocopherol (natürliches Vitamin E), Vitamin C, Niacin, Beta-Carotin, Pyridoxin (Vitamin B_6).
Dosierung: Zu Beginn 3 × 2 Kapseln täglich, nach 5 Wochen 2 × 2 Kapseln täglich zur Dauermedikation

Ozontherapie

Subkutan-Injektionen im Nackenbereich
Der Therapeut entnimmt dem Ozongerät eine Ozonmenge von 10–20 ml, bei einer Ozonkonzentration von 5 µg/ml und injiziert diese s.c. in mehrere Stellen im Nackenbereich. Um Brennschmerzen oder ein Druckgefühl zu vermeiden, sollte die Injektion (Kanüle Nr. 12–16) langsam und mit nur leichtem Druck ausgeführt werden (genaue Angaben s. S. 280f).

6.2 Posttraumatische Kopfschmerzen

Epidemiologie

Hier stehen **Verletzungen des Schädels** eindeutig im Vordergrund. Nach überstandener Gehirnerschütterung (Commotio cerebri) oder nach einer traumatischen Hirnquetschung (Contusio cerebri) kommt es aufgrund der zurückliegenden Dysfunktionen innerhalb des Zentralnervensystems oft zu posttraumatischen Kopfschmerzen.
Schmerzen im Kopfbereich, die nach traumatischen Affekten auftreten, sind in den letzen Jahren auf einen Gesamtanteil von etwa 7% angestiegen. In den meisten Fällen handelt es sich um posttraumatische Zustände, die sich nach Unfällen im Straßenverkehr entwickeln.

Schmerzqualität, Schmerzverlauf, Lokalisation

Vorübergehende leichte Benommenheit, tiefe Bewußtlosigkeit oder komatöse Zustände, Erbrechen, Gedächtnisstörungen, Schlafstörungen und häufig sehr starke Kopfschmerzen kennzeichnen das posttraumatische Beschwerdebild. Dabei treten die Kopfschmerzen besonders intensiv unmittelbar oder einige Wochen nach der traumatischen Einwirkung auf. Im Laufe weiterer Wochen regenerieren sich normalerweise die Hirnschädigungen und die Kopfschmerzen lassen nach. Dennoch gibt es viele Fälle, bei denen sich diese Kopfschmerzen nach einem Unfall unvermindert fortsetzen und zu einem Dauerleiden werden.

Die durch ein **Schleudertrauma** (in erster Linie verursacht durch Auffahrunfälle) ausgelösten Kopfschmerzen entwickeln sich meist spontan oder innerhalb weniger Stunden, in Einzelfällen erst einen Tag nach dem Trauma. Hier kommt es zu einer extremen Überstreckung der Halswirbel, in deren Folge starke Nackenbeschwerden mit eingeschränkter Halsbeweglichkeit eintreten. Der so entstandene Kopfschmerz strahlt vom Nacken in den Augen- und Stirnbereich im Sinne der Migraine cervicale aus.

In der Mehrzahl lassen die zervikalen Kopfschmerzen nach einer ausreichenden Ruhezeit nach. Dennoch kommt es bei einigen Patienten auch hier zu Dauerkopfschmerzen, da durch die zurückliegende traumatische Einwirkung Nervenfasern im Bereich der Halswirbelsegmente verletzt oder komprimiert wurden.

Auslösende Faktoren

Posttraumatische Kopfschmerzen werden durch mechanische Verletzungen (Stoß, Fall, Unfall) verursacht.

Pathophysiologie

Jede heftige Erschütterung des Gehirns verursacht durch die plötzliche, gewaltsame Druckverlagerung einzelner Hirnabschnitte im Zentralnervensystem einen extremen Erregungszustand. Es kommt zeitweise zu starken Veränderungen der zerebralen Druckverhältnisse, die eine gesteigerte Gefäßwandpermeabilität verursachen und zu Hirnödemen oder sogar zu Sickerblutungen führen kann. Nicht selten kommt es zu neurologischen Störungen und Ausfällen, die sehr differenziert auftreten können.

Diagnose

Diagnoserelevant ist die Befragung nach zurückliegenden Operationen, Unfällen sowie Kopfverletzungen. In Einzelfällen können die schmerzauslösenden traumatischen Geschehen mitunter viele Monate oder auch Jahre zurückliegen, so daß sich ein Zusammenhang erst nach sehr gündlichen anamnestischen Gesprächen mit dem Patienten ergeben kann.

Therapie

Die Beschwerden sprechen sehr schnell auf die Ruhigstellung der Halswirbelsäule sowie auf eine Akupunkturbehandlung an.

> ⚠ Bei posttraumatischen Kopfschmerzen ist die manuelle, aktive Mobilisierung und Manipulation der Wirbelkörper fast immer kontraindiziert.

Dies gilt auch für Traumen im Gebiet der Brust- und Lendenwirbel, die ebenfalls durch Reizung oder Verletzung der lokalen Nervenleitungen chronische Kopfschmerzen verursachen können.

Akupunktur

Bl 11
Dieser energetisch einflußreiche Punkt hat einen imponierenden therapeutischen Einfluß auf alle Migräneformen sowie auf den Hinterhauptskopfschmerz.
Lage: 1,5 cun seitlich der Medianlinie, in Höhe des Dornfortsatzes des ersten Brustwirbels
Technik: Schräg und flach stechen

Le 5
Le 5 ist ein wirkungsvoller Punkt zur Behandlung von Kopfschmerzen und Migräne, die mit schmerzhaftem Augendruck, Augenbrennen und verstärktem Tränenfluß einhergehen. Gleichzeitig kann Hitze und Rötung des Kopfes bestehen
Lage: 0,5 cun oberhalb der Spitze des Innenknöchels, am Hinterrand der Tibia
Technik: Schräg und flach stechen

Di 4
Dieser indikationsreiche Superpunkt kann die verschiedensten energetischen Schwankungen ausgleichen. Di 4 hat auch Bezug zu schmerzhaften Affektionen der Gesichtsnerven und zu dem Schmerzaufkommen bei Migräne.
Lage: In der Mitte des zweiten Mittelhandknochens an der radialen Seite, in einer Vertiefung
Technik: Schräg und flach stechen

MP 2
Stehen bei Kopfschmerzpatienten psychische Begleitsymptome im Vordergrund, sollte MP 2 akupunktiert werden. Die Situation des Patienten kann gekennzeichnet sein durch: Stimmungslabilität mit abwechselnd gereizter, aggressiver oder depressiver Stimmungslage, Nervosität und innerer Unruhe, Appetitmangel oder Gewichtsabnahme aufgrund nervlicher Überreizung. Auch kalte Extremitäten sind zu beobachten.

Lage: Am medialen Fußrand, distal des Großzehengrundgelenks in einer Vertiefung
Technik: Schräg und flach stechen

Homöopathie

Homöopathische Einzelmittel

Arnica montana – Bergwohlverleih
Arnica ist angezeigt bei Folgen von traumatischen Verletzungen, so auch bei dumpfen Kopfschmerzen infolge von Gehirnerschütterung und Hirnquetschung. Auch auf den mit der Verletzung einhergehenden Schock hat das Mittel einen günstigen Einfluß.
Dosierung: 3 × täglich 15 Tropfen oder 3 × täglich 2–3 Tabletten

Convallaria majalis – Maiglöckchen
Dumpfer und schwer empfundener Kopfschmerz, der von der Schädelmitte langsam zu den Schläfen zieht und von einer leicht erhöhten Körpertemperatur begleitet sein kann, erfordert die Behandlung mit Convallaria.
Dosierung: 3 × täglich 15 Tropfen oder 3 × täglich 2–3 Tabletten

Ephedra vulgaris – Meerträubchen
Von der Brustwirbelsäule heraufziehende Kongestionen, die zu Nackensteifigkeit und starkem Hinterhauptskopfschmerz führen, verweisen auf Ephedra. Dazu können Augenschmerzen sowie Milzschmerzen auftreten. Auch Reizhusten kann gleichzeitig bestehen.
Dosierung: 3 × täglich 15 Tropfen oder 3 × täglich 2–3 Tabletten

Papaver rhoeas – Klatschmohn
Kopfschmerzen, die mit Schwindel, Parästhesien und leichten, flüchtigen Paresen (cave Apoplex!) in Verbindung stehen sowie Kopfschmerzen, die aufgrund eines erlittenen Schlaganfalls auftreten, werden von Papaver abgedeckt.
Dosierung: 3 × täglich 15 Tropfen oder 3 × täglich 2–3 Tabletten

Sanguinaria canadensis – kanadische Blutwurzel
Migräne, die durch helles Licht verschlechtert und nach Erbrechen von Galleschleim beendet wird, sind die typischen Kopfschmerzmodalitäten für Sanguinaria. Die Migräne beginnt in den Morgenstunden am Hinterkopf und setzt sich von dort über dem rechten Auge und an der rechten Schläfe fest. Die Schmerzen sind klopfend und kaum zu ertragen. Gleichzeitig können Magen-Darm-Beschwerden sowie ein starkes Wärmegefühl im Kopfbereich auftreten.
Dosierung: 3 × täglich 15 Tropfen oder 3 × täglich 2–3 Tabletten

Homöopathische biochemische Substanzen

Hekla Lava – Lava vom Heklavulkan (Island)
Bei allen Knochenschmerzen im Bereich des Kopfes sowie Schmerzen des Kopfes, die in den Ober- oder Unterkiefer und die Zähne ausstrahlen, ist Hekla Lava angezeigt. Auch heftige, schmerzhafte Trigeminusneuralgien lassen sich gut behandeln. Eindeutige Indikationsschwerpunkte dieses biochemischen Stoffes sind schmerzhafte Nervenirritationen und entzündliche Reizungen der Knochenhaut.
Dosierung: 3 × täglich 15 Tropfen oder 3 × täglich 2–3 Tabletten

Magnesium phosphoricum – Magnesiumphosphat
Der überwiegend rechtsseitige Migränekopfschmerz wird von Patienten oft folgendermaßen beschrieben: „als ob Flüssigkeit im Kopf wäre" oder „als ob das Gehirn wackle" und „wie eine feste Kappe auf dem Kopf". Oft gehen die Schmerzen mit Kälteempfindungen des Körpers einher. Magnesiumphosphat erreicht stechende, schneidende sowie krampfartige Schmerzen, die spontan erscheinen und fast unerträglich sind.
Dosierung: 3 × täglich 15 Tropfen oder 3 × täglich 2–3 Tabletten

Potenzierte körpereigene und allopathische Substanzen

ATP Injeel® (Heel)
1 Ampulle (1,1 ml) enthält: Adenosintriphosphat (ATP)-Injeel D10, D30, D200. Adenosintriphosphat (ATP) – Injeel-forte D6, D10, D30, D200.
Dosierung: 1 bis 2 Ampullen wöchentlich i.m., s.c., i.c.

Serotonin Injeel® (Heel)
1 Ampulle (1,1 ml) enthält: Serotonin-Injeel D10, D30, D200. Serotoin-Injeel-forte D6, D10, D 30, D 200.
Dosierung: 1 bis 2 Ampullen wöchentlich i.m., s.c., i.c.

Lymphdrainage

Manuelle Lymphstrangmassage
Vor allem die Massage der am Hinterkopf und im Nacken befindlichen Lymphgefäße sollte durchgeführt werden. Vor Beginn der Massage sollte der Schulter- und Nackenbereich entstaut werden (genaue Angaben s. S. 241f).

Homöopathische Komplexmittel zur Lymphentschlackung

Lymphomyosot® (Heel)
100 g enthalten: Myosotis arvensis D3, Veronica D3, Teucrium scorodonia D3, Pinus silvestris D4, Gentiana lutea D5, Equisetum hiemale D4, Sarsaparilla D6, Scrophularia nodosa D3, Juglans D3, Calcium phosphoricum D 12, Natrium sulfuricum D 4, Fumaria officinalis D4, Levothyroxin D12, Aranea diadema D6, Geranium robertianum D4, Nasturtium aquaticum D4, Ferrum jodatum D12.
Da das Mittel aufgrund seiner Zusammensetzung stark wirksam ist, sollte seine Anwendung besonders bei sensiblen und empfindlichen Patienten einschleichend und behutsam vorgenommen werden. Die Erfahrung zeigt, daß es vorteilhaft ist, wenn der Patient durch die Einnahme der Tropfen die Dosierung selbstständig, stufenweise festlegt, und die Wirkung auf den Körper testet.
Dosierung: 3 × täglich 15 Tropfen; 1 bis 2 Ampullen wöchentlich i.m., s.c., i.c.

Lymphaktivierende Salben

Lymphdiaral L-Salbe (Pascoe)
Conium Ø, Colchicum Ø, Podophyllum D1, Mercurius bijodatus D2, Antimonium crudum D1, Calendula Ø.
Dosierung: 3 × täglich einen 2–3 cm langen Salbenstrang im Lymphgefäßbereich des Nackens auftragen

Ohrakupunktur

Jerôme 22
Die Stimulation dieses Punktes bewirkt psychische wie körperliche Entspannung. Dieser körperlich-seelische Ausgleich wirkt schmerzlindernd.
Lage: In der Scapha hinter Okziput 62
Technik: Senkrecht und oberflächlich stechen

HWS-Punkt 26
Der HWS-Punkt 26, der Thalamuspunkt, erfaßt die Irritationen der HWS-Zone, die zu Kopfschmerzen geführt haben. Eine Stimulation dieses Punktes wirkt stark analgetisch.
Lage: Auf der Anthelix als dritter der sieben HWS-Punkte
Technik: Senkrecht und oberflächlich stechen

Orthomolekulare Therapie

Substigam®-Kapseln (Biomedica)
1 Kapsel enthält: Nachtkerzenöl, Weizenkeimöl, Leinöl, Sojaphosphatide, Magnesiumhydroxidcarbonat, D-α-Tocopherol (natürliches Vitamin E), Vitamin C, Niacin, Beta-Carotin, Pyridoxin (Vitamin B_6).
Dosierung: Zu Beginn 3 × 2 Kapseln täglich, nach 5 Wochen 2 × 2 Kapseln täglich zur Dauermedikation

Ozontherapie

Kleine Eigenblutbehandlung (KEB)

Vom Patienten wird venöses Blut mit einer 10-ml-Spritze abgenommen. Aus dem Ozongerät wird das Ozonkonzentrat von 27–37 µg/ml mit einer 20-ml-Spritze entnommen. Das Blut-Ozon-Gemisch wird i.m. auf beide Gesäßmuskeln verteilt injiziert.

Sauerstofftherapie

Etwa 2 Stunden vor der ersten Therapiesitzung sollte der Patient zur Verbesserung der organischen Sauerstoffverwertung 1–2 Tabletten Oxygenabund einnehmen.

Oxygenabund Tabletten (Herbert)

Wirkstoffe: Thiaminchloridhydrochlorid (Vitamin B_1), Dipyridamol, Magnesiumorotat.

Sauerstoff

Flow-Menge: 6 Liter pro Minute
Inhalationszeit: 2 × wöchentlich 30 Minuten, 5 Wochen lang (genaue Angaben s. S. 282ff).

6.3 Intoxikations-Kopfschmerzen

Epidemiologie

Die ständig wachsende Zahl verschiedener Umweltgifte ist Grundlage für die Entstehung schadstoffbedingter Kopfschmerzen. Für den Patienten wie auch für den Therapeuten ist es nicht immer leicht, Zusammenhänge zwischen aufgenommenen **toxischen Stoffen** und den bestehenden Kopfschmerzen aufzudecken. Am ehesten gelingt es dem Patienten, eine Verbindung zwischen der Einnahme einer Medikaments oder dem Aufenthalt in schadstoffbelasteten Räumlichkeiten und den kurz darauf einsetzenden Kopfschmerzen herzustellen.

Durch Nahrungsgifte und Umweltschadstoffe ausgelöste Kopfschmerzen können gegenwärtig zunehmend häufiger registriert werden. Unter allen anderen Kopfschmerzformen beträgt der Anteil der Intoxikations-Kopfschmerzen etwa 7%, bei steigender Tendenz. Geringer ist der Anteil der Autointoxikations-Kopfschmerzen. Kopfschmerzen, die durch Selbstvergiftungsvorgänge des Organismus hervorgerufen werden, gehören überwiegend in das Symptombild des Praecoma diabeticum, der Urämie, der schweren Leberfunktionsstörungen sowie der chronisch entzündlichen Darmerkrankungen (Colitis ulcerosa, Morbus Crohn).

Durch Benzolbelastung hervorgerufene Kopfschmerzen

Bekannt ist hier der Kopfschmerz, der sich fast ausnahmslos nach längerem Aufenthalt in der Nähe stark befahrener Verkehrsstraßen einstellt und durch die meist hohen Benzolkonzentrationen in der Atemluft ausgelöst wird. Da sich in allen Benzin-Kraftfahrzeugtreibstoffen bis zu 50% Benzolanteile (aromatische Kohlenwasserstoffe) befinden, die über Verbrennungsrückstände der Motoren in die Umwelt gelangen, ist die Möglichkeit einer unfreiwilligen Aufnahme dieses Toxins sehr groß.

Pathophysiologie. Benzol ist im menschlichen Organismus als Nervengift wirksam und löst neben Kopfschmerzen weitere Symptome wie Muskelschwäche, Parästhesien der Extremitäten oder bei Kindern Pseudo-Krupp aus. Wird in diesem Bereich ein Schmerzzusammenhang vermutet, empfiehlt es sich, zusätzlich zur Bioresonanz-Austestung eine geeignete Entgiftungstherapie durchzuführen. Dies gilt auch für den größten Teil anderer kopfschmerzauslösender Schadstoffe, wie für die Metalle Quecksilber, Blei, Cadmium, Aluminium, Palladium sowie für Dioxine.

Durch Nahrungsmittelschadstoffe ausgelöste Kopfschmerzen

Da der Organismus vieler Menschen durch den Kontakt mit immer neuen Substanzen in seiner Immunität teilweise überfordert und geschwächt ist, stellen sich auch in bezug auf einzelne Nahrungsmittel immer häufiger Allergien und Unverträglichkeiten ein. Andauernde Kopfschmerzen sind dabei ein vorrangiges Symptom. Besonders bei Kindern kann viel Zeit vergehen, bis ein Zusammenhang vermutet und gefunden wird, denn ein Kind achtet verständlicherweise kaum darauf, welches Nahrungsmittel Kopfschmerzen bereitet. Der erwachsene Patient dagegen beobachtet diese Reaktion wesentlich aufmerksamer und ermöglicht damit ein schnelleres Aufdecken der Zusammenhänge.

Pathophysiologie. Bei der Nahrungsmittelallergie kann es zur verstärkten Histaminausschüttung im Gewebe und damit zu ödematösen Gefäßverhältnissen kommen. Die lymphatische Anstauung der erhöhten Flüssigkeitsmenge führt zur Kompression der zum Schädel führenden Blutgefäße und Nervenbahnen und löst durch den mechanischen Druckreiz auf die dort angesiedelten Schmerzrezeptoren mitunter sehr starke Kopfschmerzen aus.

Genußmittelunverträglichkeit

Ein ähnlicher Mechanismus setzt auch bei einer Unverträglichkeit gegenüber sogenannten Genußmitteln wie Tabak und Alkohol ein.

Pathophysiologie. Vor allem die Aufnahme von Tabakrauch, wirkt auf dafür prädestinierte Menschen toxisch. Im Rauch des Tabaks ist eine große Zahl verschiedener Schadstoffe enthalten, die den aktiven Raucher ebenso wie den passiven Mitraucher sehr stark belasten. In größeren Konzentrationen enthält Tabakrauch Anilin, Formaldehyd, Nickel, Nitrosamine und Kadmium, die im Körper unter anderem gefäßverengend und kopfschmerzauslösend wirksam sind. Insgesamt ist Tabakrauch ein bekannter Wirkungsverstärker vieler anderer im Alltag vorkommender Schadstoffe.

Unter den Genußmitteln hat Alkohol den nachhaltigsten und stärksten Gefäßeffekt und ist somit vorrangiger Verursacher von Kopfschmerzen. Gemeint ist hier weniger der „Katerkopfschmerz" am Morgen danach, als vielmehr der durch regelmäßigen Alkoholkonsum ausgelöste Dauerkopfschmerz. Alkohol kann bei empfindsamen Menschen schon in kleinen Mengen als Gift wirksam werden und zu verschiedenen Funktionsstörungen im Körper führen.

Medikamenten-Kopfschmerz

Der sogenannte Medikamenten-Kopfschmerz zählt zu den **getarntesten Schmerzformen.** Entsprechend schwierig ist es, eine genaue Verbindung und Wechselwirkung zwischen dem einzelnen Präparat und den Kopfschmerzen herzustellen. Zwar gibt es einige bekannte schmerzverursachende Medikamente wie Ovulationshemmer, die über hormonelle Reaktionen zu Kopfschmerzen führen können oder verschiedene Analgetika und Barbiturate, die durch die Auslösung einer Anämie oder einer Methämoglobinbildung Kopfschmerzen bewirken, doch bei der großen Zahl immer neuer Medikamente ist es nicht einfach, die Schmerzverursacher unter ihnen zu entlarven.

Pathophysiologie. Einen nicht unerheblichen Aspekt bei der Intoxikation durch Medikamente stellt die Einnahme kopfschmerzdämpfender Präparate dar. Nach regelmäßigem oder zu häufigem Gebrauch von Analgetika kann es zu einem Umkehreffekt der schmerzhemmenden Wirkung kommen. Durch die mittels chemischer Substanzen künstlich hervorgerufene Reizabdämpfung der nervalen Schaltstellen kann es zu einer Leitstörung und Überreizung von Nervenfasern kommen, die den analgetischen Effekt der Medikamente umkehren und eine paradoxe Verstärkung der Schmerzen auslösen.

Schmerzqualität, Schmerzverlauf, Lokalisation

Die Intoxikations-Kopfschmerzen sind vor allem im Bereich der Stirn lokalisiert und können von Übelkeit begleitet sein. Der durch Benzol und Kohlenmonoxid verursachte Kopfschmerz wird als hämmernd empfunden. Gleichzeitig kann Schwindel auftreten sowie das Hautkolorit im Gesicht hellrot gezeichnet sein. Kopfschmerzen, die durch schlaffördernde Barbiturate ausgelöst werden, können sich durch dumpfe, bandförmige Schmerzen, die vor allem nach dem Schlaf auftreten, bemerkbar machen.

Auslösende Faktoren

Intoxikations-Kopfschmerzen treten meist in oder nach bestimmten Situationen auf; nach Medikamenteneinnahme, nach oder während des Aufenthaltes im Stadtverkehr, nach dem Rauchen oder nach Alkoholgenuß. Verschiedene Umweltgifte oder Nahrungsschadstoffe können ebenfalls für die Verursachung dieser Kopfschmerzform verantwortlich sein.

Diagnose

Die Diagnostik der intoxikationsbedingten Kopfschmerzen erfordert schadstoffrelevante, anamnestische Patientendaten. Diesbezügliche Informationen über Wohnverhältnisse, Arbeitsplatzbedingungen, Ernährungsgewohnheiten sowie über den Gebrauch von Medikamenten sollten abgefragt werden. Häufig läßt sich durch die Beantwortung dieser Fragen ein bestimmter, kopfschmerzverursachender Schadstoff ausmachen.
Im Einzelfall kann es sinnvoll sein, das Blut des Patienten durch ein **toxikologisches Labor** untersuchen und auswerten zu lassen.

Therapie

Akupunktur

Gb 2
Mit dem Punkt Gb 2 lassen sich Migräne, Irritationen des Fazialisnervs, menstruationsbedingte Kopfschmerzen sowie hepatogene Kopfschmerzen behandeln. Auch Schmerzzustände des Oberkiefers sind günstig zu beeinflussen.
Lage: Bei geöffnetem Mund in einer Mulde, hinter dem Kondylus der Mandibula
Technik: Schräg und flach stechen

Gb 38
Gb 38 beeinflußt alle durchblutungsbedingten und schmerzhaften Affektionen des Kopfes und sollte für die Behandlung der Kopfschmerzen auch versuchsweise genutzt werden.
Lage: 4 cun über der Spitze des Außenknöchels am Vorderrand der Fibula
Technik: Schräg und flach stechen

Di 4
Dieser indikationsreiche Superpunkt kann die verschiedensten energetischen Schwankungen ausgleichen. Di 4 hat auch Bezug zu schmerzhaften Affektionen der Gesichtsnerven und dem Schmerzaufkommen bei Migräne.
Lage: In der Mitte des zweiten Mittelhandknochens an der radialen Seite, in einer Vertiefung
Technik: Schräg und flach stechen

Ausleitungstherapie

Darmausleitung
Eine milde, aber dennoch gründliche Form der Darmreinigung und Ausleitung stellt die Therapie mit leicht laxierenden Substanzen dar, die entweder in Tropfen-, Tabletten- und Pulverform oder als Tee zur Anwendung kommen (genaue Angaben s. S. 119ff).

Diureseanregung – Reiskur

Ein guter Entwässerungseffekt kann durch eine Reiskur erreicht werden. Diese sollte, um keine Mangelerscheinungen zu provozieren, längstens 5 Tage lang durchgeführt werden. Wird jedoch ungeschälter Naturreis für die Kur verwendet, kann die Kur bis zu 10 Tage lang durchgeführt werden, da die Schale der Reiskörner reich an Mineralien, Spurenelementen und Vitaminen ist. Bei der Reiskur besteht jede der 4 täglichen Mahlzeiten aus einem Teller gekochtem Reis, der mit Fruchtsaft, Honig oder Obstkompott geschmacklich abgerundet werden darf. Durch die Reisdiät setzt bereits nach 2 Tagen eine starke und gründliche Entwässerung des Körpers ein.

Heilfasten

Für die Körperentschlackung ist die konsequente Null-Diät – bei Aufnahme von mindestens 3 Litern Flüssigkeit täglich – vorteilhaft. Diese soll mindestens 14 Tage durchgeführt werden. Für viele Patienten verträglicher ist die Tee-Saft-Fastenkur (genaue Angaben s. S. 121ff).

Schröpftherapie

Um eine ausreichend gründliche Entgiftung des Organismus zu erreichen, sollte bei Intoxikations-Kopfschmerzen blutig geschröpft werden. Vor dem Aufstülpen des Schröpfglases werden mit einem Schröpfschnepper oder mit einer Blutlanzette auf der Reflexzone am Rücken einige flache Hautschnitte gesetzt, über die das angesaugte Blut in das Glas einfließen kann. Während des Schröpfens sitzt der Patient aufrecht, um das Einfließen des Blutes zu erleichtern (genaue Angaben s. S. 123ff).

Homöopathie

Homöopathische Einzelmittel

Papaver rhoeas – Klatschmohn

Kopfschmerzen, die mit Schwindel, Parästhesien und leichten, flüchtigen Paresen (cave Apoplex!) in Verbindung stehen sowie Kopfschmerzen, die aufgrund eines erlittenen Schlaganfalls auftreten, werden von Papaver abgedeckt.
Dosierung: 3 × täglich 15 Tropfen oder 3 × täglich 2–3 Tabletten

Pimpinella alba – Bibernelle

Migräne mit gleichzeitigem Ohrensausen, die durch Blutüberfülle des Kopfes ausgelöst wird und meist mit leichtem Nasenbluten einhergeht, spricht auf die Behandlung mit Pimpinella gut an. Das Mittel wirkt ähnlich wie Melilotus officinalis, hat jedoch einen Zusatzbezug zu den Gehörgängen.
Dosierung: 3 × täglich 15 Tropfen oder 3 × täglich 2–3 Tabletten

Homöopathische Komplexmittel

Cefanalgin®-Ampullen (Cefak)

1 Ampulle (1 ml) enthält: Gelsemium D4, Iris Ø, Cyclamen Ø, Melilotus officinalis Ø.
Dosierung: Alle 2–3 Tage 1 bis 2 Ampullen i.m, s.c. oder i.c. injizieren. Die Injektion in ausgesuchte Akupunkturpunkte kann die schmerzlindernde Wirkung erhöhen.

Homöopathische biochemische Substanzen

Carboneum sulfuratum – Schwefelkohlenstoff

Kommt es nach dem Aufenthalt in der Nähe dichtbefahrener Straßen zu dumpfen, anhaltenden Kopfschmerzen, sollte an Schwefelkohlenstoff gedacht werden. Der bekannte Kopfschmerz, „den man nach dem Einkaufen aus der Stadt mitbringt", beruht meist auf einer verstärkten Aufnahme von schwefelhaltigen Abgasdioxiden. Carbonium sulfuratum in niedriger Potenzierung verabreicht, kann diesen (Vergiftungs-)Kopfschmerz schnell beseitigen.
Dosierung: 3 × täglich 15 Tropfen oder 3 × täglich 2–3 Tabletten

Glonoinum – Nitroglyzerin

Eine starke Magenübelkeit, die nachläßt, wenn die Schmerzen am intensivsten und ausgeprägtesten sind, geht den Glonoinum-Kopfschmerzen voraus. Es kann zu einer auffallenden Gesichtsblässe und räumlicher Desorientiertheit kommen. Der Kopfschmerz wird im gesamten Kopf empfunden und nimmt durch Bewegungen zu. Frischluft und entspanntes Liegen mildern die Schmerzintensität dagegen ab.
Dosierung: 3 × täglich 15 Tropfen oder 3 × täglich 2–3 Tabletten

Palladium – Palladium

Quer über den Scheitel verlaufende, bandförmige Kopfschmerzen, die von einem Ohr zum anderen ziehen. Bei Frauen können zusätzlich Unterleibsschmerzen vorhanden sein, die zeitgleich mit den Kopfschmerzen aufhören.
Dosierung: 3 × täglich 15 Tropfen oder 3 × täglich 2–3 Tabletten

Potenzierte körpereigene und allopathische Substanzen

Acetylsalicylsäure Injeel

1 Ampulle zu 1,1 ml enthält: Acidum acetylsalicylicum D 10, D30, D200.
Dosierung: 1 bis 2 Ampullen wöchentlich i.m., s.c., i.c.

Katalysatoren des Zitronensäurezyklus® (Heel)

1 Ampulle 1,1 ml enthält: Magnesium-Manganum-phosphoricum-Injeel, Natrium pyruvicum-Injeel, Natrium oxalaceticum-Injeel, Acidum citricum-Injeel, Acidum cis aconiticum-Injeel, Baryum oxalsuccinicum-Injeel, Acidum α-ketoglutaricum-Injeel, Acidum succinicum-Injeel, Acidum fumaricum-Injeel, Acidum DL-malicum-Injeel.
Dosierung: 1 bis 2 Ampullen wöchentlich i.m., s.c., i.c.

Lymphdrainage

Homöopathische Komplexmittel zur Lymphentschlackung

Cosmochema Lymphtropfen S® (Cosmochema)

100 g enthalten: Gentiana lutea D1, Melilotus officinalis D2, Apis mellifica D3, Geranium robertianum D2, Ononis spinosa D4, Thuja D2, Teucrium scorodonia D2, Galium aparine D3, Caltha palustris D2, Clematis D3, Sedum acre D3, Calcium fluoratum D10, Urtica D2, Scrophularia nodosa D2, Juglans regia D3, Natrium sulfuricum D4, Acidum silicium D65, Aranea diadema D10, Psorinum D10, Veronica officinalis D4, Sulfur D8, Bufo D12, Funiculus umbicalis suis D10, Glandula Lymphatica suis D8.
Dosierung: 3 × täglich bis zu 25 Tropfen

Lymphaden Hevert® Lymphtropfen (Hevert)

100 ml Tropfen enthalten: Echinacea Ø, Apis mellifica D3, Aranea diadema D5, Arsenicum album D4, Belladonna D3, Calcium carbonicum D8, Clematis erecta D2, Conium D4, Galium aparine D2, Hypophysis D4, Kalium jodatum D2, Lachesis D6, Mercuriusbijodatus D8, Myristica D2, Phytolacca D2, Rhus toxicodendron D4, Sulfur D4, Thyreoidinum D8, Graphites D8, Myosotis arvensis D3, Phosphorus D6, Scrophularia D3, Vespa crabro D4.
Dosierung: 3 × täglich 15 Tropfen

Ohrakupunktur

Okziput 62

Dieser Punkt erfaßt die besonders starken Kopfschmerzzustände bei Gesichtsneuralgien.
Lage: In der Scapha am hinteren Ansatz des Antitragus
Technik: Senkrecht und oberflächlich stechen

Leber 80
Besonders leber- und gallebedingte Migräneattacken reagieren schnell und anhaltend auf die Stimulation dieses Punktes.
Lage: Zwischen der Anthelixwand und dem Magenpunkt 56
Technik: Senkrecht und oberflächlich stechen

Neuraltherapie

Injektionen
Um Störherde auszuschalten, wird Lidocain oder Procain injiziert. Je nach Lage des vermuteten Herdes können Quaddelungen oder Injektionen in die Muskulatur, an die Sehnen oder um ein Gelenk vorgenommen werden (genaue Angaben s. S. 259 ff).
Technik: Injektion s.c. oder i.c.: Kanüle Nr. 20

Orthomolekulare Therapie

Aminosäuren
Das Präparat sollte die Aminosäuren Isoleucin, Cystein und Arginin enthalten.
Dosierung: Täglich sollen etwa 70 mg pro Aminosäure eingenommen werden

Substigam®-Kapseln (Biomedica)
1 Kapsel enthält: Nachtkerzenöl, Weizenkeimöl, Leinöl, Sojaphosphatide, Magnesiumhydroxidcarbonat, D-α-Tocopherol (natürliches Vitamin E), Vitamin C, Niacin, Beta-Carotin, Pyridoxin (Vitamin B_6).
Dosierung: Zu Beginn 3 × 2 Kapseln täglich, nach 5 Wochen 2 × 2 Kapseln täglich zur Dauermedikation

Phytotherapie

Steinklee-Infus
Dosierung: 1 Eßlöffel Kraut mit ¼ Liter kochendem Wasser aufgießen, ziehen lassen, 3–4 Tassen täglich, 3–5 Wochen lang, trinken.

Pflanzliche Fertigpräparate

Haut- und Blutreinigungstee®
(Infirmarius-Rovit)
100 g enthalten: Semen foenugraoci, Herba galagae, Herba viola tricolor, Radix liquiritiae, Thymus vulgaris, Folia juglans regiae, Herba violae odoratae, Cortex cynosbat.
Dosierung: 1 Eßlöffel Tee mit ¼ Liter kochendem Wasser aufgießen, ziehen lassen, 3–4 Tassen täglich, 3–5 Wochen lang, trinken.

6.4 Entzündungsbedingte Kopfschmerzen

Epidemiologie

Entzündliche Prozesse, vor allem innerhalb des Hals-Nasen- und Ohrenbereichs können Kopfschmerzen verursachen. Probleme bereitet weniger der kurzfristig, während einer akuten Entzündung auftretende Kopfschmerz, der sich nach deren Abklingen ohnehin einstellt, als vielmehr der quälende Dauerkopfschmerz, der chronische Krankheitsprozesse im HNO-Bereich begleitet.
Diese Kopfschmerzform hat einen Anteil von etwa 4% auf das Gesamtaufkommen.

Schmerzqualität, Schmerzverlauf, Lokalisation

Entzündungsbedingte Kopfschmerzen sind vom Nacken über die Augen kommend an der Nasenwurzel fixiert und treten meist parallel zu anderen, lokalen Entzündungs- und Schmerzzuständen im HNO-Bereich (Sinusitiden, Otitis oder Allergien des Atemtraktes) auf. Aber auch Entzündungen in entfernteren Körperregionen können starke Kopfschmerzen verursachen. Chronisch gereizte Tonsillen sind dabei – im Sinne der Neuraltherapie – ein bekanntes Störfeld.
Ist eine chronische Tonsillitis als Ursache für die Kopfschmerzen mitverantwortlich, kommt es zu **Hinterhauptskopfschmerzen**

oder zu plötzlich auftretenden und migräneartigen Schmerzen, die im Zusammenhang mit der Reizung der Tonsillen stehen, und unmittelbar nach der Aufnahme kalter oder heißer Speisen und Getränke einsetzen.

Viele Patienten, die unter chronischen Sinusitiden leiden, haben **Stirnkopfschmerzen,** die sich bis in den Bereich der Nackenmuskulatur und der Augen ausbreiten können. Dies gilt besonders für die Sinusitis maxillaris und frontalis. Bei Entzündungsprozessen innerhalb der Kieferhöhlen entwickeln sich die Schmerzen überwiegend im Bereich des **Oberkiefers,** die im weiteren Verlauf auf die Zahnnerven übergehen, und zu einer besonders intensiven Mischform von Kopf- und Zahnschmerzen führen.

Auslösende Faktoren

Neben allgemein entzündlichen Prozessen im Hals-Nasen-Ohren-Bereich können Kopfschmerzen auch durch Schleimhautprozesse innerhalb der Nase ohne Beteiligung der Nasennebenhöhlen ausgelöst werden. Kurzfristig kann auch eine Rhinitis im Verlauf eines grippalen Affektes dazu führen. Anhaltende Kopfschmerzen werden jedoch öfter durch die **Rhinitis allergica** oder **Rhinitis vasomotorica** und vorhandene Nasenschleimhautpolypen verursacht.

Chronische Formen der **Tonsillitis** bleiben, auch wenn sie diagnostisch unauffällig sind, im Sinne einer Herderkrankung und der damit verbundenen Ausweichphasen, als Schmerzauslöser im Bereich des Kopfes immer verdächtig. Hierbei kann es mitunter zu diffusen Kopfschmerzen kommen, die sich vom Patienten nur schwer lokalisieren lassen. Entzündliche Vorgänge im Bereich der Ohren sollten bei dem Signalsymptom Kopfschmerz ebenfalls als Auslöser mit in Erwägung gezogen werden. Auch hier sind es wieder überwiegend die chronischen, subakuten Formen der **Otitis media** oder Mastoiditis, die zu Kopfschmerzen führen. Vereinzelt können auch chronische, nässende Ekzeme und Furunkel der Gehörgänge kopfschmerzverursachend wirksam werden. Von den Patienten werden diese Schmerzen zuerst im Bereich der Ohren wahrgenommen, von wo sie sich über die Schläfen ausbreiten. Dieser Verlauf gibt dem Therapeuten einen relativ eindeutigen diagnostischen Hinweis.

Eine früher oft vernachlässigte Ursache für Kopfschmerzen und Migräne sind **Affektionen** im **Zahn- und Kieferbereich.** Bereits geringste Reizungen und entzündliche Veränderungen im Bezirk einzelner Zahnwurzeln können aufgrund der sehr guten Innervierung des Zahnfleisches Schmerzreize auslösen. Auch wenn der Schmerz zu Beginn überwiegend im betroffenen Zahnbereich auftritt, kann er sich über die Impulsübertragung auf benachbarte Nervenfasern im gesamten Kopfbereich ausbreiten.

Zahnaffekte. Da einzelne Zähne bestimmten Organstrukturen im Körper zugeordnet werden können, kann deren Erkrankung und Reizung im Sinne eines Störfeldes auch zu weiteren Systemveränderungen innerhalb des Organismus führen. Zu den häufigsten Zahnaffekten, die zu Kopfschmerzen und Migräne führen können zählen: Wurzelzysten, Pulpitis, abgetötete Zähne, eingewachsene Wurzelreste und Füllungsunverträglichkeiten. Um hier die schmerzauslösenden Faktoren genau eingrenzen und präzisieren zu können, sollte vor Anwendung einer alternativen Diagnose- und Therapiemethode unbedingt eine zahnärztliche und radiologische Untersuchung veranlaßt werden.

Dies gilt auch bei Verdacht auf das Vorliegen einer Mandibulargelenks-Affektion (Costen-Syndrom). Hierbei handelt es sich um eine Störung des muskulo-artikulären Zusammenspiels im Bereich eines Kiefergelenks. Diese funktionelle Störung verursacht sehr häufig kieferbedingte Kopfschmerzen. Ausgelöst wird das Costen-Syndrom meist durch Zahnverlust und die nicht rechtzeitig vorgenommene prothetische Versorgung. Gelegentlich führt aber auch der schlechte Sitz einer bereits älteren Prothese oder eine unvorteilhafte Konstruktion des Zahnersatzes zu einer fehlerhaften Okklusion. Anlagebedingte Zahnfehlstellungen können überwiegend bei Kindern und Jugendlichen zu Kieferfunktionsstörungen führen. Durch den unzureichenden, versetzten Biß und die dadurch verursachte Fehlbelastung der Kiefergelenke, kommt es reflektorisch zur verstärkten Innervation der Kaumuskulatur, die eine druckhafte, mechanische Reizung der dort befindlichen schmerzsensiblen Nozirezeptoren auslöst. Meist ist dieser Gelenkkopfschmerz im Bereich der Schläfen lokalisiert und zeigt eine permanente mittelstarke Intensität, die jedoch bei und nach jeder Aktivität der Kaumuskulatur zunimmt. In eher seltenen Fällen können auch primäre Erkrankungen der Kiefergelenke vorliegen.

Pathophysiologie

Durch entzündliche Prozesse entwickeln sich körpereigene Abwehr- und Immunreaktionen, die zur Produktion verschiedener **Entzündungsmediatoren** führen. Dieses provozierte Zusammenspiel zwischen zellaktiven Abwehrsubstanzen, wie der Abwanderung von Lymphozythen und der Freisetzung von Polypeptidneurotransmittern und Prostaglandinen, ist die Grundlage für die Reizung der Schmerzrezeptoren innerhalb der Kopfgefäße.

In diesem pathologischen Mechanismus spielen vor allem die Prostaglandine der Gruppe E2 eine Schlüsselrolle, da diese die Absenkung der Schmerzschwelle auslösen und somit entzündungsverstärkend und gefäßverengend wirken.

Diagnose

Die Diagnose des entzündungsbedingten Kofschmerzes erfordert vor allem die Differentialdiagnose entzündlicher Prozesse, die eine starke Kopfschmerzsymptomatik aufweisen.

Zu den gefährlichsten, kopfschmerzauslösenden Erkrankungen zählen alle Formen der Meningitis. Besonders bakterielle, eitrige Meningitiden entwickeln bereits sehr früh das auffällige und eindrucksvolle Leitsymptom Kopfschmerz, ehe sich weitere typische meningeale Reizsymptome wie Erbrechen, Lichtscheu, schmerzhafte Nackensteifigkeit und Bewußtseinseintrübungen ausbilden. Einige Sonderformen, wie die tuberkulöse oder die durch Pilzinfekte ausgelöste Meningitis, zeigen über lange Zeit ausschließlich einen diffusen Dauerkopfschmerz, so daß hier im Zweifelsfall eine besonders gründliche und sorgfältige Abklärung notwendig ist.

Wesentlich seltener sind raumfordende, entzündliche Hirnprozesse wie Abszesse oder Tumoren Auslösefaktoren für Kopfschmerzen. Bei über 98% der Kopfschmerzpatienten liegen andere Verursachungsfaktoren als intrakranielle Verdrängungsprozesse vor. Lediglich bei 1 bis 2% der unter Kopfschmerzen leidenden Menschen können tumoröse Gehirnprozesse festgestellt werden. Von diesem, im Verhältnis geringen Prozentsatz, klagen wiederum nur 40% über das Symptom Kopfschmerz. Zu der eigentlichen Entwicklung von Kopfschmerzen kommt es bei einer intrakraniellen Raumforderung erst, wenn die Geschwulst ihr Volumen vergrößert und eine Verschiebung der Hirnmasse erzwingt. Dieser Prozeß löst innerhalb des zerebralen Funktionsgewebes eine lageabhängige oder permanente Reizung schmerzsensibler, zentralnervöser Strukturen aus.

Therapie

Akupunktur

Lu 7

Der Punkt Lu 7 stärkt insgesamt die Yin-Kräfte. Seine Stimulation bewirkt eine Entspannung des Trigeminus- und Fazialisnervs sowie eine Verminderung der Migräne-Schmerzintensität. Auch plötzlich einschießende und kurz auftretende Schmerzen des Kopfbereichs lassen sich über diesen Reizpunkt positiv beeinflussen.

Lage: An der radialen Seite des Unterarms auf der Radialiskante, 1,5 cun proximal der Beugefalte des Handgelenks
Technik: Schräg und flach stechen

Di 3

Kopfschmerzen, die durch Zahnherde verursacht werden sowie Kopfschmerzen, die mit Geruchs- oder Geschmacksverlust verbunden sind, können durch Di 3 zufriedenstellend therapiert werden.

Lage: Proximal des Zehengrundgelenks an der radialen Seite
Technik: Schräg und flach stechen

Di 4

Dieser indikationsreiche Superpunkt kann die verschiedensten energetischen Schwankungen ausgleichen. Di 4 hat auch Bezug zu schmerzhaften Affektionen der Gesichtsnerven sowie zu dem Schmerzaufkommen bei Migräne.

Lage: In der Mitte des zweiten Mittelhandknochens an der radialen Seite, in einer Vertiefung
Technik: Schräg und flach stechen

MP 4

Bei starkem Energiedefizit des Milzmeridians stellen sich neben den Kopfschmerzen häufig sehr charakteristische, energetische Mangelsymptome ein, die mit dem Punkt MP 4 gut therapiert werden können. Zu diesen Beschwerden gehören: ein inneres Kältegefühl, Antriebslosigkeit und Kräfteverfall, Inappetenz und Gewichtsverlust. Gleichzeitig sollte der Magenpunkt 42, der mit Punkt MP 4 direkten Kontakt hat, akupunktiert werden.

Lage: Am medialen Fußrand in einer Vertiefung distal vom Grundgelenk der Großzehe
Technik: Schräg und flach stechen

Homöopathie

Homöopathische Einzelmittel

Arsenicum Album – Weißarsenik

Arsenicum Album ist angezeigt bei grippebedingten Kopfschmerzen, vor allem, wenn die Schmerzen durch Kälte gebessert werden. Der Kopf fühlt sich heiß an, der Körper bleibt kalt. Die chronischen Kopfschmerzen sind brennend und werden durch Wärme gebessert.
Dosierung: 3 × täglich 15 Tropfen oder 3 × täglich 2–3 Tabletten

Belladonna – Tollkirsche

Sinusitisbedingte Kopfschmerzen, die sich durch Berührung verschlechtern sowie Kopfschmerzen, die durch Licht, Geräusche, Bewegung und Haarewaschen verschlechtert werden, verlangen nach Belladonna. Die Schmerzen sind heftig pulsierend oder meserähnlich, und vor allem an der Stirn lokalisiert. Auch Hinterhauptskopfschmerzen, die zur Stirn und zum rechten Auge ausstrahlen werden günstig beeinflußt.
Dosierung: 3 × täglich 15 Tropfen oder 3 × täglich 2–3 Tabletten

Erigeron canadensis – Berufskraut

Erigeron ist angezeigt bei dumpfen, mittelstarken Kopfschmerzen, die gleichzeitig von Geräuschempfindungen im rechten Ohr begleitet werden. Auch ein anhaltender Druckschmerz des rechten Auges und die Verstärkung aller Symptome bei naßkaltem Wetter können beobachtet werden.
Dosierung: 3 × täglich 15 Tropfen oder 3 × täglich 2–3 Tabletten

Melilotus officinalis – Steinklee

Kongestive Schmerzen im Kopfbereich mit Druck über den Augenhöhlen bei gleichzeitig auffallender Gesichtsröte, die durch lokalen Blutandrang verursacht werden, verweisen auf Melilotus. Entlastende Ausscheidungsvorgänge des Körpers wie Menstruation, Erbrechen, Durchfälle oder auch Nasenbluten verringern oder beenden die Kopfschmerzen.

Dosierung: 3 × täglich 15 Tropfen oder 3 × täglich 2–3 Tabletten

Mercurialis perennis – Bingelkraut
Die Kopfschmerzen von Mercurialis kündigen sich durch Augentränen und Lichtempfindlichkeit an. Dazu können schmerzende Irritationen der Gehörgänge auftreten, die sich zu einem reißend empfundenen Schläfenkopfschmerz entwickeln und von einem geröteten, überwärmten Gesicht begleitet werden.
Dosierung: 3 × täglich 15 Tropfen oder 3 × täglich 2–3 Tabletten

Papaver rhoeas – Klatschmohn
Kopfschmerzen, die mit Schwindel, Parästhesien und leichten, flüchtigen Paresen (cave Apoplex!) in Verbindung stehen sowie Kopfschmerzen, die aufgrund eines erlittenen Schlaganfalls auftreten, werden von Papaver abgedeckt.
Dosierung: 3 × täglich 15 Tropfen oder 3 × täglich 2–3 Tabletten

Sepia officinalis – Tintenfisch
Migräne sowie Kopfschmerzen, die pulsierende und berstende, sehr starke Schmerzen verursachen, können Sepia anzeigen. Gleichzeitig können Schweißausbrüche bestehen. Verstärken sich die Kopfschmerzen durch Bewegung und laute Geräusche und ist die Stimmungslage während der Schmerzphase gedrückt und depressiv, kann Sepia das Mittel der Wahl sein. Die Beschwerden können auch nur einseitig auftreten.
Dosierung: 3 × täglich 15 Tropfen oder 3 × täglich 2–3 Tabletten

Potenzierte körpereigene und allopathische Substanzen

ATP Injeel® (Heel)
1 Ampulle (1,1 ml) enthält: Adenosintriphosphat (ATP)-Injeel D10, D30, D200. Adenosintriphosphat (ATP)-Injeel forte D6, D10, D30, D200.

Dosierung: 1 bis 2 Ampullen wöchentlich i.m., s.c., i.c.

Massage- und Reflexzonentherapie

Manuelle Lymphstrangmassage
Vor allem die Massage der am Hinterkopf und im Nacken befindlichen Lymphgefäße sollte durchgeführt werden. Vor Beginn der Massage sollte der Schulter- und Nackenbereich entstaut werden (s. S. 241f).

Lymphaktivierende Salben

Lymphdiaral L-Salbe (Pascoe)
Conium Ø (4,0 g), Colchicum e seminibus Ø, Podophyllumm D1, Mercurius bijodatus D2, Antimonium crudum D1, Calendula Ø.
Dosierung: 3 × täglich einen 2–3 cm langen Salbenstrang im Lymphgefäßbereich des Nackens auftragen.

Neuraltherapie

Injektionen
Um Störherde auszuschalten, wird Lidocain oder Procain injiziert. Je nach Lage des vermuteten Herdes können Quaddelungen oder Injektionen in die Muskulatur, an die Sehnen oder um ein Gelenk vorgenommen werden (genaue Angaben s. S. 259ff).
Technik: Injektion s.c. oder i.c.: Kanüle Nr. 20

Ohrakupunktur

Jerôme 22
Die Stimulation dieses Punktes bewirkt psychische wie körperliche Entspannung. Dieser körperlich-seelische Ausgleich wirkt schmerzlindernd.
Lage: In der Scapha hinter Okziput 62
Technik: Senkrecht und oberflächlich
           stechen

HWS-Punkt 26
Der HWS-Punkt 26, der Thalamuspunkt, erfaßt die Irritationen der HWS-Zone, die zu

Kopfschmerzen geführt haben können. Eine Stimulation dieses Punktes wirkt stark analgetisch.

Lage: Auf der Anthelix als dritter der sieben HWS-Punkte

Technik: Senkrecht und oberflächlich stechen

Orthomolekulare Therapie

Substigam®-Kapseln (Biomedica)
1 Kapsel enthält: Nachtkerzenöl, Weizenkeimöl, Leinöl, Sojaphosphatide, Magnesiumhydroxidcarbonat, D-α-Tocopherol (natürliches Vitamin E), Vitamin C, Niacin, Beta-Carotin, Pyridoxin (Vitamin B_6).
Dosierung: Zu Beginn 3 × 2 Kapseln täglich, nach 5 Wochen 2 × 2 Kapseln täglich zur Dauermedikation

Phytotherapie

Ysop-Infus
Dosierung: 1 Eßlöffel Kraut mit $1/4$ Liter kochendem Wasser aufgießen und ziehen lassen. 3–4 Tassen täglich, 3–5 Wochen lang, trinken.

Pflanzliche Fertigpräparate

Chelidonium comp. Tropfen (Lomapharm)
50 ml Tropfen enthalten: Chelidonium majus D1, Berberis vulgaris Ø, Carduus marianus Ø, Lycopodium clavatum Ø, China officinalis Ø.
Dosierung: 3 × täglich 15–20 Tropfen

6.5 Blutdruckabhängige Kopfschmerzen

Epidemiologie

Üblicherweise wird der Therapeut im Rahmen einer gründlichen Anamnese und Untersuchung eine Blutdruckmessung vornehmen. Die Erfahrung zeigt, daß ein zum Zeitpunkt der Kontrolle im Normbereich befindlicher Blutdruck, sich bereits einige Stunden später aufgrund vielfältiger Belastungssituationen verändern kann. Es empfiehlt sich daher, die Messungen mehrmals täglich zu verschiedenen Zeitpunkten vorzunehmen oder vom Patienten selbst ausführen zu lassen, um eine genaue diagnostische Aussage zu erhalten. In einigen Fällen kündigt eine kurzfristige Blutdruckveränderung den bevorstehenden Kopfschmerz oder die Migräne an.

Ein eindeutiger Zusammenhang zwischen Kopfschmerzen und Hypertonie kann jedoch nur selten festgestellt werden, da nur etwa 8% der Kopfschmerzpatienten an Hypertonie leiden und von dieser Patientengruppe wiederum lediglich 45% über Kopfschmerzen klagen. 6% der Kopfschmerzpatienten leiden an blutdruckbedingten Kopfschmerzen.

> Bei Kopfschmerzen und einer gleichzeitig vorhandenen Erhöhung des Blutdrucks, die ja ebenfalls keine eigenständige Erkrankung, sondern ein Warnsignal des Organismus darstellt, sollte grundsätzlich nach den Ursachen gesucht werden.

Schmerzqualität, Schmerzverlauf, Lokalisation

Bludruckabhängige Kopfschmerzen treten vor allem während oder nach körperlicher Anstrengung auf und verlaufen meist migräneartig. Die Schmerzen sind pulsierend und werden von einem Hitzegefühl begleitet. Ebenso können durch hypotone Kreislauflabilität bandförmige Kopfschmerzen hervorgerufen werden, die mit einem Kältegefühl einhergehen.

Auslösende Faktoren

Neben den funktionelle Erkrankungen (Nieren- und Schilddrüsenfunktionsstörungen, hormonellen Dysfunktionen, kardiovaskulären Störungen sowie entzündlichen Nervenerkrankungen), die die sekundäre Hypertonie verursachen, sind die Entstehungsursachen der primären, essentiellen Hypertonie weitestgehend unbekannt. Zu den häufigsten Auslösern blutdruckabhängiger Kopfschmerzen gehören: psychische Anspannungs- und Streßsituationen, körperliche Anstrengung sowie Fehlernährung in Form einer zu hohen Aufnahme von Kochsalz, Kaffee und Alkohol.

Pathophysiologie

Was die Hypotonie angeht, kann festgestellt werden, daß annähernd 90% der Migränepatienten einen leicht erniedrigten systolischen Blutdruck von durchschnittlich 115 mmHg haben. Auch hier konnte bisher noch kein eindeutiger Schmerzzusammenhang aufgedeckt werden.

Versuche, den Migränekopfschmerz über eine blutdrucksteigernde Therapie zu beeinflussen, haben jedoch in den meisten Fällen zu einem Anstieg der Schmerzintensität geführt, so daß die Absenkung des systolischen Blutdrucks als körpereigene Gegenregulation des vegetativen Nervensystems auf die Produktion schmerzaktiver Botenstoffe verstanden werden muß.

Diagnose

Um herauszufinden, inwiefern eine Erhöhung des Blutdrucks sowohl schmerzverursachend als auch schmerzverstärkend wirkt, müssen der Blutdruck sowie die Kopfschmerzmodalitäten über eine Zeitspanne von mindestens 5 Tagen, 3mal täglich zu verschiedenen Zeiten (10, 15 und 20 Uhr) kontrolliert werden. Meist ergeben sich durch diese Messungen und Beobachtungen auffällige Hinweise.

Therapie

Akupunktur

Bl 3

Dieser Akupunkturpunkt eignet sich zur Behandlung von band- und gürtelförmigen, um Stirn und Hinterkopf ziehenden Kopfschmerzen.
Lage: 0,5 cun innerhalb der Stirnhaargrenze, senkrecht oberhalb Bl 2
Technik: 2 mm senkrecht stechen

Bl 65

Insbesondere Kopfschmerzen, die gleichzeitig mit Kälteempfindungen verbunden sind, sprechen auf die Behandlung des Punktes an. Bl 65 wirkt sedierend auf den gesamten Blasenmeridian und beeinflußt alle im Meridianverlauf auftretenden Schmerzaffektionen.
Lage: Am lateralen Rand des Fußes, an der Grenze von „weißem" zu „rotem" Fleisch, des fünften Metatarsalköpfchens
Technik: Schräg und flach stechen

3E 2

Dieser Punkt beeinflußt alle Kopfschmerzformen, die mit Wetterfühligkeit und Kälteempfindlichkeit einhergehen.
Lage: Zwischen dem vierten und fünften Fingergrundgelenk, 0,5 cun proximal des Sehnenrandes zwischen Ringfinger und kleinem Finger
Technik: Schräg und flach stechen

3E 3

Dieser sogenannte Holzpunkt stärkt die energetische Qualität des Meridians und beeinflußt die Gesamtenergie des Meridians positiv. Kopfschmerzen, die mit Schwellungen der Parotis, der sublingualen Speicheldrüsen oder Ohrenschmerzen einhergehen, lassen sich durch 3E 3 günstig beeinflussen.

Lage: Auf dem Handrücken zwischen dem vierten und fünften Fingergrundgelenk, in einer Vertiefung, proximal des Metakarpophalangealgelenks
Technik: Schräg und flach stechen

Gb 38
Gb 38 beeinflußt alle durchblutungsbedingten und schmerzhaften Affektionen des Kopfes und sollte für die Behandlung der Kopfschmerzen auch versuchsweise genutzt werden.
Lage: 4 cun über der Spitze des Außenknöchels, am Vorderrand der Fibula
Technik: Schräg und flach stechen

Le 2
Reißend und scharf empfundene Kopfschmerzen, die auch von Übelkeit oder Drehschwindel begleitet sein können, sprechen auf die Behandlung des Le 2 gut an. Der Reizpunkt sollte gemeinsam mit Punkt Le 3 akupunktiert werden, da dieser als Quellpunkt in direktem Kontakt mit Punkt Gb 37 des Gallenblasenmeridians steht und an ihn seine Fülleenergien abgeben kann.
Lage: Zwischen der ersten und zweiten Zehe distal vom Zehengrundgelenk, ungefähr 0,5 cun proximal der Zwischensehnenfascie
Technik: Schräg und flach stechen

Di 11
Kopfschmerzen, die vorrangig durch Durchblutungsstörungen des Halswirbel- und Kopfbezirkes verursacht wurden, können durch den Durchblutungspunkt Di 11 positiv beeinflußt werden. Im Bereich des Kopfes kann rasch eine spürbare Verringerung des Schmerzaufkommens erreicht werden.
Lage: Am radialen Ende der Ellenbogenbeugefalte
Technik: Schräg und flach stechen

Entspannungsmethoden

Atemtherapie
Durchführung und Training der widerstandslosen, langen Ausatmung und des Übergangs zum individuellen Einatmungsimpuls. Durch die so erreichte Zwerchfellentspannung soll dem Patienten die Entkrampfung der Gesamtmuskulatur ermöglicht werden.
Sitzungsdauer: 20 Minuten und Anleitung des Patienten zur häuslichen Selbstausführung der Übungen.

Autogenes Training
Über autosuggestive Mechanismen lassen sich verschiedene Organbereiche vegetativ beeinflussen. Wird das autogene Training zur Linderung und Ausschaltung von Kopfschmerzen eingesetzt, sollten in erster Linie Empfindungsübungen für den Kopf durchgeführt werden (genaue Angaben s. S. 180 ff).

Yoga
Yoga: Yoga-Übung 1: Toter Mann, Yoga-Übung 5: Demutshaltung (genaue Angaben s. S. 185 ff).

Homöopathie

Homöopathische Einzelmittel

Convallaria majalis – Maiglöckchen
Dumpfer und schwer empfundener Kopfschmerz, der von der Schädelmitte langsam zu den Schläfen zieht und von einer leicht erhöhten Körpertemperatur begleitet sein kann, erfordert die Behandlung mit Convallaria.
Dosierung: 3 × täglich 15 Tropfen oder 3 × täglich 2–3 Tabletten

Melilotus officinalis – Steinklee
Kongestive Schmerzen im Kopfbereich mit Druck über den Augenhöhlen bei gleichzeitig auffallender Gesichtsröte, die durch lokalen Blutandrang verursacht werden, verweisen auf Melilotus. Entlastende Ausscheidungsvorgänge des Körpers wie Menstruation, Er-

brechen, Durchfälle oder auch Nasenbluten verringern oder beenden die Kopfschmerzen.
Dosierung: 3 × täglich 15 Tropfen oder 3 × täglich 2–3 Tabletten

Pimpinella alba – Bibernelle
Migräne mit gleichzeitigem Ohrensausen, die durch Blutüberfülle des Kopfes ausgelöst wird und meist mit leichtem Nasenbluten einhergeht, spricht auf die Behandlung mit Pimpinella gut an. Das Mittel wirkt ähnlich wie Melilotus officinalis, hat jedoch einen Zusatzbezug zu den Gehörgängen.
Dosierung: 3 × täglich 15 Tropfen oder 3 × täglich 2–3 Tabletten

Rauwolfia serpentina – indische Schlangenwurzel
Stechende, plötzlich einschießende Kopfschmerzen, die vor allem im Nacken und an der Stirn lokalisiert sind und mit der Erhöhung des Blutdrucks einhergehen, verweisen auf Rauwolfia. Spontane Erregungszustände oder depressive Verstimmungen können die Schmerzen begleiten. Die Beschwerden werden durch kühle Umschläge gebessert.
Dosierung: 3 × täglich 15 Tropfen oder 3 × täglich 2–3 Tabletten

Homöopathische Komplexmittel

Cefanalgin®-Ampullen (Cefak)
1 Ampulle (1ml) enthält: Gelsemium D4, Iris Ø, Cyclamen Ø, Melilotus officinalis Ø.
Dosierung: Alle 2–3 Tage 1 bis 2 Ampullen i.m, s.c. oder i.c. injizieren. Die Injektion in ausgesuchte Akupunkturpunkte kann die schmerzlindernde Wirkung erhöhen.

Hevert-Migräne®-Injektion (Hevert)
1 Ampulle à 2 ml enthält: Aconitum D3, Atropinum sulfuricum D3, Gelsemium sempervirens D3, Glonoinum D4, Iris versicolor D3, Rutin wasserlöslich Ø–D1, Secale cornutum D3, Spigelia D3.
Dosierung: 1–3 Ampullen wöchentlich i.m., s.c. oder i.c. injizieren. Die Lösung kann vom Patienten auch als Trinkampulle verwendet werden

Homöopathische biochemische Substanzen

Calcium arsenicosum – Calciumarsenit
Kopfschmerzen, die regelmäßig etwa einmal wöchentlich auftreten und über dem rechten Auge lokalisiert sind. Gleichzeitig kann es zur Erhöhung des Blutdrucks sowie zu Herzschmerzen kommen. Auch ein Druckgefühl in der Nierengegend kann schmerzbegleitend einsetzen.
Dosierung: 3 × täglich 15 Tropfen oder 3 × täglich 2–3 Tabletten

Kalium phosphoricum – Kaliumphosphat
Neurasthenisch bedingte und überwiegend nervöse Schmerzempfindungen des Kopfes, die aufgrund körperlicher und geistiger Erschöpfung ausgelöst worden sind, werden durch Kalium phosphoricum günstig beeinflußt. Hierzu zählt vor allem der drückend und dumpf empfundene Hinterhauptsschmerz bei gleichzeitiger nervlicher Überanstrengung.
Dosierung: 3 × täglich 15 Tropfen oder 3 × täglich 2–3 Tabletten

Orthomolekulare Therapie

Substigam®-Kapseln (Biomedica)
1 Kapsel enthält: Nachtkerzenöl, Weizenkeimöl, Leinöl, Sojaphosphatide, Magnesiumhydroxidcarbonat, D-α-Tocopherol (natürliches Vitamin E), Vitamin C, Niacin, Beta-Carotin, Pyridoxin (Vitamin B_6).
Dosierung: Zu Beginn 3 × 2 Kapseln täglich, nach 5 Wochen 2 × 2 Kapseln täglich zur Dauermedikation

Phytotherapie

Steinklee-Infus
Dosierung: 1 Eßlöffel Kraut mit $^1/_4$ l kochendem Wasser aufgießen und ziehen lassen. 3–4 Tassen täglich, über 3–5 Wochen lang, trinken

Pflanzliche Fertigpräparate

**magnet aktiv-Kreislauftabletten®
(magnet aktiv)**
Herba Millefolii, Semen Hippocastani, Flores Crataegi, Herba Alii Ursini, Herba Absinthii, Fructus Carvi, Herba Equisete, Fucus Vesiculosus, Fructus Juniperni, Radix Ononidis, Frucus Anisi, Herba Rutae, Herba Visci Albi, Saccharomyces Cerevis Sicc.
Dosierung: 3 × 2 Tabletten 1 Stunde vor dem Essen einnehmen

**Olivysat mono Bürger®, Lösung und Dragees
(Bürger)**
100 ml enthalten: 100 ml wäßrig-ethanol. Extrakt aus Olivenblättern. 1 Dragee enthält: Trockenextrakt aus Olivenblättern (stand.: Oleuropein 10 mg).
Dosierung: 2–3 × täglich 3–5 ml mit etwas Flüssigkeit einnehmen (Lösung) oder 3 × täglich bis zu 2 Dragees

6.6 Neuralgische Kopfschmerzen

Epidemiologie

Unter dem Begriff „neuralgische Kopfschmerzen" werden in erster Linie die durch Reizungen oder Läsionen eines sensiblen Nervs verursachten Gesichtsneuralgien verstanden. Auch die durch Nervenirritationen im Halswirbelbereich provozierten Schmerzzustände, also die neuralgischen Formen des Zervikalkopfschmerzes, fallen unter diesen Sammelbegriff.
Neuralgische Kopfschmerzen treten bei 5% aller Kopfschmerzfälle auf. In der Naturheilpraxis ist die **Trigeminusneuralgie** die am häufigsten vorkommende Form nerval bedingter Gesichtsschmerzen, die überwiegend bei Menschen ab dem 50. Lebensjahr anzutreffen ist. Selten sind jüngere Patienten betroffen. Auffällig ist der etwas höhere Anteil der Frauen.

Schmerzqualität, Schmerzverlauf, Lokalisation

Blitzartig einschießende Gesichts- oder Kopfschmerzen, die bohrend und tief empfunden werden, bestimmen den durch Irritationen des Trigeminusnervs ausgelösten Schmerz. Bereits die natürliche Gesichtsmimik sowie die Einwirkung von Kälte oder Wärme wirkt schmerzverstärkend.
Die stark schmerzhaften Attacken treten etwas häufiger links als rechts auf und sind vor allem im zweiten oder seltener dritten Trigeminusast lokalisiert. Die Schmerzen stellen sich entweder scheinbar grundlos ein oder werden durch Berührung einzelner Reizauslöserzonen, in denen sich die sogenannten Trigger-Punkte befinden, verursacht.
Die Anfallsfrequenz kann variieren, so daß mehrere 10–20 Sekunden lange, über den Tag verteilte Schmerzattacken, ebenso beobachtet werden können, wie nur gelegentliche Anfälle, die die wochen- oder monatelangen schmerzfreien Intervalle unterbrechen. In der schmerzfreien Zeit bleiben die Triggerpunkte im Bereich des Trigeminusnervs oft hochgradig sensibel und erregbar, so daß die Patienten versucht sind, ihre Gesichtsmuskulatur durch Einschränkung und Unterdrückung der Gesichtsmimik bewegungsarm zu halten.

Auslösende Faktoren

Bereits leichte Gesichtsbewegungen, die mit dem normalen Kauvorgang verbunden sind, können den im Einzelfall nur schwer erträglichen, schneidenden Schmerz auslösen. Auch Schwankungen der Raum- oder Außenlufttemperatur sowie Zugluft verursachen die schmerzhafte Reizung der überempfindlichen Gesichtsnerven.

Pathophysiologie

Hinsichtlich der Kopfschmerzneuralgien lassen sich keine einheitlichen pathophysiologischen Zusammenhänge bestimmen: So liegen bei manchen Gesichtsneuralgien eindeutige, „echte" Verursachungsaspekte vor, wie z.B. die bestätigte Läsion eines Nervenastes, während in vielen Fällen jegliche Hinweise auf die auslösenden Schmerzfaktoren fehlen. Die hohe Schmerzintensität der Trigeminusneuralgie steht in auffälligem Widerspruch zu den geringfügigen somatischen Irritationen der Gesichtsnerven und der meist unauffälligen neurologischen Befunde. Die Verursachungsmechanismen dieser gesichtsneuralgischen Schmerzform sind auch gegenwärtig noch weitgehend unbekannt. Am intensivsten wird die **Kompression** einiger zum Stammhirn führender Nervenfasern diskutiert.

Diagnose

Atypische Gesichtsschmerzen sind unter den neuralgischen Kopfschmerzen stark vertreten. Bei einem Drittel der Fälle handelt es sich um traumatisch ausgelöste Schmerzen, wie sie nach Gesichtsverletzungen, Zahnextraktionen oder kieferchirurgischen Eingriffen vorkommen können. Alle übrigen atypischen Gesichtsschmerzen können durch unterschiedlichste Faktoren verursacht werden. Als wesentlichste **Auslöser** konnten bisher beobachtet werden:
– ekzematöse Dermatosen im Gesichtsbereich
– allergische Gesichtsreaktionen
– nervlich bedingte Anspannung der Gesichtsmuskulatur
– Fehlstellungen der Zähne

Die Patienten beschreiben diese Art der Gesichtsschmerzen als dumpf, bohrend und tief. Sie können sich durch Kälte- oder Hitzeeinwirkung verstärken. Die gezielte Diagnose erfordert die Überprüfung der Funktion der einzelnen Gesichtsnerven.

Therapie

Akupunktur

Dü 19
Dü 19 ist ein schnell und oft spontan wirksamer Reizpunkt für alle Formen von Kopfschmerzen, für Migräne und Gesichtsneuralgien.
Lage: Bei leicht geöffnetem Mund in der Vertiefung vor dem Tragus
Technik: 2 mm senkrecht stechen

Bl 66
Kopfschmerzen, die überwiegend im Stirn- und Gesichtsbereich lokalisiert sind sowie Augenkopfschmerzen lassen sich sehr gezielt über diesen Punkt behandeln.
Lage: In einer Vertiefung distal und unterhalb des Grundgelenks der fünften Zehe
Technik: Schräg und flach stechen

3E 23
Durch diesen Punkt lassen sich schmerzhafte Irritationen des Trigeminusnervs sowie Fazialisparesen therapieren. Sein energetisches Potential erlaubt auch den Einsatz bei Stirnkopfschmerzen und Übelkeit.
Lage: Am lateralen Ende der Augenbraue
Technik: 2 mm senkrecht stechen

Gb 2
Mit dem Punkt Gb 2 lassen sich Migräne, Irritationen des Fazialisnervs, menstruationsbedingte Kopfschmerzen sowie hepatogene Kopfschmerzen behandeln. Auch Schmerzzustände des Oberkiefers sind günstig zu beeinflussen.
Lage: Bei geöffnetem Mund in einer Mulde, hinter dem Kondylus der Mandibula
Technik: 2 mm senkrecht stechen

Lu 7
Der Punkt Lu 7 stärkt insgesamt die Yin-Kräfte. Seine Stimulation bewirkt eine Entspannung des Trigeminus- und Fazialisnervs

sowie eine Verminderung der Migräneschmerzintensität. Auch plötzlich einschießende und kurz auftretende Schmerzen des Kopfbereichs lassen sich über diesen Reizpunkt positiv beeinflussen.

Lage: An der radialen Seite des Unterarms auf der Radialiskante, 1,5 cun proximal der Beugefalte des Handgelenks.
Technik: Schräg und flach stechen

Di 4
Dieser indikationsreiche Superpunkt kann die verschiedensten energetische Schwankungen ausgleichen. Di 4 hat auch Bezug zu schmerzhaften Affektionen der Gesichtsnerven und dem Schmerzaufkommen bei Migräne.

Lage: In der Mitte des zweiten Mittelhandknochens an der radialen Seite, in einer Vertiefung
Technik: Schräg und flach stechen

Di 20
Der therapeutische Schwerpunkt dieses Punktes liegt eindeutig in der Behandlung der Trigeminusneuralgien und Facialisparesen.

Lage: Am unteren Rand des Nasenflügels, in einer Vertiefung
Technik: Schräg und flach stechen

Entspannungsmethoden

Autogenes Training
Über autosuggestive Mechanismen lassen sich verschiedene Organbereiche vegetativ beeinflussen. Wird das autogene Training zur Linderung und Ausschaltung von Kopfschmerzen eingesetzt, sollten in erster Linie Empfindungsübungen für den Kopf durchgeführt werden (genaue Angaben s. S. 180ff).

Progressive Muskelentspannung
Das Programm der progressiven Muskelentspannung kann sich über etwa 10 Sitzungen erstrecken, die im Zeitraum von ca. 2 Monaten abgehalten werden. Eine einzelne Entspannungssitzung zur Muskellockerung sollte nicht länger als 30 Minuten dauern und dem Patienten ein ausreichendes Training für die wichtige, eigenständige Entspannungsdurchführung bei sich zu Hause vermitteln (genaue Angaben s. S. 175ff).

Yoga
Yoga-Übung 2: Wechselatmung, Yoga-Übung 4: Seitliches Durchschwingen (genaue Angaben s S. 185ff).

Homöopathie

Homöopathische Einzelmittel

Aconitum napellus – Sturmhut, Eisenhut
Kopfschmerzen, die durch kalten Wind ausgelöst und verschlechtert werden, sprechen für Aconitum. Die Schmerzen sind unerträglich und können durch Angst, Nervenkrisen und Aufregung ausgelöst werden. Die neuralgischen Schmerzen sind unerträglich und können mit Unruhe, Vibrieren und auch Taubheit einhergehen. Auch Druckgefühl im Magen-Darm-Trakt kann bestehen.
Dosierung: 3 × täglich 15 Tropfen oder 3 × täglich 2–3 Tabletten

Cimicifuga racemosa – Wanzenkraut
Plötzlich einschießender, linksseitiger Kopfschmerz, der von der Schädeldecke über die Augen in den Nasenbereich zieht, ist typisch für Cimicifuga. Zervikalmigräne, die sich spontan und ohne Ankündigungssymptome entwickelt. Der Patient kann sehr geschwätzig oder aber depressiv sein, die Schmerzen werden durch die Menstruation verschlechtert.
Dosierung: 3 × täglich 15 Tropfen oder 3 × täglich 2–3 Tabletten

Guajakum officinale – Guajakharz
Migräne, die durch Gesichtsschmerzen sowie durch pulsierende, stichartige Schmerzen im Schläfenbereich gekennzeichnet ist, erfordert die Behandlung mit Guajakum, wenn zusätzlich über die kurzfristige Abnahme der Ge-

dächtnisleistung sowie depressive Verstimmungen berichtet wird.
Dosierung: 3 × täglich 15 Tropfen oder 3 × täglich 2–3 Tabletten

Paris quadrifolia – Einbeere
Schmerzzustände im Bereich des Kopfes, die mit einem eingebildeten, enormen Vergrößerungsgefühl des Schädels und einem extremen Zuggefühl der Augäpfel einhergehen, verweisen auf Paris quadrifolia. Das Vergrößerungsgefühl wird folgendermaßen beschrieben: „der Kopf fühlt sich wie ein aufgeblasener Ballon an" oder „als wenn man an meinen Augäpfeln zieht".
Dosierung: 3 × täglich 15 Tropfen oder 3 × täglich 2–3 Tabletten

Homöopathische biochemische Substanzen

Ferrum metallicum – Eisen
Charakteristisch für Ferrum metallicum ist der Druckkopfschmerz, der nach geistiger Arbeit und stundenlanger Konzentration auftritt und von Schwindel sowie nervöser Erregung begleitet wird. Der Schmerz ist vor allem im Hinterhauptsbereich und Nacken, sowie in den Schläfen und Augen lokalisiert. Die Extremitäten können gering durchblutet sein. Über Frösteln am ganzen Körper wird berichtet.
Dosierung: 3 × täglich 15 Tropfen oder 3 × täglich 2–3 Tabletten

Hekla Lava – Lava vom Heklavulkan (Island)
Bei allen Knochenschmerzen im Bereich des Kopfes sowie Schmerzen des Kopfes, die in den Ober- oder Unterkiefer und die Zähne ausstrahlen, ist Hekla Lava angezeigt. Auch heftige, schmerzhafte Trigeminusneuralgien lassen sich gut behandeln. Eindeutige Indikationsschwerpunkte dieses biochemischen Stoffes sind schmerzhafte Nervenirritationen und entzündliche Reizungen der Knochenhaut.
Dosierung: 3 × täglich 15 Tropfen oder 3 × täglich 2–3 Tabletten

Potenzierte körpereigene und allopathische Substanzen

Acetylcholinchlorid Injeel® (Heel)
1 Ampulle (1,1 ml) enthält: Acetylcholinchlorid-Injeel D12, D30, D200. Acetylcholinchlorid-Injeel forte D8, D12, D30, D200.
Dosierung: 1 bis 2 Ampullen wöchentlich i.m., s.c., i.c.

Manuelle Therapie

Postisometrische Relaxationsbehandlung der Wirbelsäule
Die kopfschmerz- oder migräneauslösenden Störfaktoren der Wirbelsäule liegen meist im Zervikalbereich. Oft ist hier die Einschränkung der Rotation und Seitneigung festzustellen. Die weiteren therapeutischen Schritte sind:
- Der Patient wird aufgefordert einen geringen Muskeldruck gegen den Druckwiderstand des Behandlers, in einer der Blockierung entgegengesetzten Richtung auszuüben. Der Patient muß diesen Druck mindestens 10 Sekunden beibehalten und darf die Anspannung erst nach Aufforderung des Therapeuten beenden.
- Nach einigen Wartesekunden führt der Therapeut seine Bewegung passiv und tastend gegen die Bewegungseinschränkung weiter und stoppt sein Vorgehen bei dem geringsten Widerstand.
- Die bis dahin erreichte Gelenkstellung wird für etwa 15 Sekunden fixiert und stabil gehalten.
- Nach diesen Anwendungsschritten müssen die bis zu diesem Punkt verbesserten Gelenkmobilisationen wiederholt werden. Das therapeutische Optimum ist erreicht, wenn kein Bewegungszuwachs mehr registriert werden kann.

Weiche Wirbelsäulenmassage (Dorn-Breuß-Methode)
Vor der lokalen, weichen Mobilisation blokkierter Wirbel soll eine lockernde Massage

der kompletten Wirbelstützmuskulatur vorgenommen werden. Für die anschließende Abtastung und Ausrichtung eines verlagerten Wirbels setzt der Behandler beide Daumen parallel, dicht neben den Dornfortsätzen des Wirbelkörpers, auf und überprüft so tastend seinen Sitz und seine Position. Das Ausrichten eines verlagerten Wirbels geschieht durch eine sensible und angemessene Druckverstärkung eines Daumens gegen den Dorn- oder Querfortsatz des entsprechenden Wirbels (genaue Angaben s. S. 235ff).

Neuraltherapie

Injektionen
Um Störherde auszuschalten, wird Lidocain oder Procain injiziert. Je nach Lage des vermuteten Herdes können Quaddelungen oder Injektionen in die Muskulatur, an die Sehnen oder um ein Gelenk vorgenommen werden (genaue Angaben s. S. 259ff).
Technik: Injektion s.c. oder i.c.: Kanüle Nr. 20

Ohrakupunktur

Jerôme 22
Die Stimulation dieses Punktes bewirkt eine ebenso psychische wie körperliche Entspannung. Dieser körperlich seelische Ausgleich wirkt schmerzlindernd.
Lage: In der Scapha hinter Okziput 62
Technik: Senkrecht und oberflächlich stechen

Shen Men 54
Aufgrund seiner stark analgetischen Wirkung sollte dieser Punkt bei Migräne stimuliert werden. Vor allem bei einem akuten Migräne-Schmerzanfall kann seine rasche Wirksamkeit genutzt werden.
Lage: In der Fossa triangularis
Technik: Senkrecht und oberflächlich stechen

Stirn 62A
Dieser Migränepunkt sollte bei schmerzhaften Irritationen des Trigeminusnervs akupunktiert werden, da er eine günstige Wirkung auf die typischen Schmerzen der Gesichtsnerven sowie auf den sich daraus entwickelnden, diffusen Dauerkopfschmerz hat.
Lage: Linksseitig über dem Punkt Gonadotropinhormon 63
Technik: Senkrecht und oberflächlich stechen

Kieferpunkte 20 und 21
Starke Kopf- und Gesichtsschmerzen, die durch Trigeminusreizungen der Äste II und III ausgelöst wurden sowie gleichzeitig auftretende Irritationen und Funktionsstörungen der Kiefergelenke sprechen auf die Behandlung der Kieferpunkte an. In der Regel sind beide Punkte druckschmerzhaft, vereinzelt ist jedoch nur ein Punkt aktiv: In diesem Fall soll nur ein Punkt gestochen werden.
Lage: Fortlaufend unter Jerôme 22, leicht nach rechts verlaufend
Technik: Senkrecht und oberflächlich stechen

Trigeminus 58 und 58 A
Die Superpunkte bei Trigeminusreizungen und anderen Formen von Gesichtsschmerzen sind auch indiziert bei kopfschmerzbegleitenden Symptomen, so bei Schwindelgefühlen, Übelkeit, Erbrechen und Sehstörungen. Sie können auch versuchsweise bei pulsierenden Stirnkopfschmerzen genadelt werden.
Lage: Im Helix-Lobulus-Winkel
Technik: Senkrecht und oberflächlich stechen

Orthomolekulare Therapie

Vitamin-B-Komplex-Injektionslösung (Sanum)
1 Ampulle enthält: Vitamin B_1 (10 mg Thiaminchloridhydrochlorid), Vitamin B_6 (5 mg Pyridoxinhydrochlorid), Vitamin B_{12} (300 µg Cyanocobalamin).

Dosierung: 2 × wöchentlich 1 Ampulle intramuskulär bis zur Besserung der Beschwerden injizieren

Vitamin-B-Komplex forte (Hevert)
1 Tablette enthält: Vitamin B_1 100 mg, Vitamin B_6 50 mg, Vitamin B_{12} 500 µg.
Diese Tabletten können dem Patienten für eine oft notwendige Langzeitmedikation zur selbständigen Einnahme verordnet werden.
Dosierung: 1–2 Tabletten täglich einnehmen

Aminosäuren
Das Präparat sollte die Aminosäuren Isoleucin, Cystein und Arginin enthalten.
Dosierung: täglich sollen etwa 70 mg pro Aminosäure eingenommen werden

Substigam®-Kapseln (Biomedica)
1 Kapsel enthält: Nachtkerzenöl, Weizenkeimöl, Leinöl, Sojaphosphatide, Magnesiumhydroxidcarbonat, D-α-Tocopherol (natürliches Vitamin E), Vitamin C, Niacin, Beta-Carotin, Pyridoxin (Vitamin B_6).
Dosierung: Zu Beginn 3 × 2 Kapseln täglich, nach 5 Wochen 2 × 2 Kapseln täglich zur Dauermedikation

Phytotherapie

Wanzenkraut-Dekokt
1 Eßlöffel der Pflanzenteile für $^1/_4$ l Wasser verwenden. Die Pflanzenteile sollten dabei in das bereits kochende Wasser gegeben und abgedeckt mitgekocht werden. Die Wassermenge richtet sich immer nach dem Gewicht der zugegebenen Pflanzen. Der so gewonnene Dekokt wird durchgesiebt und ebenso wie ein Aufguß angewendet.
Anwendung: 3 Tassen täglich, 3–5 Wochen lang, trinken

Bockshornklee-Infus
Dosierung: 1 Eßlöffel Kraut mit $^1/_4$ l kochendem Wasser aufgießen und ziehen lassen. 3–4 Tassen täglich, 3–5 Wochen lang, trinken

Pflanzliche Fertigpräparate

Neurapas® Tabletten (Pascoe)
1 Filmtablette enthält: Trockenextrakt aus Herba hypericum, Radix valerianae, Herba passiflora incarnata, Radix delphinium consolida, Herba Fraxinus scholziae.
Dosierung: 1–3 × täglich 2 Tabletten unzerkaut mit etwas Flüssigkeit einnehmen

Ozontherapie

Subkutan-Injektionen im Nackenbereich
Der Therapeut entnimmt dem Ozongerät eine Ozonmenge von 10–20 ml, bei einer Ozonkonzentration von 5 µg/ml und injiziert diese s.c. in mehrere Stellen im Nackenbereich. Um Brennschmerzen oder ein Druckgefühl zu vermeiden, sollte die Injektion (Kanüle Nr. 12–16) langsam und mit nur leichtem Druck ausgeführt werden (genaue Angaben s. S. 280 f).

6.7 Kopfschmerzen bei Darmfunktionsstörungen

Epidemiologie

Die vom Darm verursachten, häufig migräneartig verlaufenden Kopfschmerzzustände haben unter allen Kopfschmerzformen einen Anteil von etwa 8%.

Schmerzqualität, Schmerzverlauf, Lokalisation

Anhaltende, mittelstarke Dauerkopfschmerzen, die sich in unregelmäßigen Zeitabständen auch zu anfallartigen Schmerzattacken steigern, kennzeichnen die Schmerzqualität der Kopfschmerzen, die durch funktionelle Darmbeschwerden ausgelöst werden. Die Schmerzen können von Übelkeit und Brechreiz begleitet sein und treten in Einzelfällen erst nach dem Verzehr schwerverdaulicher Nahrungsmittel auf. Charakteristisch sind Druck- und Schmerzgefühle des Kopfbereiches, die ein bis zwei Stunden nach der letzten Nahrungsaufnahme einsetzen.

Der Kopfschmerz kann hier als deutliches **Überlastungssymptom** gesehen werden. Davon betroffene Patienten schildern häufig einen Zusammenhang zwischen Kopfschmerzen und Stuhlverhalten. Nach dem Abklingen der Verdauungsbeschwerden wie Meteorismus, Flatulenz oder Übelkeit und unmittelbar nach dem Stuhlgang, wird oft von einem Nachlassen der Kopfschmerzen berichtet.

Auslösende Faktoren

Darmbedingte Kopfschmerzen werden vorrangig durch die Störung der symbiotischen Verhältnisse innerhalb der Darmschleimhaut hervorgerufen. Auf dieser Grundlage können sich zusätzlich Candida-Mykosen der Verdauungsschleimhäute entwickeln, die ebenfalls Kopfschmerzen verursachen können. Eindeutig zuzuordnen sind Kopfschmerzen und Migräne, die im Zusammenhang mit entzündlichen Darmerkrankungen (Morbus Crohn, Colitis ulcerosa) stehen.

Pathophysiologie

Beinahe alle Organsysteme und Funktionskreisläufe des Körpers haben eine sehr enge Beziehung zum gesamten Darmtrakt. Im Verbund aller organischer Strukturen, die funktionell voneinander abhängig sind, hat der Darm einen hohen Stellenwert. Bereits geringe Störungen und Einschränkungen seiner Funktion behindern viele der aufeinander abgestimmten körpereigenen Regelsysteme. Es kann dabei hauptsächlich zu folgenden Reaktionen kommen:

- Verminderung des Eiweiß-, Kohlenhydrat- und Fettstoffwechsels
- Störungen des Wasserhaushaltes
- Schwächung der Immunität
- Veränderungen der Blutviskosität
- Überlastung von Leber und Pankreas
- unzureichende Resorption lebenswichtiger Vitamine und Mineralien

Aus diesem Komplex **behinderter Stoffwechselvorgänge** entwickeln sich darmspezifische Beschwerden, schrittweise auch vom Darm ausgelöste, scheinbar eigenständige Krankheitsbilder und Symptome. Das können Allergien, Dermatosen, Gelenkschmerzen, Schlafstörungen oder neuralgische Beschwerdebilder wie Nervenentzündungen oder oft auch Kopfschmerzen und Migräne sein. Weniger die ausgeprägten chronischen Entzündungszustände der Darmschleimhäute, die z.B. bei Enteritis regionalis (Morbus Crohn) oder Colitis ulcerosa vorliegen und kopfschmerzverursachend wirken, als vielmehr die leichteren, häufig wenig beachteten Funktionsstörungen des Darms, sind pathologische Grundlage für die Entstehung der Kopfschmerzen.

Häufig kann bei den unter Darmfunktionsstörungen leidenden Patienten festgestellt werden, daß ihnen die eigentlichen, biologisch festgelegten Aktivitäts- und Funktionszeiten des Darms unbekannt sind, und daß sie unwissentlich ihre Nahrungsaufnahme auf einen diesbezüglich ungünstigen Zeitpunkt festgelegt haben. Während der Schlafphase, um etwa 3 Uhr, setzt die eigentliche Funktion des Darms (Abb. 6-1) ein, um im Verlauf des Vormittags die höchste Aktivität zu entfalten. Gegen 14 Uhr läßt die Darmtätigkeit schrittweise nach und ab etwa 1 Uhr ist die Verdauungsaktivität nur noch sehr minimal. Zu diesem Zeitpunkt, kommt es aufgrund der nach und nach aussetzenden Darmfunktionen zu einer Festsetzung des noch vorhandenen Darminhalts sowie zu einer unzureichenden Resorption.

Wird in den späteren Abendstunden noch eine Mahlzeit eingenommen, kommt es während der Nachtstunden zu einer Art „Kompostierung" des Darminhalts. Da der ruhende Darm die Nahrungsstoffe nicht mehr enzymatisch aufschließt, werden durch

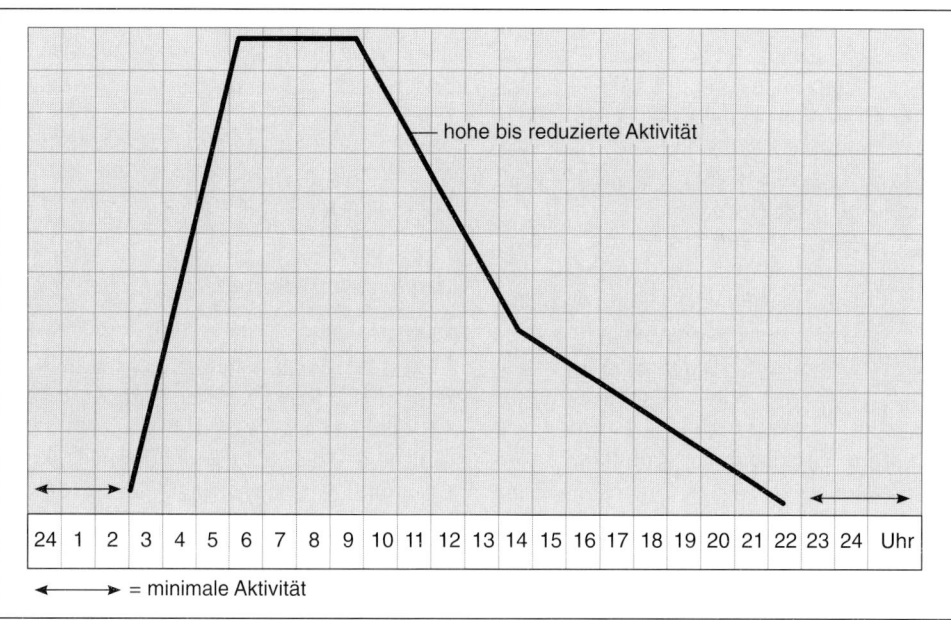

Abb. 6-1 Darmfunktionszeiten.

die zu langsame Zersetzung der Fette, Eiweiße und Pflanzenfaserstoffe der Nahrung Fusel- und Fäulnissubstanzen gebildet. Die dabei freigesetzten Gase und Zersetzungsgifte können auf den Organismus während der Nachtruhe in unterschiedlichem Maße toxisch wirken. Die im Darm gebildeten und angesammelten Schadstoffe und Stoffwechselschlacken werden nur noch unvollständig mit dem Stuhl ausgeschieden, da sie zu großen Anteilen in den Fettzellen und der Lymphe gebunden sind und auf diese Weise dem Stoffwechsel entzogen werden.

Nach kurzer Zeit kommt es zu einer fortschreitenden Schädigung des Darmmilieus. Notwendige Bakterienstämme und Symbionten werden zerstört, da die gereizten und entzündlichen Darmschleimhäute die Abwehrfunktionen der intestinalen Mikroorganismen, die in ihrer Stabilität von den Fließgleichgewichten aller Darmmikrofloren abhängig sind, erheblich schwächen. In diesem Stadium der **intestinalen Funktionsein**-**schränkung** können ausgeprägte Unverträglichkeiten und Allergien entstehen.

Die gestörte Darmflora läßt in Folge häufig eine enorm schnelle Vermehrung der im Darm symbiotisch angesiedelten, apathogenen Candida-Hefepilzkulturen zu, so daß der pilzbefallene Darm zum Streuherd für den gesamten Organismus werden kann. Alle diese im Darm ausgelösten Faktoren können über den Weg einer lymphatischen Stase sowie durch die Bildung gefäßwirksamer Schadstoffe einen negativen Einfluß auf die Druckverhältnisse in den Blutstrombahnen und Nervenfasern haben und provozierend auf die Schmerzrezeptoren im Halswirbel- und Kopfbereich wirken.

Therapie

Akupunktur

Le 2

Reißend und scharf empfundene Kopfschmerzen, die auch von Übelkeit oder Drehschwindel begleitet sein können, sprechen auf die Behandlung des Le 2 gut an. Der Reizpunkt sollte gemeinsam mit Punkt Le 3 akupunktiert werden, da dieser als Quellpunkt in direktem Kontakt mit Punkt Gb 37 des Gallenblasenmeridians steht und an ihn seine Fülleenergien abgeben kann.

Lage: Zwischen der ersten und zweiten Zehe distal vom Zehengrundgelenk, ungefähr 0,5 cun proximal der Zwischensehnenfascie

Technik: Schräg und flach stechen

Di 3

Kopfschmerzen, die durch Zahnherde verursacht werden sowie Kopfschmerzen, die mit Geruchs- oder Geschmacksverlust verbunden sind, können durch Di 3 zufriedenstellend therapiert werden.

Lage: Proximal des Zehengrundgelenks an der radialen Seite

Technik: Schräg und flach stechen

Ma 8

Über den Punkt Ma 8 kann das Beschwerdebild einer Halbseitenmigräne sehr spezifisch und gezielt therapiert werden.

Lage: Im Stirnwinkel innerhalb der Haargrenze

Technik: Schräg und flach stechen

Ma 36

Punkt Ma 36 sollte als Superpunkt in der Kopfschmerztherapie, vor allem bei schwer therapierbaren und blockierten Formen von Kopfschmerzen, akupunktiert werden.

Lage: 1 cun neben der Tibiakante

Technik: Schräg und flach stechen

MP 4

Bei starkem Energiedefizit des Milzmeridians stellen sich neben den Kopfschmerzen häufig sehr charakteristische, energetische Mangelsymptome ein, die mit dem Punkt MP 4 gut therapiert werden können. Zu diesen Beschwerden gehören: ein inneres Kältegefühl, Antriebslosigkeit und Kräfteverfall, Inappetenz und Gewichtsverlust. Gleichzeitig sollte der Magenpunkt 42, der mit Punkt MP 4 direkten Kontakt hat, akupunktiert werden.

Lage: Am medialen Fußrand in einer Vertiefung distal vom Grundgelenk der Großzehe

Technik: Schräg und flach stechen

Ausleitungsmethoden

Darmausleitung

Eine milde, aber dennoch sehr gründliche Form der Darmreinigung und Ausleitung, stellt die Therapie mit leicht laxierenden Substanzen dar, die entweder in Tropfen-, Tabletten- und Pulverform oder als Tee zur Anwendung kommen (genaue Angaben s. S. 119 ff).

Trockene Schröpftherapie

Grundsätzlich sollten Abflachungen und Senkungen, sogenannte kalte Gelosen des Reflexzonengewebes unblutig, also trocken geschröpft werden, da sie blutleer sind und durch diese Form der Schröpfung aufgefüllt werden können (genaue Angaben s. S. 124).

Homöopathie

Homöopathische Einzelmittel

Cocculus anamirta – Kockelskörner

Migränekopfschmerzen, die mit Schwindel, Übelkeit und Erbrechen (Ménière-Krankheit) verbunden sind, werden durch Cocculus günstig beeinflußt. Es kann gleichzeitig ein Gefühl der Abgeschlagenheit und Leere bestehen.

Dosierung: 3 × täglich 15 Tropfen oder 3 × täglich 2–3 Tabletten

Convallaria majalis – Maiglöckchen

Dumpfer und schwer empfundener Kopfschmerz, der von der Schädelmitte langsam zu den Schläfen zieht und von einer leicht erhöhten Körpertemperatur begleitet sein kann, erfordert die Behandlung mit Convallaria.

Dosierung: 3 × täglich 15 Tropfen oder 3 × täglich 2–3 Tabletten

Cyclamen europaeum – Alpenveilchen
Typisch für Cyclamen sind halbseitig empfundene Migränekopfschmerzen, die mit Gesichtsfeldeinschränkung und Fließschnupfen einhergehen. Gleichzeitig können Darmblähungen oder Durchfälle bestehen. Verschlechtert werden die Schmerzen durch Kälte und durch den Genuß fetthaltiger Lebensmittel.
Dosierung: 3 × täglich 15 Tropfen oder 3 × täglich 2–3 Tabletten

Ranunculus bulbosus – Knollenhahnenfuß
Stechend und reißend sind die Kopfschmerzen von Ranunculus und gehen oft mit Blutandrang im Bereich des Kopfes einher. Vereinzelt kann Schwindel und ein Benommenheitsgefühl auftreten. Auch gerötete Konjunktiven und Ohrenschmerzen können bestehen.
Dosierung: 3 × täglich 10 Tropfen täglich, bei Bedarf häufiger

Sanguinaria canadensis – kanadische Blutwurzel
Migräne, die durch helles Licht verschlechtert wird und nach Erbrechen von Galleschleim beendet wird, sind die typischen Kopfschmerzmodalitäten für Sanguinaria. Die Migräne beginnt in den Morgenstunden am Hinterkopf und setzt sich von dort über dem rechten Auge und an der rechten Schläfe fest. Die Schmerzen sind klopfend und kaum zu ertragen. Gleichzeitig können Magen-Darm-Beschwerden sowie ein starkes Wärmegefühl im Kopfbereich auftreten.
Dosierung: 3 × täglich 15 Tropfen oder 3 × täglich 2–3 Tabletten

Homöopathische biochemische Substanzen

Glonoinum – Nitroglyzerin
Diesen Kopfschmerzen geht eine starke Magenübelkeit voraus, die nachläßt, wenn die Schmerzen am intensivsten und ausgeprägtesten sind. Es kann zu auffallender Gesichtsblässe und räumlicher Desorientiertheit kommen. Der Kopfschmerz wird im gesamten Kopf empfunden und nimmt durch Bewegungen zu. Frischluft und entspanntes Liegen mildern die Schmerzintensität dagegen ab.
Dosierung: 3 × täglich 15 Tropfen oder 3 × täglich 2–3 Tabletten

Kalium bichromicum – Kaliumdichromat
Typisch für Kalium bichromicum ist, daß der Kopfschmerz an einer eng umschriebenen Stelle (z.B. Schädelmitte, Stirn oder einer Schläfenseite) lokalisiert ist. Die Migräne kündigt sich am frühen Morgen durch ein Flimmerskotom an, um sich mit starkem Schwindelgefühl und stechenden Schläfenschmerzen fortzusetzen. Die Schmerzen steigern sich bis zur Tagesmitte und verschwinden gegen Abend.
Dosierung: 3 × täglich 15 Tropfen oder 3 × täglich 2–3 Tabletten

Potenzierte körpereigene und allopathische Substanzen

Colon Suis Injeel® (Heel)
1 Ampulle (1,1 ml) enthält: Colon-suis-Injeel D10, D30, D200. Colon-suis-Injeel forte D8, D12, D30, D 200.
Dosierung: 1 bis 2 Ampullen wöchentlich i.m., s.c., i.c.

Katalysatoren des Zitronensäurezyklus® (Heel)
1 Ampulle 1,1 ml enthält: Magnesium-Manganum-phosphoricum-Injeel, Natrium pyruvicum-Injeel, Natrium oxaleceticum-Injeel, Acidum citricum-Injeel, Acidum cis-aconiticum-Injeel, Baryum oxalsuccinicum-Injeel, Acidum α-ketoglutaricum-Injeel, Acidum succinicum-Injeel, Acidum fumaricum-Injeel, Acidum DL-malicum-Injeel.
Dosierung: 1 bis 2 Ampullen wöchentlich i.m., s.c., i.c.

Lymphdrainage

Lymphwirksame Heilpflanzen

Geranium, Juglans, Scrophularia, Teucrium
Der Therapeut muß für den jeweiligen Einzelfall entscheiden, ob er die aufgeführten, geeigneten Heilpflanzen in Tropfen- oder Tablettenform verordnet oder als Injektionspräparat anwendet. Dosierung: 2–3 × täglich 15 Tropfen (genauere Angaben s. S. 242f).

Homöopathische Komplexmittel zur Lymphentschlackung

Lymphomyosot® (Heel)
100 g enthalten: Myosotis arvensis D3, Veronica D3, Teucrium scorrodonia D3, Pinus silvestris D4, Gentiana lutea D5, Equisetum hiemale D4, Sarsaparilla D6, Scrophularia nodosa D3, Juglans D3, Calcium phosphoricum D12, Natrium sulfuricum D4, Fumaria officinalis D4, Levothyroxin D12, Aranea diadema D6, Geranium robertianum D4, Nasturtium aquaticum D4, Ferrum jodatum D12.
Da das Mittel aufgrund seiner Zusammensetzung stark wirksam ist, sollte seine Anwendung besonders bei sensiblen und empfindlichen Patienten einschleichend und behutsam vorgenommen werden. Die Erfahrung zeigt, daß es vorteilhaft ist, wenn der Patient durch die Einnahme der Tropfen die Dosierung selbständig, stufenweise festlegt, und die Wirkung auf den Körper testet.
Dosierung: 3× täglich 15 Tropfen; 1 bis 2 Ampullen wöchentlich i.m., s.c., i.c.

Neuraltherapie

Injektionen
Um Störherde auszuschalten, wird Lidocain oder Procain injiziert. Je nach Lage des vermuteten Herdes können Quaddelungen oder Injektionen in die Muskulatur, an die Sehnen oder um ein Gelenk vorgenommen werden (genaue Angaben s. S. 259ff).
Technik: Injektion s.c. oder i.c.: Kanüle Nr. 20

Ohrakupunktur

Okziput 62
Dieser Punkt erfaßt die besonders starken Kopfschmerzzustände bei Gesichtsneuralgien.
Lage: In der Scapha am hinteren Ansatz des Antitragus
Technik: Senkrecht und oberflächlich stechen

Shen Men 54
Aufgrund seiner stark analgetischen Wirkung sollte dieser Punkt bei Migräne stimuliert werden. Vor allem bei einem akuten Migräne-Schmerzanfall kann seine rasche Wirksamkeit genutzt werden.
Lage: In der Fossa triangularis
Technik: Senkrecht und oberflächlich stechen

Orthomolekulare Therapie

Substigam®-Kapseln (Biomedica)
1 Kapsel enthält: Nachtkerzenöl, Weizenkeimöl, Leinöl, Sojaphosphatide, Magnesiumhydroxidcarbonat, D-α-Tocopherol (natürliches Vitamin E), Vitamin C, Niacin, Beta-Carotin, Pyridoxin (Vitamin B_6).
Dosierung: Zu Beginn 3 × 2 Kapseln täglich, nach 5 Wochen 2 × 2 Kapseln täglich zur Dauermedikation

Phytotherapie

Weidenrinden-Dekokt
1 Eßlöffel der Pflanzenteile für $1/4$ Liter Wasser verwenden. Die Pflanzenteile sollten dabei in das bereits kochende Wasser gegeben und abgedeckt mitgekocht werden. Die Wassermenge richtet sich immer nach dem Gewicht der zugegebenen Pflanzen. Der so gewonnene Dekokt wird durchgesiebt und ebenso wie ein Aufguß angewendet.
Anwendung: 3 Tassen täglich, 3–5 Wochen lang, trinken

Pflanzliche Fertigpräparate

Chelidonium comp® Tropfen (Lomapharm)
50 ml Tropfen enthalten: Chelidonium majus D1, Berberis vulgaris Ø, Carduus marianus Ø, Lycopodium clavatum Ø, China officinalis Ø.
Dosierung: 3 × täglich 15–20 Tropfen

F. X. Passage-Pulver® (Wörwag)
100 g Pulver enthalten: getrocknetes Magnesiumsulfat, Weinsäure
Dosierung: 1 Teelöffel täglich, morgens oder abends nüchtern in ca. $^1/_4$ Liter lauwarmem Wasser lösen und auf einmal trinken; 2–4 Wochen durchführen.

6.8 Der Leber-Galle-Kopfschmerz

Epidemiologie

Kopfschmerzen und Migräne, die durch Dysfunktionen des Leber-Galle-Systems ausgelöst werden, haben einen Anteil von 5% unter den bekannten anderen Kopfschmerzformen.

Schmerzqualität, Schmerzverlauf, Lokalisation

Funktionelle Störungen des Leber-Galle-Systems können bandförmig auftretende Kopfschmerzen, die mit starker Übelkeit und Erbrechen einhergehen, auslösen. Helles Licht und Geräuschentwicklungen können den Leber- und Migränekopfschmerz wesentlich verstärken. Leberbedingte Kopfschmerzen können auch in einer milderen Form verlaufen. Cholerisches, reizbares Verhalten kann die Kopfschmerzen begleiten.

Auslösende Faktoren

Ernährungsfehler, die zu einer Überlastung der Leber- und Gallefunktion führen, sind maßgeblich an der Auslösung leberbedingter Kopfschmerzen beteiligt. Der regelmäßige Genuß von Kaffee oder alkoholischen Getränken sowie die starke Zufuhr fettreicher Nahrungsmittel können zu einer Überforderung des Leberstoffwechsels und zur Reizung des Gallengangsystems führen. Auch die Einnahme chemischer Medikamente kann die in der Leber stattfindenden Entgiftungsvorgänge einschränken und damit verbundene Kopfschmerzen auslösen.

Pathophysiologie

Die Leber hat als blutreiches Entgiftungsorgan einen großen Einfluß auf den gesamten Flüssigkeitshaushalt und damit auch auf alle Gefäße des Körpers. Kommt es zeitweilig zu einer Einschränkung der Leberfunktionen, verliert das Organ einen Teil seiner Steuerungsaufgaben hinsichtlich der Koordinierung notwendiger Flüssigkeitsprozesse. Während dieser Störphasen kommt es neben den typischen und leberspezifischen Symptomen wie Fettunverträglichkeit, Appetitlosigkeit, einem veränderten Hautkolorit oder Müdigkeit auch zu ausgeprägten Kopfschmerzen sowie zu Migräneanfällen, die durch die veränderte Zusammenstzung der Gallenflüssigkeit verursacht werden. Es sollte hierbei beachtet werden, daß Funktionsstörungen des Darms zu wechselwirksamen Überlastungen des Pankreasorgans und des Leber-Galle-Systems führen können.
Die Intensität der Leberkopfschmerzen bestimmt sich dabei nach der Art und Menge der im inaktiven Leberparenchym zurückgehaltenen Schadstoffe und ausscheidungspflichtigen Substanzen. Über die Funktionsbelastung anderer Organe wirkt der unterschiedlich hohe Anteil dieser **Schad- und Giftstoffe** immer vasokonstruktiv auf die Blutgefäße. Im Abschnitt der Hals- und Kopfgefäße können diese Gefäßengstellungen zur mechanischen Reizung der Nozirezeptoren und somit zu Migräneanfällen und Kopfschmerzen führen.

Die eingeschränkte Stoffwechsel- und Entgiftungsfunktion der Leber zieht auch eine veränderte Zusammensetzung der Gallenflüssigkeit nach sich. Meist liegen die gallensauren Salze in konzentrierter Form vor und werden über den Blutweg zusätzlich durch die Gefäßverengung und Provokation der Rezeptoren schmerzwirksam. Da die Gefäße und Nervenfasern im Kopf- und Nackenbereich innerhalb des Gewebes nur einen sehr geringen Fluktuationsraum zur Verfügung haben, wirken sich diese schmerzerregenden Vorgänge hier am ehesten aus.

Diagnose

Inwiefern es sich im Einzelfall um eine leichtere, vorübergehende Funktionseinschränkung der Leber handelt, die bei einer Fettleber vorliegt, oder ob eine schwere Lebererkrankung (Hepatitis, Zirrhose oder Cholezystitis) zugrunde liegt, muß der Therapeut mit der gebotenen Sorgfalt und den ihm zur Verfügung stehenden diagnostischen Mitteln herausfinden und abklären. Für die Diagnostik ist die Überprüfung der **Kopfschmerzmodalitäten** von großer Wichtigkeit:
– Wann tritt der Kopfschmerz auf?
– Wie lange dauert der Schmerz an?
– Steht er im zeitlichen Zusammenhang mit der Nahrungsaufnahme?
– Wird der Kopfschmerz von einem Druckgefühl in der Leber oder von Gallesymptomen begleitet?

Therapie

Akupunktur

3E 17

Kopfschmerzen, die von Ohrenschmerzen und schmerzhaften Oberkieferirritationen begleitet werden, sprechen auf diesen Punktreiz gut an. Im Sinne einer Wirkungsverstärkung des Punktes 3E 17 kann dieser zusammen mit 3E 18 akupunktiert werden.

Lage: Hinter dem Ohrläppchen, am Vorderrand des Processus mastoideus, das Ohrläppchen berührt bei Druck den Processus
Technik: 2 mm senkrecht stechen

3E 20

Der Punkt ist für seine außerordentliche Zuverlässigkeit bei allen migränoiden Kopfschmerzen bekannt und deckt zusätzlich den Stirn- und Schläfenkopfschmerz therapeutisch ab. Auch Trigeminusneuralgien sprechen auf die Stimulation dieses Punktes gut an.
Lage: Direkt über der Ohrspitze bei Knickung des Ohres zwischen zwei Fingern oberhalb der entstehenden Spitze, innerhalb der Haargrenze
Technik: 2 mm senkrecht stechen

Gb 2

Mit dem Punkt Gb 2 lassen sich Migräne, Irritationen des Fazialisnervs, menstruationsbedingte Kopfschmerzen sowie hepatogene Kopfschmerzen behandeln. Auch Schmerzzustände des Oberkiefers sind günstig zu beeinflussen.
Lage: Bei geöffnetem Mund in einer Mulde, hinter dem Kondylus der Mandibula
Technik: 2 mm senkrecht stechen

Gb 12

Vor allem leberbezogene Kopfschmerzen und neurogene Affektionen im Nacken-Kopf-Bereich reagieren gut auf die Akupunktur des Punktes Gb 12. Oft empfiehlt sich die gleichzeitige Behandlung von Gb 12 und Gb 2. Auch schmerzhafte Ohraffekte werden durch diesen Punkt günstig beeinflußt.
Lage: Ein wenig unterhalb und hinter der Spitze des Processus mastoideus
Technik: 2 mm senkrecht stechen

Le 2

Reißend und scharf empfundene Kopfschmerzen, die auch von Übelkeit oder Drehschwindel begleitet sein können, sprechen auf die Behandlung des Le 2 gut an. Der Reizpunkt sollte gemeinsam mit Punkt Le 3 akupunktiert werden, da dieser als Quellpunkt in direktem Kontakt mit Punkt Gb 37 des Gallenblasenmeridians steht und an ihn seine Fülleenergien abgeben kann.

Lage: Zwischen der ersten und zweiten Zehe distal vom Zehengrundgelenk, ungefähr 0,5 cun proximal der Zwischensehnenfascie
Technik: Schräg und flach stechen

Ma 3

Der Punkt ist sehr wirksam bei Trigeminusirritationen und Fazialisparesen, also bei schmerzhaften Reizungen der Gesichtsnerven. Alle Kopfschmerz- und Migräneformen, die von Schmerzen innerhalb der Gesichtsareale begleitet werden, sprechen auf Ma 3 gut an.

Lage: Seitlich beider Nasenflügel, in einer gedachten Vertikale zur Pupillenmitte
Technik: 2 mm senkrecht stechen

Entspannungsmethoden

Atemtherapie

Durchführung und Training der widerstandslosen, langen Ausatmung und des Übergangs zum individuellen Einatmungsimpuls. Durch die so erreichte Zwerchfellentspannung soll dem Patienten die Entkrampfung der Gesamtmuskulatur ermöglicht werden.
Sitzungsdauer: 20 Minuten und Anleitung des Patienten zur häuslichen Selbstausführung der Übungen.

Autogenes Training

Über autosuggestive Mechanismen lassen sich verschiedene Organbereiche vegetativ beeinflussen. Wird das autogene Training zur Linderung und Ausschaltung von Kopfschmerzen eingesetzt, sollten in erster Linie Empfindungsübungen für den Kopfbereich durchgeführt werden (genaue Angaben s. S. 180ff).

Homöopathie

Homöopathische Einzelmittel

Iris versicolor – Schwertlilie

Meist rechtsseitig auftretender Kopfschmerz, der sich durch ein Flimmerskotom und Übelkeit mit saurem Erbrechen ankündigt. Gleichzeitig bestehen Irritationen der Augen und Ohren. Charakteristisch für diesen Kopfschmerz ist, daß er vor allem in Entspannungsphasen, also außerhalb von Beschäftigungs- und Alltagsstreß auftritt, weshalb er auch als „Wochenendmigräne" bezeichnet wird.
Dosierung: 3 × täglich 15 Tropfen oder 3 × täglich 2–3 Tabletten

Jaborandi pilocarpus – Jaborandiblätter

Kopfschmerzen, die regelmäßig gegen Mittag auftreten und hauptsächlich auf dem Scheitel lokalisiert sind, verweisen auf Jaborandi. Ein Einschnürungsgefühl der Brust sowie eine kurzfristig beschleunigte Atmung können zusätzlich auftreten. Vorübergehende Sehschwächen können die Jaborandi-Kopfschmerzen begleiten.
Dosierung: 3 × täglich 15 Tropfen oder 3 × täglich 2–3 Tabletten

Lycopodium – Bärlapp

Kopfschmerzen, die verstärkt auf der rechten Seite auftreten und mit Darmbeschwerden einhergehen, sind typisch für Lycopodium. Es kann gleichzeitig eine Schwäche der Leberfunktionen bestehen. Eine verringerte physische Vitalität wie auch eine depressive Stimmungslage können ebenso auf das Mittel hinweisen.
Dosierung: 3 × täglich 15 Tropfen oder 3 × täglich 2–3 Tabletten

Paris quadrifolia – Einbeere

Schmerzzustände im Bereich des Kopfes, die mit einem eingebildeten, enormen Vergrößerungsgefühl des Schädels und einem extremen Zuggefühl der Augäpfel einhergehen, verweisen auf Paris quadrifolia. Das Ver-

größerungsgefühl wird folgendermaßen beschrieben: „der Kopf fühlt sich wie ein aufgeblasener Ballon an" oder „als wenn man an meinen Augäpfeln zieht".
Dosierung: 3 × täglich 15 Tropfen oder 3 × täglich 2–3 Tabletten

Quassia amara – Bitterholz

Dumpfe, anhaltende Hinterhauptskopfschmerzen, die auch anfallsweise in heftiger Form auftreten können, verweisen auf Quassia amara. Nicht selten wird dieser Kopfschmerz von galligem Erbrechen begleitet und beendet. Zusätzlich kann Juckreiz der Haut bestehen.
Dosierung: 3 × täglich 15 Tropfen oder 3 × täglich 2–3 Tabletten

Homöopathische Komplexmittel

Phönix-Phönomigral®-Tropfen (Phönix)

100 ml Tropfen enthalten: 8 ml wäßriges Destillat aus 350 mg Bolus alba mittels Acidum sulfuricum D2, Antimonium crudum D8, Argentum nitricum D5, Arnica e floribus D2, Calcium phosphoricum D8, wäßrige Lösung von Camphora, Chelidonium majus ex herbis D3; ethanolhaltiges Destillat aus Corallium rubrum, Kalium nitricum, Cuprum sulfuricum D4, Cyclamen D4, Helleborus viridis ex herbis D4, Mercurius sublimatus corrosivum D6, Hypericum ex herbis Ø = D1, Kalium nitricum D3, Plumbum aceticum D4, Tinctura Chinae, Plumbum aceticum D4, Tinctura Chinae, Sulfur D7, Valeriana Ø = D1; ethanolhaltiges Destillat aus Tataras crudus, Zincum metallicum D8.
Dosierung: 3 × täglich 25 Tropfen

Homöopathische biochemische Substanzen

Mercurius jodatus flavus – gelbes Quecksilberjodid

Heftige, anhaltende Kopfschmerzen im Schläfen- und Hinterkopfbereich, die oft von Lebersymptomen wie Druckgefühl, Meteorismus und Koliken des Verdauungstraktes begleitet werden, verweisen auf Mercurius jodatus. Die Schmerzen werden gegen Abend stärker. Unruhe, Schlafstörungen sowie Unkonzentriertheit können die psychischen Begleitsymptome sein.
Dosierung: 3 × täglich 15 Tropfen oder 3 × täglich 2–3 Tabletten

Zincum metallicum – Zink

Stirnkopfschmerz mit einem heftigen, anhaltenden Druckgefühl über der Nasenwurzel. Dabei besteht eine auffällige innere Unruhe und Nervosität. Die Patienten können selbst auf minimalste Geräuschentwicklungen überempfindlich reagieren und machen insgesamt einen erschöpften Eindruck. Berührungen der Haut werden als unangenehm und schmerzhaft empfunden.
Dosierung: 3 × täglich 15 Tropfen oder 3 × täglich 2–3 Tabletten

Potenzierte körpereigene und allopathische Substanzen

Katalysatoren des Zitronensäurezyklus® (Heel)

1 Ampulle 1,1 ml enthält: Magnesium-Manganum-phosphoricum-Injeel, Natrium pyruvicum-Injeel, Natrium oxalaceticum-Injeel, Acidum citricum-Injeel, Acidum cis aconiticum-Injeel, Baryum oxalsuccinicum-Injeel, Acidum α-ketoglutaricum-Injeel, Acidum succinicum-Injeel, Acidum fumaricum-Injeel, Acidum DL-malicum-Injeel.
Dosierung: 1 bis 2 Ampullen wöchentlich i.m., s.c., i.c.

Ohrakupunktur

Leber 80

Besonders leber- und gallebedingte Migräneattacken reagieren schnell und anhaltend auf die Stimulation dieses Punktes.

Lage: Zwischen der Anthelixwand und dem Magenpunkt 56
Technik: Senkrecht und oberflächlich stechen

Okziput 62
Dieser Punkt erfaßt die besonders starken Kopfschmerzzustände bei Gesichtsneuralgien.
Lage: In der Scapha am hinteren Ansatz des Antitragus
Technik: Senkrecht und oberflächlich stechen

Orthomolekulare Therapie

Aminosäuren
Das Präparat sollte die Aminosäuren Isoleucin, Cystein und Arginin enthalten.
Dosierung: Täglich sollen etwa 70 mg pro Aminosäure eingenommen werden.

Substigam®-Kapseln (Biomedica)
1 Kapsel enthält: Nachtkerzenöl, Weizenkeimöl, Leinöl, Sojaphosphatide, Magnesiumhydroxidcarbonat, D-α-Tocopherol (natürliches Vitamin E), Vitamin C, Niacin, Beta-Carotin, Pyridoxin (Vitamin B_6).
Dosierung: Zu Beginn 3 × 2 Kapseln täglich, nach 5 Wochen 2 × 2 Kapseln täglich zur Dauermedikation

Ozontherapie

Kleine Eigenblutbehandlung (KEB)
Vom Patienten wird venöses Blut mit einer 10-ml-Spritze abgenommen. Aus dem Ozongerät wird das Ozonkonzentrat von 27–37 µg/ml mit einer 20-ml-Spritze entnommen. Das Blut-Ozon-Gemisch wird i.m. auf beide Gesäßmuskeln verteilt injiziert.

Phytotherapie

Quassia amara
Dosierung: 2–3 × täglich 15 Tropfen. Bei akuten Schmerzen stündlich 10 Tropfen bis zum Abklingen der Schmerzsymptome.

Pflanzliche Fertigpräparate

Chelidonium comp. Tropfen (Lomapharm)
50 ml Tropfen enthalten: Chelidonium majus D1, Berberis vulgaris Ø, Carduus marianus Ø, Lycopodium clavatum Ø, China officinalis Ø.
Dosierung: 2–3 × täglich 15 Tropfen

Hepatofalk Planta®-Kapseln (Falk)
1 Kapsel enthält: Trockenextrakt aus Fructus carduus marianus, Rhizoma hydrastis lutea asiatica, Herba chelidonium.
Dosierung: 3 × täglich 1–2 Kapseln zu den Mahlzeiten einnehmen

6.9 Kopfschmerzen durch Nierendysfunktionen

Epidemiologie

Da renalbedingte Kopfschmerzen selten auf dem Hintergrund schwerer Nierenerkrankungen, sondern eher durch eine **leichte Nierenfunktionsschwäche** entstehen, werden diese diagnostisch oft spät erfaßt und entsprechend verzögert therapiert. In vielen Einzelfällen bewegen sich die nierenspezifischen Laborparameter im Normbereich, obwohl eindeutige Nierensymptome vorhanden sind. Nierenbedingte Kopfschmerz- und Migräneformen kommen mit einem Anteil von etwa 6% häufiger vor, als gemeinhin angenommen wird.

Schmerzqualität, Schmerzverlauf, Lokalisation

Dumpfe, unterschwellige Kopfschmerzen, die vor allem in den frühen Morgenstunden oder im weiteren Verlauf des Vormittags auftreten und gelegentlich von Gelenkbeschwerden begleitet werden, kennzeichnen die Symptomatik renal bedingter Kopfschmerzen. Charakteristisch für den nierenbedingten Kopfschmerz ist seine geringe, jedoch langandauernde Schmerzintensität, die sich in Einzelfällen vor allem nach dem Harnlassen nochmals abschwächen kann.
Einige Patienten klagen über zusätzlich, sporadisch auftretende Gelenkbeschwerden. Bei schmerzhaften Gelenken sollte immer an die Beteiligung der Nieren gedacht werden, da

eine Unterfunktion der Nieren zu einer zeitweisen Erhöhung der Harnsäurekonzentrationen im Gewebe und besonders in den Gelenken führen kann.

Auslösende Faktoren

Alle Nierenerkrankungen können renale Kopfschmerzen verursachen. Bei akuten und chronischen Krankheitszuständen (Pyelonephritis, Glomerulonephritis, diabetische Nephropathie) können Kopfschmerzen eindeutig zugeordnet werden, da sie ein häufig vorkommendes Begleitsymptom dieser Krankheitsbilder sind. Bekannt sind auch Kopfschmerzen, die erst im Anschluß an zurückliegende Erkrankungen der Nieren auftreten. Aber auch eine anlagebedingte, ansonsten symptomarm verlaufende Nierenschwäche kann Schmerzzustände im Kopfbereich auslösen. Sehr verschiedene pathogene Faktoren können zu einer Minderdurchblutung und der dadurch verursachten Abnahme der Filtrationsmenge des Nierenparenchyms führen.

Pathophysiologie

Da die Nieren über die Ausscheidung von Natrium einen großen Einfluß auf die osmotischen Druckverhältnisse der Körperflüssigkeiten haben, kann ihre Unterfunktion zu einer Natrium- und Wasserretention führen und die Druckverhältnisse der Blutgefäße und der dort unmittelbar verlaufenden Nervenfasern stark verändern. Auch die Stoffwechselendprodukte Harnstoff und Harnsäure sowie von der Leber ab- und umgebaute toxische Substanzen werden durch die funktionsgeschwächte Niere verstärkt zurückgehalten.

Trotz unauffälliger, nierenspezifischer Laborparameter kann eine leichte Nierenschwäche vorliegen, die bis auf gelegentlich auftretende, leichte Ödeme, wie Augenlid- oder Gesichtsschwellungen, keine markanten und typischen Symptome zeigt. In diesen Fällen können dumpfe, anhaltende Kopfschmerzen, die sich überwiegend in den frühen Morgenstunden bemerkbar machen, auftreten.

Diagnose

Zur diagnostischen Abgrenzung kann die **Bestimmung des Urinstatus** wesentliche Aufschlüsse geben. Auch die Einbeziehung zurückliegender oder aktueller Nierenerkrankungen ist wichtig. Folgende sichtbare Symptome und Allgemeinsymptome können auf eine Nierenschwäche hinweisen:
– Gesichtsödeme
– fahles Hautkolorit oder Hautaffektionen
– Tagesmüdigkeit
– Temperaturerhöhung

Therapie

Akupunktur

Bl 3

Dieser Akupunkturpunkt eignet sich zur Behandlung von band- und gürtelförmigen, um Stirn und Hinterkopf ziehenden Kopfschmerzen.
Lage: 0,5 cun innerhalb der Stirnhaargrenze, senkrecht oberhalb Bl 2
Technik: Schräg und flach stechen

Bl 4

Vor allem Scheitelkopfschmerzen sprechen auf die Behandlung des Punktes Bl 4 an. Zusammen mit Bl 3 akupunktiert unterstützt er die Behandlung bandförmigen Kopfschmerzes.
Lage: 1,5 cun lateral der Mittellinie (LG 24), 0,5 cun innerhalb der Haargrenze
Technik: 2 mm senkrecht stechen

Ma 36

Punkt Ma 36 sollte als Superpunkt in der Kopfschmerztherapie vor allem bei schwer therapierbaren und blockierten Formen von Kopfschmerzen akupunktiert werden.
Lage: 1 cun neben der Tibiakante
Technik: Schräg und flach stechen

MP 4

Bei starkem Energiedefizit des Milzmeridians stellen sich neben den Kopfschmerzen häufig sehr charakteristische, energetische Mangelsymptome ein, die mit dem Punkt MP 4 gut therapiert werden können. Zu diesen Beschwerden gehören: ein inneres Kältegefühl, Antriebslosigkeit und Kräfteverfall, Inappetenz und Gewichtsverlust. Gleichzeitig sollte der Magenpunkt 42, der mit Punkt MP 4 direkten Kontakt hat, akupunktiert werden.

Lage Am medialen Fußrand, in einer Vertiefung, distal vom Grundgelenk der Großzehe

Technik: Schräg und flach stechen

Ausleitungsmethoden

Diureseanregung – Reiskur

Ein guter Entwässerungseffekt kann durch eine Reiskur erreicht werden. Sie sollte längstens 5 Tage lang durchgeführt werden, um keine Mangelerscheinungen zu provozieren. Wird jedoch ungeschälter Naturreis für die Kur verwendet, kann die Kur bis zu 10 Tage lang durchgeführt werden, da die Schale der Reiskörner reich an Mineralien, Spurenelementen und Vitaminen ist.

Bei der Reiskur besteht jede der 4 täglichen Mahlzeiten aus einem Teller gekochtem Reis, der mit Fruchtsaft, Honig oder Obstkompott geschmacklich abgerundet werden darf. Durch die Reisdiät setzt bereits nach 2 Tagen eine starke und gründliche Entwässerung des Körpers ein.

Homöopathie

Homöopathische Einzelmittel

Ammi visnaga – Khella-Kraut, Zahnstocher-Ammei

Ringförmig empfundene Kopfschmerzen, die vor allem im Bereich der Stirn und Schläfen lokalisiert sind und nach dem Wasserlassen deutlich besser werden, kennzeichnen die Kopfschmerzen von Ammi visnaga. Auch migränoide Schmerzen durch Verkrampfungen der Kopf- und HWS-Muskulatur sowie seelisch bedingte Schmerzzustände gehören zum Einsatzgebiet des Mittels.

Erigeron canadensis – Berufskraut

Erigeron ist angezeigt bei dumpfen, mittelstarken Kopfschmerzen, die gleichzeitig von Geräuschempfindungen im rechten Ohr begleitet werden. Auch ein anhaltender Druckschmerz des rechten Auges und die Verstärkung aller Symptome bei naßkaltem Wetter können beobachtet werden.

Dosierung: 3 × täglich 15 Tropfen oder 3 × täglich 2–3 Tabletten

Jaborandi pilocarpus – Jaborandiblätter

Kopfschmerzen, die regelmäßig gegen Mittag auftreten und hauptsächlich auf dem Scheitel lokalisiert sind, verweisen auf Jaborandi. Ein Einschnürungsgefühl der Brust sowie eine kurzfristig beschleunigte Atmung können zusätzlich auftreten. Vorübergehende Sehschwächen können die Jaborandi-Kopfschmerzen begleiten.

Dosierung: 3 × täglich 15 Tropfen oder 3 × täglich 2–3 Tabletten

Sepia officinalis – Tintenfisch

Migräne sowie Kopfschmerzen, die pulsierende und berstende, sehr starke Schmerzen verursachen, können Sepia anzeigen. Gleichzeitig können Schweißausbrüche bestehen. Verstärken sich die Kopfschmerzen durch Bewegung und laute Geräusche und ist die Stimmungslage während der Schmerzphase gedrückt und depressiv, kann Sepia das Mittel der Wahl sein. Die Beschwerden können auch nur einseitig auftreten.

Dosierung: 3 × täglich 15 Tropfen oder 3 × täglich 2–3 Tabletten

Solidago virga aurea – Goldrute

Kopfschmerzen und Migräne, die von Müdigkeit und Durst begleitet werden. Nach dem

Wasserlassen oder einer vermehrten Flüssigkeitsaufnahme kommt es zur Verringerung der Schmerzintensität. Kopfschmerzen bei Nierenfunktionsschwäche, die auf nierenbedingte Gesichtsödeme verweisen können. Die Kopfschmerzen sind während des Vormittags heftiger und lassen gegen Abend nach.
Dosierung: 3 × täglich 15 Tropfen oder 3 × täglich 2–3 Tabletten

Spigelia anthelmia – Wurmkraut
Im Hinterhaupt beginnende Kopfschmerzen, die sich linksseitig halten und schrittweise nach vorn ausbreiten und über dem linken Auge festsetzen. Durch geringste Geräuschentwicklung oder Berührung kommt es zur Schmerzverstärkung. Diese Kopfschmerzform tritt fast ausschließlich am Nachmittag auf und nimmt nach Sonnenuntergang, also in den frühen Abendstunden, wieder ab.
Dosierung: 3 × täglich 15 Tropfen oder 3 × täglich 2–3 Tabletten

Homöopathische Komplexmittel

Hevert-Migräne®-Injektion (Hevert)
1 Ampulle à 2 ml enthält: Aconitum D3, Atropinum sulfuricum D3, Gelsemium sempervirens D3, Glonoinum D4, Iris versicolor D3, Rutin wasserlöslich Ø–D1, Secale cornutum D3, Spigelia D3.
Dosierung: 1–3 Ampullen wöchentlich i.m., s.c. oder i.c. injizieren. Die Lösung kann vom Patienten auch als Trinkampulle verwendet werden.

Infi-Orthosiphonis Tropfen (Infirmarius-Rovit)
100 ml enthalten: Orthosiphon stamineus D3, Apozynum cannabinum D4, Atropinum sulfuricum D4, Betula alba D2, Coccus cacti D4, Helleborus D4, Herniaria glabra D2, Junipernus communis D3, Solidago virgaurea D3, Thuja D2, Uva ursi D3.
Dosierung: 3 × 15 Tropfen täglich. Bei vorhandenen Ödemen 3 × 25 Tropfen täglich

Solidago compositum S-Injektionslösung® (Heel)
2,2 ml enthalten: Solidago D3, Berberis D4, Vesica urinaria suis D8, Pyelon suis, Ureter suis D10, Urethra suis D10, Terebinthina D6, Hydragyrum bichloratum D8, Acidum arsenicosum D28, Cuprum sulfuricum D6, Bucco D8, Hepar sulfuris D10, capsicum D6, Orthosiphon stamineus D6, Equisetum hiemale D4, Pareira brava D6, Cantharis D6, Apisinum D8, Baptisia D4, Natriumpyruvat D10, Pyrogenium D198, Sarsaparilla D6, Colibacillinum D13, Coxsackie-Virus Ag D8, Argentum nitricum D6.
Dosierung: 1–2 × wöchentlich 1 Ampulle i.m.

Homöopathische biochemische Substanzen

Ammonium benzoicum – Ammoniumbenzoat
Bandförmige Schmerzzustände des Kopfes, die sich zu einem punktuell empfundenen, sehr starken Schmerz entwickeln können („wie ein eingetriebener Nagel"). Durch körperliche Bewegung oder Husten verstärkt sich der Schmerz. Während der Schmerzattacke kann ein Fremdkörpergefühl in beiden Augen bestehen. Wärme sowie das Trinken warmer Getränke lindern diesen Kopfschmerz.
Dosierung: 3 × täglich 15 Tropfen oder 3 × täglich 2–3 Tabletten

Zinkum metallicum – Zink
Stirnkopfschmerz mit einem heftigen, anhaltenden Druckgefühl über der Nasenwurzel. Dabei besteht eine auffällige innere Unruhe und Nervosität. Die Patienten können selbst auf minimalste Geräuschentwicklungen überempfindlich reagieren und machen insgesamt einen erschöpften Eindruck. Berührungen der Haut werden als unangenehm und schmerzhaft empfunden.
Dosierung: 3 × täglich 15 Tropfen oder 3 × täglich 2–3 Tabletten

Potenzierte körpereigene und allopathische Substanzen

Katalysatoren des Zitronensäurezyklus® (Heel)
1 Ampulle 1,1 ml enthält: Magnesium-Manganum-phosphoricum-Injeel, Natrium pyruvicum-Injeel, Natrium oxaloaceticum-Injeel, Acidum citricum-Injeel, Acidum cis aconiticum-Injeel, Baryum oxalsuccinicum-Injeel, Acidum α-ketoglutaricum-Injeel, Acidum succinicum-Injeel, Acidum fumaricum-Injeel, Acidum DL-malicum-Injeel.
Dosierung: 1 bis 2 Ampullen wöchentlich i.m., s.c., i.c.

Hydrotherapie

Kalte Arm- und Beingüsse, Kneippen
Der renale Kopfschmerz läßt sich besonders gut durch wechselnde Kalt- und Warmwasserreize in Form von feuchten Auflagen über die Schulter- und Nackenzone lindern (genaue Angaben s. S. 223 ff).

Orthomolekulare Therapie

Substigam®-Kapseln (Biomedica)
1 Kapsel enthält: Nachtkerzenöl, Weizenkeimöl, Leinöl, Sojaphosphatide, Magnesiumhydroxidcarbonat, D-α-Tocopherol (natürliches Vitamin E), Vitamin C, Niacin, Beta-Carotin, Pyridoxin (Vitamin B_6).
Dosierung: Zu Beginn 3 × 2 Kapseln täglich, nach 5 Wochen 2 × 2 Kapseln täglich zur Dauermedikation

Phytotherapie

Rp. Herb. Urticae 20 g, Herb. Solidaginis virgaureae 20 g, Fruct. Juniperi 30 g, Fruct. Petroselini 30 g.
D.S. 1 Eßlöffel dieser Mischung mit $^1/_4$ Liter kochendem Wasser übergießen, 15–20 Minuten ziehen lassen, 4–5 Tassen täglich trinken, 5 Tage lang

Pflanzliche Fertigpräparate

Haut- und Blutreinigungstee® (Infirmarius-Rovit)
100 g enthalten: Semen foenugraoci, Herba galagae, Herba viola tricolor, Radix liquiritiae, Thymus vulgaris, Folia juglans regiae, Herba violae odoratae, Cortex cynosbat.
Dosierung: 1 Eßlöffel Tee mit $^1/_4$ Liter kochendem Wasser aufgießen, ziehen lassen, 3–4 Tassen täglich, 3–5 Wochen lang, trinken.

Antinephrin M®-Tropfen (Hanosan)
100 g enthalten: Arctostaphylos uva-ursi Ø, Equisetum arvense Ø, Solidago virgaurea Ø, Phaseolus vulgaris, Betula pendula (Betula alba) Ø, Herniaria glabra Ø, Hypericum perforatum Ø, Artemisia absinthum Ø, Juniperus communis Ø.
Dosierung: 3 × täglich 20 Tropfen in etwas Wasser einnehmen

Nephroselect M (Dreluso)
100 g enthalten einen Extrakt aus: Betulae folium, Equiseti herba, Levistici radix, Ononidis radix, Solidaginis herba, Preßsaft aus Tropaeoli majus herba.
Dosierung: 2–3 × täglich einen Eßlöffel unverdünnt oder mit etwas Wasser einnehmen

Nephrubin®-Tee (Weber + Weber)
100 g enthalten: Apii graveolens radix, Betulae folium, Centaurii herba, Guaiaci lignum, Herniariae herba, Hippocastani flos, Orthosiphonis foliae, Petroselini fructus, Salicis cortex, Sambuci flos, Tiliae flos.
Dosierung: Morgens und abends je 1 Teelöffel oder 1 Teebeutel mit $^1/_4$ Liter kochendem Wasser aufgießen, 10 Minuten ziehen lassen. Den Tee möglichst heiß und in kleinen Schlucken trinken.

6.10 Kopfschmerzen bei Stoffwechselerkrankungen und Mangelsyndromen

Epidemiologie

Stoffwechselbedingte Kopfschmerzen werden durch funktionelle Störungen der inneren Organe, so durch Leber und Niere oder stoffwechselbedingte Krankheiten ausgelöst. An erster Stelle stehen hier alle Formen der Hypoglykämie. Vor allem bei jüngeren Frauen, die ihren Körper auffallend schlank und mager halten wollen, kommt es durch die stark reduzierte Nahrungsaufnahme, die sich teilweise am Rande einer Magersucht bewegen kann, zu einer künstlich provozierten Hypoglykämie. Vor diesem Hintergrund entstehen die oft beschriebenen Hungerkopfschmerzen, die sich durch die regelmäßige Unterversorgung zum Dauerkopfschmerz entwickeln können.

Bei pathologischen Funktionsstörungen der Nebennieren gehören Kopfschmerzen ebenfalls zu den eindeutigen Warnsymptomen. Stoffwechselstörungen führen bei etwa 10 % der Betroffenen zu Kopfschmerzen.

Schmerzqualität, Schmerzverlauf, Lokalisation

Die Schmerzsymptomatik ist stark von der jeweiligen Form der Stoffwechselerkrankung abhängig. So kann eine Hypoglykämie oder eine Funktionsstörung der Nebennieren zu migräneartigen Kopfschmerzen führen. Bei Vitamin- und Mineralmangelzuständen sind die Schmerzen ebenfalls stark und vor allem am Hinterkopf und Nacken lokalisiert.

Auslösende Faktoren

Verschiedene funktionelle Erkrankungen sowie diverse Mangelzustände an Mineralien und Spurenelementen können die Auslösung des Kopfschmerzes bewirken. Neben stoffwechselbelastenden Erkrankungen (Morbus Addison, Cushing-Syndrom, Diabetes mellitus, Hypoglykämie, Formen der Anämie sowie Hyperthyreose), kann auch der Mangel an Mineralien – vor allem an Kalzium, Kupfer und Zink – Kopfschmerzsymptome auslösen.

Pathophysiologie

Funktionelle Störungen. Eine zu geringe Produktion des Kortisolhormons in der Zona fasciculata, wie sie das Krankheitsbild des Morbus Addison beschreibt, kann starke und anhaltende Kopfschmerzen verursachen, ebenso das Cushing-Syndrom, bei dem die in den Nebennieren stattfindende Überproduktion von Kortisol zu Kopfschmerzen führen kann. Anämien verursachen, je nach Grad ihrer Ausprägung, sehr schnell Schmerzempfindungen im Bereich des Kopfes. Da es durch den Eisenmangel zu einer herabgesetzten Sauerstoffträger-Funktion der Erythrozyten kommt, wird eine Hypoxie ausgelöst, die sich vor allem in dem sensiblen Bereich der Gehirnareale bemerkbar macht. Auch eine Hypothyreose führt durch den verminderten Stoffwechselgrundumsatz zu Reizzuständen des Gefäßsystems, die kopfschmerzverursachend wirken.

Mangelzustände an Vitaminen und Spurenelementen. Die mangelnde Versorgung mit Mineralstoffen, Spurenelementen, Vitaminen und Aminosäuren führt über die Reduzierung des intrazellulären Stoffwechsels zu Kopfschmerzen. Zinkmangel, der die Leitungsfähigkeit einzelner Transmitterstoffe beeinträchtigt und somit Schmerzimpulse verstärkt, wirkt ebenso schmerzauslösend wie schmerzverursachend. Dies gilt auch für den Mangel an Selen und Kupfer.

Kalziummangelzustände, die tetanische Symptome verursachen, können zu Spannungszuständen der Gesichts- und Skelettmuskulatur sowie zu Muskelspasmen im Kopf- und

Gesichtsbereich führen. Durch die Komprimierung der Blutgefäße und Nervenstränge treten migräneartige Kopfschmerzen oder heftige, neuralgische Schmerzzustände, wie sie für die Trigeminusneuralgie bekannt sind, auf.

Unter den Aminosäuren sind in dieser Hinsicht ausreichende Mengenanteile von Cystein, dem essentiellen Isoleucin und dem Tryptophan wichtig. Kommt es bei diesen Aminosäuren zu Mangelzuständen, werden Aufbauprozesse einiger Vitamine der Vitamin-B-Gruppe, so von Vitamin B_1, Vitamin B_2 oder Vitamin B_6 sowie enzymatische Katalysen, gestört. Durch diese Behinderung zellkatalytischer Prozesse können sich Störeffekte beim elektrischen Transport von Schmerzimpulsen innerhalb der Nervenleitbahnen ausbilden.

Bei einzelnen Patienten kann es aber ebensogut zu einem Überschuß verschiedener Substanzen kommen. Unter den Spurenelementen gelten besonders folgende Stoffe, bei einer zu hohen Konzentration im Körper, als kopfschmerzaktiv: Aluminium, Blei, Kupfer, Nickel und Palladium. Hinsichtlich der Zahnfüllmasse Amalgam, die sich u.a. aus verschiedenen Metallen (Quecksilber, Zink, Zinn, Kupfer und Silber) zusammensetzt, muß von einem enorm hohen Vergiftungspotential ausgegangen werden.

Therapie

Akupunktur

Le 8

Das zeitgleiche Auftreten von Kopfschmerzen, Augenschmerzen, Hitzewallungen und Schlafstörungen kann durch diesen Leberpunkt gut therapiert werden.

Lage: Bei gebeugtem Knie am medialen Ende der Kniegelenksfalte, zwischen den Sehnen der Mm. semimembranosus und semitendinosus

Technik: Schräg und flach stechen

Lu 7

Der Punkt Lu 7 stärkt insgesamt die Yin-Kräfte. Seine Stimulation bewirkt eine Entspannung des Trigeminus- und Fazialisnervs sowie eine Verminderung der Migräneschmerzintensität. Auch plötzlich einschießende und kurz auftretende Schmerzen des Kopfbereichs lassen sich über diesen Reizpunkt positiv beeinflussen.

Lage: An der radialen Seite des Unterarms auf der Radialiskante, 1,5 cun proximal der Beugefalte des Handgelenks

Technik: Schräg und flach stechen

Lu 10

Dieser Punkt sollte gemeinsam mit Punkt Lu 7 akupunktiert werden, weil er sich mit ihm sehr gut ergänzt. Auch dieser Punkt deckt einen Teil der Migränesymptome ab und beeinflußt Schmerzzustände im Bereich der Schläfen und Stirn. Er beeinflußt auch kopfschmerzbegleitende nervöse Unruhezustände, Kreislaufstörungen und Herzsensationen.

Lage: Auf dem Daumenballen in der Mitte der ersten Metakarpale, an der Grenze zwischen „weißem" und „rotem" Fleisch

Technik: Schräg und flach stechen

Ma 8

Über den Punkt Ma 8 kann das Beschwerdebild einer Halbseitenmigräne sehr spezifisch und gezielt therapiert werden.

Lage: Im Stirnwinkel innerhalb der Haargrenze

Technik: Schräg und flach stechen

Ausleitungsmethoden

Baunscheidt-Verfahren

Die wirksamste Anwendungsart des Baunscheidt-Verfahrens bei chronischen Kopfschmerzen und Migräne liegt in einer Nadelung der Wirbelsäulensektoren. Hierzu werden etwa je 20 einzelne oberflächliche, unblutige Nadelungen in die beiden Bahnen rechts und links entlang der gesamten Wirbelsäule gesetzt.

Die oberflächliche Nadelreizung der WS-Muskulatur verbessert die Durchblutung im Kopf- und Nackenbereich und aktiviert die meist stagnierende Lymphflußgeschwindigkeit, was zu einer wesentlichen Linderung von Kopfschmerzen und Migräne führt (genaue Angaben s. S. 125).

Heilfasten

Für die Körperentschlackung ist die konsequente Null-Diät – bei Aufnahme von mindestens 3 Litern Flüssigkeit täglich – vorteilhaft. Diese soll mindestens 14 Tage durchgeführt werden. Für viele Patienten verträglicher ist die Tee-Saft-Fastenkur (genaue Angaben s. S.121ff).

Entspannungsmethoden

Atemtherapie

Durchführung und Training der widerstandslosen, langen Ausatmung und des Übergangs zum individuellen Einatmungsimpuls. Durch die so erreichte Zwerchfellentspannung soll dem Patienten die Entkrampfung der Gesamtmuskulatur ermöglicht werden.

Sitzungsdauer: 20 Minuten und Anleitung des Patienten zur häuslichen Selbstausführung der Übungen.

Biofeedback-Training

Bei Spannungs- oder Muskelkontraktionskopfschmerzen kommt es bei der Biofeedback-Methode besonders darauf an, die Muskelaktivität des Gesichtes, der Stirn (Frontalismuskel), der Schläfen sowie der Kopfhaut, des Nackens und hier besonders des Hinterhauptsbereiches zu reduzieren (genaue Angaben s. S. 183ff).

Autogenes Training

Über autosuggestive Mechanismen lassen sich verschiedene Organbereiche vegetativ beeinflussen. Wird das autogene Training zur Linderung und Ausschaltung von Kopfschmerzen eingesetzt, sollten in erster Linie Empfindungsübungen für den Bereich des Kopfes zur Anwendung kommen (genaue Angaben s. S. 180ff).

Homöopathie

Homöopathische Einzelmittel

Convallaria majalis – Maiglöckchen

Dumpfer und schwer empfundener Kopfschmerz, der von der Schädelmitte langsam zu den Schläfen zieht und von einer leicht erhöhten Körpertemperatur begleitet sein kann, erfordert die Behandlung mit Convallaria.

Dosierung: 3 × täglich 15 Tropfen oder 3 × täglich 2–3 Tabletten

Melilotus officinalis – Steinklee

Kongestive Schmerzen im Kopfbereich mit Druck über den Augenhöhlen bei gleichzeitig auffallender Gesichtsröte, die durch lokalen Blutandrang verursacht werden, verweisen auf Melilotus. Entlastende Ausscheidungsvorgänge des Körpers wie Menstruation, Erbrechen, Durchfälle oder auch Nasenbluten verringern oder beenden die Kopfschmerzen.

Dosierung: 3 × täglich 15 Tropfen oder 3 × täglich 2–3 Tabletten

Sanguinaria canadensis – kanadische Blutwurzel

Migräne, die durch helles Licht verschlechtert und nach Erbrechen von Galleschleim beendet wird, sind die typischen Kopfschmerzmodalitäten für Sanguinaria. Die Migräne beginnt in den Morgenstunden am Hinterkopf und setzt sich von dort über dem rechten Auge und an der rechten Schläfe fest. Die Schmerzen sind klopfend und kaum zu ertragen. Gleichzeitig können Magen-Darm-Beschwerden sowie ein starkes Wärmegefühl im Kopfbereich auftreten.

Dosierung: 3 × täglich 15 Tropfen oder 3 × täglich 2–3 Tabletten

Homöopathische Komplexmittel

Phönix-Phönomigral®-Tropfen (Phönix)
100 ml Tropfen enthalten: 8 ml wäßriges Destillat aus 350 mg Bolus alba mittels Acidum sulfuricum D2, Antimonium crudum D8, Argentum nitricum D5, Arnica e floribus D2, Calcium phosphoricum D8, wäßrige Lösung von Camphora, Chelidonium majus ex herbis D3; ethanolhaltiges Destillat aus Corallium rubrum, Kalium nitricum, Cuprum sulfuricum D4, Cyclamen D4, Helleborus viridis ex herbis D4, Mercurius sublimatus corrosivum D6, Hypericum ex herbis Ø = D1, Kalium nitricum D3, Plumbum aceticum D4, Tinctura Chinae, Plumbum aceticum D4, Tinctura Chinae, Sulfur D7, Valeriana Ø = D1; ethanolhaltiges Destillat aus Tatarus crudus, Zincum metallicum D8.
Dosierung: 3 × täglich 25 Tropfen

Homöopathische biochemische Substanzen

Kalium bichromicum – Kaliumdichromat
Typisch für Kalium bichromicum ist, daß der Kopfschmerz an einer eng umschriebenen Stelle (z.B. Schädelmitte, Stirn oder einer Schläfenseite) lokalisiert ist. Die Migräne kündigt sich am frühen Morgen durch ein Flimmerskotom an, um sich mit starkem Schwindelgefühl und stechenden Schläfenschmerzen fortzusetzen. Die Schmerzen steigern sich bis zur Tagesmitte und verschwinden gegen Abend.
Dosierung: 3 × täglich 15 Tropfen oder 3 × täglich 2–3 Tabletten

Zinkum metallicum – Zink
Stirnkopfschmerz mit einem heftigen, anhaltenden Druckgefühl über der Nasenwurzel. Dabei besteht eine auffällige innere Unruhe und Nervosität. Die Patienten können selbst auf minimalste Geräuschentwicklungen überempfindlich reagieren und machen insgesamt einen erschöpften Eindruck. Berührungen der Haut werden als unangenehm und schmerzhaft empfunden.

Dosierung: 3 × täglich 15 Tropfen oder 3 × täglich 2–3 Tabletten

Potenzierte körpereigene und allopathische Substanzen

ACTH Injeel® (Heel)
1 Ampulle (1,1 ml) enthält: ACTH-Injeel D12, D30, D200. ACTH-Injeel forte D8, D12, D30, D 200.
Dosierung: 1 bis 2 Ampullen wöchentlich i.m., s.c., i.c.

Ohrakupunktur

Leber 80
Besonders leber- und gallebedingte Migräneattacken reagieren schnell und anhaltend auf die Stimulation dieses Punktes.
Lage: Zwischen der Anthelixwand und dem Magenpunkt 56
Technik: Senkrecht und oberflächlich stechen

Okziput 62
Dieser Punkt erfaßt die besonders starken Kopfschmerzzustände bei Gesichtsneuralgien.
Lage: In der Scapha am hinteren Ansatz des Antitragus
Technik: Senkrecht und oberflächlich stechen

Orthomolekulare Therapie

Hochdosiertes Vitamin C, Eisen, Zink
Dosierung: Vitamin C: Täglich 300–500 mg
Eisen-(II)-Sulfat: Täglich 150–250 mg
Zink: Täglich 10–15 mg

Substigam®-Kapseln (Biomedica)
1 Kapsel enthält: Nachtkerzenöl, Weizenkeimöl, Leinöl, Sojaphosphatide, Magnesiumhydroxidcarbonat, D-α-Tocopherol (natürliches Vitamin E), Vitamin C, Niacin, Beta-Carotin, Pyridoxin (Vitamin B_6).
Dosierung: Zu Beginn 3 × 2 Kapseln täglich, nach 5 Wochen 2 × 2 Kapseln täglich zur Dauermedikation

Phytotherapie

Weidenrinden-Dekokt

1 Eßlöffel der Pflanzenteile für $^1/_4$ Liter Wasser verwenden. Die Pflanzenteile sollten dabei in das bereits kochende Wasser gegeben und abgedeckt mitgekocht werden. Die Wassermenge richtet sich immer nach dem Gewicht der zugegebenen Pflanzen. Der so gewonnene Dekokt wird durchgesiebt und ebenso wie ein Aufguß angewendet.
Anwendung: 3 Tassen täglich, 3–5 Wochen lang, trinken

Sauerstofftherapie

Etwa 2 Stunden vor der ersten Therapiesitzung sollte der Patient zur Verbesserung der organischen Sauerstoffverwertung 1–2 Tabletten Oxygenabund einnehmen

Oxygenabund Tabletten (Herbert)
Wirkstoffe: Thiaminchloridhydrochlorid (Vitamin B_1), Dipyridamol, Magnesiumorotat.

Sauerstoff
Flow-Menge: 6 Liter pro Minute
Inhalationszeit: 2 × wöchentlich 30 Minuten, 5 Wochen lang (genaue Angaben s. S. 283 ff).

6.11 Kopfschmerzen durch Elektrosmog

Kopfschmerzen, die auch nach eingehenden Untersuchungen keinen sicheren diagnostischen Hinweis auf organische Ursachen zulassen, können durch zu schwache und gestörte Energiekreisläufe des Körpers ausgelöst worden sein. Ein bekannter Schad- und Störfaktor für die körpereigenen Energien sind alle künstlich erzeugten elektromagnetischen Felder, die mittlerweile durch den Begriff „Elektrosmog" bekannt geworden sind. Immer neue, wissenschaftliche Studien belegen, daß von Stromleitungen, Elektrogeräten und Funkapparaturen starke elektromagnetische Felder ausgehen, die Gesundheitsschäden verursachen können. Zunehmend mehr Menschen reagieren sensibel auf Stromfelder und fühlen sich im unmittelbaren Umfeld von Elektroapparaturen und funkwellengesteuerten Geräten unwohl. Gleichzeitig mit der zunehmenden Anzahl der im Privat- und Arbeitsbereich verwendeten elektrischen Geräte, steigt die Gefahr der gesundheitlichen Schäden, die von den elektromagnetischen Wellen ausgehen, ständig mit.

> Chronische Kopfschmerzen zählen zu den frühesten Überlastungssymptomen, die der in seinem eigenen Energiekreislauf gestörte Körper aussendet.

Pathophysiologie

In den letzten Jahren wurden die technisch-physikalischen Untersuchungsmethoden über die Auswirkungen elektromagnetsicher Felder auf den menschlichen Organismus fortwährend verbessert. Durch gezielte Zellkulturversuche stellte sich heraus, daß einige Körperregionen und Organbereiche wesentlich strahlungssensibler und empfindlicher auf Elektrosmog reagieren als andere. Das gilt besonders für den gesamten Kopfbereich.
Elektrische Wellen beeinflussen selbst in geringer Stärke die **Zellteilung** und haben ein hohes Störpotential für das offene kybernetische Regelsystem des Körpers. Elektrische Magnetfelder behindern nachweislich **Aufbauvorgänge** des **Immunsystems,** die Rezeptoren der Zellmembranen, das Zellwachstum sowie die neurogenen Leitprozesse innerhalb des Gehirns und Hormonbildungsvorgänge des Körpers.
Der amerikanische Wissenschaftler Josef Kirschvink endeckte 1991 in Pasadena, USA, in den Gehirnen Verstorbener feine Mikrokristallverbindungen, die je nach Gehirnregion in einer Anzahl von 5–100 Millionen/g vorkamen. Die kristallinen Körper hatten

sich über eine Eisen-Sauerstoff-Verbindung zu Magnetit-Kristallen entwickelt. Verschiedene Forscher aus den USA sehen einen deutlichen Zusammenhang zwischen elektromagnetischen Feldern, der Ausbildung derartiger Mikrokristalle und der Entstehung von Gehirntumoren.

Der imponierendste Faktor für die kopfschmerzverursachende Wirkung der Stromfelder ist die Veränderung der Kalziumionen, die unter anderem für die Weiterleitung von Nervenreizimpulsen innerhalb des Gehirns zuständig sind. Der Neurologe Ross Adey aus Kalifornien, stellte durch langjährige, experimentelle Forschungen an Kalziumionen fest, daß diese sich durch elektromagnetische Felder besonders stark beeinflussen lassen, indem ihre antiphlogistische, antiallergische, gefäßabdichtende sowie spasmolytische Wirkung behindert oder aufgehoben wird.

Künstliche Strommagnetfelder verursachen auch eine spontane Hemmung der natürlichen Produktion von Melanin. Der Melaninspiegel kann dadurch im Einzelfall um bis zu 50% herabgesetzt werden und entsprechende Beschwerden, wie Störungen des Schlaf- und Wachrhythmus sowie Nervenirritationen auslösen. Durch diesen Melaninmangel und der ebenfalls durch Strom erzeugten Übersäuerung des Blutes, kommt es zu einer vermehrten Freisetzung **streßerzeugender Stickoxide** sowie ferner zu einer zunehmenden Sensibilisierung des Gesamtorganismus elektrischen Wellen gegenüber.

Der stromgeschädigte Patient

Viele Therapeuten begreifen die Auswirkung elektromagnetischer Wellen auf den menschlichen Organismus noch immer als einen zu vernachlässigenden Faktor. Dabei kann bereits eine im Vorfeld der Anamnese vom Patienten erstellte Auflistung der in seinem Privatbereich oder am Arbeitsplatz befindlichen elektrisch betriebenen Apparaturen und Geräte deutliche Hinweise auf eine diesbezügliche Überlastung geben. Sehr häufig haben die Patienten verschiedenste Elektrogebrauchsgeräte und ihre komplette Freizeit- und Unterhaltungselektronik aus Bequemlichkeitsgründen in unmittelbarer Nähe ihres Sitz- oder Schlafplatzes aufgestellt. Das können im einzelnen TV- und Videogeräte, Satellitenempfangsgeräte, Funktelefonanlagen (Handys), Anrufbeantworter, Telefaxgeräte, Musikanlagen, Personalcomputer oder Halogenlampen sowie die dazugehörigen, oft meterlangen Verkabelungen sein. Die von diesen Geräten ausgehenden elektromagnetischen Abstrahlungen können sehr hoch sein und den Körper erheblich belasten. Bei Patienten, die unter Kopfschmerzen unklarer Herkunft leiden und kaum auf eine Therapie erfolgreich ansprechen, ist es sinnvoll und notwendig, das Lebensumfeld auf mögliche elektrische Magnetstörfelder abzusuchen.

Häufig ist es von Vorteil, daß der Patient eine baubiologische Untersuchung vornehmen läßt, um die Stärke vorhandener Stromfelder festzustellen sowie Vorschläge für die Verringerung der elektrischen Störfelder ausarbeiten zu lassen. Sind die schädlichen Stromfelder ausgeschaltet, bestätigt sich der Verdacht durch den Rückgang der Kopfschmerzen meist sehr schnell. Auch die Reaktionsbereitschaft des Körpers verbessert sich in diesen Fällen schlagartig, so daß eine nachfolgende, abschließende Behandlung der Kopfschmerzen sehr erfolgreich sein kann.

Um den Elektrosmog möglichst gering zu halten, sollte auf folgendes geachtet werden:

- Der Schlafraum sollte weitestgehend von netzbetriebenen Geräten und Stromkabeln freigehalten werden.
- Notwendige Elektrogeräte möglichst nur an einer Stelle des Raumes aufstellen, um die Abstrahlung nicht im gesamten Raum zu verteilen.
- Besonders Ruheräume können und sollten durch die Montage von Netzfreischaltern, völlig von der Stromleitung abgeschaltet werden.

- Während der Nacht können Stehlampen, Halogenscheinwerfer oder andere Leuchtkörper durch das Herausziehen des Steckers vom Netz getrennt werden.
- Für Computer sollten grundsätzlich nur strahlungsarme Bildschirme der Schweden-Norm MPR-2 verwendet werden.
- Der Umgang mit Auto- und Funktelefonen, Funkarmbanduhren und Mikrowellenherden sollte entsprechend vorsichtig gehandhabt werden.

6.12 Kopfschmerzen bei Kindern

Epidemiologie

Die Zahl der Kinder, die ein- bis mehrmals monatlich unter starken, länger anhaltenden Kopfschmerzen leidet, ist vermutlich beinahe ebenso hoch wie die Zahl der erwachsenen Kopfschmerzpatienten. Leider liegen diesbezüglich keine statistischen Erhebungen für den gesamtdeutschen Raum vor, so daß hier die Ergebnisse einer 1962 von der Universität Uppsala (Schweden) durchgeführten Studie wiedergegeben werden sollen. Erfaßt wurden 9059 Kinder im Alter von 7 bis 15 Jahren. 41,4% der Kinder gaben an, niemals unter Kopfschmerzen zu leiden. Annähernd 60% der befragten Kinder hatten selten oder häufig Kopfschmerzen. Die Studie liegt mittlerweile 34 Jahre zurück und ihr gegenwärtiger Aussagewert ist deshalb als gering einzustufen.

Dennoch haben sich die Umweltbedingungen, unter denen unsere Kinder gegenwärtig leben müssen, seither eher verschlechtert und die Zahl der Schadfaktoren, die den jungen, sich entwickelnden Organismus belasten hat eher zugenommen. Rechnet man die ebenfalls gewachsenen psychosozialen Streßkomponenten, wie die täglich erzwungene Leistungs- und Lernbereitschaft hinzu, gewinnt man schnell den Eindruck einer eher erhöhten Kopfschmerzbereitschaft bei Kindern.

Schmerzqualität, Schmerzverlauf, Lokalisation

Bis die Eltern mit den unter Kopfschmerzen leidenden Kindern eine therapeutische Praxis aufsuchen, können erhebliche Zeiträume verstrichen sein. Kleinkinder im Alter von 3–7 Jahren sind sehr selten in der Lage, ihre Kopfschmerzen hartnäckig und eindringlich genug nach außen mitzuteilen. Einzelne stereotype Bewegungsabläufe und Tics, so z.B. häufiges Kopfschütteln, Kopfverrenkungen, Zukneifen der Augenlider, oder die Hände werden auf die Schläfe gedrückt, können statt dessen beobachtet werden, mit denen das Kind unbewußt versucht, den Kopfschmerz zu lindern. Erst bei stärkerer Schmerzintensität beginnen die meisten Kinder in diesem Alter sich ihrer Umgebung durch Jammern und Weinen mitzuteilen.

Kinder im Alter von 8 Jahren aufwärts haben bereits ein wesentlich ausgeprägteres Mitteilungsbedürfnis, so daß sie körperliche Schmerzzustände genauer lokalisieren und beschreiben können. Problematisch kann bei ihnen jedoch die altersgemäß **erhöhte Schmerzschwelle** sein, die dafür sorgt, daß die Empfindung Kopfschmerz relativ spät wahrgenommen wird. Dazu kommt, daß je nach der natürlichen Veranlagung des Kindes, Ablenkungen wie Spielen, Herumtollen und Fernsehschauen gesucht werden, um die Schmerzwahrnehmung zeitweise zu verdrängen oder abzuschalten. Dieser biologisch angelegte Schutzmechanismus kann in diesen Fällen den Kopfschmerz mitunter über Monate und Jahre erhalten, in denen es weder zu einer Untersuchung noch zu einer Behandlung kommt. Hier sind die Begriffe „Schulkopfschmerz" und „Streßbauchschmerzen" angesiedelt, die mitunter ein dramatisches, klinisches Bild bieten können.

Es kann hier zu pochenden, sehr starken Kopfschmerzen und kolikartigen Bauchkrämpfen kommen, die in der Praxis bei der differentialdiagnostischen Abgrenzung Probleme machen.

Ein wesentliches Merkmal dieser psychisch bedingten Kopf- und Bauchschmerzen bei Kindern ist die Tatsache, daß sie eher selten und kurzfristig auftreten und daß sie meist im Zusammenhang mit unmittelbar zurückliegenden Streßerlebnissen stehen.
Grundsätzlich sollten Eltern und Kinder bei der Anamnese vom Therapeuten deshalb besonders gründlich nach den genauen Kopfschmerzmodalitäten befragt werden. Kinder und Jugendliche leiden in der Mehrzahl an psychisch bedingten Kopfschmerzen, die von gastrointestinalen Beschwerden begleitet werden. Es kommt vor, daß diese Schmerzzustände regelmäßiger auftreten, weil das betreffende Kind innerhalb der Familie oder der Schule in einer anhaltenden Belastungs- und Streßsituation lebt oder leben muß. Dennoch reagieren diese Beschwerden sehr gut auf eine mentale Beruhigung und einfühlsame psychotherapeutische Gesprächsführung.

Auslösende Faktoren

Nicht selten werden Kopfschmerzen bei Kindern auch durch **Nahrungsmittelunverträglichkeiten** ausgelöst. Hier sollten im Einzelfall, um das Allergen identifizieren und ausschalten zu können, geeignete Testverfahren wie der Bioresonanztest zur Anwendung kommen.
Was organisch verursachte Kopfschmerzformen bei Kindern betrifft, sollte die gleiche Sorgfaltspflicht und die gleichen Diagnosemethoden wie bei Erwachsenen zur Befunderhebung zur Anwendung kommen.

Pathophysiologie

Grundsätzlich können bei Kindern alle bisher bekannten Kopfschmerzformen vorkommen. Auch wenn die psychosomatische Schmerzkomponente bei Kindern und Jugendlichen häufig dominiert, können hier durchaus rein organisch-funktionelle Auslösefaktoren für Kopfschmerzen und Migräne angenommen und festgestellt werden.
Die Kopfschmerzformen bei Kindern entwickeln sich häufig schrittweise und zeigen große Unterschiede hinsichtlich der Dauer und Intensität der Schmerzen. Nicht selten kommt es bei Jugendlichen lediglich in Zeitabständen von 1–3 Monaten zu jeweils einer heftigen, mehrere Tage andauernden Schmerzattacke.

Diagnose

Zur Diagnoseerhebung bei Kindern mit Kopfschmerzen sollten die Aussagen der Eltern oder einer dem Kind vertrauten Bezugsperson möglichst miteinbezogen werden. Über das gründliche und sorgfältige anamnestische Gespräch können in diesen Fällen viele bis dahin unbeachtete, jedoch wichtige, individuelle Schmerzmodalitäten aufgedeckt werden. Diagnostische Hinweise müssen hier sorgfältig und gewissenhaft abgeklärt oder erhärtet werden.

Therapie

Die für den Einzelfall sinnvollsten Behandlungsmethoden müssen der jeweils diagnostizierten Kopfschmerzform des Kindes entsprechend festgelegt und bestimmt werden.
Grundsätzlich sollten folgende Therapiemethoden mit in das Behandlungskonzept bei Kindern einfließen:

Entspannungsmethoden

Atemtherapie
Durchführung und Training der widerstandslosen, langen Ausatmung und des Übergangs zum individuellen Einatmungsimpuls. Durch die so erreichte Zwerchfellentspannung soll dem Patienten die Entkrampfung der Gesamtmuskulatur ermöglicht werden.
Sitzungsdauer: 20 Minuten und Anleitung des Patienten zur häuslichen Selbstausführung der Übungen.

Homöopathie

Homöopathische Einzelmittel

Calcium carbonicum – Austernschalenkalk

Calcium carbonicum ist ein wichtiges Mittel für Kinder, die ruhig und zurückgezogen sind, sich eher spät entwickeln und ständig erkältet sind. Die katarrhalischen Kopfschmerzen werden durch kaltes, nasses Wetter sowie durch körperliche Anstrengung verursacht. Charakteristisch für das Mittel sind Kopfschweiße am Hinterkopf und Nacken sowie chronische Verstopfung, die jedoch keine Beschwerden verursacht.

Calcium phosphoricum – Kalziumphosphat

Calcium phosphoricum ist angezeigt bei Schulkopfschmerzen bei Kindern, die aufgrund Unzufriedenheit und Langeweile nach ständiger Abwechslung suchen. Der Kopfschmerz ist entlang der Schädelnähte lokalisiert und verschlechtert sich durch Wetterwechsel.

Silicea – Siliziumdioxid

Bei Kopfschmerzen, die durch Kälte und Zugluft ausgelöst werden, die im Hinterkopf beginnen und sich verschlechtern, sobald der Kopf nicht bedeckt ist, ist Silicea angezeigt. Auch bei Kindern, die oft erkältet, nachgiebig und leicht entmutigt sind, ist Silicea oft das Mittel der Wahl.

Psychotherapie

Der Therapeut muß dem Kind neue Perspektiven in bezug auf die Schmerzbekämpfung eröffnen und ihm verschiedene Bewältigungsstrategien anbieten, mit denen es seine Kopfschmerzen im wahrsten Sinne des Wortes „besiegen" kann. Dabei sollte es nicht nur um eine rein psychologische Intervention gehen, sondern auch um physiotherapeutische Möglichkeiten.
Durch den Verbund von psychischer Stärkung und Betreuung, Entspannungstechniken und organisch ausgerichteten Heilmethoden, wird dem jungen Patienten eine sehr wirksame Möglichkeit der Schmerzbekämpfung angeboten.

6.13 Kopfschmerzen und Migräne bei hormoneller Dysregulation

Epidemiologie

Veränderte, instabile Verhältnisse innerhalb des endokrinen Regelsystems sind ein wichtiger Faktor für die Auslösung von Kopfschmerzen und Migräne. In den meisten Fällen treten Hormonveränderungen und die dadurch ausgelösten Kopfschmerzen nur kurzfristig und in leichterer Form auf, bis sich das hormonelle System wieder selbständig ausgeglichen hat. Durch spezielle Erkrankungen oder durch den biologisch bedingten Alterungsprozeß kann eine langfristige Dysregulation der jeweils betroffenen Hormonsysteme in Gang gesetzt werden, die den Kopfschmerz als Ausweich- und Störungssignal entwickelt.

Störungen der endokrinen Funktionen liegen bei etwa 6% aller Kopfschmerzpatienten vor.

Schmerzqualität, Schmerzverlauf, Lokalisation

Vor allem leichtere, migräneartige Kopfschmerzen, die von Stimmungs- und Gemütsveränderungen, von Depressionen, Antriebslosigkeit oder reizbaren und aggressiven Verhaltensweisen begleitet werden, kennzeichnen die hormonell bedingten Kopfschmerzen. Die Schmerzqualität wird von den Patienten sehr unterschiedlich eingestuft und reicht von „schneidend und tief", über „dumpf und hart", bis zu „leicht – aber schwer erträglich".

Der hormonelle Kopfschmerz tritt weniger permanent auf und stellt sich in einem gewissen Rhythmus ein, der von den einzelnen Produktionsintervallen der Hormone vorgegeben wird.

Der Schmerz wird von den betroffenen Patienten als „spontan auftretend" beschrieben und kann entsprechende Schmerzerwartungsängste provozieren. Die Schmerzintensität wird völlig individuell empfunden und richtet sich überwiegend nach den Fehlmengen oder Überproduktionen der einzelnen Hormone. Die Kopfschmerzen sind vorrangig im Kopf- und Nackenbereich lokalisiert. Am eindeutigsten zeigen sich hormonelle Störungen und damit verbundene Schmerzen im Kopf- und Nackenbereich bei gynäkologischen Erkrankungen, Schilddrüsenfunktionsstörungen, Nebennierenerkrankungen, Diabetes mellitus oder Hypophysendysfunktionen. Es gibt auch viele getarnte, latente Veränderungen im hormonellen System des Körpers, die bei der Anwendung von Hormontestverfahren unauffällig bleiben.

Auslösende Faktoren

Die Ätiologien latenter Hormonstörungen sind nicht grundsätzlich krankheitsbedingt. So können psychosozialer Streß, Umweltfaktoren oder auch rein biologische Abläufe, wie Alterungsprozesse und das Klimakterium der Frau oder das Klimakterium virilis des Mannes, über endokrine Störungen zu Kopfschmerzen führen. Auch die prämenstruelle Migräne bei Frauen gehört in diese Kategorie.

Pathophysiologie

Liegen ausgeprägte, manifeste Hormonstörungen vor, bringen die Patienten eine bereits mehrfach bestätigte Diagnose in die Naturheilpraxis mit, so daß dem Therapeuten eine Richtung für seine eigene Befunderhebung vorgegeben sein kann. In allen anderen Fällen, muß er die jeweiligen hormonellen Störfaktoren besonders gründlich aufdecken, um die Wechselwirkung von Kopfschmerzen und Hormonen beeinflussen zu können.

Ein Schwerpunkt sind in diesem Sinne z.B. entwicklungsbedingte Störungen der geschlechtsspezifischen Hormonproduktion. Auch hier verursachen bereits geringe, klinisch kaum zu erfassende, hormonelle Schwankungen entsprechende Symptomatiken, unter denen der Kopfschmerz einen wesentlichen Anteil hat.

Diagnose

Die Anordnung eines **Hormon-Blut-Status** führt in der Regel zu einem sicheren Befund. Doch viele der latenten hormonellen Störungen sind gringfügig und treten sporadisch auf, so daß sie sich laboranalytisch selten erfassen lassen. Hormonrelevante, kopfschmerzbegleitende Symptomatiken – Schweißausbrüche, Haarausfall, Dermatosen, mangelnde Libido, Schlafstörungen sowie Depressionen – weisen auf den hormonell verursachten Kopfschmerz hin.

Therapie
Akupunktur

Gb 2

Mit dem Punkt Gb 2 lassen sich Migräne, Irritationen des Fazialisnervs, menstruationsbedingte Kopfschmerzen sowie hepatogene Kopfschmerzen behandeln. Auch Schmerzzustände des Oberkiefers sind günstig zu beeinflussen.

Lage: Bei geöffnetem Mund in einer Mulde, hinter dem Kondylus der Mandibula

Technik: Schräg und flach stechen

Ma 29

Bei weiblichen Patienten, die an unterleibsbedingten Kopfschmerzen leiden, sollte dieser wichtige Reizpunkt des Magenmeridians immer mit akupunktiert werden. Über ihn lassen sich Migräne und Kopfschmerzen, die durch Beckenstauungen, Adnexitis, Ovarialzysten oder unspezifische Unterleibsaffektionen verursacht werden, positiv beeinflussen.

Lage: 4 cun unterhalb des Nabels, 2 cun lateral der Mittellinie
Technik: Schräg und flach stechen

MP 10
Migränoide Kopfschmerzformen bei Frauen, die als Überlastungsreaktion auf gestörte Abläufe im gynäkologischen Bereich entstanden sind, lassen sich unterstützt von weiteren Behandlungsmethoden auch über eine Akupunktur wirkungsvoll therapieren. Der Punkt MP 10 hat einen sehr engen Bezug zu Erkrankungen und Fehlfunktionen des weiblichen Unterleibs (Adnexitis, Endometritis, Unterleibszysten und Myome, Störungen der Regelblutung oder Uterusspasmen).
Lage: 2 Querfinger oberhalb vom medialen Oberrand der Patella
Technik: Senkrecht stechen

Entspannungsmethoden

Autogenes Training
Über autosuggestive Mechanismen lassen sich verschiedene Organbereiche vegetativ beeinflussen. Wird das autogene Training zur Linderung und Ausschaltung von Kopfschmerzen eingesetzt, sollten in erster Linie Empfindungsübungen für den Bereich des Kopfes zur Anwendung kommen (genaue Angaben s. S. 180 ff).

Yoga
Yoga-Übung 1: Toter Mann, Yoga-Übung 2: Wechselatmung, Yoga-Übung 5: Demutshaltung (genauere Angaben s. S. 185 ff).

Homöopathie

Homöopathische Einzelmittel

Cocculus anamirta – Kockelskörner
Migränekopfschmerzen, die mit Schwindel, Übelkeit und Erbrechen (Ménière-Krankheit) verbunden sind, werden durch Cocculus günstig beeinflußt. Es kann gleichzeitig ein Gefühl der Abgeschlagenheit und Leere bestehen.
Dosierung: 3 × täglich 15 Tropfen oder 3 × täglich 2–3 Tabletten

Damiana turnera – Lustkraut
Migräneartige Kopfschmerzen bei gleichzeitiger Nervenschwäche und Impotenz oder Frigidität. Bei Kopfschmerzen und gleichzeitig bestehender Unterfunktionen der Sexualorgane ist Damiana besonders wirksam.
Dosierung: 3 × täglich 15 Tropfen oder 3 × täglich 2–3 Tabletten

Gelsemium sempervirens – wilder Jasmin
Prämenstruelle migräneartige Kopfschmerzen mit Sehstörungen und Erbrechen, verlangen Gelsemium, vor allem, wenn die Kopfschmerzen bandförmig empfunden werden und mit großer körperlicher Schwäche einhergehen. Besonders nach dem Harnlassen verringern sich die Schmerzen.
Dosierung: 3 × täglich 15 Tropfen oder 3 × täglich 2–3 Tabletten

Helonias dioica – falsche Eichhornwurzel
Pulsierende Kopfschmerzen, die sich aus einer Depression heraus entwickeln, und mit einem Lähmungsgefühl der Rückenmuskulatur einhergehen können, verlangen nach Helonias. Vor allem Frauen, die ein Gefühl von Schwäche im Kreuz und Becken haben und ihre „Gebärmutter ständig fühlen", sprechen auf das Mittel an. Die Kopfschmerzen werden durch Beschäftigung und Ablenkung gebessert.
Dosierung: 3 × täglich 15 Tropfen oder 3 × täglich 2–3 Tabletten

Lachesis – Buschmeisterschlange
Lachesis ist angezeigt bei hormonell bedingten und bei klimakterischen Beschwerden und hat einen günstigen Einfluß auf linksseitig auftretende Kopfschmerzen, die durch Schlaf, Hitze und Druck schlechter werden. Alle Absonderungen hingegen (Schnupfen, Menstruation) lindern die Kopfschmerzen.
Dosierung: 3 × täglich 15 Tropfen oder 3 × täglich 2–3 Tabletten

Melilotus officinalis – Steinklee
Kongestive Schmerzen im Kopfbereich mit Druck über den Augenhöhlen bei gleichzeitig auffallender Gesichtsröte, die durch lokalen Blutandrang verursacht werden, verweisen auf Melilotus. Entlastende Ausscheidungsvorgänge des Körpers wie Menstruation, Erbrechen, Durchfälle oder auch Nasenbluten verringern oder beenden die Kopfschmerzen.
Dosierung: 3 × täglich 15 Tropfen oder 3 × täglich 2–3 Tabletten

Homöopathische Komplexmittel

Hanoalgyn®-Tropfen (Hanosan)
100 g enthalten: Aletris farinosa Ø, Lilium tigrinum Ø, Thuja occidentalis D1, Aurum chloratum D1, Gelsemium sempervirens D1, Helonias diocia D2, Hydrastis canadensis D2, Cimicifuga racemosa D5, Calcium fluoratum D8, Sepia officinalis D8.
Dosierung: 3 × täglich 15 Tropfen. Bei akuten Kopfschmerzen bis zu 5 × täglich 10 Tropfen

Unotex® N feminin – Tropfen und Dragees (Bilgast)
100 g Tropfen enthalten: Gelsemium Ø, Spigelia D1, Iris Ø, Cyclamen Ø, Cimicifuga Ø, Pulsatilla D8.
Dosierung: 3 × täglich 1o Tropfen oder 3 × täglich 2 Dragees lutschen

Unotex® N masculin Tropfen und Dragees
100 g Tropfen enthalten: Gelsemium Ø, Spigelia D1, Iris Ø, Nux vomica D5, Digitalis Ø.
Dosierung: 3 × täglich 10 Tropfen oder 3 × täglich 2 Dragees lutschen

Homöopathische biochemische Substanzen

Selenium – Selen
Periodisch – über dem linken Auge – auftretende Kopfschmerzen, die sich öfter aus dem Nachtschlaf heraus entwickeln, kennzeichnen den Selenium-Kopfschmerz. Es besteht gleichzeitig nervliche Erschöpfung und kurzzeitiger Geruchsverlust. Charakteristisch für Selenium ist die Überreizung des vegetativen Nervensystems.
Dosierung: 3 × täglich 15 Tropfen oder 3 × täglich 2–3 Tabletten

Zinkum metallicum – Zink
Stirnkopfschmerz mit einem heftigen, anhaltenden Druckgefühl über der Nasenwurzel. Dabei besteht eine auffällige innere Unruhe und Nervosität. Die Patienten können selbst auf minimalste Geräuschentwicklungen überempfindlich reagieren und machen insgesamt einen erschöpften Eindruck. Berührungen der Haut werden als unangenehm und schmerzhaft empfunden.
Dosierung: 3 × täglich 15 Tropfen oder 3 × täglich 2–3 Tabletten

Potenzierte körpereigene und allopathische Substanzen

ACTH Injeel® (Heel)
1 Ampulle (1,1 ml) enthält: ACTH-Injeel D12, D30, D200. ACTH-Injeel forte D8, D12, D30, D200.
Dosierung: 1 bis 2 Ampullen wöchentlich i.m., s.c., i.c.

Hydrotherapie

Warme Kompressen auf den Nacken- und Schulterbereich
Ein ca. 50 × 30 cm großes Tuch wird in etwa 40 °C warmes Wasser getaucht, tropffrei ausgedrückt und über beide Schultern gelegt. Ein zweites Tuch wird aufgelegt. Die Anwendung kann mehrmals wiederholt und sollte jeweils 10 Minuten durchgeführt werden (genaue Angaben s. S. 221ff).

Kalte Armbäder
Der Patient legt einen oder beide Arme in eine mit kaltem Wasser gefüllte Armbadewanne oder in ein genügend großes Waschbecken (genaue Angaben s. S. 224).

Massage- und Reflexzonentherapie

Kopfreflexzonen
Die therapeutisch relevanten Segmente liegen im Bereich der hinteren Schädelhälfte und der gesamten Nackenmuskulatur. Der obere, beidseitige Schulterbereich wird in die Reflexmassage des Kopfes miteinbezogen (genaue Angaben s. S. 246).

Fußreflexzonen
Druckdolente Reflexstellen des Fußes sollten vorrangig behandelt werden, da durch die Massage „schmerzaktiver" Zonen die beste Wirkung erzielt wird (genaue Angaben s. S. 250f).

Ohrakupunktur

Uterus 55
Die prämenstruelle, aber auch jede andere mit dem Unterleib in Verbindung stehende Migräne, läßt sich mit diesem Punkt sehr wirksam behandeln. Auch Kopfschmerzen, die sich trotz ihrer migränoiden Züge nicht eindeutig einer Migräne zuordnen lassen, gehören zu dem Indikationsfeld des Punktes Uterus 55.

Lage: In der Helixrinne auf der Höhe der Fossa triangularis
Technik: Senkrecht und oberflächlich stechen

Gonadotropinhormon 63
Der Punkt, der in der chinesischen Akupunktur unter der Bezeichnung „Auge II" bekannt ist, eignet sich hervorragend für die Therapie der hormonell bedingten oder auch klimakterischen Migräne. Er gilt als verläßlicher Regulant und Superpunkt des Genitalsystems und eignet sich auch zur Behandlung anderer migräneartiger Kopfschmerzen, die einen Bezug zu urogenitalen Funktionsstörungen haben.

Lage: Am hinteren, unteren Rand der Incisura intertragica
Technik: Senkrecht und oberflächlich stechen

Orthomolekulare Therapie

Aminosäuren
Das Präparat sollte die Aminosäuren Isoleucin, Cystein und Arginin enthalten.
Dosierung: Täglich sollen etwa 70 mg pro Aminosäure eingenommen werden.

Molybdän
Das Spurenelement Molybdän ist für alle lebenswichtigen Vorgänge des Körpers unentbehrlich und muß diesem regelmäßig zugeführt werden. Molybdän ist ein unverzichtbarer Enzymanteil und bestimmt damit auch ganz wesentlich die endokrinen Zellsynthesen mit. Hormonelle Regulationsstörungen können deshalb mit diesem Spurenelement sehr wirksam therapiert und einreguliert werden.
Dosierung: Täglich etwa 500 µg

Substigam®-Kapseln (Biomedica)
1 Kapsel enthält: Nachtkerzenöl, Weizenkeimöl, Leinöl, Sojaphosphatide, Magnesiumhydroxidcarbonat, D-α-Tocopherol (natürliches Vitamin E), Vitamin C, Niacin, Beta-Carotin, Pyridoxin (Vitamin B_6).
Dosierung: Zu Beginn 3 × 2 Kapseln täglich, nach 5 Wochen 2 × 2 Kapseln täglich zur Dauermedikation

ANAMNESE, DIAGNOSTIK UND BEHANDLUNGSPLANUNG

7 ANAMNESE

Um eine sichere Kopfschmerzdiagnose stellen zu können, ist die Erhebung der Krankheitsvorgeschichte unabdingbar. Eine sorgfältig erhobene Anamnese ist die primäre Basis sowohl für die Differentialdiagnose als auch wesentliche Grundlage für die Entwicklung eines optimalen Therapiekonzepts. Durch das entspannte und ohne Zeitdruck geführte anamnestische Gespräch, kann der Therapeut für die Diagnose und Behandlung verwertbare Informationen erhalten. Das Gespräch mit dem Kopfschmerzpatienten kann mehr Aufschluß über sein Leiden geben, als eine zu schnell angesetzte körperliche Untersuchung. Denn vor allem bei Kopfschmerz- und Migränepatienten lassen sich selten auffällige Laborwerte oder körperliche Auffälligkeiten feststellen, obwohl im Einzelfall bereits seit Jahren Kopfschmerzen bestehen. Eine Tatsache, die das eigentliche Phänomen vieler Kopfschmerzformen ausmacht.

Um herauszufinden, in welche Kategorie die Kopfschmerzen des einzelnen Patienten gehören, sollte der Therapeut gezielt vorgehen, indem er einen weitestgehend standardisierten Fragenkatalog anwendet. Spontane und zu richtungslose Fragen schaffen schnell ein verwirrendes Labyrinth von Antworten und Fakten, das die Befunderhebung und Vorgabe der Behandlungsrichtung erschwert und behindert.

7.1 Fragen zur Kopfschmerzanamnese

Diese Fragen können als eine Art Leitfaden für das anamnestische Gespräch genutzt oder in einer anderen, individuell abgeänderten Reihenfolge gestellt werden. Die übliche Erfassung der persönlichen Patientendaten (Alter, familiäre Situation, bisherige Krankengeschichte und so weiter) sollte dem kopfschmerzspezifischen anamnestischen Gespräch jedoch vorausgehen.

Allgemeine Fragen

- Leiden Sie gleichzeitig an verschiedenen Arten von Kopfschmerzen?
- Wann haben Sie wegen der Kopfschmerzen das erste Mal medizinische Hilfe benötigt?
  Wichtig kann hierbei sein, ob zeitgleich ein physisches oder psychosoziales Ereignis stattfand. Wenn ja, sollten Einzelheiten abgefragt werden und differenziert geklärt werden, ob die Kopfschmerzen schon vor diesem Zeitpunkt bestanden.
- In welcher Weise haben sich Ihre Kopfschmerzen bis zum gegenwärtigen Zeitpunkt entwickelt?
  - Traten die Schmerzen früher stärker und häufiger oder schwächer und seltener auf?
  - Lagen zu diesem Zeitpunkt körperliche Erkrankungen oder seelische Spannungszustände vor?
  - Gab es in der zurückliegenden Zeit kopfschmerzfreie Phasen?
  - Welche Diagnoseverfahren und Therapien wurden bisher durchgeführt?
  - Nennen Sie die für Ihre Kopfschmerzen bisher gestellten Diagnosen!

- Wie würden Sie Ihre Kopfschmerzen beschreiben?
  - An welchem Bereich des Kopfes beginnen die Schmerzen und wie entwickeln sie sich weiter?
  - Schildern Sie Ihre Gedanken, Empfindungen und Wahrnehmungen, die Sie während der Kopfschmerzen haben?
  - Über welchen Zeitraum halten die Kopfschmerzen an?
  - Kennen Sie Anwendungen, die Ihre Schmerzen lindern?
  - Wodurch verschlimmern sich die Schmerzen?
  - Welche körperlichen Symptome begleiten die Kopfschmerzen?
  - Sehen Sie einen Zusammenhang zwischen Ihren Kopfschmerzen und anderen körperlichen Vorgängen (Menstruationszyklus, Fieber, Erschöpfung)?
  - Sind die Schmerzen von einer bestimmten Tageszeit abhängig?
  - Spüren Sie körperliche oder seelische Mißempfindungen, die den Kopfschmerz ankündigen?
  - Welche körperlichen Vorgänge oder psychischen Veränderungen können Ihre Kopfschmerzen auslösen?
  - Welche Empfindungen haben Sie, wenn sich ein Kopfschmerzanfall ankündigt?
- Wie verhalten Sie sich, wenn Sie Kopfschmerzen haben?
  - Nehmen Sie Schmerztabletten ein?
  - Können Sie aufgrund der Kopfschmerzen bestimmten Pflichten manchmal nicht nachkommen (Beruf, Familie, Gesellschaft)?
- Wie reagieren Ihr Partner/Ihre Partnerin, Ihre Kinder, Ihre Freunde oder Kollegen auf Ihre Kopfschmerzen?
  - Vermissen Sie Verständnis und Mitgefühl?
  - Wird Ihr Leiden von anderen akzeptiert?
- Leidet außer Ihnen noch jemand aus Ihrer Familie unter Kopfschmerzen?
  - Wenn ja, welche Art von Kopfschmerzen sind oder waren das?
- Wie würden Sie die Beziehung zu Ihrem Partner, zu Ihrer Familie, zu Ihren Freunden und Bekannten und zu ihrer Arbeit beschreiben?
  - Gibt es Dauerkonflikte oder Probleme in diesen Beziehungen?
  - Verstärken Streit und Probleme ihre Kopfschmerzen?
  - Fühlen Sie sich durch irgend etwas belastet oder bedroht?
- Haben Sie öfter Depressionen oder leiden Sie unter Stimmungsschwankungen?
  - Sehen Sie eine Verbindung zwischen Ihren Kopfschmerzen und Ihrer psychischen Stimmungslage oder umgekehrt?
- Haben Sie jemals Geschehnisse gehört oder gesehen, die andere anwesende Menschen nicht wahrgenommen haben?
- Schätzen Sie Ihr Bedürfnis nach Schlaf als normal, übersteigert oder zu gering ein?
  - Ist Ihr Schlaf tief und intensiv?
  - Schlafen Sie nachts durch?
  - Wie oft haben Sie Alpträume?
- Waren Sie schon einmal in psychologischer Behandlung? Wenn ja, aus welchem Grund?
- Üben Sie bestimmte Sportarten aus?
- Wie sind Ihre Trinkgewohnheiten in bezug auf Alkohol? Hatten oder haben Sie oder Ihr Partner ein Alkoholproblem?
- Rauchen Sie oder haben Sie früher geraucht? Raucht Ihr Partner, ein Familienmitglied oder Arbeitskollege während Ihrer Anwesenheit?
- Haben oder hatten Sie in letzter Zeit irgendwelche körperlichen Beschwerden? Hier sollten einzelne Möglichkeiten gezielt abgefragt werden: zum Beispiel Augenschmerzen, Ohrenbeschwerden, Neuralgien, Allergien oder Wirbelsäulenbeschwerden. Eventuell müssen hier Verbindungen mit Hilfe des Patienten aufgedeckt werden.
- Nehmen Sie Medikamente ein?
  - Wenn ja, welche sind verordnet und welche selbständig gekauft worden?
  - In welcher Weise lindern sie Ihre Kopfschmerzen oder sonstige Beschwerden?

Nach dem in dieser Art durchgeführten anamnestischen Gespräch hat der Therapeut verwertbare Aussagen und Informationen über die Kopfschmerzen vom Patienten erhalten. Auch dem Patienten selbst können durch die Erläuterung dieser Fragen einige, bisher verdeckte Abläufe seiner zurückliegenden Krankengeschichte bewußt werden, was für den Verlauf des bevorstehenden ersten Behandlungszyklus von Vorteil sein kann.

Zwischen Therapeut und Patient hat sich zu diesem Zeitpunkt der Anamnese eine erste Vertrauensbasis aufgebaut, die beide zu einem Team werden läßt. Zugleich kann sich beim Patienten eine größere Toleranz und Geduld den eventuell bevorstehenden therapeutischen Mißerfolgen gegenüber aufbauen. Diese Haltung kann die Behandlung postiv beeinflussen.

Es empfiehlt sich, über diesen Fragenkatalog hinaus, weitere, persönlich formulierte Fragen zu stellen, die die bisherigen Informationen kanalisieren und noch besser verwertbar machen: Dies gilt vor allem für die individuellen und detaillierten Kopfschmerzmodalitäten. Der Therapeut kann hier nach spezifischen, diagnostischen Kriterien vorgehen, mit der die wesentlichsten und häufigsten Kopfschmerzformen, wie z.B. die Migräne, der Spannungskopfschmerz, der Cluster-Kopfschmerz im Vorfeld erfaßt werden.

Kopfschmerzspezifische Fragen

- Migräne:
  - Kommt es mindestens einmal monatlich zu einem Kopfschmerzanfall? Drei weitere Begleitsymptome können das Vorliegen einer Migräne bestätigen.
  - Wird der Kopfschmerz oft halbseitig empfunden?
  - Setzen die Schmerzen plötzlich und überraschend ein?
  - Kommt es während der Kopfschmerzen zu Übelkeit oder Erbrechen?
  - Tritt der Kopfschmerz rhythmisch und pulsierend auf?
  - Besteht eine Lichtempfindlichkeit oder Sehfeldstörung der Augen während der Kopfschmerzen?
  - Kommt es zu Wahrnehmungsstörungen, Mißempfindungen oder Sprachstörungen in Verbindung mit den Kopfschmerzen?
- Spannungs- oder Muskelkontraktionskopfschmerz:
  - Kommt es bis zu drei Schmerzanfällen pro Woche? Zwei weitere Begleitsymptome können das Vorliegen des Spannungskopfschmerzes bestätigen.
  - Beginnt der Schmerz im Nacken und Hinterhauptsbereich?
  - Wird er beidseitig und am gesamten Schädel empfunden?
  - Verursacht der Kopfschmerz ein eher bandförmiges Spannungs- oder Druckgefühl des Kopfes?
  - Wird der Kopfschmerz als dumpf und lange anhaltend beschrieben?
- Mischform aus Migräne- und Spannungskopfschmerz:
  - Treten Symptome beider Kopfschmerzformen gleichzeitig auf?
  - Liegt einmal die Migränesymptomatik und ein anderes Mal die Symptomatik des Spannungskopfschmerzes vor?
- Cluster-Kopfschmerz:
  - Tritt der Kopfschmerz gehäuft nachts, während des Schlafs, auf?
  - Beginnen die Schmerzanfälle nach dem Genuß alkoholischer Getränke?
  - Kommt es auf der schmerzenden Gesichtshälfte zu einer Reizung des Auges und des betreffenden Nasengangs, sowie zu starkem Schwitzen?
  - Setzt der Kopfschmerz spontan ein, und hört er nach maximal 2 Stunden plötzlich auf?
  - Treten die Schmerzanfälle im Frühjahr und im Herbst gehäuft auf?
  - Haben die Kopfschmerzen in der Vergangenheit über lange Zeiträume völlig ausgesetzt?

7.2 Kopfschmerz-Tagebuch

Trotz der nun zur Verfügung stehenden, weitreichenden kopfschmerzrelevanten Fakten, kann es zur genauen und letztgültigen Eingrenzung notwendig sein, zusätzliche Kopfschmerzmodalitäten zu erfragen.

Da den Schilderungen, sowie dem Erinnerungsvermögen des Patienten verständlicherweise natürliche Grenzen gesetzt sind, empfiehlt es sich, eine Informationsmethode anzuwenden, die ihm eine über längere Zeiträume angelegte Beschreibung der Kopfschmerzen ermöglicht.

Die etwa einwöchige Führung eines Kopfschmerz-Tagebuchs (Abb. 7-1) hat sich bestens bewährt. Der Patient wird aufgefordert, sein individuelles Schmerzniveau differenziert und regelmäßig in eine Tabelle einzutragen, aus der später der Verlauf der Schmerzintensität entnommen werden kann. Ihm stehen sechs verschiedene Schmerzparameter zur Verfügung, die er je nach Empfinden mindestens 4mal zu verschiedenen Tageszeiten, am besten früh morgens, mittags, nachmittags und am Abend, in die Tabelle einträgt:

0 = Keine Kopfschmerzen, gutes Allgemeinbefinden
1 = Keine Kopfschmerzen, aber Erschöpfungsgefühl
2 = Sehr leichte Kopfschmerzen, bei Ablenkung kaum spürbar
3 = Leichte Kopfschmerzen, können nicht mehr einfach ignoriert werden
4 = Mittelstarke Kopfschmerzen, bereits andauernd spürbar
5 = Starke Kopfschmerzen, Einschränkung der Konzentration und Arbeit
6 = Sehr starke Kopfschmerzen, kaum zu ertragen, quälend

Sind diese wesentlichen anamnestischen Fragen abgeklärt, bieten sich dem Therapeuten meist einige Verdachtsdiagnosen, die er durch weitere Untersuchungs- und Diagnosemethoden näher bestimmen und möglicherweise ausschließen oder bestätigen wird.

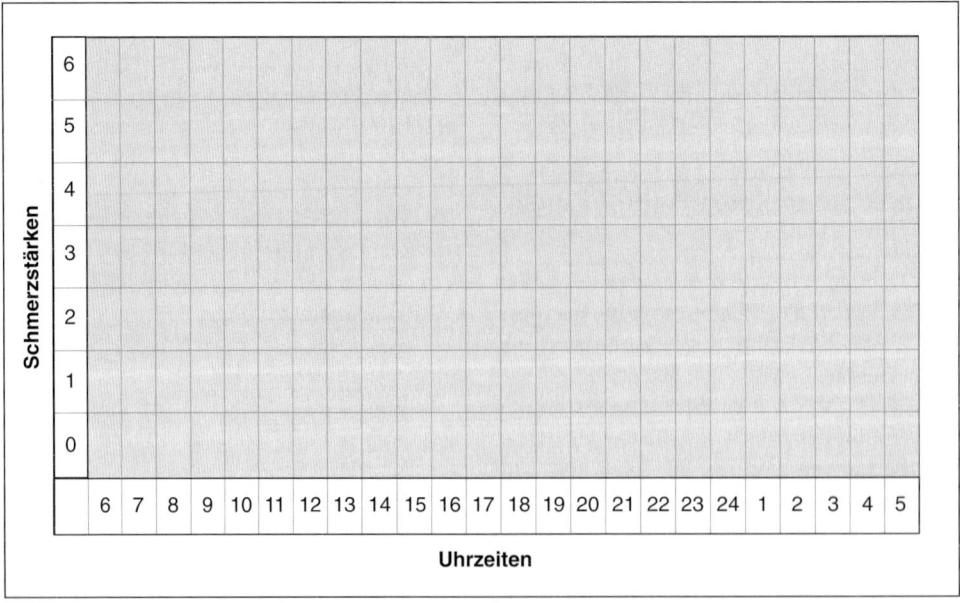

Abb. 7-1   Kopfschmerztabelle für 24 Stunden.

8 DIAGNOSTIK

Die zur Erstellung eines Allgemeinbefunds durchgeführten körperlichen Untersuchungen sollten im Rahmen der Diagnostik von Kopfschmerzen und Migräne durch spezifische Untersuchungen ergänzt werden:

8.1 Körperliche Untersuchung

Atmung

Wesentlich ist hier die Überprüfung folgender **Zeichen**: Atemfrequenz, Tiefe und Regelmäßigkeit der Atmung, Atembegleitgeräusche wie Stridor oder Rasseln und die Beteiligung der Atemhilfsmuskulatur. Um einen ersten Eindruck über den Zustand der Atemvitalkapazität zu erhalten, kann ein Zähltest durchgeführt werden: Nachdem der Patient tief eingeatmet hat, muß er, ohne erneut Luft aufzunehmen, schnell bei 1 beginnend aufwärtszählen. Bei ausreichender Vitalkapazität wird in der Regel mindestens die Ziffer 20 erreicht, bei beginnender Atemeinschränkung kann lediglich bis zu einer Zahl zwischen 8 und 15 gezählt werden. Da jede Form der Dyspnoe die Vitalkapazität herabsetzt, muß bei Verdacht eine Ursachenaufdeckung vorgenommen werden. Darüber hinaus sollte bei der inspiratorischen Atmung auf Thoraxveränderungen geachtet werden, da diese Rückschlüsse auf eventuell vorhandene Lähmungen oder Myasthenien zulassen.

Kreislaufzustand und Sauerstofftransport

Für die erste Überprüfung der Kreislauffunktionen und des Sauerstoffangebotes bei Kopfschmerzpatienten sind folgende **Untersuchungskriterien** relevant: Höhe des Blutdrucks, Pulsfrequenz, Durchblutungszustand und Farbe der Lippen und Gliedmaßen, Herzauskultation, Prüfung der Radialis- und Fußpulse. Auch das Vorliegen belastungsabhängiger Beschwerden (z.B. Claudicatio intermittens) oder andere plötzlich auftretende Durchblutungsstörungen (z.B. Morbus Raynaud) sollte abgeklärt werden. Eventuell ist die Durchführung des Schellong-Kreislauftests vorzunehmen.

Zustand der extrakraniellen Gefäße

Zur Überprüfung der extrakraniellen Arterien müssen die einzelnen **Pulse** gemessen werden. Auf Strömungsgeräusche innerhalb der Gefäße sollte geachtet werden, da diese auf Stenosen und Gefäßanomalien hinweisen können. Es sollten folgende Arterien untersucht werden: Arteria brachialis (Innenseite der Oberarme), Arteria subclavia (unterhalb der Schlüsselbeine), Arteria vertebralis (im Nacken), Arteria carotis (Halsbereich neben der Luftröhre und unter den Kieferwinkeln) und Arteria temporalis (an den Schläfen verlaufender Ast der A. carotis externa).

☞ Diese einfachen stethoskopischen Testmethoden erlauben jedoch nur eine Verdachtsdiagnose und keinen sicheren Ausschluß einer Gefäßerkrankung im Kopfbereich.

Merkmale für Krampfanfälle

Während der **körperlichen Untersuchung** sollte auf sichtbare Hinweise geachtet werden, die möglicherweise durch generalisierte Krampfzustände hervorgerufen wurden, da Kopfschmerzen auch als Folge von Zerebralspasmen auftreten können. In erster Linie können das folgende Hinweise sein: Sturzverletzungen, Bißnarben der Zunge, Gesichts- oder Brillenhämatome, Wirbelsäulenläsionen aufgrund spastischer Muskelkontraktionen, geplatzte Haargefäße der Augen, durch heftige Gefäß- und Muskelspasmen verursachte Petechien des Gesichtes und der Halsgegend sowie Verwirrtheitszustände.

Anzeichen für Gehirndruckveränderungen

Zu den wichtigsten **Hirndruckzeichen** gehören: häufiges Erbrechen, Schlafsucht und Apathie, Antriebslosigkeit, Augenmuskelparesen mit Doppelbildern sowie Muskelkrämpfe und Atemfunktionsstörungen, die als „Einklemmungssymptome" des Stamm- und Kleinhirns verursacht werden.

Schädelmerkmale

Bei der Inspektion und Palpation des Schädels sollte vor allem auf Narben, Verletzungen, Impressionsfrakturen und Schwellungen, auch im Bereich der behaarten Kopfanteile geachtet werden. Es können Deformitäten des Schädels wie Asymmetrien, Hydrozephalus, überbreite Nasenwurzel, vergrößerte Augendistanz oder Kurzschädelformen vorliegen, die im Zusammenhang mit Hirnfunktionsstörungen stehen können. Auch die Druckempfindlichkeitstestung, einiger am Kopf befindlicher Nervendruckpunkte kann diagnostische Hinweise geben:

- Nervus frontalis: Ast des Trigeminusnervs I, der durch die Fissura orbitals superior austritt und das Oberlid und die Stirn versorgt.
- Nervus infraorbitalis: Ast des Trigeminusnervs II, der bei der Fissura orbitalis inferior paranasal, unterhalb der Orbita austritt und das Augenunterlid, die Nase sowie die Oberlippe versorgt.
- Nervus mentalis: Ast des Trigeminusnervs III, der seitlich des Kinns durch das Foramen mentale austritt. Er innerviert das Kinn und die Unterlippe.
- Nervus occipitalis major: Er beginnt am Hinterkopf zwischen dem Warzenfortsatz und der oberen Halswirbelsäule, im unmittelbaren Bereich des Nackenmuskulaturansatzes.
- Nervus occipitalis minor: Er hat seinen Ausgangspunkt direkt am Warzenfortsatz, zwischen dem Ansatz des Musculus sternocleidomastoideus und des Musculus trapezius.

Kontrolle der Gesichtsnerven

Vor der Überprüfung der Gesichtsnerven sollte das entspannte Gesicht des Patienten in Ruhe betrachtet und auf außergewöhnliche oder auffällige Merkmale geachtet werden: So kann die **Symmetrie** der Gesichtshälften überprüft werden, indem ein Seitenvergleich der Augenlidspalten und der gesamten Mundpartie vorgenommen wird. Anschließend sollte der Patient zur Durchführung der vier Bewegungstests aufgefordert werden: Das Zudrücken beider Augen, das Hochziehen der Stirn, das Mund- und Lippenspitzen und das Zähnezeigen. Treten dabei Störungen oder Auffälligkeiten auf, können Läsionen oder Funktionsausfälle der entsprechenden Gesichtsnerven angenommen werden.

Nervus trigeminus

Da dieser Nerv das Gesicht, die Nebenhöhlen, die Nasen- und Mundschleimhaut sowie die Zähne über drei Nervenhauptäste versorgt, werden bei entzündlichen Reizungen dieser Areale schnell Schmerzen verursacht. Eine **Leitstörung** des Trigeminusnervs läßt sich meist durch die Durchführung der zuvor beschriebenen Bewegungstests gut feststellen. Die Auslösung des Kornealreflexes gibt jedoch eindeutige Hinweise auf mögliche Störungen, da bereits zu Beginn einer leichten Trigeminusläsion, auch wenn andere Untersuchungen noch keine Sensibilitätsstörungen aufdecken, der Kornealreflex abgeschwächt oder aufgehoben sein kann. Es muß berücksichtigt werden, daß der efferente Schenkel des nervalen Reflexbogens über den Nervus facialis abläuft und der Kornealreflex auf der fazialisgelähmten Gesichtshälfte deshalb physiologischerweise gar nicht oder nur abgeschwächt ausgelöst werden kann.

Durchführung des Kornealreflexes. Der Therapeut öffnet mit Daumen und Zeigefinger die Augenlidspalte des nach oben schauenden Patienten und nähert sich mit der freien Hand, am besten mit einem zur Spitze gedrehten Wattebausch, dem geöffneten Auge. Es ist vorteilhaft, sich mit der Watte von der Seite zu nähern, um ein Lidflattern oder Blinzelreiz des Auges zu vermeiden. Der eigentliche Reflex wird ausgelöst, indem man mit der Wattespitze die Kornea (Hornhaut) des Auges berührt. Es liegt ein Reflexerfolg vor, wenn es zu einem schnellen Lidschlag beider Augen kommt. Ist der Lidschlag verzögert oder bleibt er völlig aus, kann von einer Leitungsstörung des Trigeminusnerven ausgegangen werden.

Nervus facialis

Da der Fazialisnerv eine weitverästelte Verlaufsform innerhalb des Gesichtes hat, werden bei nervalen Ausfällen unterschiedliche **Symptomatiken** hervorgerufen, die in der Regel auffällig und gut bemerkbar sind und von den Patienten anschaulich und zutreffend geschildert werden. Es kann im einzelnen zu folgenden Symptomen kommen: Beeinträchtigung der Speichelsekretion, Störungen der Tränensekretion, Hörstörungen, Kopfschmerzen, Migräne-Schmerzanfälle sowie Ausfälle einzelner Gesichtsmuskeln. Das auffälligste Bild bietet hierbei die ausgebildete Fazialisparese, bei der es vor allem zu einem krampfartigen Verziehen der Mundpartien kommt, die sich eindeutig diagnostizieren läßt. Hat der Therapeut einen Verdacht auf eine beginnende Fazialisläsion, obwohl sich noch keinerlei eindeutige Beschwerden und Zeichen bemerken lassen, kann ihm das **Hitselberger-Zeichen** einen in diese Richtung verwertbaren diagnostischen Hinweis geben. Dieser Test macht sich die sensible Innervierung des Fazialisnervs in den äußeren Gehörgängen über den Nervus intermedius zunutze. Wird der Fazialisnerv gereizt, kommt es über diesen Weg zu einer starken Sensibilisierung des Hautbezirks, sowohl an der Hinterwand als auch an dem Eingang der äußeren Gehörgänge. Wird dieser Bereich mit einem Wattestäbchen sanft stimuliert, kann als positive Reaktion ein leichter Schmerz im Bereich der Ohren und zeitgleich dazu eine Schmerzreaktion des Fazialisnervs ausgelöst werden. Diese Reaktion kann als Frühsymptom gewertet werden.

8.2 Schulmedizinische Diagnostik

Der Kopfschmerzpatient ist aufgrund seines meist chronischen Leidens oft schulmedizinisch untersucht und therapiert worden, bevor er die Naturheilpraxis aufsucht. Häufig bringt er seine Krankenbefunde mit, um dem Therapeuten die bisher angewandten Diagnosemethoden und die unterschiedlichen Diagnosen zu demonstrieren. Es bleibt jedem Therapeuten selbst überlassen, ob er die diagnostizierten Ergebnisse übernimmt oder ob er neue und zusätzliche Diagnoseverfahren durchführt und veranlaßt. Obwohl bei über 95% aller Kopfschmerzleiden keine bösartigen, tumorösen und raumverdrängenden Prozesse als Verursacher verantwortlich gemacht werden können, muß auch hier mit dem nötigen Verantwortungsbewußtsein und der größtmöglichen Sorgfalt entschieden werden. Im folgenden werden die wichtigsten kopfschmerzrelevanten, schulmedizinischen Diagnoseverfahren aufgeführt und erläutert.

Röntgenaufnahmen

Radiologische Standardprojektionen sowie Spezialaufnahmen des Schädels und der Wirbelsäule haben bei der Erhebung des Befunds eine besondere Bedeutung. Vereinzelt – wie etwa zur Abklärung von Nervenkompressionssyndromen – sind auch Röntgenaufnahmen des Skeletts erforderlich. Bei Schädelaufnahmen werden vorrangig folgende kopfschmerzrelevante Aspekte beachtet und analysiert:

- Schädelform und Schädelgröße: Einteilung in den Schädelnormbereich, Mikro- oder Makrozephalus, Aufdeckung von verschiedenen Dysplasien, wie etwa aufgeworfene Verknöcherungen einzelner Schädelnähte.
- Überprüfung der Symmetrien: Kontrolle der Nasennebenhöhlen, Symmetrie der Mastoide, Feststellung asymmetrischer Strukturen.
- Verkalkungsstrukturen: Differenzierung zwischen physiologisch bedingten Verkalkungen und pathologisch gesteuerten Knochenstoffwechselstörungen, Beurteilung der allgemeinen Schädelknochenstruktur, Aufdeckung und Abklärung von umschriebenen Verdichtungen oder Aufhellungen, Feststellung orthoplastischer Herde bei Kopfmetastasen.
- Pathologische, intrakranielle Verkalkungsprozesse: Gefäß- oder Tumorverkalkungen, verkalkte ältere Blutgerinnsel, Verkalkungsvorgänge an den Stammganglien.

Röntgenbefund der Wirbelsäule

Bei der röntgenologischen Darstellung der Wirbelsäule werden je nach klinischer Fragestellung die einzelnen Bereiche der Hals-, Brust- und Lendenwirbelsäule sowie des Kreuz- und Steißbeins mit den Iliosakralgelenken aufgenommen und nach folgenden, für die Auslösung von Kopfschmerzen relevanten Punkten analysiert:

- Gesamthaltung der einzelnen Wirbelsäulenabschnitte: Veränderungen der physiologisch angelegten Lordose und Kyphose, Knickbildungen, Skolioseformen, Spondylose.
- Begutachtung der Wirbelkörper: Form und Größe, Verformungen und Abnutzungen, Veränderungen durch Osteoporose, Wirbelhypoplasien.
- Knochenstruktur: Sklerosierungen, Frakturen, Deckplatteneinbrüche, osteolytische Defekte, Spondylarthrose.
- Zustand der Zwischenwirbelräume: Osteochondrose, Risse und Verletzungen der Randwülste, Verkleinerung der Wirbelspalten durch Diskopathien oder vorzeitige Abnutzung der Zwischenwirbelscheiben.
- Zustand der Wirbelbögen und Dornfortsätze: Frakturen, Druckprozesse benachbarter Dornfortsätze, Pseudogelenkbildung, degenerative Vorgänge.

Angiographische Darstellungen

In Einzelfällen wird bei Verdacht auf **Gefäßerkrankungen** und **Gefäßmißbildungen,** wie sie stenosierende Gefäßprozesse, Aneurysmen oder aterivenöse Angiome, aber auch raumfordernde Prozesse darstellen, eine zerebrale Angiographie durchgeführt. Durch diese Kontrastmittelröntgenuntersuchung lassen sich alle pathologischen Veränderungen der Hirngefäße sehr genau darstellen. Eine zerebrale Angiographie sollte nur nach strengster Indikationsstellung eingesetzt werden, da es vor allem bei Patienten, die an Gefäßerkrankungen oder Migräne leiden, zu Komplikationen kommen kann.

Computertomographie

Diese Form der Strahlenmeßtechnik hat besonders in der Neuroradiologie einen hohen Stellenwert, da sie, bei sehr geringer Röntgenstrahlenbelastung und ohne Eingriff, ausreichende, morphologische Informationen über das Gehirn, das Rückenmark und angrenzende Strukturen zur Verfügung stellt. Die Computertomographie (CT) umfaßt folgende kopfschmerzrelevante diagnostische Spektren:

- Neurotraumatologie: intrazerebrale Blutungen, traumatische Subarachnoidalblutungen und Hirnödeme.
- Tumordiagnostik: durch Kontrastmittelgabe vor der CT kann nicht nur die Lage und Größe, sondern oft auch die Art eines Tumors bestimmt werden.
- Zerebrovaskuläre Erkrankungen: ischämischer oder hämorrhagischer Insult, Sinusvenenthrombosen, Gehirnmassenblutungen.
- Gefäßveränderungen: Angiome, Aneurysmen und Anastomosen, die im Bereich der Gehirngefäße vorliegen.
- Degenerative Gehirnprozesse: innere und äußere Gehirnatrophien, Systemdegenerationen, Gehirnparalyse.
- Infektiöse und entzündliche Erkrankungen: Enzephalitis, Abszesse, Empyeme, Komplikationen bei verschiedenen Infektionskrankheiten wie Meningitis, Syphilis oder Tuberkulose.

Die Anwendung der Computertomographie im Bereich der Wirbelsäule, des Rückenmarks und Spinalkanals umfaßt ein weiteres diagnostisches Spektrum: So können Veränderungen im Bereich der gesamten Wirbelsäule, Vorfälle der Bandscheiben, Fehlbildungen der Wirbelsäulenstruktur, spinale, raumfordernde Prozesse sowie traumatisch bedingte Kompressionsfrakturen erfaßt werden.

Kernspintomographie

Dieses Verfahren gilt als die zuverlässigste, bildgebende Untersuchungsmethode, die auch für das Auffinden verschiedener Läsionen innerhalb der Gehirnsubstanz eingesetzt wird. Das international als Nuclear Magnetic Resonance (NMR) bekannte Verfahren beruht auf der Kernspinresonanz, bei der magnetisch reagierende Atomkerne durch Hochfrequenzimpulse aktiviert und auf den Untersuchungskörper gerichtet werden. Die hierbei entstehenden, elektromagnetischen Wellen werden elektronisch registriert und in Signale verarbeitet, die eine dreidimensionale Bildgebung ermöglichen. Durch dieses perfekte Bildgebungsverfahren können u.a. auch alle **anatomisch angelegten Strukturen** des Gehirns überprüft werden. Hirnanomalien und pathologische Prozesse des Kopfbereiches lassen sich mit dieser Untersuchungsmethode verläßlich und schnell identifizieren.

Elektroenzephalogramm – EEG

Unter Zuhilfenahme des Elektroenzephalogramms können **Funktionsabläufe** des Gehirns mit Meßelektroden kontrolliert und durch elektrische Impulskurvenschreiber festgehalten werden. Die Interpretation der EEG-Kurven ist jedoch sehr schwierig und setzt viel Erfahrung voraus. Mit auf der Kopfhaut angebrachten Silberchlorid-Elektroden werden Potentialdifferenzen der Hirnleitströme aufgenommen, abgeleitet, elektrisch verstärkt und fortlaufend registriert. Das EEG erfaßt jedoch nur einen sehr geringen Anteil des elektrischen Gesamtpotentials des Gehirns und gibt keinerlei Hinweise über pathologisch-anatomische Veränderungen, die zu den Störungen der Hirnleitströme geführt haben. Dennoch liegt der Vorzug dieser Meßmethode in der Kontrolle und der eindeutigen Registrierung gestörter zerebraler Leitpotentiale, nach deren Ursachen im weiteren Befunderhebungsverlauf unter Zuhilfenahme anderer Diagnosemethoden gesucht werden kann.

8.3 Naturheilkundliche Diagnosemethoden

Im Sinne einer Befunderhebung unter ganzheitlichem Aspekt, bieten sich dem Therapeuten parallel zur schulmedizinischen Diagnostik bewährte und hilfreiche Methoden der Erfahrungsheilkunde an. Der Körper steht immer im Dialog mit dem Menschen, und versucht den Blick auf seine Disharmonien zu lenken und die lebenslange, untrennbare Symbiose von Körper und Seele für seine Funktionen und seine Heilung zu nutzen. Bei Störung seines vitalen natürlich geregelten Systems sendet der Organismus viele Zeichen, durch die er versucht, sich zu entlasten. Dem aufmerksamen Therapeuten entgehen diese körperlichen Krankheitszeichen und Entlastungsreaktionen nicht, und er wird sie als Diagnosemerkmale erkennen und berücksichtigen können. Immer mehr naturheilkundlich ausgerichtete und kausal vorgehende Behandler stellen fest, daß es für die Diagnostik vielfach nicht notwendig ist, den Körper durch eine aufwendige Apparatemedizin gläsern und durchsichtig zu machen, um seine durch Krankheit gestörten Abläufe verstehen und korrigieren zu können.

Augendiagnose

Die verschiedenen Zeichen und Phänomene im Irisstroma der Augen sind bei Kopfschmerzen und Migräne ein ausgezeichnetes Diagnosemittel. Die Augen, die sich in der embryonalen Entwicklungsphase gemeinsam mit dem Zwischenhirn (Diencephalon) aus dem äußeren ektodermalen Keimblatt entwickelt haben und deshalb als eine Ausstülpung des Zwischenhirns angesehen werden können, haben von dieser Anlage her eine enge Verbindung zum Gesamtnervensystem. Viele lange bestehende nervale Reizungen innerhalb des Körpers, die durch rein vegetative Störungen oder pathogene Faktoren auftreten können, setzen ein detailliertes, meist topostabiles Zeichen im Irisstroma. Meist sind nicht nur die durch anhaltende Kopfschmerzen verursachten Reaktionsveränderungen innerhalb der Iris auszumachen, sondern zudem durch gezeichnete Organsektoren diagnostische Verursachungshinweise gegeben.

Irisphänomene bei Kopfschmerzen

Leidet der Patient seit längerer Zeit unter Migräne oder anderen Kopfschmerzformen, läßt sich dieser nervale Reizzustand durch die Irisdiagnose meist vordergründig feststellen. Durch wiederholt auftretende Schmerzen und damit verbundene neurovegetative Gefäßspasmen entwickeln sich meist in beiden Iriden Phänomene, die der Therapeut an Hand der Iristopographie miteinander in Verbindung bringen kann.

- Krampfringe:
  - Sie stellen sich als zirkuläre Kontraktionsfurchen auf den Iriden dar und entstehen durch Kopfschmerzzustände, die mit nervalen Spasmen der glatten oder quergestreiften Muskulatur einhergehen. Krampfringe lassen sich fast ausschließlich im eher randständigen Ziliarteil der Iris feststellen und verweisen auf eine ausgeprägte Krampfbereitschaft. Die einzelnen Furchen stellen sich entweder ringförmig und geschlossen oder partiell auf der Iris dar.
  - Bei Kopfschmerzpatienten lassen sich besonders häufig partiell auftretende, unterbrochene Krampfringe im Kopfsegment der Iriden beobachten. Ihre Endungen können auf eine sektorenbezogene Organbeteiligung hinweisen, die der Therapeut weiter abklären und im Einzelfall aufdecken sollte.
- Solarstrahlen:
  - Solarstrahlen weisen ebenfalls auf eine ausgeprägte Krampfdiathese des Nervensystems hin. Sie beginnen an der Pupille als strahlenähnliche Linien und setzen sich über den Krausenrand bis zum Limbus (Irisrand) fort.

– Treten die Solarstrahlen, was nicht selten der Fall ist, gemeinsam mit Krampfringen verstärkt im Kopf- und Gehirnsektor der Iris auf, liegt mit großer Wahrscheinlichkeit ein Kopfschmerz- oder Migräneleiden vor. Befinden sich die Solarstrahlen im gesamten Bereich der Iriden, kann in der Regel von einer stark neurasthenischen Patientenpersönlichkeit ausgegangen werden, die gleichzeitig auch unter vegetativen Dysfunktionen leidet.

Neben den direkten Kopfschmerzzeichen der Iriden, sind es besonders die gleichzeitig und parallel auftretenden Organhinweise, die eine detailliertere Diagnoseausrichtung vorgeben und zulassen können. Hier muß der geübte Augendiagnostiker zwischen Organschwächezeichen rein dispositioneller Natur und pathologischen Vorgängen differenzieren können.

- Organspezifische Iriszeichen:
  – Als eindeutige Iriszeichen gelten Lakunen, Krypten und reflektorische Formen von Reizfasern. Lakunen entstehen durch einen Substanzverlust der oberen Deckschicht des Irisstromas und können sehr verschiedene Formen wie Waben-, Ellipsen- oder Gittermuster aufweisen.
  – Geschlossene Lakunenränder weisen generell auf eine strukturelle Organschwäche hin, offene Ränder hingegen zeigen intensivere pathologische Prozesse an.
  – Bei der Farbstruktur der Lakunen wird zwischen hell und dunkel unterschieden, wobei eine überwiegend hell dargestellte Stromafarbe akute und entzündliche Prozesse, ein dunkles Lakunenstroma chronisch-rezidivierende Krankheitsvorgänge signalisieren kann.
  – Krypten sind ein Hinweis auf einen tiefergehenden Stroma-Substanzverlust und sind durch ihr dunkelgrau bis schwarzes, wie ausgestanzt wirkendes Erscheinungsbild auch ein Zeichen für ausgeprägte organische Gewebedefekte: Es kann sich um Ulzerationen, Zysten oder ähnliche Entzündungsabläufe, aber auch um ein tumuröses Geschehen handeln.
  – Bei den reflektorischen Zeichen in der Iris steht die verschieden ausgebildete und unterschiedlich verlaufende Reizfaser im Vordergrund. Reizfasern können überall im Irisstroma auftreten, und völlig individuelle Längen, Strukturen und Farbtöne aufweisen. Die hell abgebildete, geschlängelte Reizfaser zeigt übergeordnet eine organbedingte Reizung des Sympathikus an und verweist darüber hinaus auf Funktionsstörungen und Aktivitätsdefizite einzelner Organe oder Organsysteme.
  – Transversale, also überwiegend querverlaufende Reizfasern können anlagebedingt, aber ebensogut auch durch Krankheitsprozesse entstanden sein. Häufig ziehen sie als hell sichtbarer Faden im Irisstroma über mehrere Organsektoren und zeigen eine pathologische Organverkettung an, die bei Verdacht überprüft werden sollte.

Organspezifische augendiagnostische Hinweise

In bezug auf Kopfschmerzen und Migräne soll vor allem auf folgende Organsektoren und die darauf befindlichen Strukturzeichen geachtet werden:

- Wirbelsäulensektor: Lakunen und Krypten, die in diesem Sektor der Iris angelegt sind, können vor allem in Verbindung mit gleichzeitig vorhandenen Solarstrahlen und Krampfringen einen Zusammenhang zwischen Kopfschmerzen und Fehlhaltungen oder Schädigungen der Wirbelsäule andeuten.

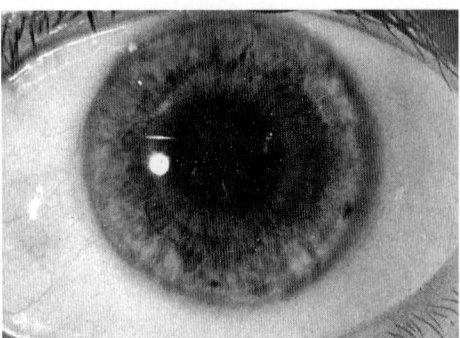 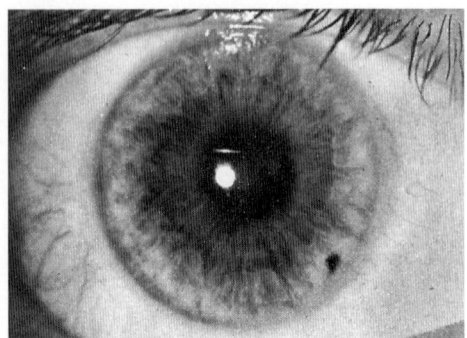

Abb. 8-1 Organspezifische Iriszeichen. Die Irisbilder zeigen einen männlichen Patienten im akuten Migräneanfall. Die Reizung des Vaguskerngebiets hat im rechten Auge zu einer Pupillenverkleinerung geführt. Auffällig ist in beiden Augen die erweiterte, ektasierte Darmkrause. Der Patient litt an einer vom Darm ausgelösten Migräne.

- Magen- und Darmsektor: Ektasierte, aufgerissene Ränder des Magen-Darm-Bereichs (Abb. 8-1) in der Iris können einen ersten Hinweis auf funktionelle Störungen des Intestinaltraktes geben. Erscheinen im Sektor des Magens oder des Darms dazu noch weitere Substanzzeichen, wird dieser diagnostische Hinweis bestätigt.
- Leber-Galle-Sektor: Vor allem bei Migräne sollte auf Substanzzeichen im Irisabschnitt des Leber- und des Gallesektors geachtet werden. Reizzustände der Leber und der Gallenblase oder krankheitsbedingte Einschränkungen der Leberfunktion sind oft die Ursache für den anfallartigen Migränekopfschmerz. Aber auch dumpfe und anhaltende Kopfschmerzen können bei deutlichem irisdiagnostischem Hinweis mit der Leber in Zusammenhang gebracht werden.
- Nierensektor: Die Nieren setzen bereits bei geringfügigen Störungen, die noch über keinen der üblichen Laborparameter erfaßt werden können, eindeutige Zeichen im Irisstroma. Durch die Irisdiagnose sind Aktivitätsschwächen und pathologische Abläufe der Nieren bereits früh erkennbar, und können rechtzeitig mit Ausweich- und Überlastungssymptomen, wie sie renale Kopfschmerzen darstellen, in Beziehung gebracht werden.
- Gebärmutter- und Eierstocksektor: Bei den weiblichen Kopfschmerzpatienten sollte auch immer an einen Zusammenhang zwischen Unterleibsaffektionen und dem chronischen Kopfschmerz gedacht werden. Neben dem anamnestischen Gespräch ist die Augendiagnose ein wichtiges Medium zur Abklärung. Bereits leichte Formen einer Adnexitis sowie Anfangsstadien der Bildung eines Uterusmyoms können zu Kopfschmerzen führen, größere entzündliche und chronische Abläufe ohnehin. Alle organbezogenen Störungen des weiblichen Unterleibs lassen sich in den meisten Fällen durch sektorenrelevante Substanzzeichen innerhalb des Irisstromas erkennen und diagnostisch berücksichtigen.

Regulationsthermographie

Die Regulationsthermographie, die die Messung und Darstellung der Körperwärme diagnostisch nutzt, bietet unter allen bekannten Diagnosemethoden eine der zukunftsträchtigsten und effektivsten Möglichkeiten der sicheren Befunderhebung. Die Körperoberfläche des Menschen weist ein differenziertes Temperaturmuster auf, das auf verschiedene endogene und exogene Einflüsse reagiert. Da Wärmemessungen zu medizinischen Zwekken auf der Grundlage physiologischer Gesetzmäßigkeiten basieren, ergeben sie niemals verfälschte Zufallsbefunde, sondern immer reproduzierbare, umsetzbare Ergebnisse. Die Thermodiagnose wird möglich, weil alle Stoffwechselvorgänge des Organismus mit der Bildung von Wärme verbunden sind. Die meisten für den gesamten Grundumsatz aufgewendeten Körperenergien, dienen der kontinuierlichen und permanenten Wärmeproduktion. Durch diesen fortlaufenden Wärmegewinnungsprozeß wird der Körper gezwungen, über Leitungskanäle regelmäßig Wärme nach außen abzugeben, um einen Hitzestau zu verhindern.

Es ist bekannt, daß die Kerntemperatur des Organismus selbst bei größeren Schwankungen der Umgebungswärme weitestgehend konstant bleibt, während die Hauttemperatur sich durch wesentlich größere Wärmeschwankungen auszeichnet. Der Körper führt seine Kernwärme vor allem konvektiv, über das Blut in das Unterhautgewebe, um sie von dort über die obersten Schichten konduktiv zur Hautoberfläche zu leiten und als Infrarotstrahlung in die Umgebung abzugeben. Die Wärmeabstrahlung des Infrarots wird für die verschiedenen Methoden der Wärmeerfassung und Temperaturmessung genutzt, um überhitzte Haut- und Körperbereiche festzustellen und diese gestörten Organen und Organsystemen diagnostisch zuzuordnen. Für die Erkrankungsprävention hat das große Vorteile, weil thermische Veränderungen des Körpers, den pathologisch organischen Umbauprozessen meist um Jahre vorausgehen. Mittlerweile ist bekannt geworden, daß fast 40% der Frauen, bei denen ein überwärmter Bezirk, also ein sogenannter „heißer Fleck" auf einer der Brüste festgestellt wurde, der weiter keine klinischen Beschwerden machte, innerhalb der folgenden 5 Jahre genau an dieser Stelle einen Brustkrebs entwickelte (Gautherie). Auch weitere Verbindungen von lokalen Hautüberwärmungen und späteren Erkrankungen sind bekannt geworden.

Dem Therapeuten stehen für diese Form der diagnostischen Wärmemessung verschiedene Methoden zur Verfügung: So kann die Messung über ein elektronisches Kontaktthermometer (Kontaktthermographie) oder aber auch mittels einer verkapselten Flüssigkristallfolie (Flüssigkristallthermographie) vorgenommen werden. Eine andere Methode stellt die kontaktlose Thermographie dar, bei der sogenannte Abstandsthermometer (Bolometer, Pyrometer) verwendet werden. Meist erfolgt die Darstellung und Aufzeichnung über einen angeschlossenen, graphischen Temperaturschreiber, der die Wärmeabstrahlung der Haut auf einem Diagrammvordruck erstellt. Es bleibt dem Therapeuten überlassen, für welchen im Handel angebotenen Gerätetyp er sich entscheidet. Die einzelnen Hersteller von Regulationsthermographie-Geräten senden auf Anfrage Informationsmaterialien zu.

Kopfschmerzen und Thermographie

Bei Kopfschmerzpatienten kann durch dieses Verfahren sehr oft **eine thermische Regulationsstörung** festgestellt werden, die entweder im Bereich einer Hyporegulation liegt, bei der sogenannte Kaltstellen des Körpers vorliegen können, oder auf eine Hyperregulation verweisen, die durch ihre heißen Flecken auffällt. Auch paradoxe Mischregulationen können beobachtet werden. Darüber hinaus können durch die diagnostische Anwendung der Regulationsthermographie schmerzverursachende Organerkrankungen als Störfelder bestimmt und entlarvt werden. Überwärmte Körperbezirke, aber auch von den behinderten Wärmeleitungssystemen ausgekühlte Hautbereiche, können dem Therapeuten den genauen Weg zum Ursprung der Erkrankung weisen.

> ☞ Bei Kopfschmerzen und Migräne sind vor allem Temperaturdifferenzen im Hautbereich des Darms, der Wirbelsäule (HWS) der Leber und der Nieren festzustellen.

Die Bedingungen und Kriterien für den Erhalt exakter Temperaturmeßergebnisse bestehen aus den Vorbereitungen, den einzelnen Meßvorgängen, den Meßprogrammen und nicht zuletzt der effektiven Ergebnisauswertung und sind insgesamt sehr umfangreich, so daß hier nur auf die entsprechende Fachliteratur verwiesen werden kann.

Elektroakupunktur-Diagnose nach Voll (EAV)

Schmerzsymptomatiken, die morphologisch, lokal oder ätiologisch nicht erklärbar sind, können durch die Anwendung der Elektroakupunktur nach Voll gut abgeklärt werden. Der wichtigste Teilaspekt dieser systemdiagnostischen Methode besteht in der konsequenten Suche nach Zusammenhängen innerhalb und zwischen den energetischen, vernetzten Regelsystemen des Organismus. Hierzu werden die reflektorischen Wechselwirkungsbeziehungen zwischen einzelnen Organen oder Organkreisläufen und den energetischen Fließsystemen der Haut genutzt und mit Hilfe einer Resonanzabtestung untersucht.

Die erfolgreiche Durchführung der umfangreichen EAV-Methode erfordert eine ausreichend theoretische und praktische Ausbildung sowie ein geeignetes Gerät. Es ist sehr wichtig, daß dem Therapeuten ein Gerät für die Messung des Hautwiderstands zur Verfügung steht, das ihm präzise und gut umsetzbare Ergebnisse liefert. Zusätzlich sollte dieses Gerät unbedingt leicht und ohne Probleme zu bedienen sein. Es kommt hier weniger darauf an, ein Meßgerät einzusetzen, das mit hoher aber unwesentlicher und oft überflüssiger elektronischer Ausstattung ausgestattet ist. Viel wichtiger ist die exakte Abstimmung des Geräts auf die Charakteristika der Akupunkturpunkte, seine therapeutische Verläßlichkeit sowie die leichte Anwendbarkeit. Ein Meßgerät, das diesen Anforderungen gerecht wird, ist das Gerät biochek des Herstellers Holimed (Anschrift s. S. 289), das sich für die Akupunktur-Messung ebenso wie für den Medikamententest eignet.

Allgemeines zu den Bioresonanz-Meßverfahren

Über die elektrisch signifikanten Akupunkturpunkte der Haut wird mit einer Meßsonde die Regulationsfähigkeit der einzelnen Punkte zu ihrem organischen Regelkreis gemessen. Hierbei wird das Potentialverhalten bei einem vorgegebenen Ohm-Widerstand von 0 bis 600 Kilo-Ohm, einer mittleren Meßspannung von 900 mV und einem Meßstrom zwischen 11,25 und 5,5 mA registriert. Als Meßbasis stehen dem Therapeuten dabei im Grunde alle bekannten Akupunkturpunkte zur Verfügung.

Als besonders günstig hat sich dabei die Messung der Terminalpunkte an den Fingern und/oder den Zehen erwiesen. Diese Messung ist sehr aussagekräftig und ergibt sichere Anhaltspunkte auf energetische Störfelder und ihre jeweilige Systemzugehörigkeit. Das, auf den elektrischen Reiz provozierte Leitwertverhalten des Körpers, läßt sich je nach Gerätetyp auf einer analog (Zeigeranzeige) oder digital (Lichtbalkenanzeige) aufgebauten Skala, die stufenlos von 0 bis 100 aufgeteilt ist, messen. Hierbei können unterschiedliche Meßwertergebnisse der einzelnen Funktionssysteme registriert werden:

50–70: stabiles Potentialverhalten, normale physiologische Reizantwort
71–100: hohes Potential, Organirritationen, Entzündungen
0–49: degenerative Vorgänge und Veränderungen.

Ein instabiles Potentialverhalten, das sich trotz wiederholter Messungen durch Schwankungen im Skalengesamtbereich zu erkennen gibt, weist auf eine energetische Belastung hin und muß als abklärungsbedürftige, pathologische Reizantwort gewertet werden.

EAV-Diagnose bei Kopfschmerzen

Neuralgiforme Schmerzen innerhalb des Kopf- und Gesichtsbereichs mit unklarer Ätiologie lassen sich mit Hilfe der EAV-Systemdiagnostik oft sehr eindeutig den gestörten Organfunktionskreisen zuordnen und dadurch gezielt therapieren. Die auffälligsten Meßwerte und Störfelder zeigen sich hierbei oft im Dünndarmsystem (Meßpunkte der äußeren Nagelfalzwinkel beider Kleinfinger) und im vegetativen Nervensystem (Meßpunkt des rechten Nagelfalzwinkels der Zeigefinger). Aber auch andere gestörte Regelsysteme können bei Kopfschmerzen im Einzelfall vorliegen. Entscheidend für die Aufdeckung der Verursachungsfaktoren ist, ob es dem Therapeuten gelingt, die Kopfschmerzsymptomatik des Patienten und den klinischen Befund möglichst eindeutig in die miteinander vernetzten Systembeziehungen einzuordnen.

Erst diese hergestellte Verbindung ermöglicht den entscheidenden komplementären Schritt zur ganzheitlichen Diagnose und unterstützt die gezielte, individuelle Zusammenstellung verschiedener Behandlungsmethoden.

- Hinweise zur Punktmessung:
  - Die Messung der Finger- und Zehen-Terminalpunkte ist zeitsparend und für einen ersten diagnostischen Hinweis ausreichend verwertbar. Bei unklaren Ergebnissen oder zur besseren Eingrenzung der Störfelder können Zusatzmessungen an weiteren Körperpunkten vorgenommen werden.
  - Die Meßpunkte der Finger und Zehen (Abb. 8-2) liegen jeweils in dem äußeren Winkelareal der Nagelbetten. Obwohl diese Punkte natürlicherweise bei jedem Menschen um wenige Millimeter von der pauschal festgelegten Lage abweichen, lassen sie sich bei Beachtung einiger Auffindungsmerkmale gut lokalisieren.
  - Wird bereits bei der mit leichtem Druck ausgeführten Eingangsmessung ein Wert registriert, empfiehlt es sich, den Druck der Meßsonde geringfügig zu erhöhen. Bleibt der Meßwert dabei konstant, sitzt die Sonde punktgenau auf und der Wert ist realistisch. Ändert sich die Wertanzeige jedoch nach der Druckverstärkung, gilt der Punkt als verfehlt und muß erneut gesucht werden.

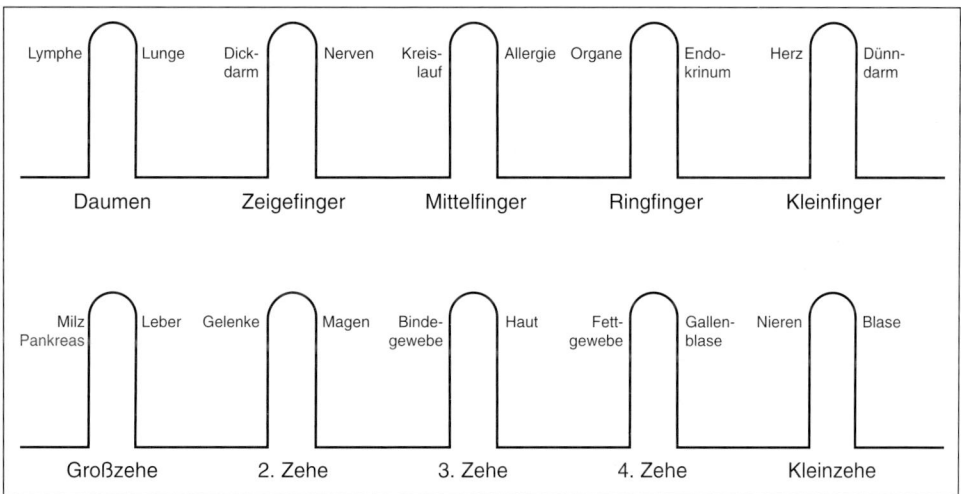

Abb. 8-2 Finger- und Fußmeßpunkte.

- **Schwache Meßwerte:** Bei einigen Menschen stellen sich die Meßwerte als zu schwach oder kaum registrierbar dar. Das kann folgende Gründe haben:
  - Der Terminalpunkt wurde nicht genau lokalisiert. Die Messung sollte in diesen Fällen so lange wiederholt werden, bis ein stabiler Wert erkennbar ist.
  - Es liegt eine starke Verhornung der oberen Hautschichten vor. Durch Anfeuchten der Haut wird die elektrische Leitfähigkeit wesentlich erhöht. Auch das Händewaschen kurz vor der Messung kann den Kontakt der Elektrode verbessern. In sehr schwierigen Fällen kann auf eine dünne Nadelelektrode zurückgegriffen werden, die jedoch nur mit entsprechend verringertem Auflagedruck angewendet werden darf.
  - Die Haut ist sehr trocken. Sie kann mit einem angefeuchteten Zellstofftuch leicht abgerieben werden, sollte jedoch nicht naß, sondern nur durchfeuchtet sein. Auch ein Antupfen der Sonde mit einem feuchten Wattebausch kann den energetischen Kontakt potenzieren.
  Die Haut sollte vor der Messung nicht grundsätzlich angefeuchtet werden, sondern nur in wirklich notwendigen Einzelfällen. Bei normalen Hautverhältnissen verfälscht eine Zusatzbefeuchtung der Haut die Meßergebnisse sehr schnell.
- **Hohe Meßwerte:** Wenn sämtliche Meßwerte auffällig hoch sind, also im Bereich 80–100 liegen, kann das an der anlagebedingten Hautüberfeuchtung des Patienten liegen. Nicht wenige Menschen neigen zu Schweißhänden und -füßen, die eine optimale elektrische Punktmessung erschweren können. Auch zuvor aufgetragene, rückfettende oder feuchte Hautcremes können hohe Meßwerte verursachen. In diesen Fällen sollten die Hände oder Füße vor der Messung gründlich gereinigt werden. Eventuell kann auch das Abreiben der Punktbereiche mit einer entfettenden Hautreinigungssubstanz Abhilfe schaffen. Bleiben die Ergebnisse trotz dieser Maßnahmen bei den meisten Punkten in einem zu hohen Bereich, kann in den meisten Fällen mit einem der folgenden Organpräparate über die Testwabe eine schnelle Normalisierung erreicht werden: Thyreoidea D10, Suprarenalis D10, Hypophyse D10 und Epiphyse D10.

Bioresonanz-Testung mit biocheck

Es ist vorteilhaft, wenn der Therapeut alle gemessenen Werte in eine vorgefertigte Skala (siehe biocheck, Bedienungsanleitung) einträgt, um sie später analysieren, auswerten und vergleichen zu können. Grundsätzlich sollte bei der Messung folgendermaßen vorgegangen werden:
- Eintragung der ersten Tagesgrundwerte in die Skala
- alle Folgemessungen sollten zur Unterscheidung in einer anderen Farbe eingetragen werden
- ein stabiler Wert kann durch einen Punkt, ein Zeigerabfall- oder Anstieg durch einen entsprechend ausgerichteten Pfeil gekennzeichnet werden
- bei der ersten Sitzung sollten möglichst alle Punkte durchgemessen werden
- durch die Grundregulation (maximal 3 Minuten inverse Basistherapie) können kurzzeitig auftretende energetische, durch Streß, Nervosität, emotionale Erregung oder Depressionen ausgelöste Meßstörungen vermieden werden
- um festzustellen, welche Punkte sich durch eine körpereigene Ausregulation selbständig harmonisieren und welche dagegen dauerhaft ungünstig bleiben, können die Punkte nach der Basistherapie noch einmal nachgemessen werden

Einfache Messung mit biocheck

Vor einer einfachen Messung, die für das Aufdecken energetischer Störfelder im Sinne der EAV durchaus ausreichend ist, sollte der Patient Uhren, Körperschmuck (Ringe, Ohrringe, Armbänder, Halsketten o.ä.) und Brillen

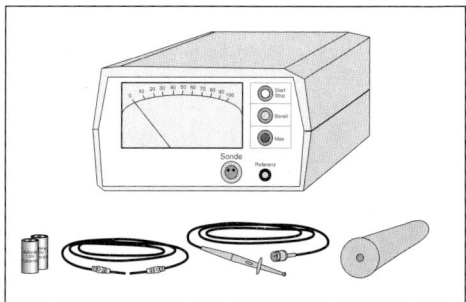

Abb. 8-3 Das biocheck-Gerät: Von links nach rechts: vorgeladene Hochleistungsakkus; Kabel für das Referenzsignal; Sondenkabel für die Punktmessung mit der verbesserten Parabolspitze und eine Standard-Messing-Stabelektrode.

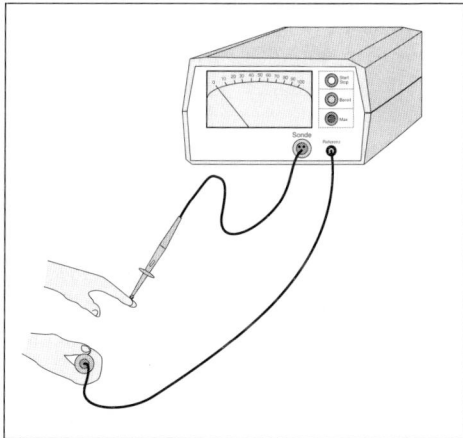

Abb. 8-4 Messung des Terminalpunktes.

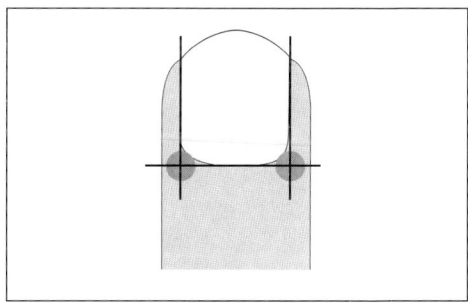

Abb. 8-5 Meßpunkte am Fingernagel.

ablegen, da sich Metalle und andere körperfremde Materialien nachweislich auf die energetischen Ströme der Akupunkturpunkte störend auswirken können.

Während des Meßvorgangs hält der Patient die Messing-Handelektrode in einer Hand und der Therapeut mißt die einzelnen Terminalpunkte der anderen Hand. Um eine ausreichende Kontrollmöglichkeit zu erhalten, sollte der Behandler die festgestellten Werte, wie zuvor beschrieben, in einen Erfassungsbogen eintragen.

8.4 Differentialdiagnose

Die in den vorangegangenen Kapiteln beschriebenen Arten der Kopfschmerzen kommen in der Praxis am weitaus häufigsten vor. Dennoch müssen weitere Erkrankungen, die in ihrer Symptomatik den Kopfschmerz zeigen, sicher ausgeschlossen werden.

Zerebrale Prozesse

- Alle Formen der Enzephalitis, insbesondere die durch Bakterien oder Viren ausgelösten Arten, wie sie als Komplikation bei verschiedenen Infektionskrankheiten vorkommen: Bruzellose, Fleckfieber, Herpesviren, Listeriosen, Lues cerebri, Masern, Mumps, Poliomyelitis, Protozoeninfekt, Rickettsieninfekt, Toxoplasmose. Mit Ausnahme der Herpesvirenerkrankung, besteht bei den aufgeführten meldepflichtigen Erkrankungen, nach dem Bundesseuchengesetz ein Behandlungsverbot für Heilpraktiker.
- Progressive Paralyse: Bei dem degenerativen Prozeß der Gehirnerweichung kommt es neben umfassenden nervalen Ausfällen auch zu starken Kopfschmerzen:
- Alle Stadien der Zerebralsklerose: Die mineralische Verhärtung einzelner Gehirngefäße und Hirnsubstanzanteile führt schon sehr früh zum Nachlassen einzelner Gedächtnisleistungen, die von einem dumpfen Dauerkopfschmerz begleitet werden können.

- Multiple Sklerose: Neben den bei der Sclerosis multiplex spezifischen, neurogenen Ausfallsymptomen kommt es bei manchen Patienten bereits in einer sehr frühen Phase zu anfangs gelegentlich, später regelmäßig auftretenden Nacken- und Stirnkopfschmerzen.
- Störungen des Liquorabflusses: Nach Schädeltraumen, aber auch durch entzündliche Prozesse des Gehirns kann es zu Abflußbehinderungen des Liquors und der dadurch bedingten Verstärkung der Druckverhältnisse innerhalb des Gehirns kommen. Je nach lokaler oder lageabhängiger Druckausbildung werden halbseitige oder wechselseitige Kopfschmerzen verursacht, die nicht selten mit Übelkeit oder mit Erbrechen einhergehen.
- Liquorunterdruck: Für dieses zerebrale Syndrom werden auch die Bezeichnungen Hypoliquorrhö oder akute Pseudomeningitis verwendet. Es handelt sich um eine pathologisch bedingte Reduktion der Gehirnflüssigkeit, in deren Folge ein Unterdruck in den einzelnen Hirnkammern auftritt. Dieser Zustand kann besonders nach Schädeltraumen auftreten. In Einzelfällen ist das Liquorunterdruck-Syndrom auch nach Lumbalpunktionen festgestellt worden. Kopfschmerzen sind ein Leitsymptom des Liquorunterdrucks. Die Patienten schildern einen diffusen Kopfschmerz, der typischerweise nach dem Aufrichten des Körpers aus der horizontalen Lage und während des Stehens einsetzt. Die Schmerzintensität steigert sich meist innerhalb weniger Minuten auf ein fast unerträgliches Maß. Sobald sich der Körper wieder in liegender Position befindet, klingt der Kopfschmerz rasch ab. Auch ein manuell ausgeübter Druck auf die Jugularvenen unterbricht über eine kurze, künstlich provozierte Druckanhebung des Liquors für einige Sekunden oder Minuten den Schmerz. In der Regel wird nach genauer klinischer Abklärung, durch die Verordnung von Bettruhe und verstärkter Flüssigkeitsaufnahme, innerhalb weniger Tage bis Wochen eine Normalisierung des Hirnwasserdrucks erreicht.
- Epileptische Krankheitsformen: Da sich diese Krankheitsbilder durch regionale Krampfzustände im Gehirn auszeichnen, werden auch meist lokale Hirnsubstanzareale unterversorgt, was zu starken Kopfschmerzen führen kann. Diese Form des Kopfschmerzes kann sich entweder kurz vor dem epileptischen Krampfanfall einstellen oder als postepileptischer Dauerschmerz manifestieren.
- Apoplexien: Kopfschmerzen, die der Patient streng lokalisiert und punktgenau im Schädelbereich empfindet, können zu den Vorboten eines apoplektischen Insults gehören. Während des Schlaganfalls kann es, besonders bei einer Blutung an der Schädelbasis (Subarachnoidalblutung), zu heftigsten und hochakuten Kopfschmerzen kommen. Postapoplektisch können sich aufgrund von Gefäßnekrosen leichte bis mittelstarke Kopfschmerzen einstellen.
- Zerebrale Thrombosen: Bereits einige Zeit vor der Entwicklung einer zerebralen Venen- oder Sinusthrombose kann es zu unterschwelligen Formen von Kopfschmerzen kommen, die sich zum Zeitpunkt der ausgebildeten Thrombose, mit dem Beginn neurologischer Symptome, dramatisch verstärken.
- Formen der Meningitis: Alle Entzündungszustände der Hirnhäute kündigen sich durch starke Kopfschmerzen und meningeale Reizsymptomen an. Zu den am häufigsten auftretenden Formen der Meningitis gehören: Frühsommermeningoenzephalitis (FSME), Grippemeningitis, sowie eine Reihe weiterer virusbedingter Meningitiden, wie sie z.B. bei Borreliose, Poliomyelitis, Masern, Mumps, Keuchhusten oder Malaria auftreten können.

Schmerzprovokative Blutzirkulationsstörungen

Arteriosklerose. Hierzu werden vor allem die fortgeschrittenen Stadien der arteriosklerotischen Gefäßverengung im kranialen Bereich gerechnet, durch die es zu einem permanenten Druck auf die Schmerzrezeptoren kommen kann. Diese Kopfschmerzen verstärken sich deutlich bei körperlicher Anstrengung.

Herzinsuffizienz. Bei Leistungsschwächen des Herzens, die durch vielfältigste Faktoren verursacht sein können, kommt es durch den reduzierten Blutstrom zu einem meist lageabhängigen Kopfschmerz. Kopfschmerzen nach dem morgendlichen Aufstehen, beim Bücken oder längerem Stehen sind häufig. Bei fortgeschritteneren Formen der Insuffizienz, aber auch bei Myokardien kann es zur Ausbildung eines Dauerkopfschmerzes mit heftigen, mitunter pulsierenden Schmerzwellen kommen.

Autointoxikationen

Urämie. Kopfschmerzen treten bei fast allen Selbstvergiftungsvorgängen, auch leichterer Formen, als wichtiges Überlastungs- und Warnsymptom auf. Eine gefährliche Art der Intoxikation ist die, die sich mitunter schleichend und schrittweise über längere Zeiträume entwickelt. Kopfschmerzen können durch die Vielzahl der im Körper zurückgehaltenen, ausscheidungspflichtigen Stoffe bereits in einem sehr frühen Entwicklungsstadium der Urämie auftreten.

Praecoma diabeticum. Bei dem Praecoma diabeticum, der Vorstufe der Bewußtlosigkeit bei Diabetis mellitus, kommt es durch eine Ketoazidose (Aceton stark erhöht) ebenfalls zu einer Selbstvergiftung des Gesamtorganismus. Auch starke Kopfschmerzen bestimmen die Symptomatik mit.

Hepatopathien. Alle Erkrankungen der Leber, die mit einer Einschränkung der Entgiftungsfunktionen des Organs verbunden sind, führen zu einer Aufspeicherung von giftigen Stoffwechselendprodukten und den mit der Nahrung aufgenommenen Schadstoffen. Dieser Verbund giftiger Substanzen kann über im Gehirn gefäßwirksame Mechanismen dumpfe, andauernde Kopfschmerzen auslösen. Patienten, die aus diesem Grund unter starker, chronischer Obstipation leiden, haben sehr häufig begleitende Kopfschmerzen. Durch den langen Stuhlverhalt im Darm kommt es zur Zwangsresorption giftiger Stoffe und deren Aufnahme in den Blutkreislauf.

Intoxikationen

Medikamentenvergiftung. Vielen Patienten mit pektanginösen Herzbeschwerden werden Nitroglycerin-Präparate, durch die der spontanen und akuten Verengung der Herzkoronarien begegnet werden kann, für die orale Anwendung (Zerbeißkapseln, Tropfen) verordnet. Patienten wenden das Nitroglycerin meist jahrelang an, um ihre Herzbeschwerden schnell auf ein erträgliches Maß zu reduzieren. Nach einiger Zeit treten unter der Einnahme dieser Nitro-Präparate gelegentlich Kopfschmerzen auf, die sich in ihrer Häufigkeit und Intensität im Verlauf weniger Wochen steigern können. Der Grund für die Entstehung der Kopfschmerzen liegt in der durch die häufige und lange Anwendungszeit verursachten Dauerweitstellung kranieller Gefäße, die einen anhaltenden, mechanischen Reiz der Schmerzrezeptoren verursachen.

Im Einzelfall kann auch ein Schlafmittel-Abusus als Verursacher starker Kopfschmerzen vorliegen, da der chronische Mißbrauch von Schlaf- und Beruhigungsmitteln über die Vergiftung mit schwer ausscheidbaren chemischen Substanzen immer zu Schmerzen im Kopfbereich führt.

Chemische Toxine. Das Einatmen selbst geringster Mengen von konzentriertem Kohlenmonoxid (CO) führt zu einem hämmernden, überwiegend im Schläfen- und Stirnbereich auftretenden Kopfschmerz. Die Aufnahme von Schwefelkohlenstoff über den Atemtrakt verursacht ebenfalls starke und anhaltende Kopfschmerzen.

Nahrungsmittelgifte. Die durch den anaerob wirksamen Erreger Clostridium botulinum ausgelöste bakterielle Lebensmittelvergiftung Botulismus zeichnet sich bereits in ihrem Anfangsstadium neben Augenmuskellähmungen, Schluckbeschwerden und Übelkeit durch einen starken Stirnkopfschmerz aus, der durch das Toxin des Erregers Clostridium botulinum ausgelöst wird. Auch die Erregertoxine der Salmonellose verursachen starke Kopf- und Nackenschmerzen.

8.5 Behandlungsplanung

Bei der Zusammenstellung eines individuellen Behandlungskonzepts sollten die nachfolgend aufgeführten, wichtigen Planungspunkte miteingeschlossen werden. Selten ist es möglich, während der ersten Konsultation ein lückenloses und perfektes Therapiekonzept zu entwickeln, da zu Beginn der Behandlung für die gründliche, anamnestische Aufdeckung der dem Einzelfall zugrundeliegenden Verursachungsfaktoren ein gewisser Zeitraum benötigt wird.

Dennoch steht häufig bereits bei der ersten Begegnung von Therapeut und Patient das akute, vollentwickelte Schmerzbild im Vordergrund. Der Patient erwartet deshalb bereits im Vorfeld eine möglichst schnell wirksame Linderung seiner Migränekopfschmerzen. Um das Vertrauen sowie die Zustimmung und innere Bereitschaft des Patienten für weitere Behandlungsschritte zu gewinnen, sollte der Therapeut in diesen Fällen, unabhängig von den eigentlichen Auslösefaktoren, eine symptomatische Behandlung des akuten Kopfschmerzes anbieten und vornehmen können. Eine in diesem Sinne hilfreiche und gut umsetzbare Behandlungsplanung für die Bekämpfung von Kopfschmerzen und Migräne, setzt sich aus folgenden Schwerpunkten zusammen.

Grundsatzfragen zur Anamnese

Folgende Fragen ermöglichen dem Behandler bereits eine erste Einschätzung des Krankheitsfalles. Oft kann er hier schon entscheiden, ob er ein psychotherapeutisches Gespräch und einige Entspannungsmethoden anbieten und einsetzen will, oder ob er ein rein organspezifisches Therapiekonzept oder eben eine Mischform aus beidem anwenden wird.

- Welche auffälligen Kopfschmerzmodalitäten sind erkennbar?
- Welche Ernährungsgewohnheiten hat der Patient?
- Fragen zum Lebensumfeld (soziale Situation, Partnerschaft, Familie, Beruf).
- Gibt es Hinweise auf psychosomatische Zusammenhänge?
- Treten neben dem Kopfschmerz nervöse Symptomatiken auf?

Schwerpunkte der körperlichen Untersuchung

Auch hier können schmerzauslösende Faktoren aufgedeckt und notwendige chiropraktische oder neuraltherapeutische Maßnahmen geplant werden:

- Beachtung von Fehlhaltungen und Fehlstellungen der Wirbelsäule
- Verspannungs- oder Verkrampfungszustände der Muskulatur
- Eingrenzung von Narben oder anderen auffälligen Störfeldern
- Beachtung von weiteren, kopfschmerzrelevanten Merkmalen.

Symptomatische Behandlung der Akutschmerzen

Im Rahmen einer symptomatisch ausgerichteten Therapie können akute Kopfschmerzzustände schnell und wirkungsvoll gelindert werden. Der Patient empfindet diese vorerst rein symptomatische Schmerzausschaltung meist als große Entlastung. Folgende Verfahren bieten sich an:

- Akupunktur, Ohrakupunktur
- Mischinjektion homöopathischer Heilpflanzen und Lidocain
- Reflexzonentherapie
- Verordnung von Heilpflanzen in Tabletten- oder Tropfenform
- Verordnung von mehrfach ungesättigten Fettsäuren MUFS (Substigam-Kapseln zur Schmerzbekämpfung und Kopfschmerzprophylaxe)

Bestimmung weiterer Behandlungsschwerpunkte

Diese Behandlungsformen geben dem Patienten schon nach kurzer Zeit die Möglichkeit, selbständig und aktiv an der Behandlung seiner Kopfschmerzen mitzuwirken. Diese Punkte können den angestrebten Heilungserfolg wesentlich beeinflussen und beschleunigen:

- Absprache von kopfschmerzreduzierenden Ernährungsrichtlinien: fleischarme Ernährung, Meidung von Käse, Schokolade, Zitrusfrüchten, Glutamat, Koffein, Nikotin und Alkohol (Rotwein).
- Festlegung einzelner Entspannungsmethoden wie atemtherapeutische Übungen, autogenes Training oder progressive Muskelrelaxation.
- Planung phythotherapeutischer Maßnahmen, die auf die jeweiligen Verursachungsabläufe abgestimmt und ausgerichtet sind.

Auswahl geeigneter Ausleitungs- und Entschlackungsverfahren

Durch die Anwendung von Ausleitungsmethoden – Heilfasten, Schröpftherapie, Lymphdrainage, Darmausleitung – wird dem Körper eine wichtige Möglichkeit geboten, sich zu entgiften und seine Reaktionsfähigkeit in bezug auf weitere Heilmethoden und Therapeutika zu verbessern.

Auswahl der spezifisch wirksamen Therapieformen

Diese therapeutischen Möglichkeiten bieten in fast jedem Fall von Kopfschmerzen und Migräne eine zufriedenstellende Behandlung. Dem Therapeuten stehen damit eine ausreichende Anzahl von verläßlich wirksamen naturheilkundlichen Methoden für die Heilung von Kopfschmerzen zur Verfügung.

- Neuraltherapie: bei Kopfschmerzen aufgrund von Störfeldern
- Akupunktur: zur Schmerzbekämpfung aller Kopfschmerzformen und zur Verbesserung eingeschränkter Organfunktionen
- Homöopathie: zur Linderung der reinen Schmerzsymtomatik sowie zur Einregulierung einzelner, gestörter Organsystemfunktionen
- Sauerstofftherapie: zur Verbesserung der Blutzirkulation und Aufhebung von kopfschmerzverursachenden, lokalen O_2-Defiziten
- Hydrotherapie: zur Steigerung der Gefäßflexibilität und Aufhebung von Hämostasen
- Chiropraktik oder weiche Manipulationen der WS-Gelenke: zur Einregulierung von schmerzrelevanten Gelenkfehlstellungen
- Farbtherapie: Schmerzlinderung durch tiefenwirksame Licht- und Farbschwingungen sowie Funktionsverbesserung einzelner Organe und Gewebebereiche

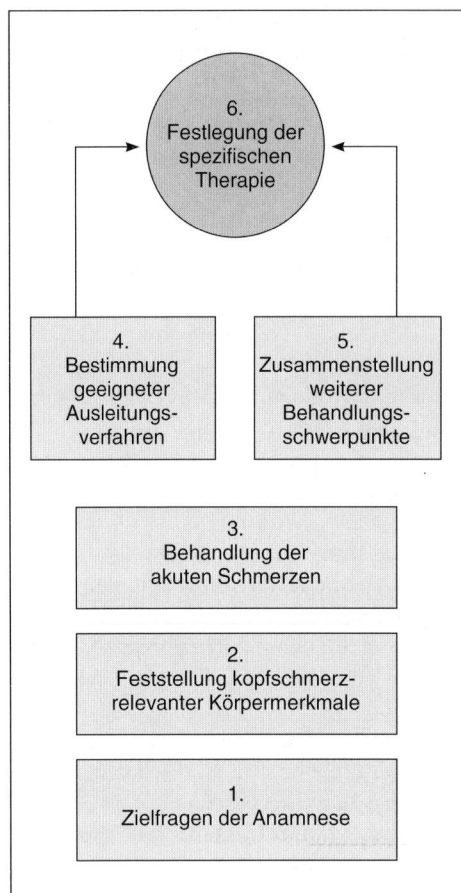

Abb. 8-6 Aufbau des Behandlungskonzepts.

- Bach-Blüten-Therapie: Verringerung und Aufhebung der Kopfschmerzen über die Harmonisierung der seelisch-körperlichen Schmerzebene
- Aromatherapie: Schmerzeindämmung und Abdämpfung der nervalen Schmerzreizverarbeitung durch die an den sensiblen Geruchs- und Hautnerven wirksamen heilaromatischen Duftstoffe.

Fallbeispiele

Frau, 39 Jahre, Migräne
Die Patientin litt seit 6 Jahren unter starker Migräne, die unregelmäßig, jedoch mindestens alle 10 Tage, ohne Vorankündigungssymptome, auftrat. Die Kopfschmerzen traten im Stirn- und Schläfenbereich auf und wurden meist von Übelkeit und Erbrechen begleitet. Die Schmerzanfälle hielten dabei jeweils mindestens 1–2 Tage an.

Die Anamnese zeigte keine auffälligen Affinitäten zu bestimmten körperlichen Vorgängen wie zur Menstruation oder externen sozialen und beruflichen Streßfaktoren. Die Patientin machte trotz der bereits langjährig erlittenen Kopfschmerzen einen nervlich und psychisch stabilen und ausgeglichenen Eindruck. Sie hatte bereits über lange Zeiträume verschiedene, chemisch wirksame Analgetika-Präparate eingenommen.

Einziger Anhaltspunkt war eine bereits 8 Jahre zurückliegende Hepatitis, die jedoch als sicher ausgeheilt galt. Die Patientin schilderte lediglich eine leichte Fettverdauungsstörung, die ihr nach dem Verzehr von fetthaltigen Nahrungsmitteln Verdauungsprobleme bereitete. Hier ließ sich vorerst die einzige Verbindung zu den geschilderten Kopfschmerz-Begleitsymptomen Übelkeit und Erbrechen herstellen.

Die Augendiagnose zeigte im Leber- und Gallesektor der rechten Iris eine auffällige Lakune, die als Hinweis auf eine Leberschädigung oder zumindest auf eine eingeschränkte Funktion der Leber gewertet werden konnte. Die Leberwerte der Patientin waren seit langem unauffällig und es bestand auch keine Druckschmerzhaftigkeit des Organs. Dennoch war die Leber als verursachendes Organ verdächtig. Das therapeutische Konzept orientierte sich vorrangig an diesen Auffälligkeiten.

- Therapie:
  - Farbtherapie: Spotbestrahlung mit Farbspektrum Grün direkt auf die Leber, Anschließend Rot und Gelb auf die Stirnmitte und beide Schläfen, 2 × wöchentlich
  - Phytotherapie: Hepatofalk Planta® Kapseln

- Akupunkturpunkte: 3E 17, Gb 2, Gb 12, Le 2, Ma 3
- Homöopathie: Phönix-Phönomigral®-Tropfen
- Orthomolekulare Therapie: Substigam®-Kapseln
- Hydrotherapie: Alle 3 Tage eine warme Kompresse auf die Lebergegend.

• Verlauf: Bereits nach 10 Tagen begannen sich unter dieser Therapie die kopfschmerzfreien Zeitintervalle zu verlängern und die Intensität und Dauer der Schmerzen verringerten sich. Auch die Übelkeit und das bis dahin regelmäßig aufgetretene Erbrechen reduzierten sich und blieben nach weiteren 3 Wochen völlig aus. Die Migräne der Patientin trat nach etwa einem Monat nicht mehr auf.

Mann, 28 Jahre, chronische Kopfschmerzen
Bei diesem Patienten waren vor 2 Jahren das erste Mal länger andauernde Kopfschmerzen aufgetreten, die jedoch nach einiger Zeit wieder nachließen. In immer kürzeren Zeitabständen entwickelte sich daraus ein Dauerkopfschmerz mit schwankender Intensität.
Der Mann machte einen nervösen und erschöpften Eindruck. Er beschrieb sich selbst als zunehmend streßanfällig und beruflich überfordert, litt unter Schlafstörungen und war wegen zwei Magengeschwüren mehrere Wochen in internistischer Behandlung gewesen. Im Verlauf des anamnestischen Gesprächs und der damit verbundenen Fragen, zeigte er sich sehr gesprächsbereit und kommunikativ. Bis auf den Ulkusbefund, der durch eine zurückliegende Gastroskopie als gesichert galt, hatte der Patient über die Kopfschmerzen hinaus keine Beschwerden.
Bei der körperlichen Untersuchung zeigten sich als auffälligste Merkmale Muskelverspannungen im Bereich der Brust- und Halswirbelsäule. Die Augendiagnose bestätigte die Magengeschwüre durch zwei Krypten im Magenzonensektor der Iriden. Darüber hinaus befanden sich viele Krampfringe im Irisstroma.

Es lag der Verdacht nahe, daß sich die Geschwüre aufgrund einer nervlichen Überreizung gebildet hatten und daß diese Form der Kopfschmerzen ein Überlastungssymptom der Magenschleimhaut und eine Folge vegetativer Spannungszustände war.

• Therapie:
- Gesprächstherapie: Klärung der familiären Situation (verheiratet, 1 Kind) und beruflichen Anforderungen (Bankkaufmann). Absprache und Training einer Streßbewältigungsstrategie für die alltäglichen Anforderungen
- Entspannungsmethoden: Atemübungen, Yoga-Anleitungen, progressive Muskelrelaxation
- Manuelle Therapie: weiche Massage der BWS- und HWS-Muskulatur
- Akupunktur: Magenulkus; Le 2, Di 3, Ma 4, Ma 8, Ma 25, Ma 36, Bl 21. Spannungskopfschmerz; Dü 4, Dü 10, Di 3, Bl 65
- Homöopathie: Cefanalgin®-Ampullen, Acethylcholinchlorid-Nosode, Gastriselect®-Tropfen (Dreluso)
- Phytotherapie: Agamadon® Kapseln (Agamadon)
- Orthomolekulare Therapie: Substigam®-Kapseln
- Ernährung: reizarme Kost, Kaffee- und Alkoholverbot, Verzehr von basenbildenden Nahrungsmitteln
- Farbtherapie: Farbspektrum Grün auf dem Magenbereich, Farbspektrum Violett mit Pyramidenfokus auf Ma 8, Bl 10, Ga 3, Farbspektrum Orange über der Nasenwurzel und an den Schläfen
- Bach-Blüten-Therapie: Nr. 4 Centaury für Persönlichkeitskrisen und Überforderung; Nr. 6 Cherry Plum für die nervöse Erschöpfung und das Überforderungsgefühl; Nr. 11 Elm für die Erschöpfungssymptome durch Überforderung, neurasthenische Reizbarkeit, psychosomatische Beschwerden.

- Verlauf:
Die andauernden Kopfschmerzen wurden durch die Anwendung dieser Therapie nach etwa 2 Wochen wesentlich erträglicher. Im weiteren Verlauf der Behandlung blieben sie für immer längere Zeiträume aus. Nach 1 Monat hatten sich die Magengeschwüre zurückgebildet und gleichzeitig auch die damit verbundenen Beschwerden und Symptome, zu denen auch die vor der Behandlung sehr starken Kopfschmerzen gehörten. Um die schmerzfreie Situation zu stabilisieren, nahm der Patient weiterhin die Gastriselect®-Tropfen ein und wendete zusätzlich, selbständig die Bach-Blüten an.

FORMEN DER BEHANDLUNG VON KOPFSCHMERZEN UND MIGRÄNE

9 AB- UND AUSLEITENDE VERFAHREN

Wie alle dauerhaften und chronischen Erkrankungen zeigen auch die mitunter jahrelang bestehenden Kopfschmerz- und Migräneleiden eine auffällige Therapieresistenz selbst wirksamen Präparaten und Behandlungsformen gegenüber. Aus diesem Grund sind viele Kopfschmerz- und Migräne-Patienten vor allem auf naturheilkundliche Therapiemethoden angewiesen, die imstande sind, vorhandene Blockaden des Stoffwechsels aufzuheben sowie Ausleitungsstörungen des Organismus zu beseitigen.

Behandlung lokaler Reizzustände. Viele der innerhalb des Zitronensäurezyklus stattfindende enzymatisch-katalytische, intrazelluläre Prozesse werden bei Kopfschmerzen durch die in den Wandungen der betroffenen Gefäße fortlaufend gereizten und aktivierten Nozirezeptoren in ihren natürlichen Abläufen gestört. Es entstehen unterschiedlich ausgeprägte Reiz- und Entzündungszustände der lokalen Nervenabschnitte. Zusätzlich kann es zu einer vermehrten Gewebeeinlagerung von Entzündungsgiften kommen, deren natürlicher Abtransport durch die entzündungsbedingten Staumechanismen gestört ist.

Entlastende Ausleitungsverfahren (Abb. 9-1) sind eine wichtige Grundlage der Kopfschmerzbehandlung, da viele an die Ausleitung anknüpfenden Therapien durch die so erreichte allgemeine Umstimmung und Aktivierung der Stoffwechselvorgänge in dem entstauten und entlasteten Körper effektiver wirken. Die hier vorgestellten ab- und ausleitenden Verfahren, die insgesamt zu den ältesten, natürlichen Behandlungsverfahren gehören, sind in der Lage, manifeste Stauungszustände aufzuheben und die dadurch bedingten Stoffwechselbelastungen zu verringern. Wesentliche **Anwendungskriterien** einer Ausleitungstherapie sind:

- Therapieblockaden
- durch Ansammlung ausscheidungspflichtiger Substanzen hervorgerufene Stauungskopfschmerzen und Migräne
- Ausscheidungs- und Entschlackungsstörungen des Organismus
- chronische Kopfschmerzen, die therapeutisch eine allgemeine Umstimmung des Gesamtstoffwechsels benötigen
- Überlastung einzelner Organsysteme, die eine Gewebeentgiftung erforderlich machen.

⚠ Bei Kopfschmerzen, die mit einer infektiösen Begleiterkrankung und einem herabgesetzten Allgemeinzustand einhergehen, kann die Ausleitungsbehandlung kontraindiziert sein. Im Einzelfall muß eine Therapie mit der nötigen Sorgfaltspflicht abgewogen werden.

9.1 Purgierende und diuretische Maßnahmen

Darmausleitung

Grundlagen

Das Darmsystem steht in enger Beziehung zu allen Funktionskreisläufen und einzelnen

Organen des Körpers und nimmt einen wichtigen Platz hinsichtlich der Vernetzung aller organischen Strukturen und Schaltstellen ein. Hinsichtlich der Ausscheidung von Stoffwechselschlacken und Toxinen hat der Darm eine übergeordnete Funktion. Werden diese Substanzen über den Darm verstärkt ausgeleitet, ist eine spürbare Linderung der Beschwerden die Folge.

Anwendung

Die Therapie mit leicht laxierenden Substanzen, die entweder in Tropfen-, Tabletten- und Pulverform oder als Tee zur Anwendung kommen, ist eine milde, aber dennoch sehr gründliche Form der Darmreinigung. Die Ausleitung über den Darm – nicht zu verwechseln mit dem herkömmlichen „Abführen" – kann niemals mit reinen Abführmitteln erreicht werden, da stark wirksame Laxanzien die Peristaltik zu stark fördern und einen heftigen Defäkationsreiz auslösen, so daß es in sehr kurzer Zeit zur massiven Stuhlentleerung kommt. Die gründliche Ausleitung der im Organismus und in den Darmwänden angesammelten Schlacken und Schadstoffe kann im Gegensatz dazu nur durch eine langsame und stufenweise Auslösung erreicht werden.

Haut- und Blutreinigungs-Tee® (Infirmarius-Rovit)

Um den Körper bei seinen Ausscheidungsvorgängen zu unterstützen, sollte dieser bewährte Entschlackungstee regelmäßig eingenommen werden. Die enthaltenen Substanzen sorgen für eine bessere Durchflutung des Körpers und bewirken die verstärkte Lösung und Ausschwemmung angesammelter Schlackenstoffe aus Blut und Gewebe.

F.X.Passage-Pulver® (Wörwag-Pharma)

Dieses salinische, leicht salzhaltige Darmreinigungspulver ist aus Magnesiumsulfat, Wein- und Zitronensäure sowie aus Natriumhydrogencarbonat zusammengesetzt. Sowohl das Sulfat als auch die Magnesiumanteile verbleiben im Darm, werden also nicht im Körper verteilt. Zugleich erhöht sich durch die starke Wasseranbindung des Magnesiums der Flüssigkeitsanteil im Darm, um die Auslösung dort festsitzender Stoffe zu fördern. Das Stuhlvolumen nimmt erheblich zu und es kommt im Laufe des Tages zu mehreren leichten, ausleitenden Stuhlentleerungen. Um eine sichere und nachhaltige Aus- und Ableitung auf den Darm zu erreichen, empfiehlt sich die zeitgleiche Einnahme des Blutreinigungstees und F.X. Passage. Bei beiden Präparaten kann eine schädigende Reizung der Darmschleimhaut ausgeschlossen werden.

> ☞ Bei längerer Einnahme von F.X. Passage sollte auf Kaliumverlust und die rechtzeitige Kaliumsubstitution geachtet werden.

Diureseanregung

Um den Organismus von ödematösen Gewebeverquellungen zu entlasten und festgesetzte oder zuvor therapeutisch gelöste Schlacken verstärkt über die Nieren auszuscheiden, muß die Diurese gefördert werden. Durch die häufigen, mitunter jahrelang bestehenden Kopfschmerzen und die damit verknüpften schmerzreizaktiven Gefäßvorgänge sammeln sich im Körper vermehrt Entzündungsmediatoren, die wiederum schmerzverstärkend wirksam werden können. Nicht zuletzt aus diesem Grund sollte die Anregung der diuretischen Vorgänge Bestandteil eines Behandlungskonzepts für Kopfschmerzen und Migräne sein.

Anwendung

Eine kurzzeitige Fastenkur ist die gründlichste Form der Körperentwässerung. Da jedoch nur wenige Patienten dafür gewonnen werden können und eine derartige Kur im Einzelfall kontraindiziert sein kann, sollten überwiegend mildere, aber dennoch gut wirksame Methoden der Entwässerung gewählt werden.

Kartoffelkur
Auch eine 1wöchige Kartoffelkur kann für eine gründliche Diureseanregung ausreichend sein, da diese (s. S. 189ff) neben ihrer stark diuretischen Wirkung reich an essentiellen Aminosäuren und Kalium sind. Der ohnehin starke diuretische Effekt der Kartoffel verstärkt sich, wenn den reinen Kartoffelmahlzeiten kein Kochsalz hinzugefügt wird. Ein ähnlicher Entwässerungseffekt kann mit einer Reiskur erreicht werden.

Reiskur
Sie sollte längstens 5 Tage lang durchgeführt werden, um keine Mangelerscheinungen zu provozieren. Wird jedoch ungeschälter Naturreis für die Kur verwendet, kann die Kur bis zu 10 Tage lang durchgeführt werden, da die Schale der Reiskörner reich an Mineralien, Spurenelementen und Vitaminen ist. Bei der Reiskur besteht jede der 4 täglichen Mahlzeiten aus einem Teller gekochtem Reis, der mit Fruchtsaft, Honig oder Obstkompott geschmacklich abgerundet werden darf. Durch die Reisdiät setzt bereits nach 2 Tagen eine starke und gründliche Entwässerung des Körpers ein.

Sehr wichtig für eine wirkungsvolle Anregung diuretischer Vorgänge ist und bleibt die Verordnung und Anwendung spezifisch wirksamer Heilpflanzen. Durch ihre Wirkung kommt es zu einer reizarmen, aber gründlichen Aktivierung, vor allem des Leber- und Nierenparenchyms. Eine pflanzliche Durchflutungstherapie des Körpers ist daher besonders gründlich.

Infi-Orthosiphonis Tropfen® (Infirmarius-Rovit)
Dieses bewährte Präparat bietet sich aufgrund seiner günstigen Zusammensetzung aus verschiedenen potenzierten Pflanzensubstraten für die Therapie der Entwässerung und Entschlackung besonders an. Es wird von den Patienten sehr gut vertragen und sorgt für eine konzentrierte Lösung und Ausschwemmung vieler Schadsubstanzen.

Solidago compositum S (Heel)
Durch die Injektion dieser Lösung wird ein tiefenwirksamer und stimulativer Reiz auf die Ausscheidungsorgane gesetzt. Das Mittel setzt sich aus zweckmäßigen Organ- und Bakteriennosoden sowie Heilpflanzen in potenzierter Form zusammen und fördert sämtliche Entwässerungs- und Entgiftungsvorgänge.

Nephrubin®-Tee (Weber & Weber)
Der Tee enthält Blüten, Blätter und Wurzeln von 11 verschiedenen, diureseanregenden Heilpflanzen und ist sehr gut verträglich. Es empfiehlt sich, den Tee für eine kurmäßige Anwendung von mindestens 14 Tagen zu verordnen. Er eignet sich besonders gut, um die gründliche, milde und längerfristig angelegte Wasserausscheidung durchzuführen.

Heilfasten

Die zeitlich begrenzte Nahrungsenthaltung kann als natürlicher Reinigungs- und Entschlackungsprozeß des Organismus angesehen werden und führt keineswegs, wie häufig angenommen wird, zu einer Verminderung der Vitalkräfte. Vielmehr kann der menschliche Organismus über sehr lange Zeiträume ohne Nahrung auskommen, indem er von den deponierten Fettsäuren und Eiweißen seines Fettgewebes zehrt.

> Durch das Fasten werden viele entlastende Ausscheidungsvorgänge des Körpers ausgelöst und der Entstehung von Erkrankungen vorgebeugt. Jedes Krankheitsbild reagiert deshalb in einer eigenen Form auf den Entgiftungsvorgang des Fastens.

Unabhängig davon, ob die Erkrankung aufgrund unvollständiger Stoffwechselvorgänge entstanden ist oder pathologische Vorgänge störend in stoffwechselaktive, zelluläre Vorgänge eingreifen und krankheitsverstärkend wirken, hat das Fasten eine ausnahmslos positive Wirkung, denn die Nahrungskarenz fördert über die Entgiftung des Darms und die Entschlackung des Organismus die unspezifische Abwehr sowie Mobilisierung der Selbstheilungskräfte. Darüber hinaus kommt es durch die entlasteten Stoffwechselfunktionen zu einer Steigerung aller Vitalenergien sowie zu einer Aufhellung der psychischen und mentalen Stimmungslage.

Viele Patienten, die regelmäßig fasten, berichten von einer erheblichen Schmerzlinderung sowie langen, völlig kopfschmerzfreien Zeitintervallen. Fasten sollte aus diesen Gründen einen festen Platz in dem kausalen Behandlungskonzept haben. Von den Patienten selbst wird der Fastenvorgang häufig noch als ein überwiegend diätetischer Ablauf verstanden, durch den in erster Linie eine schnelle Gewichtsreduktion erreicht werden kann. Hier sollte der Therapeut aufklären und den Unterschied zwischen einer reinen Abmagerungsdiät und dem Heilfasten erläutern.

Grundlagen

Jede Form des Heilfastens bewirkt eine Veränderung und Umstellung der mikrobiologischen Zellvorgänge, da beim Fasten sämtliche für die Energiegewinnung erforderlichen Oxidationsabläufe zunehmend durch die aus den Depotfetten freigesetzten Fettsäuren gesteuert werden. In Folge dieses verstärkten Fettstoffwechsels kann es jedoch zu einer veränderten Anzahl der Ketone, der Zwischenprodukte des Fettoxidationsprozesses kommen. Ketone, die nur in geringen Anteilen biochemisch gespalten werden können, lösen vorrübergehend leichtere Formen einer **Ketonämie** oder **Ketoazidose** aus, die sich jedoch – Ketone sind nierenpflichtig – durch reichliche Flüssigkeitsaufnahme ausschwem-

men lassen. Auch die Harnsäurekonzentration erhöht sich aufgrund des gesteigerten Abbaus der Zellkerneiweiße bereits nach einigen Fastentagen.

> ☞ Die bei einigen Patienten ausgelösten Gelenkbeschwerden können durch die verstärkte Aufnahme von Flüssigkeit abgemildert werden.

Darüber hinaus ist während des Fastens die **Glukoseaufnahme** reduziert, und der Körper wandelt zunehmend zuckerhaltige Aminosäuren aus dem körpereigenen Eiweiß in reine Glukose um. Da das Gehirn für seinen Stoffwechsel auf Glukose als Oxidationssubstrat angewiesen ist, sich allerdings schrittweise auf die Oxidierung von Fettsäuren umstellen kann, empfiehlt es sich, bei einem länger als 5 Wochen dauernden, eiweißfreien Fastenvorgang, auf die zusätzliche **Aufnahme von Eiweiß** zu achten. Der Umstellungsprozeß von der physiologischen Glukoseaufnahme bis zur Verwertung der Aminosäuren läuft innerhalb der ersten Fastenwoche ab, in der das Gehirn für seinen Energiestoffwechsel etwa 130 g Glukose pro Tag aus dem Organismus benötigt.

Anwendung

Die konsequente Null-Diät, die bei einer täglichen Flüssigkeitsaufnahme von 3 Litern über einen Zeitraum von 14 Tagen durchgeführt werden sollte, ist sicherlich die effektivste Form der Körperentschlackung, die jedoch sehr disziplinierten und zugleich kreislaufstabilen Patienten vorbehalten bleibt. Für das Tee-Saft-Fasten können erfahrungsgemäß die meisten Patienten gewonnen werden, da hierbei über Gemüsesäfte die Zufuhr von Kohlenhydraten gewährleistet ist. Vor Beginn der Tee-Saft-Fastenkur sollten einige Faktoren beachtet werden. Es ist bekannt, daß beim Fasten neben den Darmgiften auch ein großer Anteil der in der Leber eingelagerten fettlöslichen Toxine gelöst und ausgeschieden werden können. Um diesen Entgiftungsvorgang gründlich zu ermöglichen, muß unbedingt die erneute Rückresorption der gelösten Schadstoffe im Darm verhindert werden. Diese Notwendigkeit wird beim Fasten immer noch sehr selten berücksichtigt.

Eine ungefährliche und zugleich effektive Methode, **Schadstoffe im Darm zu binden,** wird durch die Gabe reiner Medizinalkohle in Form von Kohlekompretten gewährleistet, da Kohle mit vielen im Darm befindlichen Schadstoffen unlösbare Verbindungen eingeht, die in dieser Form nicht mehr resorbierbar sind und anschließend mit dem Stuhl ausgeschieden werden. Es können 4–5 dieser Kohletabletten am Tag eingenommen werden. Die Dauer und Menge der Einnahme richten sich nach dem individuellen Stuhlverhalten des Patienten, denn die medizinische Kohle muß bis zum Eintritt einer deutlichen Schwarzfärbung des Stuhls eingenommen und dann abgesetzt werden. Erst im Anschluß an dieses Verfahren sollte mit der eigentlichen Fastenkur begonnen werden, da nun die optimale Ausscheidung der gelösten Toxine gewährleistet ist.

Tee-Saft-Fasten

Das Tee-Saft-Fasten wird in dieser Reihenfolge durchgeführt:

- Morgens: $1/2$ Liter reizarmer Kräuter- oder Schwarztee (Melisse, Kamille, Fenchel, Matetee)
- Mittags: $1/4$ Liter warme Gemüsebrühe oder Gemüsesaft
- Nachmittags: $1/2$ Liter Kräuter- oder Schwarztee
- Abends: $1/2$ Liter Gemüsesaft oder warme Gemüsebrühe. Ersatzweise auch $1/2$ Liter wasserverdünnter Obstsaft.

Zwischenzeitlich sollte viel Wasser oder weiches Mineralwasser (Mont Roucous, Firma Rabenhost), eventuell mit etwas Zitronensaft vermischt getrunken werden. Die Fastenkur sollte mindestens 1–2 Wochen andauern, da der größte Entgiftungseffekt erst nach etwa 10 Tagen eintritt. Später können auch kürzere Fastenkuren von 2–4 Tagen durchgeführt werden.

9.2 Aschner-Verfahren

Die humoralpathologischen Anwendungen wurden nach dem österreichischen Arzt Bernhard ASCHNER benannt und umfassen entsprechend der Störung des humoralen Milieus und der damit einhergehenden Verschlackung der Körpersäfte aus- und ableitende Verfahren. Neben der im folgenden aufgeführten Schröpftherapie, dem Baunscheidt-Verfahren sowie der Blutegelbehandlung werden weitere Ausleitungsverfahren, die hier nicht berücksichtigt sind (Cantharidenpflaster, Aderlaß) zu den Aschner-Verfahren gezählt.

Schröpftherapie

Grundlagen

Die Schröpftherapie gehört zu den wichtigen über die Haut ableitenden Verfahren. Das gezielte Ansetzen der Schröpfgläser auf einzelnen Organreflexzonen bewirkt die Stimulation und Entlastung des entsprechenden Organs oder Organsystems. Bei Kopfschmerzen wird durch den entlastenden Schröpfvorgang die Schmerzintensität wesentlich verringert.
Für den Therapeuten ist es wichtig zu wissen, wann eine trockene oder blutige Schröpfglasanwendung angezeigt ist. Eine Entscheidungshilfe ist der jeweilige Zustand der Reflexzonen. Grundsätzlich sollten Abflachungen und Senkungen, sogenannte **kalte Gelosen** des Reflexzonengewebes unblutig, also trocken geschröpft werden, da sie blutleer sind und durch diese Form der Schröpfung aufgefüllt werden können. Im Gegensatz dazu können erhabene, aufgeworfene Reflexgewebestrukturen als **heiße Gelosen** bezeich-

net, aufgrund ihrer überreichlichen Blutfülle blutig geschröpft und somit entlastet werden.

> ☞ Die Mehrzahl der Kopfschmerz- und Migränepatienten muß blutig geschröpft werden.

Aus praktischen Gründen werden heute in der Naturheilpraxis überwiegend Schröpfgläser mit Gummiball zur Erzeugung des Vakuums oder Gläser mit Vakuum-Hand- oder Elektropumpe verwendet. Bei der blutigen Schröpfung wird der Schröpfschnepper, der die Haut durch kleine Mikroklingen skarifiziert und der nach jedem Gebrauch sterilisiert werden muß, immer häufiger durch die Verwendung von sterilen Einmal-Blutlanzetten ersetzt.

Anwendung

Trockenes Schröpfen. Diese Art des Schröpfens kann sehr gut am liegenden Patienten durchgeführt werden. Durch das im Glas vorhandene Vakuum entsteht ein Unterdruck, der das Hautgewebe in die Glocke einsaugt und damit zusätzlich Blut aus dem Umgebungsgewebe aufnimmt. Das Blut sammelt sich an diesem Punkt und färbt den Bereich blaurot ein. Nach Abnahme des Schröpfglases (10–15 Minuten) entwickelt sich dieser Bezirk zu einem Entlastungshämatom, das sich nach einigen Tagen wieder vollständig auflöst. Durch diesen im Einzelfall mehrmals zu wiederholenden Stimulationsreiz auf die Organreflexzone wird die Funktion des entsprechenden Zielorgans sicher und für den Patienten spürbar verbessert.

Blutiges Schröpfen. Wird blutig geschröpft, sollte der Patient aufrecht sitzen, um das Einfließen des Blutes in das Glas zu erleichtern. Vor dem Aufstülpen des Schröpfglases werden auf der Reflexzone am Rücken mit einem Schröpfschnepper oder mit einer Blutlanzette einige flache Hautschnitte gesetzt, über die das angesaugte Blut in das Glas einfließen kann. Sobald der Blutüberdruck im Gewebe nachläßt, stellt sich die Blutung – als Zeichen der ausreichenden Entlastung – von selbst ein. Nach der Behandlung müssen die Hautschnitte für einige Zeit mit einem sterilen Tupfer oder Pflaster abgedeckt werden. Die abgeflossene Blutmenge ist bei jedem Patienten unterschiedlich groß und bewirkt in vielen Fällen eine sofortige, erleichternde und auch anhaltende Kopfschmerzbefreiung.

Schröpfen bei Kopfschmerzen

Durch ein massageähnliches Abtasten des Rückens lassen sich Gewebeveränderungen (Gelosen) über den einzelnen Reflexzonen feststellen, die als Hinweis auf die Überlastung des entsprechenden Organs gewertet werden können. Bei vielen Kopfschmerzpatienten sind auf den **Nierenreflexzonen,** die sich etwa 7 cm rechts und links neben der Wirbelsäule in Höhe des 1.und 2. Lendenwirbels befinden, Verhärtungen und sulzige Gelosen zu ertasten. Auch die zwei Nebenstellen der Nierenreflexzonen im Nacken, zu beiden Seiten der Halswirbelsäule in Höhe von HW 2 und HW 3, zeigen bei diesen Patienten Verhärtungen oder Gelosen, die sich als prall gefüllte Reflexstellen ertasten lassen und als spezifisches Organsignal des Körpers angesehen werden müssen.

Schröpfen bei Migräne

Migränepatienten weisen meist blutgefüllte, auffällig erhabene Gelosen über der **Gallereflexzone** auf, die sich auf der rechten Seite des Rückens im Bereich der Achsel befindet. Der Behandler sollte bei jedem unter Kopfschmerzen leidenden Patienten den gesamten Bereich der Wirbelsäule auf Gewebeveränderungen hin abtasten, um weitere, einzelne und druckschmerzhafte Haut- und Gewebeabschnitte festzustellen, die sehr oft mit den Kopfschmerzen in Verbindung stehen.

> ☞ Die schmerzrelevanten Bezirke sollten in 3 bis 4 Sitzungen geschröpft werden, um eine ausreichend entlastende und analgetische Wirkung zu erzielen.

Baunscheidt-Verfahren

Auch hier wird die große Entgiftungseigenschaft der Haut für die Entlastung des gesamten Organismus genutzt, indem mit Hilfe des Baunscheidt-Geräts einzelne, schmerzhafte Hautbereiche gereizt werden. Der Ausleitungseffekt wird hier durch die mit einem Stichler vorgenommene Hautreizung ausgelöst. Die so gesetzten Stichporen werden anschließend mit dem sogenannten Baunscheidt-Öl eingerieben und mit einer dünnen Lage Verbandwatte für einige Tage abgedeckt, damit das Öl vollständig in die Haut einziehen und unter Beibehaltung der Körperwärme wirksam werden kann. Es werden verschiedene Baunscheidt-Gerätetypen im Fachhandel angeboten, mit denen sich die gewünschte und zweckmäßigste Eindringtiefe des Nadelkissens korrekt und sicher einstellen läßt.

Grundlagen

Der Wirkungsmechanismus dieses heilsamen Hautreizverfahrens ist nicht eindeutig geklärt. Es wird vermutet, daß die mit den Nadeln vorgenommene Stimulierung der Hautnerven zu einer Reizübertragung auf die Rückenmarkrezeptoren und die entsprechenden Organe führt. Zusätzlich wird durch spezielle Heilpflanzenöle der Lymphfluß aktiviert, um die bei allen chronischen Erkrankungen festzustellende Reaktionsträgheit zu aktivieren. Beinahe jeder Patient reagiert auf die Baunscheidt Behandlung positiv: Viele Patienten nehmen sowohl die Verringerung oder Beendigung ihrer Schmerzzustände als auch eine Vitalisierung des gesamten Körpers und insbesondere eine gestärkte Abwehr gegenüber Allergenen und Erkältungen wahr. Doch auch die durch das Baunscheidt-Verfahren ausgelösten, nachhaltigen Entgiftungsvorgänge sollten nicht unterschätzt werden.

> ☞ Eine Baunscheidt-Behandlung darf immer erst nach der völligen Rückbildung aller vorausgegangenen Hautreaktionen erfolgen.

Werden die einzelnen Sitzungen in zu kurzen Zeitabständen abgehalten, kann es zu schmerzverstärkenden Überreizungen kommen, die den weiteren Therapieverlauf stören.

Anwendung

Baunscheidtieren bei Kopfschmerzen und Migräne

Vor allem die Nadelung der Wirbelsäulensektoren erweist sich bei der Behandlung chronischer Kopfschmerzen als wirkungsvoll: Je 20 einzelne oberflächliche, unblutige Nadelungen werden in die beiden Bahnen rechts und links der gesamten Wirbelsäule gesetzt. Schwerpunktmäßig wirksam sind die Bereiche **der Hals- und Lendenwirbelsäule,** in denen es durch die erreichte Hyperämisierung zu einer schnellen, reflektorischen Kopfschmerzausschaltung kommt. Die oberflächliche Nadelreizung der Wirbelsäulenmuskulatur verbessert die Durchblutung im Kopf- und Nackenbereich und aktiviert die meist stagnierende Lymphflußgeschwindigkeit, was zu einer wesentlichen Linderung von Kopfschmerzen und Migräne führt.

> ☞ Das eingeriebene Baunscheidt-Reflexöl muß einige Tage ungehindert in die Haut eindringen können.

Der Patient muß aus diesem Grunde angehalten werden, während dieser Tage keine Dusch- oder Wannenbäder vorzunehmen, die zu einer Auslösung und Ausschwemmung des Öls führen könnten.

Blutegelbehandlung

Obwohl die Ausleitung und Gewebeentlastung durch den Einsatz von Blutegeln den meisten naturheilkundlich arbeitenden Therapeuten bekannt ist, wird die Blutegelbehandlung aus verschiedensten Gründen nur selten angewendet oder völlig abgelehnt. Während einige Behandler durch den Einsatz von Blutegeln bei der Kopfschmerzbehandlung ausschließlich gute Erfahrungen sammeln konnten, beklagen manche den Zeitaufwand von bis zu einer Stunde, den die Blutegelbehandlung erfordert. Andere Therapeuten wollen ihren Patienten dieses Tierchen einfach nicht zumuten. Selbstverständlich ist die Abneigung und das Ekelgefühl einiger Patienten dem Blutegel gegenüber ein ernstzunehmender Faktor. Der Therapeut sollte den Patienten deshalb über einige Punkte der Blutegelbehandlung aufklären, um seine unbegründeten Zweifel zu zerstreuen. Patienten, die ihre Bedenken dem Egel gegenüber einmal aufgegeben haben und die häufig schnelle Linderung ihrer Kopfschmerzen durch seine Anwendung kennen und zu schätzen wissen, kommen meist gerne in die Folgebehandlungen.

Grundlagen und Anwendung

Der medizinische Blutegel Hirudo medicinalis gehört zu den Gürtelwürmern und hat eine maximale Körperlänge von etwa 15 cm. In seinem Maul sind drei Kiefer angelegt, die mit scharfen Rändern versehen, nach der Nahrungsaufnahme auf der Haut, eine kleine, dreizackige Wunde zurücklassen. In der Regel setzt das Tier auf der Haut bereitwillig zum Saugen an. Besonders bißfreudig ist es, wenn die Haut des Patienten über ihren Eigengeruch hinaus keine zusätzlichen, kosmetischen Duftstoffe verströmt. Mitunter kann man den Egel auch durch eine kleine, blutige Einritzung der Haut zum Saugen animieren. Der Biß des Blutegels selbst ist schmerzlos und löst lediglich ein leichtes, spitzes Ziehen aus. Während des gesamten Saugvorganges, der nur vereinzelt bis zu einer Stunde dauern kann, meist aber wesentlich schneller beendet ist, entstehen keinerlei Mißempfindungen. Die Trinkmenge eines Egels beträgt im Durchschnitt ca. 10 ccm Blut. Hat er diese Blutmenge aufgenommen, fällt er von selbst von der Bißstelle ab. Mit der dazugehörigen und erwünschten, sickernden Nachblutung der Bißstelle, die 24 Stunden andauern kann und nicht vorzeitig gestoppt werden sollte, ergibt sich eine Gesamtblutentnahme von bis zu 50 ccm pro Egel.

Diese Nachblutung stellt sich durch das vom Egel abgegebene Speichelsekret **Hirudin** ein, das im menschlichen Körper mit Thrombin reagiert und als gerinnungshemmendes **Antikoagulans** wirksam ist. Durch die Blutegelbehandlung, eine milde und zugleich hochwirksame Form des Aderlasses, werden lokale Blutgefäße stark entlastet sowie durch die Auflösung der lokalen Stase Stoffwechselschlacken und Toxine ausgeschwemmt. Auch das retikuloendotheliale System erfährt durch diese Vorgänge eine Umstimmung, die für die Beendigung pathologischer Zellabläufe von großem Nutzen ist.

> ☞ Der Egel, der steril und bißwillig über verschiedene Zuchtfirmen bezogen werden kann, darf wegen der Gefahr der Krankheitsübertragung grundsätzlich nur einmal therapeutisch eingesetzt werden.

Blutegelbehandlung bei Kopfschmerzen

Die medizinischen Blutegel für die Behandlung von Kopfschmerzen und Migräneanfällen sollten im Bereich der **Halswirbelsäule** und des **Nackens** angesetzt werden. Da in diesem Bezirk bei allen Kopfschmerzformen die Blutzirkulation gestört ist und es deshalb zu starken Druckreizungen auf die dort angelegten Schmerzrezeptoren kommt, wirkt der schmerzlose Blutegeladerlaß unmittelbar und anhaltend gefäßdruckentlastend und somit schmerzlindernd. Es sollte mit einem Blutegel auf jeder Seite des Nackens begonnen werden. In weiteren Behandlungssitzungen, können bei Notwendigkeit und Verträglichkeit zwei Egel an jeder Seite angesetzt werden. Die Nachblutung der Bißstellen kann mit Zellstoff in Form eines Halstuchs oder einzelnen Mullkompressen aufgenommen werden.

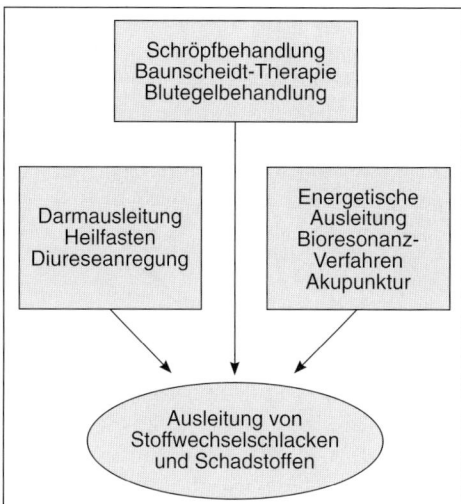

Abb. 9-1 Ausleitungsmethoden.

9.3 Energetische Ausleitung

Viele unspezifische körperliche Beschwerden und somit auch alle Kopfschmerzformen unklarer Ätiologie werden durch den **Mangel** an **körpereigener Energie** verursacht. Vor allem im erkrankten Organismus kann es zu ausgeprägten Störungen des Energieflusses kommen, die einzelne Körperbereiche destabilisieren und dort befindliche Organsystemabläufe hemmen. Diese reduzierten Zellprozesse verursachen sowohl körperliche Beschwerden als auch den Rückstau ausscheidungspflichtiger Schadsubstanzen. Durch eine natürliche Form der Energieaufladung können die zellulären Prozesse gründlich beeinflußt und korrigiert werden. Eine der bewährtesten Therapieformen zur Verbesserung der körpereigenen Energiebilanz, ist das Orgon-Energieverfahren.

Orgon-Therapie

Diese in vielen Naturheilpraxen zunehmend häufiger eingesetzte energetische Methode ruft energierelevante Körperreaktionen, insbesondere aber auch die verstärkte Entgiftung belasteter Zellverbände und Organe hervor. Der von dem Mediziner und Forscher Wilhelm Reich (1895–1957) geprägte Begriff „Orgon" bezeichnet eine massefreie Energieform, die alle natürlichen, biologischen Lebensprozesse auf der Erde begleitet. Diese biologischen Energien, die bei natürlichem Zerfall aller organischer Substanzen wie Erde, Holz, Pflanzen in unterschiedlicher Menge freigesetzt werden, sind – wie Reich als erster beweisen konnte – kontinuierlich in der Atmosphäre vorhanden und werden von allen Lebewesen aufgenommen.

Für den experimentellen Nachweis der Bioenergie entwickelte er eine von außen mit organischem Material abisolierte Behandlungsbox, die diese energetische Strahlung potenziert und somit technisch meßbar macht. Der in diesem Energieakkumulator befindliche Mensch, erfährt, wie sich die eigenen Körperenergien wesentlich verbessern und verstärken. Der positive energetische Mechanismus läßt sich durch die Überlagerung des menschlichen Energiefeldes mit dem geringeren Energiepotential des Geräts erklären. Durch den Zusammenschluß und die Verschmelzung beider Energiefelder wird dem Organismus die verstärkte Aufnahme natürlicher, atmosphärischer Energien ermöglicht. Mittlerweile sind verschiedene, bioenergetisch wirksame Kondensatoren entwickelt worden, die die direkte und konzentrierte Aufnahme der Orgon-Energie ermöglichen.

Grundlagen und Anwendung

Durch diese natürliche, energetische Unterstützung werden im Körper alle lebenswichtigen Stoffwechselprozesse ausreichend aktiviert: Vor allem die Auscheidungs- und Entgiftungsorgane (Haut, Lymphgefäße, Darm, Leber und Nieren) werden in ihrer Funktion gefördert.

Ausgehend davon, daß jeder funktionellen Störung und Erkrankung eine bioenergetische Regulationsstarre zugrunde liegt, die den Körper bei der Aufnahme atmosphärischer Energien behindert, kann mit Hilfe des Kondensators eine höhere bioenergetische Strahlung zugeführt werden. Der Organismus kann sich regenerieren und körpermanifeste Energieblockaden auflösen. Viele Patienten sind energetisch geschwächt und entwickeln auf dieser Grundlage unterschiedliche Krankheitsbilder und Beschwerden, so auch Kopfschmerzen und Migräne. Zudem gibt es eine Unzahl von Störfaktoren, die sich negativ und zerstörend auf die atmosphärischen Lebensenergien und somit auch auf den Menschen auswirken. Um zerstörte und verlorengegangene Energien wieder in ausreichendem Maße für den Körper zurückzugewinnen, bietet sich die Orgon-Therapie an. Dem Therapeuten stehen verschiedene Anwendungssysteme zur Verfügung, um diese natürliche Energieverstärkung in sein Behandlungskonzept aufzunehmen.

Genauere Auskünfte und Informationen zu dieser Methode können über verschiedene Institute angefordert werden (s. S. 289).

Bioresonanz-Therapie

Grundlagen

Die Bioresonanz-Therapie begreift den menschlichen Körper als Träger eines aus elektromagnetischen Schwingungen bestehenden Energiefeldes. Energetische Wellen, die gleichsam vom Körper aufgenommen und abgegeben werden, bestimmen das eigene Energiepotential. Durch die Einwirkung von Fremdstrahlungen und Schwingungen, können harmonische Energiemuster des Körpers wie sie z.B. künstliche, elektrische Stromfelder oder auch Erkrankungen darstellen, negativ verändert werden. Zudem haben alle Substanzen und Festkörper, die der Mensch aufnimmt oder die ihn umgeben, ihre eigenständigen Schwingungspotentiale, die sich mit denen des Menschen koordinieren und energetisch abstimmen müssen. Erzeugen diese Fremdschwingungen bioenergetische Disharmonien im Organismus, entstehen Leitungsblockaden und Störzustände, die sich im einzelnen durch verschiedenste Allergieformen, Organbeschwerden oder oft auch chronische Schmerzzustände zu erkennen geben.

Anwendung

Die Bioresonanz-Therapie zielt darauf ab, die körpereigenen Regulationskräfte ebenso zu stärken wie die pathologisch wirksamen energetischen Einflüsse zu hemmen. Mit dem Bioresonanz-Therapiegerät und einem geeigneten Meßgerät (s. S. 108f) kann der Therapeut den energetischen Zustand des Patienten feststellen. Über diesen je nach Gerätetyp praktizierten Abgleich und Austausch von **körpereigenen Schwingungen** und **Fremdschwingungen** aus Nahrungsmitteln, Medikamenten oder anderen Stoffen, können energetische, elektromagnetische Störpotentiale festgestellt und eliminiert werden.

Durch die Invertierung von Negativschwingungen werden diese störenden Einflüsse gelöscht, indem das Bioresonanz-Gerät die ultrafeinen Schwingungen des Organismus in therapeutisch verwertbare Schwingungsmuster umformt. Hierbei werden physiologische Energiefelder verstärkt, während pathologische Schwingungen eliminiert werden. Durch die Löschung und Ausschaltung störender und belastender Schwingungsfelder, und der damit erreichten Energiestärkung des Körpers, setzt in Folge auch die bioenergetische Stimulierung aller Ausscheidungs- und Entgiftungsvorgänge ein, die den durch chronische Kopfschmerzzustände belasteten Gesamtstoffwechsel regeneriert.

Bei der Suche nach den Verursachungsfaktoren, wie auch bei der Behandlung von Kopfschmerzen und Migräne, kann das Bioresonanz-Verfahren dem Therapeuten eine große Hilfe sein, denn kopfschmerzrelevante Allergene oder energetische Störfelder lassen sich

Farbstoffe	Konservierungsstoffe	Süßstoffe
E 102 Tartrazin E 104 Chinolingelb E 120 Echtes Karmin E 122 Azorubin E 123 Amaranth E 132 Indigothin E 133 Brillantblau E 151 Brillantschwarz	E 200 Sorbinsäure E 210 Benzoesäure E 211 Natriumbenzoat E 214 PHB-Ethylester E 220 Schwefeldioxid E 230 Biphenyl E 233 Thiabendazol E 252 Kaliumnitrat	Saccharin-Na Zyklamat Aspartam Sorbit Mannit Lactose Fructose
Emulgatoren	**Verschiedenes**	**Aromastoffe**
E 322 Lecithin Dotter E 322 Lecithin Soja E 338 Orthophosphorsäure E 450 Na-Hydrogenphosphat E 450a TriNa-diphosphat E 621 Na-Glutamat E 622 Ka-Glutamat E 623 Ca-Glutamat	Natriumfluorid Salicylsäure Zitronensäure Phenol Gummi-Arabicum Cobaltnitrat Sulfaguanidin Nickelsulfat	Aprikose Erdbeere Orangen Zitrone Banane Vanille Coca-Cola Kräuter

Abb. 9-2 Die häufigsten Nahrungsmittelallergene.

so aufspüren und eliminieren. Mittels der Bioresonanz-Testung werden gegenwärtig immer häufiger Nahrungsmittelunverträglichkeiten festgestellt, die über allergische Gefäßreaktionen zu anhaltenden Kopfschmerzen führen. Diese Allergien können sowohl durch Nahrungsmittel als auch durch Nahrungszusatzstoffe, wie sie in der Abbildung 9-2 aufgeführt sind, ausgelöst werden. Auffällig sind hierbei Intoleranzreaktionen auf Gewürze und Geschmacksverstärker, sowie die Überempfindlichkeit auf Histamin.

Bioenergetische Abläufe
– Die Bioresonanz-Therapie geht davon aus, daß zwischen den elektrischen und magnetischen Feldern eine Wechselbeziehung besteht, die sich die Leitfähigkeit des Zellplasmas für ihren Weitertransport zunutze macht und sich so zu einem elektromagnetischen, vernetzten Schwingungs-Austauschsystem transformiert.
– Die einzelnen Zellverbände nehmen unterschiedliche Anteile elektromagnetischer Ströme auf und entwickeln dadurch eigene Schwingungskenngrößen (physiologisches Feldbild).
– Unter dem Begriff Patientenspezifisches Feldbild (PSFB) werden alle physiologischen und pathologischen Feldbilder zusammengefaßt und verstanden.
– Die hochfrequenten Ströme des PSFB sind auf der Körperoberfläche meß- und abgreifbar, während die niederfrequenten Schwingungspotentiale als nicht abstrahlfähig mit **bioswing** über den Eingangswiderstand gemessen werden können.
– Das patientenspezifische Feldbild wird im Gerät elektronisch bearbeitet und über den Ausgangskanal ohne Zusatzsignale in den Körper zurückgeführt (bearbeitetes patientenspezifisches Feldbild = BPSF).
– Durch BPSFB werden pathologische Feldbilder geschwächt und gelöscht. Die so erreichte Harmonisierung gestörter elektromagnetischer Regelkreisläufe sorgt für die Löschung der krankheitsspezifischen, negativen Schwingungsinformationen im Körper.

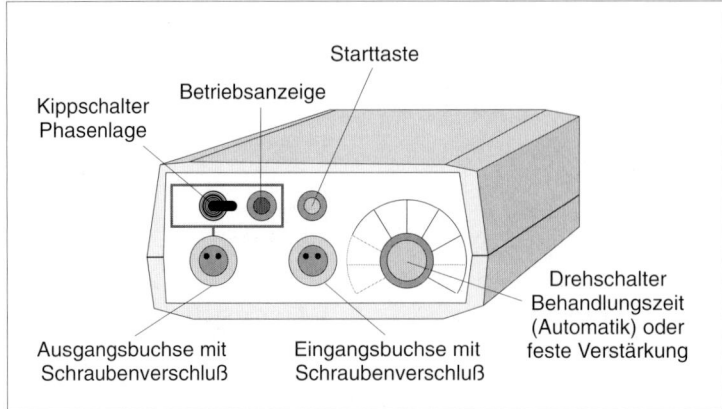

Abb. 9-3 bioswing – die Gerätefunktionen.

Therapieren mit bioswing praxis

Neben dem Schwingungsmeßgerät biocheck (s. S. 108 f) bietet der Hersteller Holimed für die Bioresonanz-Therapie das Gerät *bioswing* praxis an. Auch mit diesem Gerät steht (Abb. 9-3) dem Therapeuten ein Behandlungsinstrument zur Verfügung, das nach praktisch-funktionellen, anwendungsfreundlichen und wirtschaftlichen Kriterien konzipiert und entwickelt wurde. Die mitgelieferten Bedienungshinweise zu diesem Gerät sind detailliert, umfangreich und für die Praxis sehr gut verwertbar.

bioswing praxis arbeitet mit modernster Mikroelektronik und ist vom Hersteller ausschließlich für den Betrieb mit Batterien oder Akkus ausgerichtet, um Gerätenetzstörungen, die sich auf das Ausgangssignal auswirken können, sicher zu vermeiden. Diese Störeinflüsse sind ein bekannter Unsicherheitsfaktor bei netzbetriebenen Bioresonanz-Therapiegeräten.

Die Meß- und Behandlungsergebnisse, die mit bioswing erzielt werden, sind deshalb entsprechend genau und zufriedenstellend.

Inverse Basistherapie. Die Bioresonanz-Behandlung mit bioswing im Invers-Betrieb gilt als Grundlage und klassische Form des Resonanz-Verfahrens. Durch die Aktivierung der inversen Gerätefunktion erfährt das Eingangssignal, über seine Verstärkung und Filterung hinaus, eine Schwingungsumkehr, mit der eine im Körper vorhandene negative Schwingungsform abgeschwächt oder aufgehoben werden kann. Die inverse Behandlung im „geschlossenen Kreis" (Abb. 9-4) kann jedoch nur erfolgreich sein, wenn das verwendete Bioresonanz-Gerät vor allem bei hohen Frequenzen phasengenau arbeitet. Durch die präzise Phasenlage von bioswing wird dem Therapeuten die Durchführung einer optimalen Invers-Resonanz ermöglicht:

– der Patient hält die beiden Messingstabelektroden in seinen Händen
– der Therapeut stellt den Schalter Phasenlage in die Position Invers
– mit dem Drehschalter wird in dem Bereich für den Automatikbetrieb die Behandlungszeit für die Basistherapie eingestellt (6–12 Minuten)
– abschließend wird bioswing mit der Start-Taste aktiviert.

Neben der einfachen Basistherapie kann auch die erweiterte Basisbehandlung durchgeführt werden, bei der sowohl die Messinghandelektrode als auch die Punktelektrode

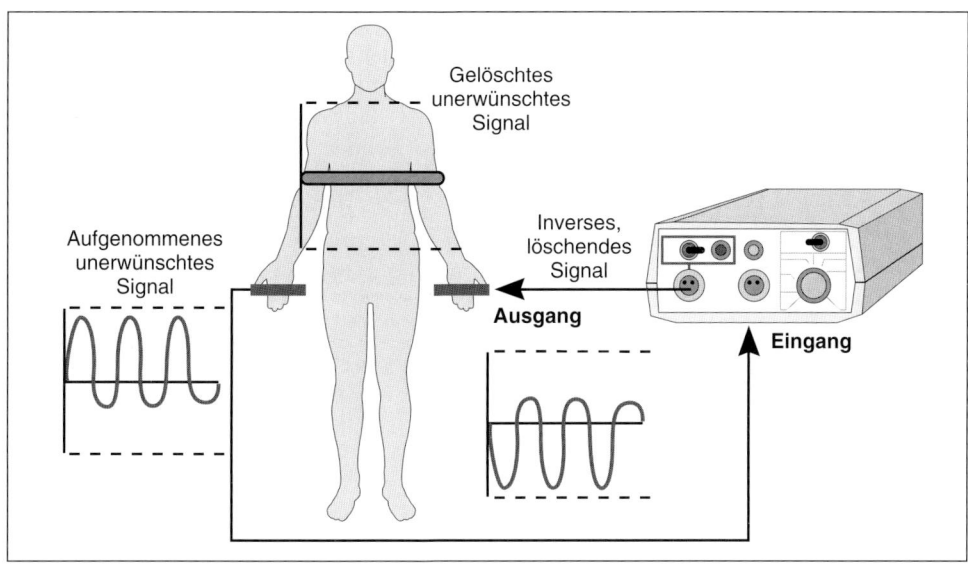

Abb. 9-4 Basistherapie Invers.

für die Behandlung einzelner Akupunkturpunkte verwendet wird. Eine Behandlung mit Rollen- oder Flächenelektroden ist ebenso möglich. In vielen Fällen von Kopfschmerzen und Migräne kommt es bereits durch die Anwendung der Bioresonanz-Basistherapie zu einer signifikanten Schmerzlinderung.

Mit bioswing kann auch das inverse Einschwingen verschiedener Testsubstanzen (z.B. Allergene) oder das Aufschwingen von Flüssigsubstanzen durchgeführt werden.

Natürliche Übertragung In-Phase-Therapie. Wird mit dem Schalter die Position In-Phase aktiviert, kommt es zur Verstärkung und Filterung des Eingangssignals, das anschließend in unveränderter Schwingungslage in den Ausgang geleitet wird. Diese Form der Bioresonanz-Basistherapie erscheint besonders dann angezeigt, wenn der Patient in einem bestimmten Frequenzbereich ein zu geringes, unzureichendes Schwingungsbild aufweist. Dieser Zustand läßt sich z.B. durch den Medikamententest feststellen. Die Behandlung In-Phase kann mit bioswing auch zum Austesten von Medikamenten, als sogenannter vernetzter Test oder zum Einschwingen von Substanzen eingesetzt werden. Läßt sich über die Elektroakupunktur eine schwingungsausgleichende Wirkung einer Heilsubstanz auf den Organismus registrieren, kann der Therapeut wie folgt vorgehen:

– Das Medikament oder die jeweils in Frage kommende Substanz wird in die Testwabe gegeben, die zuvor mit dem Eingang von bioswing verbunden worden ist.
– Der Patient erhält eine Messingstabelektrode in seine Hand, die mit dem Ausgang von bioswing verbunden ist.
– Abschließend wird der Betriebsmodus gewählt und die gewünschte Behandlungsdauer im Automatikbereich eingestellt und mit der Starttaste aktiviert.

Über das Schwingungs- und Feldbild der jeweiligen Testwabensubstanz werden die geschwächten Zellverbände des Körpers gestärkt. Um ausreichend auf die physikalischen Informationsabläufe und das Schwingungsverhalten des Organismus einwirken zu können, ist die Genauigkeit der Substanzaustestung sehr wichtig. Denn nur durch den präzisen Abgleich beider Schwingungspotentiale und Charakteristika kommt es zum optimalen Resonanzaustausch und zu einer nachprüfbar harmonisierenden Schwingung der zuvor geschwächten Zellstrukturen. Mit bioswing kann auch das Aufschwingen von Tropfen, Salben, Pulververreibungen oder ähnlichen Darreichungsformen In-Phase vorgenommen werden. Die entsprechenden Bedienungshinweise des Herstellers erläutern diese Gerätefunktionen sehr gut. Auf diese Weise können sich die energetischen Adaptationsmechanismen des Körpers schrittweise auf die zugeführten Schwingungsimpulse einstellen und so eine stabile und heilsame Schwingungskorrektur in Gang setzen.

# 10

AKUPUNKTUR – KÖRPER- UND OHRAKUPUNKTUR

Die Akupunktur hat ihren wichtigen Platz in den letzten Jahren auch im Bereich der gesamten Schmerztherapie halten und ausbauen können. In der Kopfschmerz- und Migränebehandlung ist sie für immer mehr Therapeuten ein unverzichtbares Heilverfahren geworden, das auch von vielen Patienten sehr geschätzt wird, da in der Regel eine Verringerung oder zumindest kurzzeitige Schmerzbeseitigung erreicht wird. Dennoch bleibt die Suche und Aufdeckung der jeweiligen energetischen Schmerzverursachungsmechanismen das übergeordnete therapeutische Ziel, denn ein gestörter energetischer Funktionskreislauf kann auch die Folge einer rein funktionellen, organischen Dysregulation sein.

Sehr wesentlich für die Wirksamkeit einer Akupunkturanwendung ist der energetische Gesamtzustand des Kopfschmerzpatienten zum Zeitpunkt der Therapie. Viele Patienten haben aufgrund ihres Leidens im Laufe der Zeit psychosomatische Verhaltensweisen entwickelt, mit denen sie die schwer zu ertragende Chronizität ihrer Kopfschmerzen zu kompensieren versuchen. Meist geschieht das durch den unbewußten Aufbau einer psychischen „Panzerung", die sinnbildlich als ein Schutzschild fungiert, durch das von innen nichts nach außen und ebenso von außen nichts nach innen dringen soll und kann. Dieser Rückzug in sich selbst kann im weiteren Verlauf zu einer Blockade von emotionalen Empfindungen und vegetativen Funktionen führen, unter der die psychische Flexibilität und Erlebnisfähigkeit im zwischenmenschlichen Bereich leidet. Der betroffene Mensch gewöhnt sich eine verminderte Lebensweise an, indem er sich und seine natürlichen Bedürfnisse schrittweise auf ein Minimum reduziert. Nicht selten kommt es dadurch zu Muskelverhärtungen (Muskelpanzer), zu einer flachen, oberflächlichen und unzureichenden Atmung sowie zu Antriebslosigkeit, Depressionen oder Eßunlust. Die biologische Energie im Organismus dieser Patienten wird zunehmend mehr defizitär, was auch zu einer Verringerung der natürlichen Selbstwahrnehmung führen kann: Die Schmerzschwelle wird über psychosomatische Abläufe höhergesetzt, obwohl der Kopfschmerz chronisch vorhanden ist und vor dem Therapeuten beklagt wird. Es kommt zu einer bioenergetischen Blockierung, die mitunter eine erstaunliche Therapieresistenz entwickeln kann.

Um diese energetischen Zusammenhänge ganzheitlich zu betrachten, bietet die chinesische Medizin gute Ansatzpunkte.

Die individuelle bewegende Bioenergie, die in der chinesischen Medizin als Qi bezeichnet wird, erfährt vor allem durch die Atmung und regelmäßige Nahrungsaufnahme eine kontinuierliche Stärkung. Diese **Lebenskraft, Qi,** bestimmt die innere Bewegungsdynamik der Körpersäfte, steuert die Korrespondenzintensität zwischen den intra- und extravasalen Räumen, legt den Grad der inneren Wärme fest und steuert die Höhe des Stoffwechselgrundumsatzes und der Verbrennungsprozesse.

Bioenergetische Einbußen des individuellen Qi führen daher zu teilweise schweren Störungen einzelner Funktionskreisläufe, die mitunter auch durch korrekte und zielgerichtete Akupunkturanwendungen nur sehr schwer energetisch ausgeglichen werden können. Sind die zentrifugalen Energieströmungen schwach, weil die Bioenergie im Körperzentrum konzentriert gesammelt und festgehalten wird, verringert sich die energetische Ladung der Körperperipherie und das therapeutische Fundament ist nicht mehr oder noch nicht vorhanden. Aus diesem Grund ist es für den Behandler wichtig, in diesen Fällen psychologisch und entspannungstherapeutisch vorzuarbeiten, um bioenergetische Störblockaden abzubauen und den notwendigen Energiefluß der einzelnen Meridiane zu verbessern. Gelingt es bei diesen Patienten durch die Anwendung von Atemübungen und autogenen Entspannungsmethoden die bioenergetischen Ströme zu dynamisieren, wirkt die Stimulation der Akupunkturreizpunkte wesentlich effektiver.

10.1 Ausgewählte Hauptmeridiane und Akupunkturpunkte

Alle aufgeführten Akupunkturpunkte eignen sich zur Behandlung von Kopfschmerzen. Auch die im folgenden beschriebenen Meridiane nehmen durch ihre spezifischen **energetischen Qualitäten** Einfluß auf das Symptom Kopfschmerz.

- Der Dünndarmmeridian reguliert die Energien des Blutes und der Blutgefäße. Ein Energiedefizit im Bereich der Kopfgefäße kann lokale Schmerzen verursachen.
- Energetische Schwankungen innerhalb des Blasenmeridians führen zu einer Störung der gesamten Energiespeicherung und somit auch zu einer energetischen Leere der Kopfgefäße.
- Der Drei-Erwärmer-Meridian steuert alle Immunitäts- und Abwehrenergien. Ist seine Energie defizitär, wird auch ein Energieverlust des Lungen- und Herzmeridians ausgelöst, da er mit diesen energetisch verbunden ist. Geschwächte Lungen- oder Herzenergien führen wiederum zu Veränderungen der Gefäßdruckverhältnisse.
- Der Gallenblasenmeridian steuert alle Lebensenergien und Vitalkräfte des Organismus. Zu seinen Schwäche- und Mangelsymptomen zählen auch Kopfschmerzen.
- Störungen des Wärmehaushalts werden vorrangig durch Energieschwankungen des Lebermeridians ausgelöst. Durch einen Mangel an Wärme kann es schnell zu Verspannungen innerhalb der Muskulatur und hier auch zu Kopfschmerzen kommen.
- Der Lungenmeridian bestimmt die Rhythmik und Ordnung der gesamten Körperenergien. Die Stabilität seines Energieflusses wird durch die Atmung aufgebaut und durch deren Qualität beeinflußt. Nervenbelastungen z.B. schwächen die Atmungsenergien und führen in Folge zu einem Verlust der Gesamtenergie.
- Die Schwächung des Dickdarmmeridians, der für die energetische Weiterleitung schädlicher, ausscheidungsfähiger Stoffwechselschlacken zuständig ist, verursacht immer einen Ausleitungsstau, der sehr schnell zu einer Gefäßverengung im Kopfbereich und zu Kopfschmerzen und Migräne führen kann.
- Der Magenmeridian stellt sinnbildlich das Sammelbecken der aufgenommenen Nahrungsenergien dar. Zusammen mit dem Milz-Pankreas-Meridian verteilt er diese Energien. Eine Störung seines Energieflusses führt deshalb zu verschiedenen energetischen Mangelsymptomen, so auch zu Kopfschmerzen.
- Als großer Ausgleicher und Regulator aller aufbauenden Energien, hat der Milz-Pankreas-Meridian einen wesentlichen Einfluß auf den energetischen Gesamtzustand des Körpers. Seine Schwächung kann deshalb einen vorübergehenden Energieabfall der anderen Meridiane und Organkreisläufe auslösen.

Die häufig angesprochenen und erwähnten Verbindungen der Meridiane untereinander, bestehen nicht ausschließlich aus Schleusen- und Quellpunkten. Alle Meridiane sind zusätzlich durch zahllose leitfähige Netzgefäße und Querverbindungen miteinander verknüpft, so daß viele der einzelnen Punktstimulationen eine Reaktion und Auswirkung über den zugehörigen Meridian hinaus bewirken.

Da die Begriffe „Meridian" und „Funktionskreislauf" in ihrer semantischen Bedeutung identisch sind, werden beide Bezeichnungen verwendet.

Akupunkturbehandlung

Es bleibt dem Behandler überlassen, welche der Punkte er entsprechend den Modalitäten des Einzelfalls behandelt. Auch die Auswahl der Anwendungsmethoden: Akupressur, Hand- oder Körpernadelung, Elektroakupunktur oder Laserakupunktur muß dem Therapeuten und Akupunkteur vorbehalten bleiben.

Der Erfolg einer Akupunkturbehandlung wird neben der **Punktgenauigkeit** auch entscheidend von der **Nadelstichtiefe** bestimmt. Eine intensive Energiebewegung kann nur ausgelöst werden, wenn die Nadel ausreichend tief am Energiezentrum des Punktes sitzt. Die Art der Nadelung bestimmt sich nach den vorliegenden Symptomen:

- Um eine Verlangsamung und Verringerung des Energieflusses zu erreichen, sollte die Nadel zur Sedierung etwa 30 Grad schräg zur Hautoberfläche gegen den Energiefluß eingeführt werden.
- Die Tonisierung und Anregung des Energieflusses wird ebenfalls mit einem Schrägstich, der jedoch in der Energieverlaufsrichtung gesetzt werden muß, erreicht.
- Im Bereich des Kopfes sollte ausschließlich der Schrägstich angewendet werden, da das Periost hier sehr dicht unter der Haut liegt. Asthenische, schlanke Erwachsene, Kinder und Kleinkinder sollten aus diesem Grunde auch grundsätzlich mit einem schrägen Nadelstich akupunktiert werden.
- Die durchschnittliche Dauer einer Nadelung sollte etwa 15 Minuten betragen, wobei die Zeit dem Einzelfall entsprechend individuell verlängert oder verkürzt werden kann. Zur Orientierung dient der Leitsatz: Lieber kürzer, als zu lang nadeln. Adipöse oder muskulöse Patienten benötigen eher längere Sitzungen, wogegen Magere oder auch Kinder nur kurz genadelt werden sollten.

Der Dünndarmmeridian

Verlauf des Meridians

Der Dünndarmmeridian (Abb. 10-1) beginnt im Bereich der Hand am ulnaren Nagelwinkel des kleinen Fingers und zieht entlang der ulnaren Seite der Hand und des Armes zur Dorsalseite der Schulter. Auf der Schulter verläuft der Meridian in einer Zickzacklinie, dann weiter an der Lateralseite des Halses zur Wange und endet am Ohr.

Aufgabe des Meridians

Der Dünndarmmeridian (Dü) verarbeitet die von außen zugeführte Nahrung, indem er sie nach innen führt, diese in ihre klaren und trüben Bestandteile trennt und die Nahrung in Energie umwandelt. Als entscheidender Nahrungsumwandler übernimmt er eine überaus wichtige Rolle im Gesamtorganismus und steht mit dem Dickdarmmeridian in Verbindung. Der Dünndarmmeridian ist über die Tai-Yang-Achse mit dem Blasenmeridian verbunden und steht zudem zum Herzmeridian – er ist der ergänzende Meridian des Dünndarmmeridians – in direkter energetischer Verbindung.

Vor allem Kopfschmerzen, die vom Nacken ausgehen oder zum Nacken hin ausstrahlen, lassen sich über den Dünndarmmeridian gut behandeln.

Der Dünndarmmeridian wird dem Yang zugeordnet und untersteht der Wandlungsphase Feuer. Er ist zuständig für das Blut und die Blutgefäße. Als Sinnesorgan ist ihm die Zunge zugeordnet. Der Dünndarmmeridian entspricht dem Sommer sowie der Hitze. Sein energetisches Maximum erreicht dieser Funktionskreis zwischen 13 und 15 Uhr, das geringste Energiepotenial zeigt er während der Nacht, zwischen 1 und 3 Uhr.

Dü 4 – wan-ku – Handwurzelöffnung
Über diesen Punkt lassen sich Nacken- und Hinterhauptskopfschmerzen sowie Kopf- und Gesichtsneuralgien therapieren. Dü 4 ist der Quellpunkt des Meridians, der einen direkten Bezug zum Punkt He 5 des ergänzenden Herzmeridians hat. Über diese Verbindung können energetische Ungleichgewichte der Funktionskreise Herz und Dünndarm ausgeglichen werden. Ein Energiemangel des Herzmeridians schwächt die Kräfte der Blutzirkulation und die energetischen Aufgaben des Dünndarmmeridians. Dü 4 sollte daher bei Kopfschmerzen möglichst mitstimuliert werden.

Dü 10 – nao-shu – Beifallspunkt des Oberarms
Fast jede Form der Migräne reagiert auf die Akupunktur dieses Reizpunktes mit der Verringerung der Beschwerden. Er gleicht Energieschwankungen im Bereich der Halswirbelsäule aus und leitet damit die Entkrampfung der Hals-, Nacken- und Schultermuskulatur ein.

Dü 13 – ch'ü-yüan – gekrümmter Wall
Der Punkt hat großen Einfluß auf Hinterhauptskopfschmerzen und Zervikalneuralgien und zeichnet sich durch die indirekte Verbindung zum Funktionskreis des Magens aus. Dü 13 korrespondiert hier mit dem Punkt Ma 12, wobei sich beide Punkte energetisch abgleichen und ergänzen. Durch Dü 13 lassen sich auch gleichzeitig vorhandene Verspannungen und Schmerzen im Bereich der Schultern therapieren.

Dü 16 – t'ien-ch'uang – himmlisches Fenster
Über diesen Punkt können verschiedene Kopfkongestionen therapiert werden. Dü 16 eignet sich vor allem für die Akupunktur unspezifischer Kopfschmerz- und Migräneformen. Als Quellpunkt des Meridians kann Dü 16 Energien mit dem Herzmeridian (He 1) auszutauschen und seine eigenen energetischen Überschüsse oder Defizite selbständig ausgleichen.

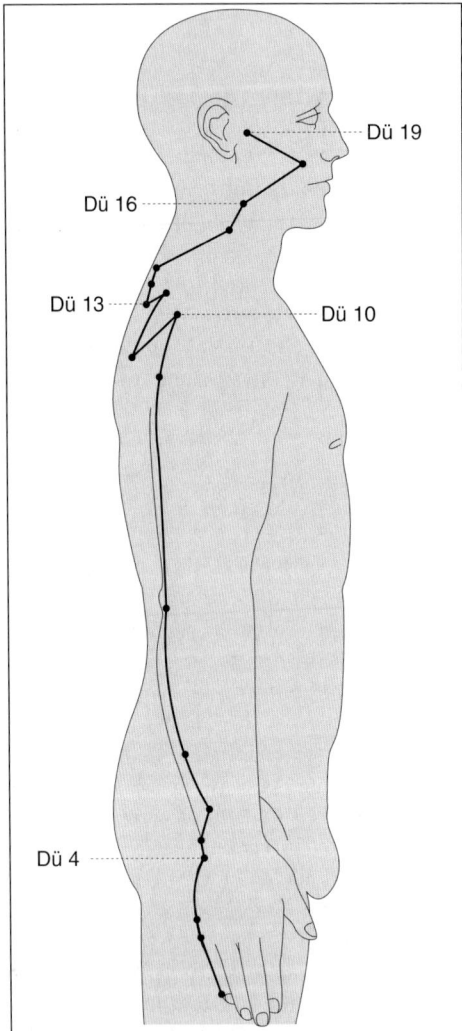

Abb. 10-1 Der Dünndarmmeridian.

Dü 19 – t'ing-kung – Gehörspalast

Dieser wichtige Reizpunkt hat einen direkten Bezug zu allen Formen von Kopfschmerzen, Gesichtsneuralgien und zur Migräne. Er ist in der Regel schnell und spontan wirksam, da er als Verbindungspunkt direkt mit dem Drei-Erwärmer-Meridian sowie den Funktionskreisen der Galle und Blase korrespondiert und sich energetisch austauschen kann. Dü 19 ist traditionell ein wichtiger Akupunkturpunkt für Kopfschmerzen und Migräne.

Der Blasenmeridian

Verlauf des Meridians

Der Blasenmeridian (Abb. 10-2) beginnt am medialen Augenwinkel und läuft lateral der Mittellinie über den Kopf zum Nacken. Dort teilt er sich in zwei Bahnen, die parallel den Rücken entlang bis zum Gesäß und über die Dorsalseite der Oberschenkel laufen. Der wichtigere mediale Ast, zieht 1,5 cun lateral der Mittellinie bis zur Höhe der vierten Sakralöffnung, von hier wieder nach oben zur ersten Sakralöffnung, dann über die Dorsalseite des Oberschenkels zur Kniekehle, wo er sich mit dem zweiten Ast verbindet.

In der Kniekehle vereinigen sich die beiden Bahnen und der Meridian zieht über die Unterschenkelrückseite am äußeren Fuß entlang und endet am äußeren Nagelbett des kleinen Zehs.

Aufgabe des Meridians

Der Blasenmeridian (Bl) zählt zu den größten und einflußreichsten Energie-Funktionskreisläufen des Körpers, da auf ihm die meisten Akupunkturpunkte (67 Punkte) sowie die Zustimmungspunkte für alle anderen Meridiane und Organe liegen. In seinen Funktionsbereich fällt die Speicherung und Transformation der einfließenden, Yang-betonten Aufbauenergien und gleichzeitig die Ausscheidung schädigender Energieanteile. Er gibt seinen Energiefluß regelmäßig an den ihn ergänzenden Nierenmeridian weiter. Zur Symptomatik des Blasenfunktionskreises zählen auch verschiedene Arten von Kopfschmerzen, wie neurologisch bedingte Migränen auf Grundlage des Parkinson Syndroms oder Zirkulationsstörungen des ZNS. Aber auch Kopfschmerzen, die durch Kälte, Nässe und einen energetischen Wärmeverlust entstehen, gehören dazu.

Der Blasenmeridian wird dem Energiepol Yang zugeordnet und entspricht der Wandlungsphase Wasser. Er ist zuständig für die Knochen sowie hinsichtlich der Sinnesorgane für das Ohr. An klimatischen Faktoren werden ihm der Winter und die Nässe zugeordnet. Das Energieniveau des Blasenmeridians ist während des Tages zwischen 15 und 17 Uhr am höchsten und in den frühen Morgenstunden zwischen 3 und 5 Uhr am niedrigsten. Der ergänzende Meridian ist der Nierenmeridian.

Bl 3 – mei-ch'ung – Augenbrauendurchgang

Dieser direkt am Haaransatz der Stirn befindliche Reizpunkt steht in Verbindung mit Kopfschmerzen und Migräneformen, die sich durch band- und gürtelförmige, um Stirn und Hinterkopf ziehende Schmerzen auszeichnen. Der Punkt Bl 3 zerstreut schädigende Wind-Einflüsse, die oft an der Entstehung von Kopfschmerzen beteiligt sind.

Bl 4 – ch'-ü-ch'a – gebotene Abweichung

Über diesen Punkt können Scheitelkopfschmerzen direkt und besonders schnell therapiert werden. Zusammen mit Bl 3 akupunktiert, kann er auch bei bandförmigen Kopfschmerzen unterstützend wirksam sein.

Bl 9 – yü-chen – Jadekissen

Fast alle Arten der migräneartigen und nicht eindeutigen Kopfschmerzen lassen sich über diesen Punkt erreichen und beeinflussen. Sehr gut und bekannt ist seine Wirkung bei Zervikalneuralgien und Augenkopfschmerzen. Die Wirkung wird verstärkt, wenn gleichzeitig der Punkt Bl 11 genadelt wird.

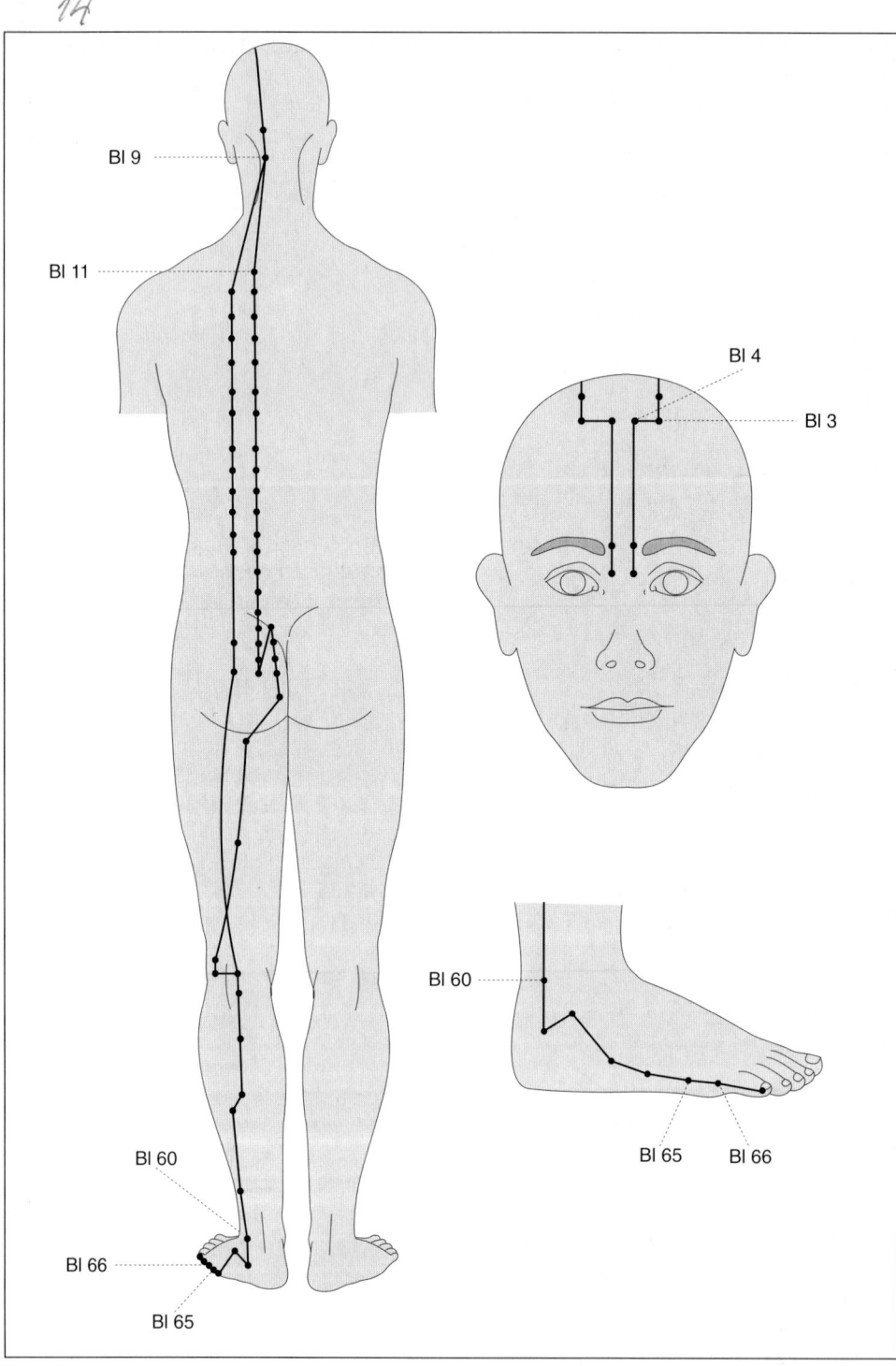

Abb. 10-2 Der Blasenmeridian.

Bl 11 – ta-chu – großes Weberschiffchen

Bl 11 ist als Quellpunkt mit dem Gallenblasen-, dem Dünn- und Dickdarmmeridian sowie mit dem Drei-Erwärmer-Meridian verbunden. Darüber hinaus ist er Meisterpunkt sowie Energiesammelpunkt der Knochen. Bl 11 wirkt auch entspannend auf die paravertebralen Muskeln und kann so durch Kopfschmerzen ausgelöste Spannungszustände günstig beeinflussen. Bl 11 hat einen imponierenden Einfluß auf alle Migräneformen und den Hinterhauptskopfschmerz.

Bl 60 – k'un-lun – heiliger Berg in Tibet

Dieser Punkt ist der Feuerpunkt des Blasenmeridians und wirkt schmerzlindernd auf den rein physischen Migränekopfschmerz. Da er auch Wind-Einflüsse vertreibt, hat der Punkt Bl 60 einen günstigen Einfluß auf die Steifigkeit des Nackens sowie auf die Verspannung der gesamten Rückenmuskulatur. Auch das nicht leicht zu therapierende psychosomatische Kopfschmerzsyndrom kann durch die Stimulation dieses Reizpunktes gut behandelt und abgemildert werden.

Bl 65 – shu-ku – Knochenband

Bl 65 ist der Sedierungspunkt des Blasenmeridians und wirkt günstig auf Kopfschmerzen, die auf den Füllezustand dieses Meridians zurückzuführen sind, und infolgedessen mit Kälteempfindungen einhergehen.

Bl 66 – t'ung-ku – Talbegegnung

Dieser Punkt ist der Kältepunkt des Meridians. Kopfschmerzen, die überwiegend im Stirn- und Gesichtsbereich lokalisiert sind, lassen sich sehr gezielt über diesen Punkt behandeln. Er beeinflußt auch Augenkopfschmerzen, die besonders häufig im Symptombild der Migräne vorkommen. Bei ophthalmoplegischer Migräne empfiehlt sich die Sedierung von Bl 66.

Der Drei-Erwärmer-Meridian

Verlauf des Meridians

Der Drei-Erwärmer-Meridian (Abb. 10-3) beginnt am ulnaren Nagelwinkel des Ringfingers, verläuft über die Dorsalseite der Hand und des Armes über die Schulter, umkreist die Ohrmuschel und zieht zur Lateralseite der Augenbraue.

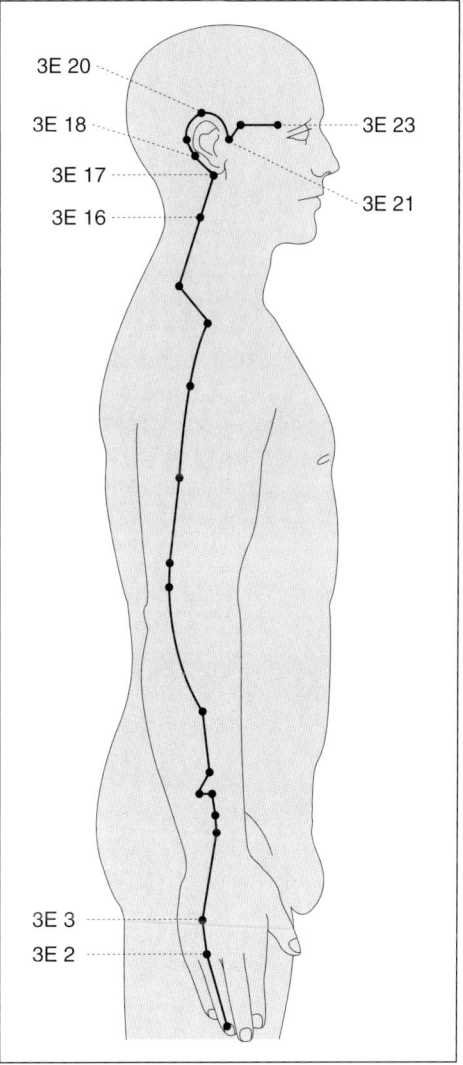

Abb. 10-3 Der Drei-Erwärmer-Meridian.

Aufgabe des Meridians

Entsprechend seinem Namen erwärmt der Drei-Erwärmer-Meridian (3E) dreifach, d.h. den oberen, mittleren und unteren Teil des Rumpfs und kontrolliert dementsprechend die Atmung, die Verdauungsfunktion sowie die Urogenitalfunktionen. Zudem baut er mit dem Lungenfunktionskreislauf die Abwehrenergien des Körpers auf und stärkt auf diese Weise das gesamte Immunsystem. Eine Verringerung der körpereigenen Abwehrvorgänge und die Zunahme von Krankheitsanfälligkeiten gelten deshalb als sicheres Zeichen einer funktionellen Einschränkung des Drei-Erwärmer-Meridians. Da er mit allen anderen Meridianen kontinuierlich in Verbindung steht, beeinflußt er deren Energieaufkommen.

Die Energiequalitäten sind überwiegend Yang-orientiert und werden der Wandlungsphase Feuer zugeordnet. Sein ergänzender Meridian ist der Kreislaufmeridian. Die energetischen Entsprechungen des Drei-Erwärmer-Meridians stimmen mit den Qualitäten des Herzmeridians überein. Die Maximalzeit des Meridians liegt bei 21 bis 23 Uhr, seinen Energietiefstand erreicht der Funktionskreis zwischen 9 und 11 Uhr.

3E 2 – yeh-men – Tor des Überflusses
Dieser Punkt ist der Kältepunkt des Meridians und beeinflußt alle Kopfschmerzformen, die mit Wetterfühligkeit und Kälteempfindlichkeit einhergehen.

3E 3 – chung-chu – mittlere Insel
3E 3 nutzt als sogenannter Holzpunkt den Feuerbezug des Dreifach-Erwärmers und verbessert das Energieangebot des Meridians. Die diesem Punkt zugeordneten Kopfschmerzen zeichnen sich durch eine gleichzeitige Schmerzhaftigkeit der Ohren aus. Oft werden die Kopfschmerzen von Schwellungen der Parotis oder der sublingualen Speicheldrüsen begleitet.

3E 16 – t'ien-yu – offenes Himmelsfenster
Dieser Punkt reguliert das Qi, macht die Sinnesöffnungen frei und ist zur Behandlung von Beschwerden angezeigt, die auf plötzliche Einflüsse von Wind und Feuchtigkeit zurückzuführen sind. Er beeinflußt Migränen, die mit Augenschmerzen einhergehen, Schmerzzustände im Halswirbelbereich sowie mit Kopfschmerzen in Zusammenhang stehende Wetterfühligkeit. 3E 16 sollte möglichst im Verbund mit anderen kopfschmerzrelevanten Punkten akupunktiert werden. Alle zerebralen Gefäßsyndrome können über den Punkt 3E 16 versuchsweise therapiert werden.

3E 17 – iy-feng – Windschirm
Als Verbindungspunkt stellt 3E 17 eine energetische Beziehung zum Gallenblasen- und Blasenmeridian her und sorgt für einen Energieausgleich zwischen diesen Funktionskreisen. Der Punkt korrespondiert sehr eng mit Bl 10 und Gb 12. Der Punkt 3 E 17 hat ferner einen klärenden Einfluß auf das Gehör und ist zur Behandlung von Kopfschmerzen geeignet, die von Ohrenschmerzen und schmerzhaften Oberkieferirritationen begleitet werden. Auch psychosomatische Kopfschmerzen beeinflußt er günstig. Die gleichzeitige Stimulierung des Punktes 3 E 18 verstärkt und ergänzt im Einzelfall die Wirkung des Reizpunktes 3E 17.

3E 18 – chi-mo – pulsierende Öffnung
Der Punkt deckt besonders die Migräneformen ab, die gemeinsam mit Ohraffektionen, wie Neuralgien, Ohrgeräuschen oder Mittelohrreizungen auftreten. Er sollte gleichzeitig mit 3E 3 genadelt werden.

3E 20 – chüeh-sun – oberer Ohrpunkt
3E 20 korrespondiert mit dem Funktionskreis des Dünndarms und der Galle. Von diesen kann er Zusatzenergien abziehen, ebenso wie er an diese Meridiane überschüssige Stauungsenergien zur Entlastung abgeben kann. Durch 3E 21 (Tor des Ohres) wird seine Wirkung verstärkt. Der Punkt ist für seine außerordent-

liche Zuverlässigkeit bei allen migränoiden Kopfschmerzen bekannt und deckt zusätzlich den Stirn- und Schläfenkopfschmerz ab. Auch Trigeminusneuralgien sprechen auf die Stimulation dieses Punktes gut an.

3E 21 – erh-men – Tor des Ohres

3E 21 erfaßt alle Migräneformen und sollte aus diesem Grunde möglichst mitstimuliert werden. Darüber hinaus hat er einen besonderen Therapieschwerpunkt bei neuralgischen Affektionen des Trigeminusnervs, Ohrenschmerzen und schlaffen Lähmungen der oberen Augenlider (Ptosis).

3E 23 – szu-chu-k'ung – Bambussaitenspiel

Punkt 3E 23 ist besonders wirksam bei schmerzhaften Irritationen des Trigeminusnervs sowie bei Fazialisparesen. Sein Energiespektrum baut sich auch durch Verbindungen zum Meridian des Dünndarms und der Galle auf, wodurch sein energetisches Potential eine wesentliche Stärkung erfährt. Er unterhält über die Quellpunkte Dü 18 und Gb 1 energetische Verbindungen zu diesen beiden Meridianen. Durch seine Nadelung wird die kopfschmerzbegleitende Übelkeit mit Brechreiz günstig beeinflußt.

Der Gallenblasenmeridian

Verlauf des Meridians

Vom lateralen Augenwinkel zieht der Gallenblasenmeridian (Abb. 10-4) zum Ohr und umkreist dieses bis zum Hinterkopf. Von hier läuft er zurück zur Stirn, dann parallel der Mittellinie zum Nacken, weiter über die Schulter zur lateralen Thoraxwand, zickzackartig zum Hüftgelenk, zur lateralen Seite des Beines und Fußes. Er endet am äußeren Nagelbett der vierten Zehe.

Aufgabe des Meridians

Der Gallenblasenmeridian (Gb) steht in enger Beziehung zur Leber und zum Lebermeridian. Beide Meridiane beeinflussen grundlegend die Stoffwechselfunktionen und sind entsprechend der traditionellen chinesischen Medizin für die Zirkulation der Lebensenergie verantworlich. Durch den Gallenblasenmeridian werden Körperflüssigkeiten wie Insulin, Gallenflüssigkeit, Speichel und Magensäure im Gleichgewicht gehalten. Der Energiefunktionskreis der Galle bestimmt darüber hinaus die psychischen und geistigen Anlagen und mentalen Qualitäten wie die emotionale Sensibilität und den Grad der Gefühlsintensität des Menschen sehr wesentlich mit, wie er auch die aufgenommenen Nahrungsenergien vorrangig in die notwendige psychische Energieform umsetzt. Ein geschwächter Gallenfunktionskreis wirkt sich schwächend auf die Persönlichkeit aus und fördert die Entwicklung schmerzhafter Erkrankungen.

Der Gallenblasenmeridian hat Yang-Energie und entspricht der Wandlungsphase Holz. An klimatischen Faktoren sind ihm der Frühling und der Wind zugeordnet. Sein ergänzender Meridian ist der Lebermeridian. Aufgrund seines weitreichenden Einflusses auf andere Meridiane können bereits geringfügige Fließstörungen seiner Energie entsprechende Auswirkungen auf andere Funktionskreise haben.

Er hat Yang-Qualitäten und erreicht seinen höchsten Energiefluß zwischen 23 und 1 Uhr und hat von etwa 11 bis 13 Uhr seine geringste Energie.

Gb 1 – t'ung-tzu-chiao – Pupillengrube

Der Reizpunkt Gb 1 unterhält enge Vernetzungen zu den Funktionskreisen des Dünndarms, des Dickdarms, des Magens sowie zum Drei-Erwärmer-Meridian, mit denen er sich fortlaufend energetisch austauscht. Entsprechend groß ist sein Indikationsspektrum, das auch viele funktionelle Störungen im Kopfbereich abdeckt. Verschiedene Kopfschmerzformen, vor allem der Schläfen- und Stirnkopfschmerz sowie die Trigeminusneuralgie lassen sich sehr gut über diesen Akupunkturpunkt behandeln.

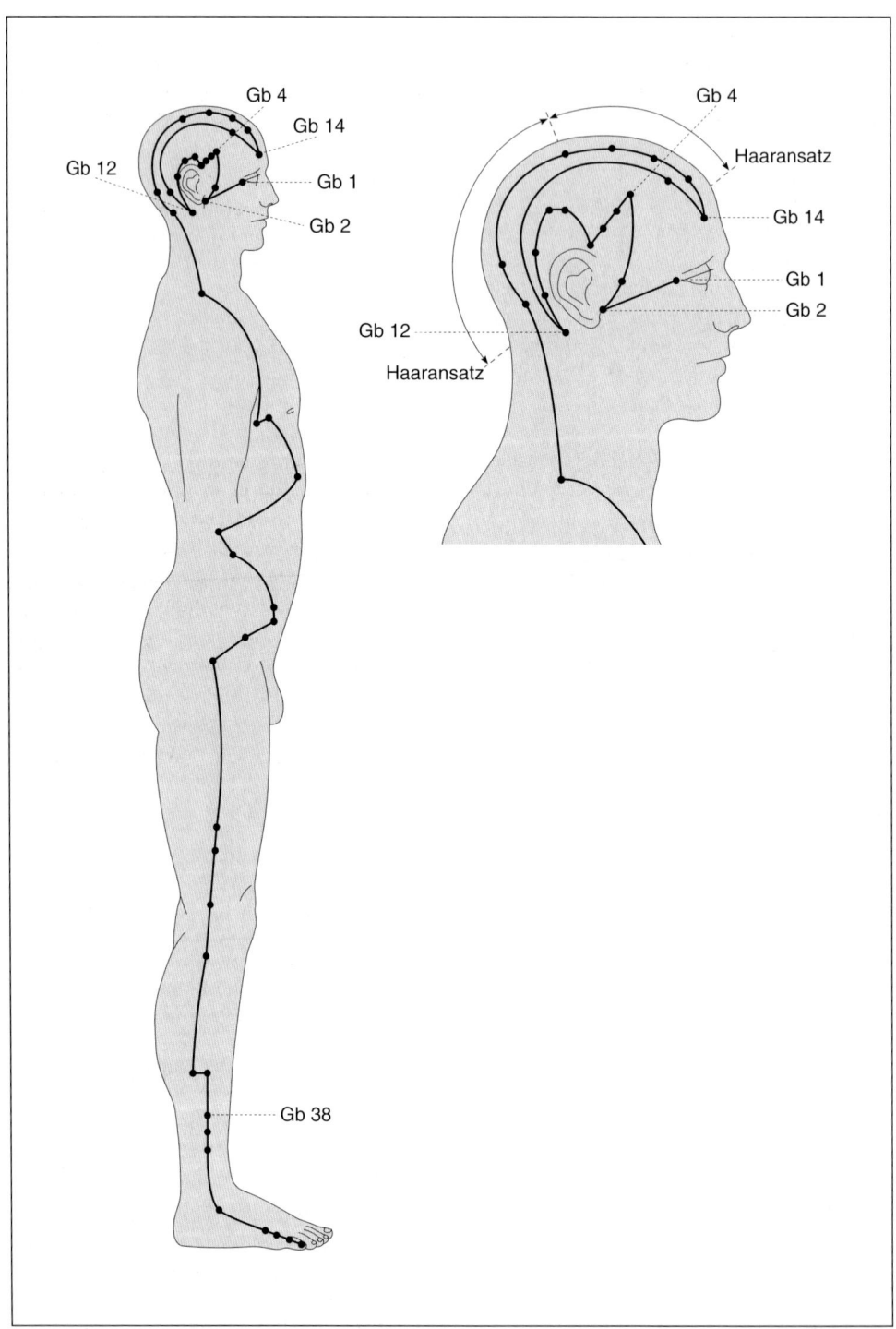

Abb. 10-4 Der Gallenblasenmeridian.

Gb 2 – t'ing-hui – Gehörspunkt

Gb 2 eignet sich zur Behandlung von Migräne, Irritationen des Fazialisnervs sowie von menstruationsbedingten und hepatogenen Kopfschmerzen. Auch Schmerzzustände des Oberkiefers lassen sich mit diesem Punkt therapieren. Er unterhält energetische Kontakte zum Funktionskreis der Blase sowie zum Drei-Erwärmer-Meridian, durch die er gleichzeitig mitgesteuert wird. Seine Bezugspunkte sind hierbei Bl 10 und 3E 16, über die er überschüssige Energien abführt und Energiedefizite auffüllt. Seine Energiebilanz wird optimiert, wenn er gemeinsam mit Gb 3 akupunktiert wird.

Gb 4 – han-yen – im Keilbeinwinkel

Dieser Gallenblasenpunkt ist Verbindungspunkt zum Magen- und Blasenmeridian sowie zu dem Funktionskreis des Drei-Erwärmers. Da er alle schädigenden Windeinflüsse zerstreut, gilt er als Superpunkt für halbseitig auftretende Kopfschmerzen und Migräneformen, die auch mit einer Empfindlichkeit auf Wind, Zugluft und Kälte einhergehen. Über die Stimulation von Gb 4 lassen sich auch plötzlich einschießende Kopfschmerzen, die nur für wenige Sekunden oder Minuten spürbar sind, behandeln.

Gb 12 wan-ku – Warzenfortsatz

Leberbezogene Kopfschmerzen und neurogene Affektionen im Nacken- und Kopfbereich können versuchsweise mit Punkt Gb 2 therapiert werden. Oft reagieren sie besser auf die Akupunktur des Reizpunktes Gb 12. Eine Stimulierung beider Punkte führt meist zur raschen Verringerung des Schmerzaufkommens. Punkt Gb 12 beeinflußt auch schmerzhafte Ohraffekte. Er wird von den Energiefunktionskreisen des Magens, der Blase und des Drei-Erwärmer-Meridians unterstützt und kontrolliert.

Gb 14 – yang-pai – helles Yang

Gb 14 unterhält Beziehungen zum Magen- und Dickdarmmeridian sowie zum Funktionskreis des Drei-Erwärmers. Da dieser Punkt die „Sicht" klärt, empfiehlt sich die Akupunktur von Gb 14 bei der ophthalmischen Migräne, die meist gepaart mit Augenneuralgien auftritt und äußerst schmerzhaft sein kann. Begleitende Sehstörungen, wie ein Flimmerskotom oder Sehfeldeinschränkungen, können durch die Nadelung von Gb 14 günstig beeinflußt werden.

Gb 38 – yang-fu – Yangverteilung

Dieser Feuerpunkt des Gallenblasenmeridians harmonisiert alle schädigenden klimatischen Einflüsse, indem er Feuchtigkeit ausleitet, Winde zerstreut, Kälte wärmt und das Qi mächtig entfaltet. Aufgrund seiner energetischen Potenz wirkt er sedierend und harmonisierend auf die holzgeprägte, drängende Energie des Gallenblasenmeridians. Durch seine überzeugende therapeutische Wirkung sollte er bei Kopfschmerzen und den damit verbundenen Begleitsymptomen grundsätzlich akupunktiert werden. Punkt Gb 38 beeinflußt alle durchblutungsbedingten und schmerzhaften Affektionen des Kopfes und sollte für diese Bereiche auch versuchsweise genutzt werden.

Der Lebermeridian

Verlauf des Meridians

Der Lebermeridian (Abb. 10-5) zieht von der großen Zehe, an der Innenseite des Unter- und Oberschenkels, zur Leistenbeuge, zu den äußeren Geschlechtsorganen, dann zum Abdomen und endet an der lateralen Thoraxwand im sechsten Zwischenrippenraum.

Aufgabe des Meridians

Der Lebermeridian (Le) ist zuständig für die Speicherung des Blutes und der Energie und reguliert das Qi. Da er auch zur Blutreinigung beiträgt, stärkt der Lebermeridian die Widerstandskraft gegen Krankheiten. Darüber hinaus ist er an der Regulierung des Stoffwechsels beteiligt und hat Einfluß auf die Augen sowie auf alle durch Wind hervorgerufenen Erkrankungen. Die Energien dieses Funktionskreises bestimmen sehr stark die organischen und seelischen Antriebsmechanismen und die Lebenskraft des Menschen. So zeigt sich ein Energiemangel hier durch psychische Merkmale wie Unentschlossenheit, Verzagtheit, Verschlossenheit oder geringer Lebensfreude und durch körperliche Anzeichen, wie Gelenkbeschwerden, Kopfschmerzen, Bindegewebeschwächen (Gebärmuttersenkungen, Hernien) sowie durch Druckempfindungen im Epigastrium.

Die Energiequalität des Lebermeridians entspricht den Yin-Kräften. Der Lebermeridian untersteht der Wandlungsphase Holz und hat somit Einfluß auf die Wärmeentstehung und Wärmeempfindung des Körpers. Wie dem ergänzenden Gallenblasenmeridian werden auch ihm die klimatischen Faktoren Wind und Frühling zugeordnet. Die Maximalzeit des Lebermeridians liegt zwischen 1 und 3 Uhr, während zwischen 13 und 15 Uhr die Energie sehr gering ist.

Le 2 – hsing-chien – Zwischengang

Dieser Punkt wird für die Therapie von reißend und scharf empfundenen Kopfschmerzen, die auch von Übelkeit oder Drehschwindel begleitet sein können, eingesetzt. Le 2 ist ein Feuerpunkt und entspringt der Sekundärphase des Holzes. Infolgedessen hat er eine ausgleichende und sedierende Wirkung auf den gesamten Lebermeridian und eignet sich vor allem zur Behandlung energetischer Füllesymptome, zu denen auch der Füllekopfschmerz und der Drehschwindel gehören. Le 2 sollte gemeinsam mit Punkt Le 3 akupunktiert werden.

Le 3 – tai-chung – höchster Angriffspunkt

Le 3 steht als Quellpunkt des Lebermeridians in direktem Kontakt mit dem Schleusenpunkt des ergänzenden Gallenblasenmeridians (Gb 37) und kann an diesen seine Fülleenergien abgeben.

Le 5 – li-kou – Endrinne

Le 2 ist der Schleusenpunkt des Meridians und kann mit dem Quellpunkt (Gb 40) des

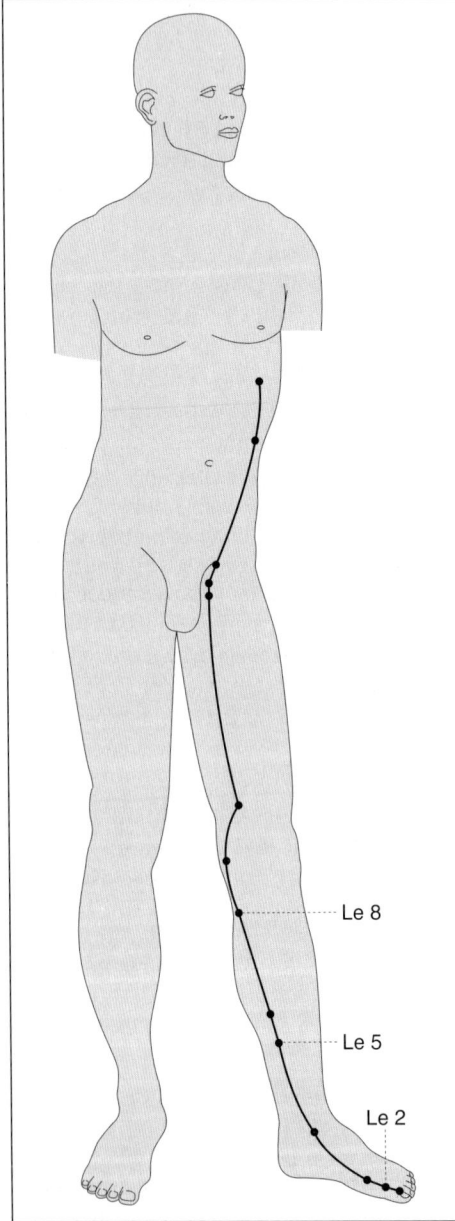

Abb. 10-5 Der Lebermeridian.

ergänzenden Gallenblasenmeridians seine Energien austauschen. Unausgeglichene energetische Zustände in den beiden Meridianen lassen sich durch die beiden Punkte harmonisieren. Le 5 eignet sich zur Behandlung von Kopfschmerzen und Migräne, die mit schmerzhaftem Augendruck, Augenbrennen und verstärktem Tränenfluß einhergehen. Gleichzeitig kann Hitze und Rötung des Kopfes bestehen.

Le 8 – ch'ü-ch'üan – gebogene Quelle

Der Punkt zeigt seine optimale Wirksamkeit vor allem bei dem zeitgleichen Auftreten der vier Symptome Kopfschmerzen, Augenschmerzen, Hitzewallungen und Schlafstörungen. Le 8 ist der Tonisierungspunkt des Meridians und wird der Wandlungsphase Wasser zugeordnet. Aus diesem Grund hat er einen dominanten Einfluß auf körperliche Schwächezustände, so auf Kraftlosigkeit der Extremitäten, Apathie, Antriebsarmut sowie auf Müdigkeit und Konzentrationsstörungen.

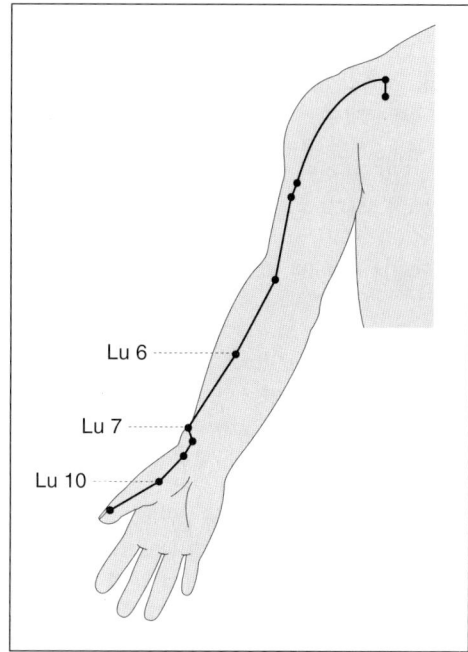

Abb. 10-6 Der Lungenmeridian.

Der Lungenmeridian

Verlauf des Meridians

Der Lungenmeridian (Abb. 10-6) beginnt an der lateralen Thoraxwand im ersten Zwischenrippenraum, zieht dann über den Oberarm die radiale Seite des Unterarms zum Handgelenk und endet am radialen Nagelwinkel des Daumens.

Aufgabe des Meridians

Der Lungenmeridian (Lu) bildet das Atem-Qi und ist somit die Grundlage der aktiven Energie. Die lebenswichtige Funktion des Atemrhythmus gibt diesem Meridian einen mächtigen Einfluß auf die rhythmische Ordnung der Gesamtenergien des Körpers. Zudem werden alle von außen kommenden Einflüsse im Lungenmeridian gesammelt. Darüber hinaus ist er für die Energieversorgung der Haut verantwortlich.

Obwohl der Lungenmeridian von der Topographie her eine Yang-Position hat, wird er primär dem weiblichen Yin zugeordnet, denn seine Energien werden von der Wandlungsphase Metall geleitet, das in der traditionellen chinesischen Medizin als das wachsende Yin verstanden wird. Er hat zwischen 3 und 5 Uhr seinen höchsten Energiestand und befindet sich zwischen 15 und 17 Uhr im energetischen Tief. An klimatischen Faktoren werden ihm Trockenheit und der Herbst zugeordnet.

Lu 6 – k'ung-tsui – äußerste Öffnung

Lu 6, ein typischer und bekannter Migränepunkt, hat Einfluß auf das einleitende Flimmerskotom, auf Licht- und Geräuschempfindlichkeit während der Migräneschmerzattacken sowie auf die Schmerzsymptomatik des Kopfes. Diese therapeutischen Wirkung ist darauf zurückzuführen, daß Lu 6 ungenutzte Energien des Lungenmeridians zentrieren, mobilisieren und aktivieren kann.

Lu 7 – lieh-ch'üeh – Grubenöffnung

Der Quellpunkt des Dickdarmmeridians, Di 4, Talbegegnung, steht mit Lu 7, dem Schleusenpunkt des Lungenmeridians in Verbindung. Durch diese energetische Beziehung können beide Meridiane ihre Energieschwankungen ausgleichen. Lu 7 kann die Yin-Kräfte stärken. Seine Stimulation bewirkt zudem die Entspannung des Trigeminus- und Fazialisnervs sowie die Verminderung der Migräneschmerzen. Auch plötzlich einschießende und kurz auftretende Schmerzen des Kopfbereichs lassen sich über diesen Reizpunkt positiv beeinflussen. Als Superpunkt hat er eine effektive und verläßliche Wirkung.

Lu 10 – Yü-chi – Fischlinie

Der Feuerpunkt des Lungenmeridians kann überschüssige Hitze ausleiten und hat eine kühlende Wirkung. Lu 10 deckt einen Teil der Migränesymptome ab, indem er Schmerzzustände im Bereich der Schläfen und Stirn beeinflußt. Auch kopfschmerzbegleitende, nervöse Unruhezustände, Kreislaufstörungen und Herzsensationen lassen sich über diesen Punkt gut behandeln. Lu 10 und Lu 7 ergänzen sich in ihrer Wirkung und können gleichzeitig akupunktiert werden.

Der Dickdarmmeridian

Verlauf des Meridians

Vom radialen Nagelwinkel des Zeigefingers zieht der Dickdarmmeridian (Abb. 10-7) zur radialen Seite des Unterarms, dann zur radialen Seite der Ellenbogenbeugefalte. Über die Außenseite des Oberarms verläuft er weiter zur Schulter über die Lateralseite des Halses zum Gesicht und endet lateral des Nasenflügels im Punkt Dickdarm 20.

Aufgabe des Meridians

Der Dickdarmmeridian (Di) ist zuständig für die Aufbereitung und Umwandlung der Nahrung sowie für die Ansammlung und Weiterleitung schädigender und ausscheidungsfähiger Nahrungs- und Stoffwechselschlacken. Zudem reguliert er das Qi der Lunge und des Magens. Der Dickdarmmeridian ist stark vom energetischen Zustand des Funktionskreises Magen und Milz-Pankreas abhängig, da er mit dem Magenmeridian über die Yang-Ming-Meridianachse in Verbindung steht.

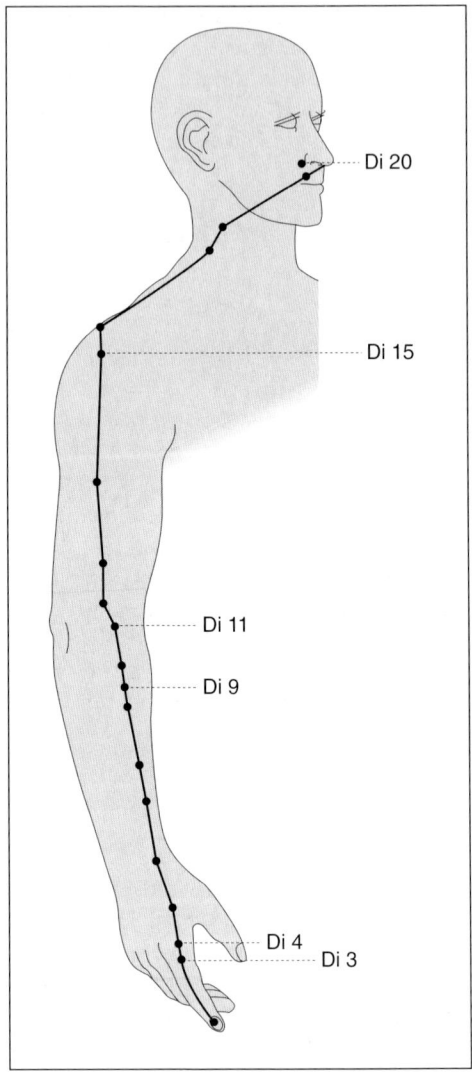

Abb. 10-7   Der Dickdarmmeridian.

Muß er von einem oder beiden dieser Meridiane Energieüberschüsse aufnehmen oder einen Energiemangel mit ausgleichen, reagiert er darauf mit Störungen. Das eindeutigste Füllesymptom des Meridians ist die Obstipation, das deutlichste Leeresymptom der Durchfall.

Als ergänzender Meridian des Lungenmeridians ist auch ihm die Wandlungsphase Metall zugeordnet. Der Dickdarmmeridian ist sowohl für die Haut als auch für Nase und Geruchssinn zuständig. Er hat zwischen 5 und 7 Uhr seine Maximalzeit, während das geringste Energieaufkommen zwischen 17 und 19 Uhr vorliegt.

Di 3 – san-chien – dritter Zwischenraum

Kopfschmerzen, die durch Zahnherde verursacht werden, können über diesen Reizpunkt vorübergehend ausgeschaltet werden. Für die dauerhafte Beendigung dieser Schmerzen ist jedoch die Beseitigung des Störherdes erforderlich. Kopfschmerzen, die mit einem Geruchs- oder Geschmacksverlust verbunden sind, können mit dem Dickdarmpunkt oft zufriedenstellend therapiert werden.

Di 4 – ho-ku – Talbegegnung

Di 4, der Quellpunkt des Meridians, kann mit Lu 7, dem Schleusenpunkt des Lungenmeridians, unausgewogene energetische Zustände in beiden Meridianen günstig beeinflussen. An Di 4 ist auch das Ur-Qi zugänglich, das das Leitbahnsystem durchgängig macht und schmerzlindernd wirkt. Als Superpunkt kann er verschiedenste energetische Schwankungen ausgleichen. Auch Kopfschmerzen und hier vor allem schmerzhafte Affektionen der Gesichtsnerven sowie das Schmerzaufkommen während der Migräne gehören zum Indiaktionsspektrum dieses Punktes.

Di 9 – shang-lien – oberer Winkel des Arms

Der Punkt kann bei allen Kopfkongestionen akupunktiert werden, da er auf viele Schmerzzustände des Kopf- und Nackenbereichs schmerzlindernd wirkt. Zu seinen spezifischen Wirkungsschwerpunkten gehört das Beschwerdebild der Zervikalmigräne.

Di 11 – ch'ü-ch'i – gewundener Teich

Kopfschmerzformen, die vorrangig durch Durchblutungsstörungen im Bereich der Halswirbel und des Kopfs entstanden sind, können mit diesem bewährten Durchblutungspunkt Di 11 schnell und positiv beeinflußt werden. Di 11 – der Tonisierungspunkt des Meridians – tonisiert den gesamten Dickdarmmeridian und fördert so auch die Durchblutung. Im Bereich des Kopfes kann dadurch rasch eine spürbare Verringerung des Schmerzaufkommens erreicht werden.

Di 15 – chien-yü – Schultervorsprung

Wenn Kopfschmerzen und Migräneschmerzattacken überwiegend halbseitig auftreten und von einem starken Schwindelgefühl begleitet werden, sollte an Dü 15 gedacht werden. Durch ihn können halbseitige Kongestionen des Kopfes sowie zerebrale Durchblutungsstörungen gezielt therapiert werden.

Di 20 – ying-hsiang – Duftempfang

Der therapeutische Schwerpunkt von Di 20 liegt in der Behandlung der Trigeminusneuralgien und Fazialisparesen, die sich durch seine Stimulation abmildern oder beenden lassen. Di 20 ist ein starker Reizpunkt des Dickdarmmeridians, der Verbindung zum Magen- und Blasenfunktionskreis hat, die ihn bei energetischen Schwankungen ausgleichend beeinflussen.

Die Lage dieses Punktes in Höhe der Nasenöffnungen, etwa 2 mm seitlich der Nasolabialfalten, kann seine Nadelung schmerzhaft machen.

Der Magenmeridian

Verlauf des Meridians

Der Magenmeridian (Abb. 10-8) hat zunächst zwei Verläufe. Der eine Ast des Meridians beginnt in der Augenhöhle und verläuft in einem

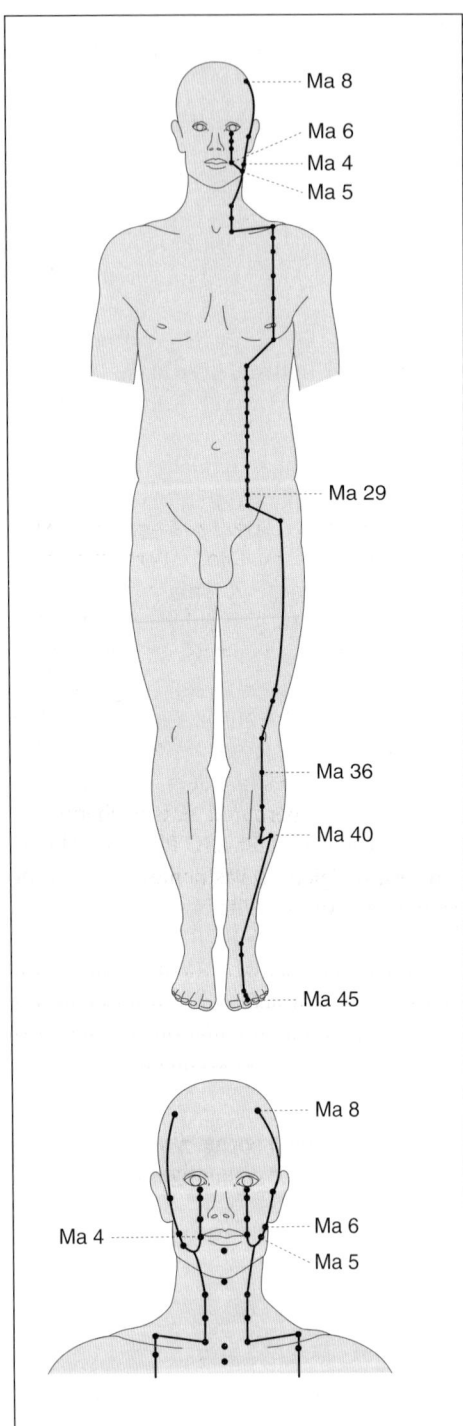

Abb. 10-8 Der Magenmeridian.

U-förmigen Bogen zur Schläfe; der andere Ast des Meridians beginnt im Schläfenwinkel innerhalb der Haargrenze und läuft senkrecht abwärts zum Unterkiefer. Dort treffen sich beide; und der Meridian verläuft auf der Mamillarlinie über den Thorax zum Abdomen, dann weiter an der Vorderseite des Oberschenkels zur lateralen Seite des Knies und lateral der Tibiakante zum Fußrücken. Er endet am lateralen Nagelwinkel des zweiten Zehs.

Aufgabe des Meridians

Der Magenmeridian (Ma) ist zuständig für die Aufnahme und Verdauung der Nahrung und wird auch als „Meer der Nahrungsstoffe" bezeichnet. Zu seinen Hauptaufgaben zählt die Aufnahme und Verteilung der aus der Nahrung freigesetzten Energien. Hierbei wird deutlich, wie wichtig die Qualität der aufgenommenen Nahrung ist, denn denaturierte, energiearme Nahrung schädigt den Magenmeridian sowie den Milz-Pankreas-Meridian. Doch die assimilative Funktion des Magenmeridians beschränkt sich nicht ausschließlich auf die physiologischen Vorgänge der Nahrungsaufnahme und -umwandlung. Sie bezieht sich auch auf die Aufnahme und Verarbeitung anderer Faktoren und ermöglicht es, alle von außen kommenden Einflüsse zu integrieren und zu wandeln. Diese Funktion kommt sowohl dem Magenmeridian als auch dem Milz-Pankreas-Meridian zu. Der gesamte Funktionskreis gilt als „Sammelbecken der Energien" oder auch als „Sitz der erworbenen Konstitution".

Der Magenmeridian untersteht der Wandlungsphase Erde und führt hauptsächlich Yang-Energien mit sich. Er ist verantwortlich für den Zustand des Bindegewebes. Zugeordnet sind ihm als Sinnesorgan der Mund sowie an klimatischen Faktoren der Spätsommer und die Feuchtigkeit. Der Milz-Pankreas-Meridian bildet mit ihm eine energiebestimmende, funktionelle Einheit, was ihm eine gesteigerte Wirkung auf andere Funktionskreise verleiht.

Den Höhepunkt seiner Tagesenergie erreicht der Magenfunktionskreis zwischen 7 und 9 Uhr, sein niedrigstes Energieniveau liegt zwischen 19 und 21 Uhr.

Ma 4 – ti-ts'angA – Erdspeicher

Ma 4 ist der Verbindungspunkt zwischen dem Magen- und Dickdarmmeridian, mit dem er als Quellpunkt über Dü 19 korrespondiert und so Energieschwankungen im Bereich des Gesichts ausgleichen kann. Über Ma 4 lassen sich Schmerzzustände, die schwerpunktmäßig im Gesicht und in den Kiefergelenken lokalisiert sind, erfolgreich behandeln. Auch die Cluster-Migräne kann über diesen Punkt therapiert werden.

Ma 5 – ta-ying – großer Empfang

Dieser Magenpunkt zerstreut schädigende Wind-Störungen und hat somit einen großen Einfluß auf Neuralgien und Migränekopfschmerzen.

Ma 6 – chiao-ch'e – Kinnbacken

Der Punkt Ma 5 hat einen energetischen Einfluß auf Migränekopfschmerzen und Fazialisirritationen, während Ma 6 zusätzlich gezielt bei Schmerzen des Trigeminusnervs und Unterkieferneuralgien eingesetzt werden kann. Werden beide Reizpunkte gleichzeitig stimuliert, kann ein wichtiger Teilaspekt der Migräneschmerzen und Gesichtsneuralgien therapeutisch abgedeckt werden.

Ma 8 – t'ou-wei – Kopfbindung

Ma 8 eignet sich zur gezielten Behandlung der Halbseitenmigräne. Der Punkt ist mit den Funktionskreisen der Gallenblase und des Dickdarms vernetzt und kann dadurch energetische Schwankungen ausgleichen. Diese energetisch ausgleichende Funktion sowie seine Fähigkeit schädigende Wind-Einflüsse zu zerstreuen, machen ihn zu einem wirkungsvollen Punkt in der Behandlung von Kopfschmerzen.

Ma 29 – kuei-lai – Talfluß

Ma 29 ist ein wichtiger und zuverlässiger Punkt zur Behandlung aller funktionellen Störungen des kleinen Beckens. Er stillt Schmerzen im Unterleib und stützt die Yin-Energie des Nierenmeridians. Bei Frauen, die an unterleibsbedingten Kopfschmerzen leiden, sollte dieser wichtige Reizpunkt des Magenmeridians immer mitakupunktiert werden. Über ihn lassen sich Migräne und Kopfschmerzen, die durch Beckenstauungen, Adnexitis, Ovarialzysten oder unspezifische Unterleibsaffektionen verursacht werden, sehr positiv beeinflussen.

Ma 36 – san-li – drei Fußdörfer

Diesem Punkt wird in der gesamten Akupunkturliteratur eine außergewöhnliche Wirkung zugesprochen. Als Feuchtigkeitspunkt des Magenmeridians unterstützt er die eigenen energetischen Qualitäten des Funktionskreises und ist zudem der wichtigste Verteilungspunkt für die Nahrungsenergien. Darüber hinaus reguliert er das Energieangebot der anderen Meridiane. Sein Wirkungsspektrum ist als Superpunkt entsprechend umfangreich und umfaßt z.B. Phantomschmerzen, Kardialgien, Myasthenie sowie Kopfschmerzen. Ma 36 sollte in der Kopfschmerztherapie unbedingt mitakupunktiert werden. Vor allem bei schwer therapierbaren und blockierten Formen von Kopfschmerzen kann es durch die Stimulation von Ma 36 zu einem positiven Effekt kommen.

Ma 40 – fen-lung – reiche Fülle

Gehen Kopfschmezen mit Symptomen innerhalb des Intestinaltraktes einher, sollte Ma 40 mitstimuliert werden. Bei Magen-Darm-Koliken, Übelkeit, Meteorismus, starker Flatulenz und gleichzeitig auftretenden Kopfschmerzen ist dieser Punkt besonders wirkungsvoll. Ma 40 ist der Schleusenpunkt des Milz-Pankreas-Meridians und korrespondiert eng mit dem Milzquellpunkt MP 3. Sobald der Magenmeridian ein Energiedefizit aufweist, sollte Ma 40 durch eine Nadelung geöffnet werden.

Ma 45 – li-tui – unterdrückte Freude
Obwohl Ma 45, der Sedierungspunkt des Meridians, vorrangig abdominelle Symptomatiken beeinflußt, sollte er aufgrund seiner ausgeprägt sedierenden und ausgleichenden Wirkung auf die gesamte Energie des Magenfunktionskreises bei der Behandlung chronischer Kopfschmerzen berücksichtigt werden. Mit dem Punkt MP 1 des Milz-Pankreas-Meridians kann Ma 45 vorhandene Energieblockaden auflösen oder energetische Überschußkräfte ableiten und andererseits auch Milzenergien in seinen Funktionskreis aufnehmen. Diese umfassende Energieregulation macht den Punkt Ma 45 zu einem wichtigen Punkt der Kopfschmerztherapie.

Der Milz-Pankreas-Meridian

Verlauf des Meridians

Der Milz-Pankreas-Meridian (Abb. 10-9) beginnt am lateralen Nagelwinkel der großen Zehe, zieht an der medialen Seite des Unter- und Oberschenkels über die Leistenbeuge zur Lateralseite des Abdomens. Im Bereich des Thorax verläuft der Meridian auf der Linie der Mammae, um unter dem Schlüsselbein im sechsten Zwischenrippenraum zu enden.

Aufgabe des Meridians

Unter allen anderen Meridianen zeichnet sich der Milz-Pankreas-Meridian (MP) durch einen besonders ausgleichenden und regulierenden Einfluß aus. Zu seinen dominanten Aufgaben gehören die Speicherung, Verteilung und Transformation der Aufbauenergien, die der Organismus sowohl aus den Nährstoffen als auch durch natürliche, atmosphärische Strahlung aufnimmt und durch eigene Katalysationsprozesse entwickelt. Er ist ferner zuständig für die Blutbildung sowie für das Immunsystem.

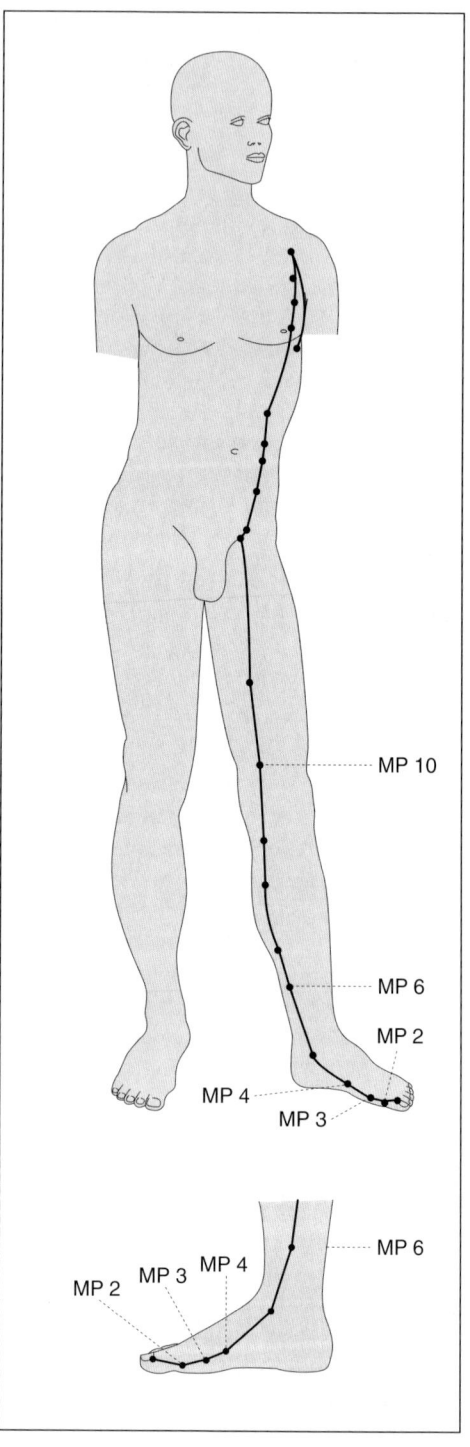

Abb. 10-9 Der Milz-Pankreas-Meridian.

Der Milzfunktionskreis ist Yin-geprägt und der Wandlungsphase Erde unterstellt. Seine Maximalzeit liegt zwischen 9 und 11 Uhr, zwischen 21 und 23 Uhr ist er energetisch im Tiefstand.

MP 2 – ta-tu – große Stadt

Dieser Punkt erfaßt viele psychosomatische Abläufe und Prozesse, die bei Migräne und chronischen Kopfschmerzen mitbeteiligt sein können: Stimmungslabilität mit abwechselnd gereizter, aggressiver oder depressiver Stimmungslage, Nervosität und innere Unruhe, Appetitmangel oder Gewichtsabnahme aufgrund nervlicher Überreizung und kalte Extremitäten. Als Feuerpunkt wirkt MP 2 tonisierend auf den Funktionskreis und die oben genannten Leeresymptome.

MP 3 – t'ai-pai – höchste Helligkeit

Wenn Migräneschmerzattacken von funktionellen Störungen des Verdauungstraktes wie Völlegefühl, Magenübelkeit, Meteorismus oder Durchfällen begleitet werden, sollte an MP 3 gedacht werden. Sein energetischer Wirkungskreis erfaßt auch schmerzhafte Druckzustände im Epigastrium. Als Quellpunkt des Milzmeridians steht MP 3 mit dem Schleusenpunkt des Magenmeridians (Ma 40 „reiche Fülle"), in Verbindung. Um einen energetischen Ausgleich zu erzielen, sollten beide Punkte behandelt werden.

MP 4 – kung-sun – Enkel des Fürsten

Liegt ein Energiemangel des Milz-Pankreas-Meridians vor, stellen sich neben den Kopfschmerzen charakteristische, energetische Mangelsymptome ein, die mit dem Punkt MP 4 gut therapiert werden können. Zu diesen Beschwerden gehören ein inneres Kältegefühl, Antriebslosigkeit und Kräfteverfall, Inappetenz und Gewichtsverlust. Es ist vorteilhaft, mit MP 4, dem Schleusenpunkt des Meridians, zugleich den Punkt Ma 42, den Quellpunkt des Magenmeridians, zu akupunktieren, da dieser die defizitäre Situation des Milzfunktionskreises beenden kann.

MP 6 – san-yin-chiao – Treffpunkt der drei Yins

Hier handelt es sich um einen weiteren Superpunkt der Akupunktur, denn MP 6 gleicht in erster Linie Yin-Mangelzustände aus und beeinflußt somit sehr unterschiedliche Beschwerdebilder, die jedoch durch eine generelle Yin-Schwäche verursacht wurden. MP 6, der über eine Zusatzleitbahn mit den Nierenpunkten Ni 7 und Ni 8 verbunden ist, wird durch den Nierenmeridian versorgt.

MP 10 – hsüeh-hai – Meer der Säfte

Migränoide Kopfschmerzformen, die als Überlastungsreaktion auf gynäkologische funktionelle Störungen entstanden sind, lassen sich durch Akupunktur wirkungsvoll behandeln. Der Punkt MP 10 hat einen sehr engen Bezug zu Erkrankungen und Fehlfunktionen des weiblichen Unterleibs, wie z.B. Adnexitis, Endometritis, Unterleibszysten und Myome sowie zu Menstruationsstörungen oder Uterusspasmen.

10.2 Akupunktur – Triggerpunkte

Vielen Therapeuten ist über die klassische Akupunktur hinaus auch das Phänomen des myofaszialen Projektionsschmerzes und dessen therapeutische Nutzung bekannt. Diese relativ neue, als europäische Antwort auf die chinesische Akupunktur bezeichnete Ergänzungstherapie, sollte weniger als Ersatz, sondern als hilfreiche Ergänzung und Erweiterung der bisherigen klassischen Akupunktur betrachtet werden. Es gibt keinen Zweifel an der Wirksamkeit der Triggerpunktnadelung und vor allem in der Kopfschmerztherapie können durchaus immer wieder Behandlungserfolge durch die Stimulation dieser Spezialpunkte beobachtet werden.

Grundlagen

Das Behandlungsprinzip der Triggerpunktnadelung beruht auf der Erkenntnis, daß sich die Muskulatur im Bereich von gereizten und aktivierten Schmerzrezeptoren zunehmend stärker verspannt, verkürzt und druckdolent wird. In Folge dieses starken und zugleich **pathologischen Muskelzugs** können sich dort befindliche knöcherne Strukturen wie Wirbel oder Gelenkanteile aus ihrer physiologischen Position verlagern und anhaltende Schmerzzustände verursachen. So kann dieser Zustand im Schulter- und Nackenbereich Kopfschmerzen mit einer sehr hohen Schmerzintensität hervorrufen.

Um die Schmerzausgangsstellen, die „Trigger points" (Auslöserpunkte) ausfindig zu machen, muß der Behandler die verspannten Muskelstränge – der vorliegenden, anatomischen Situation angepaßt – entweder durch eine drucksensible oder eine festere, zangenartige Palpation nach besonders schmerzhaften Stellen abtasten.

> ☞ Nur Schmerzpunkte, die besonders schmerzhaft sind, kommen für eine Nadelung in Frage.

Viele der Triggerpunkte sind identisch mit den ohnehin bekannten Akupunkturpunkten, während andere eine eigene, individuelle Lokalisation aufweisen. Es kann jedoch festgestellt werden, daß die Schmerzmuster der Patienten, die unter einer Verspannung der Schulter-, Hals- und Nackenmuskulatur leiden, weitestgehend gleich sind. Durch die differenzierten Angaben des Patienten kann der Behandler das in Frage kommende Muskelgebiet sicher festlegen und durch eine meist in Längsrichtung der Muskelfibrillen durchgeführte Palpation Triggerpunkte ertasten. Auch hinsichtlich der Behandlung der Triggerpunkte können die Schmerzreaktionen des Patienten für den Behandler leitend sein.

> ☞ Triggerpunkte können nicht nur in Muskelgeweben ausgemacht werden, sondern sind oft auch im Bereich der Sehnen, der Gelenkkapseln, des Periosts oder in der Haut lokalisiert.

Anwendung

Die Stichtiefe der Nadelung ist nicht vorgegeben, da diese sich an den jeweiligen anatomischen Verhältnissen und der Lage des zu therapierenden Muskelpunktes ausrichtet und im Einzelfall entsprechend festgelegt werden muß. Ist ein Triggerpunkt genau getroffen, kann die fest und stabil im Gewebe plazierte Nadel als ein bestätigender Beweis gewertet werden. Trifft die Nadel beim Einstechen dagegen nur auf leichte Widerstände, und hat sie einen weichen und instabilen Sitz, kann davon ausgegangen werden, daß der Triggerpunkt nicht getroffen wurde.

Auch über die Dauer der Nadelung von Triggerpunkten können keine Vorgaben gemacht werden, da auch diese sich an der der individuellen Schmerzintensität orientieren sollte. Eine orientierende Richtwertangabe ist die durchschnittliche Verweildauer der Nadeln von etwa 15 Minuten. Findet der Therapeut mehrere Trigger in einem umschriebenen Gewebebereich, sollte er möglichst alle festgestellten Triggerpunkte nadeln. Im Laufe weiterer Behandlungen reduziert sich die Zahl der schmerzhaften Trigger kontinuierlich. Das therapeutische Ziel ist die schrittweise Löschung aller myofaszialer Projektionsschmerzpunkte.

Triggerpunkte bei Kopfschmerzen und Migräne

Im folgenden handelt es sich um Triggerpunkte, die dem Therapeuten aus der Akupunktur bekannt sind und die zudem mit den verschiedenen Meridianreizpunkten identisch sind. Diese Parallelität zeigt den Zusammenhang zwischen muskulären Projektionsschmerzen und dem Energiefluß der Funktionskreisläufe eindeutig. Für alle außerhalb der Energiemeridiane lokalisierten Trigger kann es keine verwertbaren Vorgaben geben, da diese immer individuell angelegt sind und erst durch den Behandler gefunden und identifiziert werden müssen.

Trigger im Bereich des Musculus trapezius

Bei Kopfschmerzen, die im Nacken beginnen und sich über den Hinterhauptsbereich erstrecken, empfiehlt sich die Triggerpunktnadelung. Ist zusätzlich das seitliche Abneigen des Kopfes eingeschränkt und schmerzhaft, empfiehlt sich die Behandlung der im Bereich des Trapezius am häufigsten auffindbaren, schmerzsensiblen Triggerpunkte.
- Drei-Erwärmer-Meridian: 3E 15
- Dickdarmmeridian: Di 15
- Blasenmeridian: Bl 10, Bl 39
- Gallenblasenmeridian: Gb 20

Trigger im Bereich des Musculus sternocleidomastoideus

Verspannungen des Kopfdrehermuskels führen häufig zu schmerzhaften Irritationen der Gesichtsnerven, die den echten Gesichtsneuralgien wie der Trigeminusreizung oder der Fazialisparese in ihrer Symptomatik täuschend ähnlich sind. Diese Schmerzen können auch auf weitere Bereiche des Kopfes ausstrahlen. Die Nadelung folgender, druckdolenter Trigger kann in diesen Fällen zu einer deutlichen Reduzierung der Kopf- und Gesichtsschmerzen führen:
- Gallenblasenmeridian: Gb 14, Gb 20
- Blasenmeridian: Bl 2
- Dickdarmmeridian: Di 18

Weitere Triggerpunkte im Bereich der Schulter- und Nackenmuskulatur

Da sich im Schulter- und Nackenbereich die Muskulatur in vier Schichten angelegt überlagert, kann es im Einzelfall schwierig sein, einzelne schmerzhafte Triggerpunkte (Abb. 10-10) anatomisch korrekt zuzuordnen. Es sollte dabei bedacht werden, daß die genaue Zuordnung der Trigger zwar wichtig, aber nicht immer und grundsätzlich erforderlich ist, denn nur das Therapieren wirklich

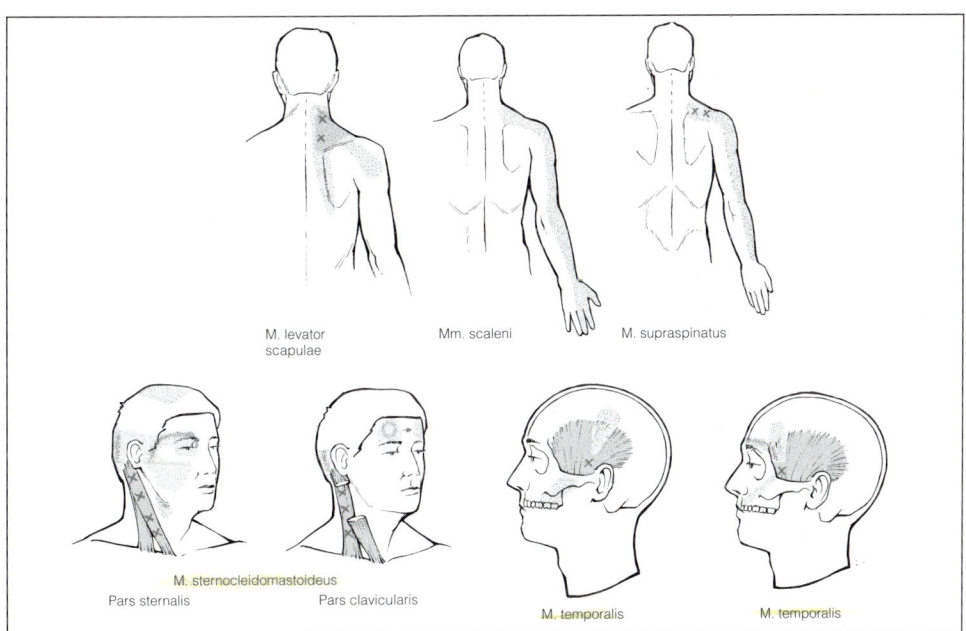

Abb. 10-10 Triggerpunkte (X) und Schmerzprojektionszonen der dorsalen Stammuskulatur.

schmerzhafter Auslöserpunkte kann den erwarteten Heilungseffekt erbringen.

Hier soll auch noch an das Phänomen des „Referred pain" erinnert werden, unter dem ein im Triggerpunkt ausgelöster Schmerzreiz verstanden wird, der wechselseitig in einem anderen Körperareal auftritt und wahrgenommen wird. Auch Kopfschmerzen können sich durchaus als Schmerzausstrahlungsmuster eines nicht im Kopfbereich befindlichen Auslösepunkts entwickeln. Vermutet der Therapeut einen „Referred pain", sollte er in diesem Fall den gesamten Körper des Patienten auf schmerzhafte Trigger abtasten, um bestehende Zusammenhänge aufzudecken und entsprechend zielgerichtet behandeln zu können. Zu den ebenfalls häufig schmerzhaften und damit auffälligen Auslösern im Sektor der Nackenmuskulatur gehören auch folgende Triggerpunkte:
– Gallenblasenmeridian: Gb 21, Gb 41
– Dünndarmmeridian: Dü 15
– Drei-Erwärmer-Meridian: 3E 16
– Blasenmeridian: Bl 60
– Magenmeridian: Ma 12

10.3 Akupressur

Grundlagen

Die manuelle, druckmassageähnliche Manipulation von Akupunkturpunkten unterliegt ebenfalls dem methodischen Prinzip der von außen vorgenommenen Beeinflussung innerer, energetischer Vorgänge und kann keinesfalls als Ersatz oder Notbehelf mit zweifelhafter Wirksamkeit angesehen werden. Die Akupressur stellt zwischen dem Patienten und dem Therapeuten eine vertrautere Beziehung her, da anstelle der Nadel der direkte Kontakt über die Haut als vermittelndes Agens eingesetzt wird. Dem Patient wird zudem mehr Aufmerksamkeit zuteil, da die manuelle Behandlung der Punkte eine zeitgleiche Therapie weiterer Patienten, die bei der Nadelung möglich ist, ausschließt.

Bei akuten Schmerzattacken kann auch die vom Patienten selbständig ausgeführte Akupressur von größtem Nutzen sein.

Anwendung

Der Patient hat mit dieser Methode die Möglichkeit, direkt und spontan auf plötzliche Kopfschmerzen zu reagieren, um die Schmerzintensität durch eigene Kraft zu beeinflussen und fühlt sich so den Schmerzen nicht völlig ausgeliefert. Der Akupunkteur sollte dem Kopfschmerzpatienten die Lage der einzelnen, für ihn selbst gut erreichbaren Meridianpunkte zeigen und die geeignete Massagetechnik erläutern.

Akupressurbehandlung

Dem Therapeuten stehen für die in der Praxis durchgeführte Akupressurbehandlung alle Akupunkturpunkte zur Verfügung. Für eine weniger zeitaufwendige Akupressur können die unten genannten, gut erreichbaren und schnell wirksamen Punkte, die auch dem Patienten zur Selbstbehandlung empfohlen werden können, genutzt werden. Die bei der Akupressur angewendeten manuellen Manipulationen können dabei wie folgt aussehen:
– punktselektive, leichte Druckausübung mit einem Finger
– stärkerer Fingerdruck auf einen Punkt
– indirekte Punktstimulation zwischen zwei Fingern
– kreisende Streichmassage des Punktes

Das Konzept der punktuellen Reizwirkung kann im Einzelfall durch die Massage der Akupunkturpunkte und Energiebahnen in seiner Gesamtwirkung ergänzt werden:

> ☞ Eine im Meridianverlauf durchgeführte Strichmassage mittels Finger oder Punktmassagestab wirkt tonisierend und regt den Energiefluß an. Eine gegen die Verlaufsrichtung des Meridians ausgeführte Massage wirkt sedierend.

Akupunkturpunkte zur Selbstbehandlung

Zu den bei Kopfschmerzen wirksamen und von den Patienten für eine Selbstbehandlung leicht auffindbaren Akupressur- und Trigger-Punkten gehören:

- Dünndarmmeridian: Dü 4, Dü 18, Dü 19
- Blasenmeridian: Bl 2, Bl 3, Bl 10, Bl 60
- Drei-Erwärmer-Meridian: 3E 2, 3E 3, 3E 5, 3E 12, 3E 16, 3E 21, 3E 22
- Gallenblasenmeridian: Gb 1, Gb 2, Gb 4, Gb 14, Gb 38
- Lebermeridian: Le 2, Le 5, Le 8
- Lungenmeridian: Lu 6, Lu 7, Lu 10
- Dickdarmmeridian: Di 3, Di 4, Di 11, Di 15, Di 20
- Magenmeridian: Ma 4, Ma 5, Ma 6, Ma 29, Ma 36, Ma 45
- Milz-Pankreas-Meridian: MP 2, MP 3, MP 4, MP 6, MP 10

Trigger-Punkte zur Selbstbehandlung

Bei der Pressur von Trigger-Punkten sollten auch weitere druckdolente Projektionsstellen, die außerhalb der Meridianbereiche auftreten, berücksichtigt werden. Im Meridianverlauf können folgende Trigger-Punkte behandelt werden:

- Dünndarmmeridian: Dü 15
- Blasenmeridian: Bl 10, Bl 29, Bl 60
- Drei-Erwärmer-Meridian: 3E 15
- Dickdarmmeridian: Di 15, Di 18
- Gallenblasenmeridian: Gb 20, Gb 21, Gb 42

10.4 Ohrakupunktur bei Kopfschmerzen, Migräne und Trigeminusneuralgie

Grundlagen und Anwendung

Auch durch die Ohrakupunktur können stark analgetische Effekte erzielt werden. Die energetischen Reizpunkte des Ohrs (Abb. 10-11) stellen ein in sich geschlossenes Mikrosystem dar, das sich durch eine enge Gesamtkörperprojektion auszeichnet und mit festgelegten Körperarealen und Organen in einer reflektorischen Verbindung steht.

> Im Gegensatz zu den fest angelegten und sicher auffindbaren Körperpunkten, sind die Akupunkturpunkte der Ohren nur bei vorhandenen energetischen Irritationen aktiv und nachweisbar.

Die topographisch angelegten Reflexrepräsentationen auf der Ohrmuschel sind unter normalen Funktionsbedingungen des Körpers nicht von ihrer Umgebung abgrenzbar. Erst durch funktionelle, organische Einschränkungen oder Störfaktoren entwickeln sich Auffälligkeiten der Punktanlagen wie eine spürbare Drucksensibilität, ein verringerter Hautwiderstand oder sichtbare Hautveränderungen, die eine Punktbestimmung im Areal der Ohrmuschel ermöglichen. Für eine verwertbare Hinweisdiagnostik und zielgerichtete Stimulation kommen also nur in diesem Sinne deutlich sensibilisierte und irritierte Punkte in Frage. Die Vorgaben der bei Kopfschmerzen gebräuchlichen Ohrpunkte können demnach lediglich als Richtlinien für die eigentliche Punktsuche aufgefaßt werden.

Topographische Zonen des Ohrs

Die Ohrmuschel (Abb. 10-12) läßt sich anatomisch in folgende Teilabschnitte aufgliedern:

Concha. Sie hat eine großflächige, knorpelige Form, die durch die Helixwurzel und den aufsteigenden Ast der Helix in den Bereich der Cymba, der Semiconcha superior und inferior unterteilt wird.

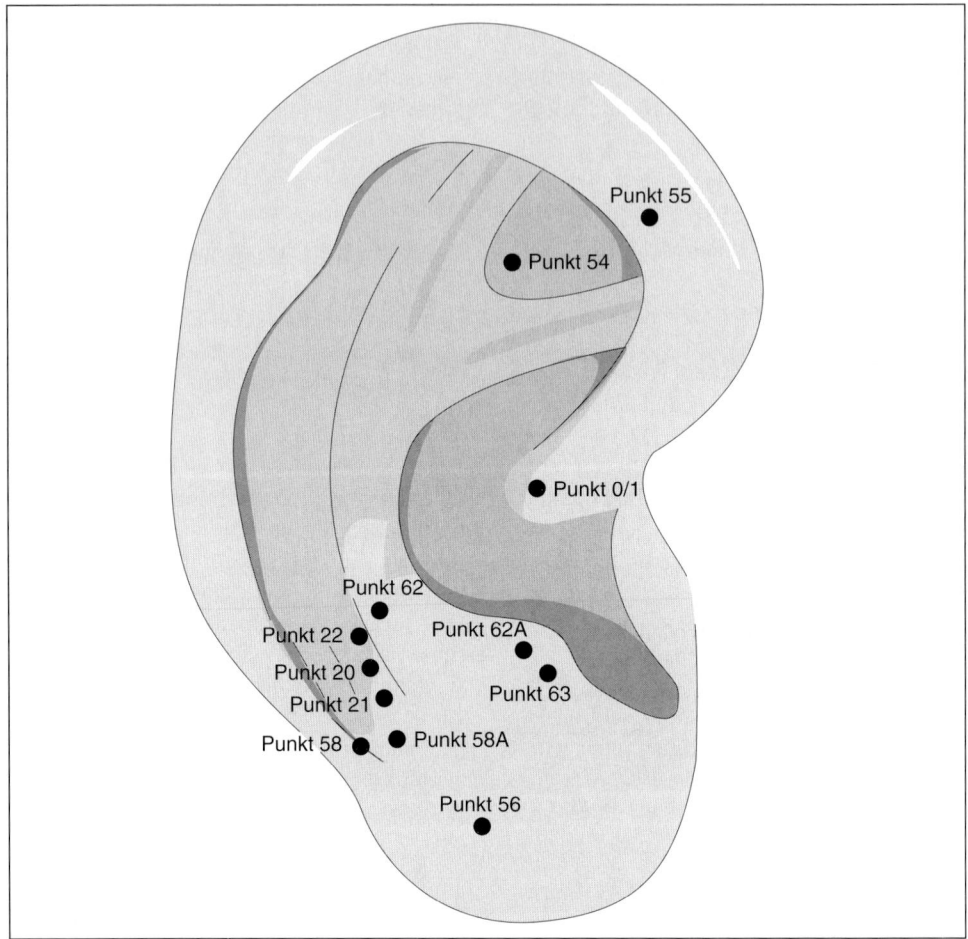

Abb. 10-11 Spezifische Punkte der Ohrakupunktur.

Tragus. Der Tragus hat die Form eines Dreiecks und besteht aus einer knorpelhaltigen Substanz, die von Faseranteilen des Nervus trigeminus und Nervus vagus durchzogen ist. Der Tragus weist mit seinem Ende über das Ohrloch hinaus und verläuft mit seiner Spitze in Richtung Gesicht.

Helix. Die Helix, der äußere, aus Knorpelmasse bestehende Ohrmuschelrand, geht fließend in den Lobulusrand (Ohrläppchen) über und wird von Fasern des Plexus cervicalis sowie des dritten Astes des Nervus trigeminus innerviert.

Anthelix. Die Anthelix verläuft bandförmig um die große Randkurvatur des Ohrlochs. Auch sie wird wie die Helix innerviert.

Fossa triangularis. Dieser dreieckige, knorpelhaltige, jedoch flache Hautbereich ist teilweise in die Helix integriert. Die Spitze ist auf die Anthelix ausgerichtet.

Scapha. Sie bildet einen schmalen, flachen Streifen, der halbkreisförmig vom Lobulus links neben der Anthelix bis zum oberen Rand des Helixkörpers zieht. Sie enthält

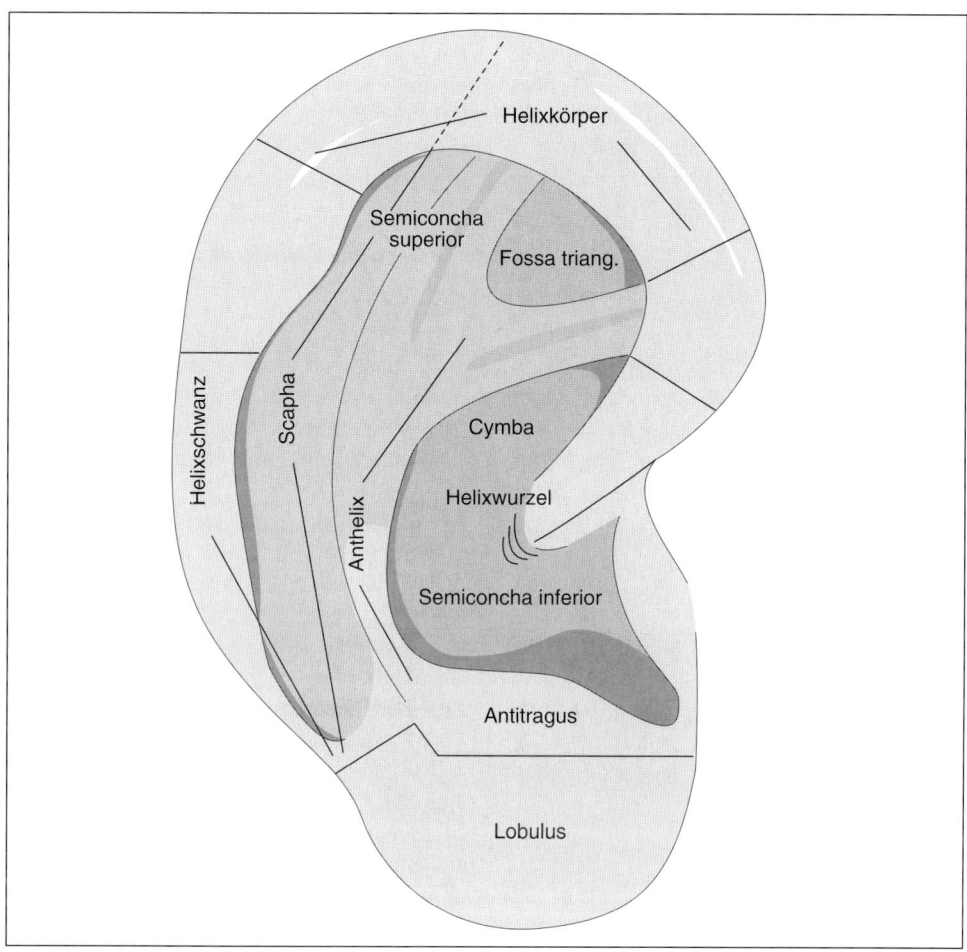

Abb. 10-12 Topographische Zonen der Ohrmuschel.

Fasern des Nervus trigeminus und des Plexus cervicalis.

Antitragus. Er beginnt im oberen Teil des Lobulus und wird vom unteren Rand der Semiconcha inferior begrenzt.

Lobulus. Das Ohrläppchen besteht aus weicher, gut durchbluteter Gewebesubstanz, die auf ihrer Außenseite vom Plexus cervicalis sowie von Fasern des Nervus trigeminus innerviert wird und im inneren Bereich Faseranteile des Nervus glossopharyngeus enthält.

Ohrakupunkturpunkte bei Kopfschmerzen

Anwendung

☞ Eine sinnvolle Ohrakupunkturbehandlung sollte je nach dem individuellen Schmerzverlauf, etwa im Abstand von 2 Tagen, mit wechselnden Punktkombinationen erfolgen. Nach dem Abklingen der Schmerzen kann in kleinen Stufen zu einer Intervallbehandlung übergegangen werden, die die Prophylaxe weiterer Kopfschmerzanfälle zum Ziel hat.

Zu Beginn dieser Phase ist in der Regel eine 2mal wöchentlich durchgeführte Akupunktur ausreichend. Nach längerem Ausbleiben der Kopfschmerzen genügt meist eine Sitzung pro Woche, um den erreichten Heilerfolg zu stabilisieren. In vielen Fällen setzt bereits nach der vierten oder fünften Behandlung eine auffällige Besserung der Beschwerden ein. Vor allem in dieser frühen, positiven Reaktionsphase sollte der Therapeut den Kopfschmerzpatienten für die konsequente Fortsetzung dieser Behandlungsmethode gewinnen. Um die dauerhafte Schmerzausschaltung zu erreichen, sind je nach Einzelfall zwischen 12 und 24 Akupunktursitzungen notwendig. Folgende wichtige Ohrakupunkturpunkte haben sich bei der Behandlung von Kopfschmerzen bewährt:

Nullpunkt 1

Über diesen, als Zwerchfellpunkt bezeichneten Ohrreizpunkt, lassen sich kopfschmerzverursachende Faktoren des vegetativen Nervensystems beeinflussen und abmildern. Der Nullpunkt 1 kann auch als Regulator anderer Punkte eingesetzt werden.

Jerôme 22

Seine Stimulation kann eine psychische und damit auch muskuläre Entspannung bewirken und führt zur Schmerzlinderung.

Halswirbelsäule Punkt 26

Es handelt sich hier um einen der insgesamt sieben Punkte, die jeweils einem Halswirbelkörper zugeordnet werden. Punkt 26, der auch als Thalamuspunkt bezeichnet wird, erfaßt die Irritationen der HWS-Zone, die Kopfschmerzen verursachen können. Die Stimulation dieses Punktes wirkt stark analgetisch.

Shen Men 54

Er gilt als wichtiger Schmerzpunkt und erfaßt auch psychosomatische, schmerzrelevante Verbindungen. Shen Men ist ein bekannter Schmerzanfallpunkt, der sich durch seine schnelle Wirksamkeit auszeichnet.

Okziput 62

Dieser Punkt beeinflußt vorrangig okzipitale Kopfschmerzen, die mit psychosomatischen Beschwerden einhergehen. Vor allem anhaltende, dumpfe Hinterhauptsschmerzen lassen sich sehr gut therapieren.

Ohrakupunkturpunkte bei Migräne

Shen Men 54

Dieser Punkt sollte wegen seiner starken, analgetischen Wirkung auch bei Migräne stimuliert werden. Besonders bei bestehendem Migräne-Schmerzanfall kann seine rasche Wirksamkeit genutzt werden.

Uterus 55

Die prämenstruelle, aber auch jede andere durch Unterleibsbeschwerden verursachte Migräne, läßt sich durch den Punkt Uterus 55 wirksam behandeln. Auch Kopfschmerzen, die sich trotz migränoider Züge nicht eindeutig einer Migräne zuordnen lassen, gehören zum Indikationsfeld des Punktes.

Auge 56

Migräneartige Kopfschmerzen, die mit Gesichtsneuralgien in Verbindung stehen, werden durch die Behandlung des Augenpunkts schnell gebessert. Auch Sehstörungen und Augenschmerzen, als typische Begleitsymptome der Migräne, lassen sich gut behandeln.

Stirn 62 A

Besonders Migräneformen, die mit heftigen Schmerzen des Stirnbereichs einhergehen, können durch diesen Punkt wirksam behandelt werden. Bei Gesichtsschmerzen, die durch Irritationen, vor allem des ersten Astes des Trigeminusnervs, ausgelöst worden sind, wirkt der Stirnpunkt schmerzhemmend.

Gonadotropinhormon 63

Der Punkt, der in der chinesischen Akupunktur unter der Bezeichnung Auge II bekannt ist, eignet sich hervorragend für die Therapie der hormonell bedingten oder auch klimakterischen Migränen. Er gilt als verläßlicher Regulant und Superpunkt des Genitalsystems. Auch andere migräneartige Mischformen von Kopfschmerzen, die einen Bezug zu urogenitalen Funktionsstörungen aufweisen, lassen sich über diesen Punkt therapieren.

Leber 80
Der Punkt Leber 80 verbessert den Energiefluß der Leber und beeinflußt leber- und gallebedingte Migräneattacken positiv.

Ohrakupunkturpunkte bei Trigeminusneuralgie

Kieferpunkte 20 und 21
Diese Punkte eignen sich zur Behandlung starker Kopf- und Gesichtsschmerzen, die durch Trigeminusreizungen der Äste II und III ausgelöst wurden. Die häufig gleichzeitig auftretenden, ebenfalls schmerzhaften Irritationen und Funktionsstörungen der Kiefergelenke werden durch diese Punkte ebenfalls günstig beeinflußt. In der Regel stellen sich bei diesen Symptombildern beide Punkte als aktiv bzw. druckschmerzhaft dar. Vereinzelt ist aber lediglich einer der Punkte aktiv, so daß auch nur dieser Punkt gestochen werden sollte.

Auge 56
Dieser bereits beschriebene Punkt (s. Migräne) ist auch bei schmerzhaften Trigeminusneuralgien zufriedenstellend wirksam.

Trigeminus 58 und 58 A
Trigeminusreizungen und andere Formen von Gesichtsschmerzen gehören zu dem Wirkungsspektrum der Trigeminuspunkte. Auch Kopfschmerzbegleitsymptome wie Schwindelgefühle, Übelkeit, Erbrechen und Sehstörungen reagieren gut auf die Behandlung. Bei pulsierenden Stirnkopfschmerzen können die Punkte 58 und 58 A versuchsweise genadelt werden.

Okziput 62
Der Punkt eignet sich zur Behandlung starker Kopfschmeren, die bei Gesichtsneuralgien auftreten.

Stirn 62 A
Dieser bereits aufgeführte und erläuterte Migränepunkt sollte bei schmerzhaften Irritationen des Trigeminusnervs möglichst mitgestochen werden. Er beeinflußt sowohl die typischen Schmerzen der Gesichtsnerven als auch den sich daraus entwickelnden, diffusen Dauerkopfschmerz.

11 ENERGETISCHE UND FEINSTOFFLICHE THERAPIEN

11.1 Aromatherapie

Grundlagen

Die Aromatherapie betont die untrennbare Einheit von Körper, Geist und Seele und beeinflußt Disharmonien, die entstehen, wenn einzelne Lebens- und Seinsbereiche in ihrem natürlichen Lebensfluß sowie in ihrem Ausdruck gestört werden. Sie ist damit Teilbereich der Naturheilkunde und kann die Ausarbeitung eines komplexen Behandlungkonzepts wirkungsvoll unterstützen

Für den therapeutischen Einsatz ätherischer Öle gegen Kopfschmerzen sind weniger die desinfizierenden, antibiotischen Eigenschaften wichtig, als vielmehr deren analgetische, krampflösende und beruhigende Wirkung von Vorteil. Verschiedene aromatische Ölsorten eignen sich sehr gut zur Linderung von Kopfschmerzen. Für die Behandlung kommen verschiedene Anwendungsformen (Abb. 11–1) in Frage, die einzeln eingesetzt hochwirksam sein können, im Verbund miteinander jedoch eine geradezu ideale Schmerzabdeckung erreichen. Der Therapeut sollte in der Lage sein, dem Patienten das für seine Kopfschmerzen beste und wirksamste, ätherische Heilpflanzenöl zu verordnen. Darüber hinaus sollte er Informationen und Beschreibungen der günstigsten Anwendungsformen geben können.

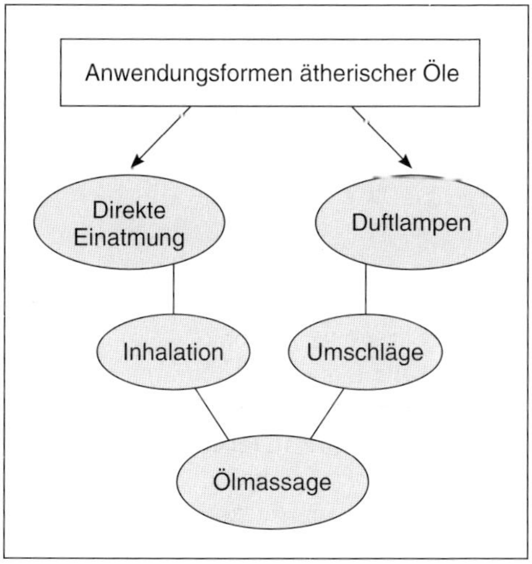

Anwendung

Einatmung aromatischer Öle

Das Einatmen der verschiedenen Aromen ist die mildeste Art, ätherische Öle aufzunehmen. In den sensiblen Geruchsnerven der Nasenschleimhaut werden die molekularen Duftsubstanzen der Öle aufgeschlossen und über Nervenfasern zum Hypothalamus weitergeleitet. Hier werden die Geruchsbotenstoffe aufgenommen und verarbeitet. Über diese feinstofflichen, neurogenen Vorgänge entfalten die Aromen ihre spezifischen Wirkungen sowohl im Körper als auch in den mentalen Empfindungen. Ebenso gelangen inhalierte, aromatische Geruchsmoleküle über die Mund- und Rachenschleimhäute in das Lungengewebe, von wo sie sich über den Blutweg im gesamten Körper verteilen und ihre charakteristischen Wirkstoffe und Heilsubstanzen freisetzen.

Abb. 11-1 Anwendungsformen ätherischer Öle.

Direkte Einatmung

Hierzu werden 1 bis 5 Tropfen des Aromaöls unverdünnt auf ein sauberes Tuch gegeben, und vom Patienten durch die Nase oder den Mund eingeatmet. Die direkte Einatmung wirkt schnell und vor allem bei plötzlich auftretenden Kopfschmerzattacken schmerzlindernd.

Duftlampen

Für das Wasser-Öl-Gemisch in einer Duftlampe empfiehlt es sich, möglichst destilliertes Wasser, d.h. weiches Wasser, zu verwenden, da sich so die einzelnen Öl-Aromastoffe gründlicher und wirkungsvoller aufschließen und freisetzen können. Die Anzahl der Öltropfen, die in das Wasser gegeben werden, richtet sich nach der Raumgröße. Für einen durchschnittlich großen Raum von etwa 18 m^2 genügen 4 Tropfen des Aromaöls. Sehr dickflüssige Öle, die sich am Boden der Verdunstungsschale festsetzen, können zuvor mit einigen Tropfen 75%igem Alkohol gelöst werden, damit sie ihre heilenden Aromaessenzen entfalten können.

> ☞ Der Raum sollte nur leicht aromatisiert werden, denn durch die zu konzentrierte Anwendung können sich die Kopfschmerzen verstärken.

Die Duftlampe sollte maximal für 1 bis 2 Stunden brennen und nicht häufiger als 3mal täglich verwendet werden.

Inhalation

Für das Inhalieren der ätherischen Aromastoffe werden 4 bis 8 Tropfen des Öls oder der Ölmischung in eine mit heißem Wasser gefüllte Schüssel oder Schale gegeben. Die Dämpfe sollten langsam und tief, möglichst durch die Nase, eingeatmet werden. Eine Inhalationssitzung sollte dabei nicht länger als maximal 7 Minuten dauern. Sie kann 2- bis 3mal täglich wiederholt werden. Inhalationen sind vor allem bei Stirn- und Schläfenkopfschmerzen angezeigt.

Aromaöl-Massage

Das Einmassieren ätherischer Öle ist die für Kopfschmerzen wirkungsvollste Anwendung, da die ätherischen Öle aufgrund ihrer fettlöslichen Eigenschaften schnell und gründlich von der Haut aufgenommen werden und somit die darunterliegenden Nervenbahnen und Muskelstränge schnell entspannend und analgetisch beeinflussen. Vor allem massierende Öleinreibungen des Nackens, der Stirn und der Schläfen sind zur Behandlung der Kopfschmerzen angezeigt, da die ätherischen Öle direkt über den lokalen Schmerzpunkten wirksam werden können. Auch in die Fußsohlen, und die darauf befindlichen Reflexzonen können die ätherischen Öle einmassiert werden.

Für die Einreibung, die der Patient an sich selbst ohne größere Umstände vornehmen kann, werden einige Tropfen des Aromaöls mit den Fingerspitzen aufgenommen und unter leichtem Druck und kreisenden Bewegungen in die Hautareale einmassiert. Diese Einreibung kann bis zu 4mal täglich wiederholt werden.

Umschläge und Kompressen

Für Umschläge und Kompressen wird eine Wasser-Öl-Mischung aus etwa $^1/_4$ Liter Wasser und 5 bis 8 Tropfen der ätherischen Ölmischung hergestellt. Die Umschläge oder Kompressen sollten möglichst kalt zur Anwendung kommen, da die Abkühlung der schmerzhaften, meist überwärmten Kopfregionen analgetisch wirkt und zudem einen anhaltenden Zirkulationsanreiz auf das Blut ausübt. Für die Kompresse kann ein Wattepad oder ein weiches, saugfähiges Leinentuch verwendet werden, mit dem die zubereitete Flüssigkeit aufgenommen wird. Vor dem Auflegen der Kompresse wird das überschüssige Wasser-Öl-Gemisch abgedrückt. Läßt der lindernde Kühlungseffekt nach, sollte die Kompresse erneut getränkt werden. Dieser Vorgang kann 2- bis 3mal hintereinander wiederholt werden. Insgesamt sollten Kompressenanwendungen nicht häufiger als 3mal täglich durchgeführt werden.

Um eine gleichbleibende Wirkstoffqualität zu halten, muß der gemischte Flüssigkeitsansatz dabei für jede Sitzung frisch angesetzt werden. Dies gilt auch für die Auflage von Umschlägen, die den Vorteil haben, großflächiger wirksam werden zu können. Hierzu können kleine Handtücher oder größere Waschtücher benutzt werden. Die Umschläge oder Kompressen sollten für die Schmerzlinderung von Kopfschmerzen und Migräne, zweckmäßigerweise im Bereich des Nackens, der Stirn oder der Schläfenpartie, am liegenden Patienten angelegt werden.

Aromaöle bei Kopfschmerzen

Angelika – Angelica archangelica

Das ätherische, aromatische Öl dieser Pflanze, die im Volksmund auch unter den Namen Engelwurz, Heiligenbitter oder Theriakwurzel bekannt ist, wird aus ihren Wurzelanteilen durch Wasserdampfdestillation gewonnen. Angelika galt bereits im frühen Mittelalter als eine Heilpflanze mit sehr außergewöhnlicher Heilkraft. Ursprünglich galt das Öl dieser Pflanze als ein Angst- und Kraftelexier, das sich beruhigend und stabilisierend auf die seelische und psychische Verfassung auswirkt. Mittlerweile ist ihre Wirksamkeit auf den körperlichen Bereich ebenso bekannt. Angelika-Öl wirkt durchblutungsfördernd und stark ausgleichend und krampflösend auf die neuromuskulären Systeme des Körpers. Bei der Behandlung von Kopfschmerzen sollte diese Pflanze deshalb ihren festen Platz haben.

Angelika-Öl erhöht durch seinen Gehalt an Furocumarin die Lichtsensibilität der Haut. Dies sollte beim Sonnenbaden oder künstlichen UV-Licht-Bestrahlungen berücksichtigt werden.

Bergamotte – Citrus aurantium bergamia

Das Aromaöl dieses hauptsächlich in Italien beheimateten Zitrusbaumes wird aus seinen noch unreifen Fruchtschalen durch Kaltpressung gewonnen. Das Öl riecht angenehm fruchtig und wird aus diesem Grund auch in der Kosmetik und Parfümherstellung häufig verwendet. Bergamotte hat auf das gesamte Nervensystem einen günstigen Einfluß und eignet sich z.B. zur Behandlung schmerzhafter Nervenirritationen, chronischer Nervenreizungen, neuromuskulärer Funktionsstörungen und nervenbedingter Kopfschmerzen.

Auf die mentale Empfindungsebene wirkt das Bergamotte-Öl angstlösend, entspannend und stimmungsaufhellend. Auch dieses ätherische Aromaöl enthält höhere Anteile von Furocumarin und kann eine Photosensibilisierung der Haut auslösen.

Eukalyptus – Eucalyptus globulus Labillardière

Von den etwa 500 verschiedenen Eukalyptusarten wird diese Gruppe in der Heilkunde mit Abstand am häufigsten angewendet. Das ätherische, geruchsintensive Öl des Eukalyptusbaums wird aus den Zweigen und Blättern gewonnen. Das Öl hat einen kühlenden, analgetischen Reizeffekt auf die Haut und die Schleimhäute.

Bei Kopfschmerzen und Migräne lassen sich diese heilenden Eigenschaften hervorragend nutzen. Es wirkt über die Geruchsnerven auf den gesamten Organismus vitalisierend und entkrampfend, wodurch sich die schmerzbedingten, neuralgischen Verspannungen lösen können.

Bei sehr empfindsamen Patienten und Kindern unter 6 Jahren, sollte man Eukalyptusöl aufgrund seines reizenden, intensiven Geruchs nicht verordnen.

Lavendel – Lavendula officinalis

Das Öl, dieser in ganz Europa bekannten und oft benutzten Pflanze wird aus dem Kraut der Lavendelpflanze extrahiert. Körperlich wirkt das Öl wegen seines hohen Kampferanteils durchblutungsfördernd und schmerzstillend. Seine analgetische Wirkung bei Kopfschmerzen ist seit langem bekannt, denn das Öl verbessert die Blutzirkulation im Nacken- und Kopfbereich und setzt die Schmerzsensibilität der Nerven herab. Besonders bei der Verwendung zu Kompressenauflagen kann sich dieses Wirkungsspektrum voll entfalten.

Auf den psychischen Zustand wirkt sich Lavendelöl aufbauend und stabilisierend aus. Es wirkt darüber hinaus auch stimmungsaufhellend und erfrischend.

Nelken – Eugenia caryophyllata

Das aus den Blütenblättern und Stielen gewonnene Destillationsöl, des in Indien wachsenden Nelkenbaums, hat den stärksten, schmerzstillenden Effekt unter den Aromaölen. Einreibungen der schmerzenden Kopf- und Nackenpartien mit Nelkenöl führen zu einem raschen und spürbaren Nachlassen der Kopfschmerzen. Der ebenfalls für dieses ätherische Öl bekannte desinfizierende Effekt kommt hierbei allerdings weniger zum Tragen.

Das Öl läßt sich auch wegen seines angenehm würzigen Duftes hervorragend in Duftlampen zur Einatmung verwenden, wobei hier neben der milderen, analgetischen Wirkung vor allem die psychische Wirkkomponente in den Vordergrund tritt. Die Heilsubstanzen des Nelkenöls wirken antidepressiv und aufhellend sowie konzentrationsfördernd und nervenstärkend.

Pfefferminze – Mentha piperita Lamiaceae

Pfefferminzöl enthält hohe, bis zu 90%ige Mentholanteile, die ihm den bekannten, erfrischenden und kühlenden Effekt verleihen. Die ätherischen Öle der Pfefferminze haben auf viele Beschwerden eine günstige Wirkung: So empfiehlt sich die orale Einnahme bei funktionellen Beschwerden des gesamten Verdauungstraktes, als Desinfiziens und Immunstimulans bei Erkältungskrankheiten.

Äußerlich angewendet, kommt vor allem die schmerzlindernde Wirkung zum Tragen, die auch bei der Therapie von Kopfschmerzen und Migräne sehr unterstützend sein kann. Die stark analgetische Wirksamkeit des Minzöls erklärt sich durch eine Abdämpfung der neuralen Weiterleitung von Schmerzreizen. Das Einmassieren von einigen Tropfen Pfefferminzöl auf die schmerzhaften Kopf- und Nackenbezirke kann dadurch zu einer für den Patienten spürbaren Verringerung des Schmerzaufkommens führen.

Im Schmerzanfall kann die direkte Einatmung der Öldämpfe besonders wirksam sein. Prophylaktisch können die Ölwirkstoffe über die Verdunstung in der Duftlampe, z.B. unter Beimischung von Lavendelöl, aufgenommen werden.

Rosen – Rosa damascena – centifolia

Zur Anwendung kommt bei dieser Pflanze häufig nur das Hydrolat (Rosenwasser), das als Nebenprodukt bei der Destillation der Rosenblüten anfällt. Es hat eine beinahe ebenso große Heilkraft wie das reine Rosenöl, das aufgrund der aufwendigen Gewinnung kostbar und sehr teuer ist. Aus etwa 30 Rosenblüten kann nur 1 Tropfen reines Rosenöl gewonnen werden. In anderen Größenverhältnissen betrachtet: 5000 kg Rosenblüten geben über Wasserdampfdestillation lediglich etwa 1 kg Rosenöl ab, das auf dem Weltmarkt mit 10 000 DM gehandelt wird.

Wenn also Rosenöl verordnet oder gekauft wird, sind es meist Öl-Hydrolat-Gemische, die in ihrer Wirkung jedoch vollkommen ausreichend sind. Rosenöl wertet als Beimischung die Wirksubstanzen vieler anderer aromatischer Öle erheblich auf.

Bei Kopfschmerzen ist die Anwendung von Rosenöl, bzw. von Rosenwasser, vor allem wegen seiner muskel- und nervenentkrampfenden Wirkung angezeigt. Der relaxierende Effekt führt zur Schmerzauflösung. Neben den besonders schmerzlindernden Rosenölkompressen, kann auch durch lokale Einreibungen ein ausreichend analgetischer Effekt erreicht werden. Wird Rosenöl in der Verdunstungsschale einer Duftlampe angewendet, entwickelt es seinen charakteristischen warmen, schweren und ebenso blumigen Duft am intensivsten. Der aromatische Duft des Rosenöls wirkt auf das seelische Befinden stark harmonisierend, anregend und sinnlich.

Rosmarin – Rosmarinus officinalis
Das ätherische Öl des Rosmarinstrauchs wird aus dem blühenden Kraut der Pflanze destilliert. Es wirkt außerordentlich anregend auf den Gesamtkreislauf und sollte daher nur in geringen Dosierungen eingesetzt werden. Das Öl wirkt kreislaufstabilisierend, stoffwechselanregend sowie durchblutungsfördernd und schmerzdämpfend. Wird es direkt auf schmerzende Hautareale aufgetragen, kann es seinen hervorragenden Schmerzdämpfungseffekt am schnellsten entfalten. Mit einer Wasser-Öl-Mischung vorgenommene Umschläge oder Kompressen wirken jedoch nachhaltiger. Da Rosmarinöl Bezug zu den Kopforganen hat, wirkt es im seelischen Bereich anregend auf alle Gedächtnisfunktionen.

Sandelholz – Santalum album
Das Öl dieses indischen Baums wird aus seinem Kernholz gewonnen. Es handelt sich bei dem Sandelbaum um ein Schmarotzergehölz, das seine Bodenwurzeln in die Wurzeln der Nachbarbäume treibt und so sein Nahrungsangebot verbessert. Das schwere, balsamartig duftende Öl dieses Baums hat eine beruhigende Wirkung auf das gesamte Nervensystem.
Für die Behandlung von Kopfschmerzen und Migräne sollte jedoch von der Ölverdampfung in der Duftlampe abgesehen werden, da der schwere Balsamgeruch des erhitzten Sandelholzöls zu einer Schmerzverstärkung führen kann. Die direkte Naseneinatmung einiger Tropfen des kalten Öls dagegen wirkt auf eine reizarme Weise ausreichend krampflösend, entspannend und schmerzlindernd. Da Sandelholzöl sehr gut mit allen anderen Aromaölen harmonisiert, sollte es häufiger versuchsweise beigemischt werden.

Die Verwendung dieses hauptsächlich nervenwirksamen Öls ermöglicht gerade bei chronischen Kopfschmerzformen eine für den Patienten erholsame Abschirmung der vom Dauerschmerz überreizten Nerven.

Ohrkerzen
Durch die in die Gehörgänge eindringenden, warmen ätherischen Kräuterdämpfe, die von der glimmenden Ohrkerze freigesetzt werden, kann vor allem bei bei akuten und äußerst schmerzhaften Migräneanfällen eine schnelle und effektive Schmerzbekämpfung eingeleitet werden. Die genaue Zusammensetzung der in den Ohrkerzen enthaltenen Heilkräuter wird von den meisten Herstellern aus Wettbewerbsgründen nicht preisgegeben. Sie besteht meist aus einer anteiligen Mischung von Salbei, Kamille, Beifuß und Honigwabenanteilen. Die aromatischen Dämpfe dieser Beigaben lösen innerhalb der Nebenhöhlen schmerzlindernde Reflexe aus. Viele mit der Ohrkerze vertraute Kopfschmerzpatienten wollen aus diesen Gründen auf ihre Verwendung nicht mehr verzichten.
Die Anwendung der Ohrkerzen kann in der Praxis vom Therapeuten vorgenommen werden. Sie kann aber auch für den selbständigen, häuslichen Gebrauch verordnet werden. Ihre Anwendung ist leicht und schnell nach den Angaben des jeweiligen Herstellers durchzuführen.

11.2 Bach-Blütentherapie

Grundlagen
Die von dem englischen Arzt und Forscher Edward Bach entwickelte und nach ihm benannte Behandlungsmethode schließt die Lücke, die zwischen der rein körperlichen und der psychotherapeutischen Krankheitserfassung besteht. Das Wirkprinzip der Bach-Blütentherapie beruht auf der positiven Beeinflussung des **mental-seelischen** Elements

einer Erkrankung. Die neueren Erkenntnisse der Krankheitsforschung bestätigen zunehmend, daß anhaltende negative Emotionen sowie ein lange bestehender unausgeglichener Gemütszustand einzelne Organsysteme in ihrer Funktion beeinträchtigen und somit zu bestimmten Erkrankungen führen können. Umfang und Stärke einer seelischen Belastung bestimmen die Ausprägung des gesamten Krankheitsbildes und den Intensitätsgrad ihrer spezifischen Symptomatik. Sind also überwiegend negative Mentalkräfte wirksam, werden infolgedessen auch die Beschwerden stärker. Vor diesem Hintergrund können Kopfschmerzen und Migräne auch als Symptom einer seelischen Belastung und emotionalen Instabilität verstanden werden. Genau an diesem Punkt kann die Einnahme von Blütenessenzen regulierend und heilend ansetzen.

Die genaue Bestimmung dieses Regelkreises macht es notwendig, daß der jeweilige Gemütszustand detailliert erfaßt und den entsprechenden Bach-Blüten zugeordnet werden muß. Wesentlich sind hierbei nicht mehr die üblichen Richtparameter wie Schmerzlokalisation, Laborwerte oder rein körperliche Begleitbeschwerden, sondern die Persönlichkeitsstruktur des Patienten ist richtungweisend: So kann es sich z.B. um einen Menschen handeln, der zwar vorrangig unter Kopfschmerzen leidet, sich jedoch gleichzeitig in seiner Persönlichkeit durch unbestimmte Ängste, quälende Gedanken oder durch eine zwanghafte Selbstkontrolle eingeengt und behindert fühlt.

Anwendung

Dem Therapeuten stehen die aus 38 verschiedenen, wildwachsenden, ungiftigen Blumen, Sträuchern und Bäumen gewonnenen, wäßrigen Auszüge zur Verfügung. Die einzelnen Pflanzenessenzen sind durch Alkoholbeimengungen haltbar gemacht und korrespondieren mit den entsprechenden **seelischen Negativstrukturen** der menschlichen Persönlichkeit. Die Verordnung der zutreffenden Bach-Blüten erfordert die Beantwortung der Fragen: Wie stellt sich die psychische Verfassung des Patienten dar? Welche Ursachen liegen diesem Zustand zugrunde?

Bis vor drei Jahren waren Bach-Blüten in Deutschland als nicht zugelassenes und damit auch nicht verkehrsfähiges Arzneimittel verschreibungspflichtig. Selbst nach einer ausschließlich ärztlichen Verordnung durfte die Apotheke lediglich die jeweils benötigten Stoffe besorgen und darüber hinaus keine Vorratshaltung anlegen. Seit Herbst 1994 unterliegen Bach-Blüten keiner Verschreibungspflicht mehr, sind jedoch apothekenpflichtig. Der arzneimittelrechtlich korrekte Weg für den Therapeuten ist daher die Rezeptur, die der Patient einer Apotheke vorlegt, die ihm die verordnete Blütenmischung zusammenstellt und zum Gebrauch aushändigt. Die Apotheke kann für diesen Zweck das komplette Bach-Blüten-Set über das Dr. Edward Bach-Center (s. S. 289) beziehen. Das Set besteht aus Vorratsfläschchen („stockbottles") der einzelnen, konzentrierten Blütenessenzen. Um dem Patienten Beschaffungsprobleme und überzogene Kosten zu ersparen, sollte der Therapeut mit einer Vertragsapotheke einen festen Verkaufspreis festlegen, zu dem der Patient die Bach-Blüten erwerben kann. Der Preis für eine fertig zusammengestellte 30-ml-Flasche sollte derzeit nicht über 18 DM liegen.

Verordnung

Dem Patienten werden entweder einzelne Blüten oder Blütenmischungen verordnet.

- Für die vom Apotheker herzustellende Einnahmemischung werden 2 bis 5 Tropfen der Blüten-Grundessenz in eine gereinigte und leere 30-ml-Flasche gefüllt, die anschließend zu einem Drittel mit 40%igem Trinkalkohol und zu zwei Dritteln mit stillem, mineralarmem und weichem Wasser aufgefüllt und verschüttelt wird.

- Die Zubereitung läßt sich auch ohne Alkohol ansetzen, was aber ihre Haltbarkeit auf 10 bis 14 Tage begrenzt. Es können bis zu sechs Blütenessenzen miteinander kombiniert werden.
- Dosierung: 2- bis 5mal täglich 5 Tropfen dieser Mischung einnehmen. Am besten morgens nüchtern nach dem Aufstehen, mittags etwa eine halbe Stunde vor dem Essen, nachmittags gegen 17 Uhr und am Abend vor der Nachtruhe.
- Es können auch 2 bis 4 Tropfen in ein Glas Wasser gegeben und über den Tag verteilt schluckweise getrunken werden.

Davon abweichende Einnahmeformen und Dosierungen sollten vom Patienten je nach Verträglichkeit selbständig festgelegt werden. Sensible Menschen können durchaus mit einer selteneren Gabe und einer geringeren Tropfenanzahl auskommen, während robustere Menschen eher häufigere Einnahmen benötigen.

Reaktionen nach der Einnahme

In der ersten Anwendungswoche können sich einige der emotionalen Zustandsbilder und Beschwerden vorübergehend ändern und verstärken. Neben psychisch geprägten Empfindungsstörungen kann es auch zu verschiedenen körperlichen Irritationen kommen, auf die der Patient zu Beginn der Behandlung ausreichend vorbereitet werden sollte.
Insgesamt sollten diese „Erstverschlimmerungen" jedoch nicht als therapeutisch relevant gewertet und für eine entgültige Prognoseaussage genutzt werden, da sich die Wirkung der Bach-Blüten schrittweise entfaltet und erst nach etwa 2 Wochen für den Patienten sowie für seine Mitmenschen spürbar wird. Folgende Reaktionen werden hierbei beschrieben:

- Energiemangel sowie verstärktes Schlaf- und Ruhebedürfnis
- Zunahme von Angstzuständen und depressiven Stimmungslagen
- Schmerzauslösung oder verstärktes Schmerzaufkommen nach Einnahme der Bach-Blüten
- Reaktivierung zurückliegender Erkrankungen und Beschwerden

Positive Erstreaktionen. Neben den eindeutigen Erstverschlimmerungen können sich auch andere Reaktionen bemerkbar machen, die in ihrer Mehrzahl als positiv eingestuft werden können. Viele dieser vom Patienten empfundenen und geschilderten Veränderungen sind ein Zwischenzeichen für die richtige Auswahl der Bach-Blüten:

- Anregung aller Stoffwechselfunktionen und Entschlackungsvorgänge
- Hautreaktionen wie Schwitzen, Frösteln, Juckreiz oder Rötungen
- kurzzeitige Sensibilisierung der seelisch-nervlichen Ebene
- gesteigertes Empfinden für optische und akustische Reize
- verstärkte Gefühlsemotionen, Zunahme der Erlebnisfähigkeit
- intensive, aufwühlende Traumerlebnisse, Tagesschläfrigkeit
- Intoleranz gegenüber einzelnen Genußgiften wie Alkohol oder Nikotin
- Aufbrechen unterdrückter und aufgestauter Aggressionen

Ein verläßlicher Erfolgsindikator, nach dem sich der Therapeut wie auch der Patient nach dem Abklingen dieser Reaktionsphase ausrichten können, sind die durch die Bach-Blüten hervorgerufenen und nach einiger Zeit eindeutigen Empfindungen wie:

- Intensivierung aller Sinneswahrnehmungen
- verstärktes Entspannungsgefühl
- spontane Gefühlswallungen
- psychische Ausgeglichenheit und Stabilität
- gelöstes, unverkrampftes Naturell
- entspannter Gesichtsausdruck, klarer Augenausdruck

Tab. 11-1 Wirkungsspektrum der Bach-Blütentherapie.

Körperliche Reaktionen	Psychische Reaktionen
Anregung der Stoffwechselfunktionen	Verbesserung der Sinneswahrnehmungen
verstärktes Schwitzen	Sensibilisierung der Gefühlsebene
Immunitätssteigerung	psychische Ausgeglichenheit und Stabilität
Hautreaktionen, Vitalitätszunahme	Aufhebung psychosomatischer Abläufe
Verringerung der Kopfschmerzen	Verringerung der Kopfschmerzen

Stabilisierte Reaktionen. Spätestens nach Ablauf einiger Wochen, haben sich die Wirkungsbilder der richtig gewählten Bach-Blüten im Gesamtorganismus meist so stark gefestigt, daß der Patient mit einer anhaltenden Verbesserung seiner mentalen Empfindungsbelastungen rechnen kann. Diese positiven und stabilen Reaktionen (Tab. 11-1) zeigen sich durch unverkennbare Merkmale:

- Stärkung und Steigerung der Lebensenergie und des Glücksempfindens
- bewußteres Erleben und Verarbeiten der alltäglichen negativen und positiven Einflüsse in einem realistischen Bezugsrahmen
- Verbesserung der Sinneswahrnehmungen, Bereicherung der Gefühlsebene
- Rückgang der psychisch gesteuerten, pathologischen Körpersymptome
- Rückgang der Kopfschmerzen oder Migräneanfälle

Die 38 Bach-Blüten

Für die Festlegung, Bestimmung und Verordnung der einzelnen Bach-Blüten, müssen dem Therapeuten deren Bedeutungen und Eigenarten ausreichend bekannt sein, denn nur so können die Bach-Blüten wirksam eingesetzt werden.

Es sollte dabei bedacht werden, daß die individuelle, psychische Eigenheit jedes Menschen seine Empfindungen und Handlungsweisen bestimmt. Nur selten entwickelt sich die seelische Struktur eines Menschen ausschließlich harmonisch und stabil. Viel häufiger kommt es zu schwankenden oder verzerrten Entwicklungen, die sich belastend und erschwerend auf die alltägliche Lebensbewältigung auswirken und ihre zweite Ausdrucksform in körperlichen Funktionsstörungen oder Krankheiten finden. Auch Kopfschmerzen oder neuralgische Schmerzzustände des Gesichts können ein seelisch gesteuerter Ausdruck sein, über den sich psychische Spannungen „entladen".

Für den Ausgleich dieser Disharmonien läßt sich die Bach-Blütentherapie sehr erfolgreich einsetzen, denn sie ist imstande, das innere Gleichgewicht des seelisch und körperlich leidenden Menschen wiederherzustellen. Die hier in numerierter Reihenfolge aufgeführten Pflanzen entsprechen der von Edward Bach festgelegten Systematik. Die seelischen Indikationen werden hier nur stichpunktartig aufgeführt. Für weiterführende Informationen über die Bach-Blüten muß auf die weiterführende Literatur verwiesen werden.

Nr. 1 Agrimony (Odermenning). Konfliktscheue Verdrängungspersönlichkeit, unechtes und verstelltes Verhalten, Kompensation innerer Zweifel und Ängste.

Nr. 2 Aspen (Zitterpappel). Angst- und Panikschübe, zeitweise Verwirrtheitszustände, Vorahnungen, reduzierte Lebensimpulse.

Nr. 3 Beech (Rotbuche). Extrem ausgeprägte Intoleranz oder Toleranz, übertriebenes Zustimmungsverhalten, Zurücknahme der eigenen Persönlichkeit.

Nr. 4 Centaury (Tausendgüldenkraut). Mangelndes Durchsetzungsvermögen, Persönlichkeitsschwäche, starke Selbstlosigkeit, Befehlsautomatismus, Überanpassung.

Nr. 5 Cerato (Bleiwurz). Unselbständigkeit, Entschlußlosigkeit, hohe Anpassungsbereitschaft, Hilflosigkeit, apathische Verhaltensweisen.

Nr. 6 Cherry Plum (Kirschpflaume). Überforderungsgefühl, hysterische Tendenzen, Neigung zu Kurzschlußhandlungen, Suizidgedanken, Lebensverdrossenheit.

Nr. 7 Chestnut Bud (Kastanienknospen). Unkonzentrierte Gedankenlosigkeit, Lernschwächen, Desinteresse, Neigung zu Wiederholungsfehlern, Zerstreutheit.

Nr. 8 Chicory (Wegwarte). Überfürsorglichkeit mit egoistischer, selbstsüchtiger Tendenz, übertriebenes Zuneigungsbedürfnis, Gefühlsterror, gespieltes, aufgesetztes Mitleid.

Nr. 9 Clematis (weiße Waldrebe). Erschöpfung und gedrückte Stimmungslage, zwanghaftes Desinteresse und Müdigkeit zur Reizabschirmung, Energieabfall.

Nr. 10 Crab Apple (Holzapfel). Zwanghafte Verhaltensweisen, übersteigertes Ordnungs- oder Sauberkeitsbedürfnis, Hautaffektionen.

Nr. 11 Elm (Ulme). Erschöpfungssymptome durch Selbstüberforderung, neurasthenische Reizbarkeit und Versagensängste.

Nr. 12 Gentian (Herbstenzian). Psychosomatische Beschwerdebilder, Energiedefizit, Mutlosigkeit, Pessimismus.

Nr. 13 Gorse (Stechginster). Resignatives Verhalten, Selbstaufgabe, negative Lebenseinstellung, Schicksalsergebenheit.

Nr. 14 Heather (Heidekraut). Ausgeprägte Kommunikationszwänge, Egozentrik und Eitelkeit durch überkompensiertes Minderwertigkeitsgefühl, starker Geltungsdrang.

Nr. 15 Holly (Stechpalme). Extreme, unkontrollierte Verhaltensweisen: Eifersucht, Aggressivität, Cholerik, Mißtrauen. Launenhaftigkeit und Stimmungsschwankungen, Unberechenbarkeit.

Nr. 16 Honeysuckle (Geißblatt). Gedankenrückzug in vergangene Zeitabschnitte, zwanghafte Nostalgie, Heimweh, Wehmütigkeit und Gegenwartsverweigerung.

Nr. 17 Hornbeam (Hornbuche). Seelische Erschöpfungssymptome: Versagensängste, Frustration, mentale Leere und psychosomatische Beschwerden.

Nr. 18 Impatiens (drüsentragendes Springkraut). Große Ungeduld und innere Unruhe, Neigung zu Überreaktionen, notorische Geschäftigkeit, Schlafstörungen.

Nr. 19 Larch (Lärche). Mangelndes Selbstvertrauen, Zurücknahme der eigenen Persönlichkeit, starke Verzichtbereitschaft, defensive Lebenshaltung.

Nr. 20 Mimulus (gefleckte Gauklerblume). Zaghaftigkeit, angstbestimmtes Verhalten, gespielte Naivität und Schüchternheit.

Nr. 21 Mustard (wilder Senf). Stimmungslabilität, plötzliche Schwermut oder Depression, Niedergeschlagenheit, Pessimismus, ausgeprägte Ernsthaftigkeit.

Nr. 22 Oak (Eiche). Unnachgiebigkeit, Sturheit und Verbissenheit, starke Pflichtzwänge und Überverantwortlichkeit, große Opferbereitschaft oder zwanghaftes Helfersyndrom.

Nr. 23 Olive (Olive). Müdigkeit und Antriebslosigkeit, Energiemangel, Gefühl der inneren Leere.

Nr. 24 Pine (Kiefer). Vordergründiges, starkes Schuldempfinden, Gewissensnot und moralische Selbstbeschuldigungszwänge, Hang zur Perfektion.

Nr. 25 Red Chestnut (rote Kastanie). Hypersensible Psyche und schnelle, seelische Verletzbarkeit, starke Mitleidensfähigkeit und selbstlose Aufopferung für andere.

Nr. 26 Rock Rose (gelbes Sonnenröschen). Plötzlich auftretende, panische Angstzustände, Neigung zu Schreckerlebnissen und Unfällen, Mangel an Reaktion und Geistesgegenwart.

Nr. 27 Rock Water (mit Sonnenlicht angereichertes Felsquellwasser). Ausgeprägte Formen von Selbstdiziplin, masochistische Züge, zwanghafte Neigung zu demonstrativer Askese, intolerante Egozentrik.

Nr. 28 Scleranthus (einjähriger Knäuel). Entscheidungsschwächen und Inkonsequenz, Sprunghaftigkeit, Unzuverlässigkeit, Labilität.

Nr. 29 Star of Bethlehem (goldiger Milchstern). Zustände nach seelischen oder körperlichen Traumen, Unfallfolgen, psychische Blockaden durch einen aprupt veränderten Lebenslauf, Neurosen.

Nr. 30 Sweet Chestnut (Edelkastanie). Seelisch-körperliche Zusammenbrüche, depressive Lebensphasen, verzweifelte, ausweglos empfundene Lebensphasen.

Nr. 31 Vervain (Eisenkraut). Einseitige Geistesausprägungen, intoleranter Idealismus, Überzeugungsfanatismus, Ablehnung von Andersdenkenden, Unnahbarkeit.

Nr. 32 Vine (Weinrebe). Ungezügelte Herrschsucht, rücksichtslose Verhaltensweisen, Bevormundung anderer Menschen, Dominanzansprüche.

Nr. 33 Walnut (Walnuß). Durchsetzungsschwächen, Leichtgläubigkeit und Beeinflußbarkeit, psychisches Ungleichgewicht während Lebenskrisen.

Nr. 34 Water Violet (Sumpfwasserfeder). Persönliche Zurücknahme durch geistiges Überlegenheitsgefühl, kontaktscheu und reserviertes Verhalten, Bindungsängste, gefühlsarme Ablehnungstendenzen.

Nr. 35 White Chestnut (Roßkastanie). Einseitiges Denken und Handeln, zwanghafter Gedankenzustrom, Konzentrationsschwächen und Schlafstörungen.

Nr. 36 Wild 0at (Waldrebe). Selbstfindungskrisen, Sinn- und Lebenszweifel, Ziellosigkeit trotz guter Anlagen, große Hilfsbereitschaft und Ausnutzbarkeit.

Nr. 37 Wild Rose (Heckenrose). Initiativlosigkeit, apathische Stimmungslagen, Zustände nach Krankheiten oder psychisch belastenden Erlebnissen.

Nr. 38 Willow (gelbe Weide). Enttäuschung und Verbitterung, Schicksalshadern, Unversöhnlichkeit, Verminderung des Lebensantriebs und Vitalitätsverweigerung nach plötzlichen Belastungen.

Bach-Blüten bei Kopfschmerzen und Migräne

Obwohl die seelischen und psychischen Modalitäten auch bei jedem Menschen, der unter Kopfschmerzen leidet, völlig individuell sind, lassen sich einige der bei diesen

Patienten häufig vorkommenden, psychischen Merkmale auffallend gut im spezifischen Wirkungsbereich bestimmter Blüten ansiedeln.

Sie können dabei einzeln verordnet werden oder miteinander kombiniert zur Anwendung kommen. Zu den dafür geeigneten Bach-Blüten gehören folgende:

Nr. 35 White Chestnut – Roßkastanie

Kopfschmerzen oder Migräneschübe, die auch nur teilweise mit geistiger Erschöpfung oder Überforderung in Zusammenhang gebracht werden können, lassen sich mit der Mischessenz der Roßkastanienblüte sehr gut behandeln. Dieser Patient leidet meist an einem quälenden, unaufhörlichen Gedankenzustrom, der seine physischen und psychischen Kräfte aushöhlt und dadurch Erschöpfungszustände, Schlaflosigkeit und Kopfschmerzen verursacht. Durch die Einnahme von White Chestnut werden klare, freie Gedankengänge ausgelöst, die den engen Rahmen belastender, zwanghafter Denkabläufe entschärfen können. Die Blüte hat auf das gesamte Gedankengebäude eine konzentrative, ordnende Wirkung, die dem Patienten die benötigten, heilsamen Entspannungsphasen ermöglicht.

Nr. 1 Agrimony – Odermenning

Hier steht die innere Verkrampfung und nervöse Anspannung, die oft zu Kopfschmerzattacken oder migräneartigen Schmerzschüben führt, im Vordergrund. Der Patient neigt aufgrund ungelöster, innerer Konflikte und gehemmter Verhaltensweisen zu nervlichen Krisen und Reizzuständen, die zu einer neurogenen, gefäßwirksamen Stimulation der Schmerzrezeptoren im gesamten Kopfbereich führen können.

Agrimony wirkt sich auf seelische Blockaden erleichternd und klärend aus. Dadurch kann es schrittweise zu einer Aufhebung eingefahrener Verdrängungsmechanismen kommen. Agrimony erleichtert dem Patienten die notwendige Selbsterkenntnis und fördert die ehrliche Akzeptanz und Aufarbeitung seinen verdrängten, tieferen Empfindungen gegenüber.

Nr. 18 Impatiens – Springkraut

Mit dieser Bach-Blüte lassen sich Kopfschmerzen behandeln, die mit Ungeduld, Unruhe und Ruhelosigkeit einhergehen. Hierbei kann auch eine rastlose Überaktivität mit starkem Eigenstreß bestehen, die dem Patienten die permanente Aushöhlung seiner Energiereserven aufzwingt. Diese Überforderung der Vitalkräfte zwingt den Körper zu psychosomatischen Reaktionen und Beschwerdebildern, zu denen sehr häufig migräneartigen Kopfschmerzen gehören.

Impatiens fördert im seelisch-körperlichen Zusammenspiel die notwendige Ruhe und Harmonie und unterstützt dabei die Entwicklung und den Aufbau eines entspannenden Eigenrhythmus.

Nr. 11 Elm – Ulme

Menschen, die sich durch Krankheit oder Lebens- und Berufsprobleme überfordert fühlen, neigen zu psychogenen Spannungskopfschmerzen. Hierbei kann trotz starker Versagensängste ein persönlicher Leistungsanspruch bis an die Belastbarkeitsgrenze bestehen, der den Menschen regelrecht krank macht.

Die Einnahme von Elm setzt einen notfallähnlichen Schutzmechanismus in Gang, der zurückgehaltene Restenergien freisetzt und so die körperlich-seelischen Belastungen abmildert und erträglicher macht. Wird zusätzlich **Impatiens** (Nr. 18) verordnet, kommt es über eine Wirkungsergänzung zu einer klareren Persönlichkeitsstruktur, die dem Patienten die Festlegung einer realistischen und weniger auszehrenden Grenze seiner eigenen Belastbarkeit ermöglicht.

Nr. 8 Chicory – Wegwarte

Die Blütenessenz der Wegwarte wirkt ausgleichend auf unkontrollierte, impulsive und ungebremste Emotionen, die dem betroffenen Menschen häufig unbewußte, negative und nervenbelastende Verhaltensweisen aufoktroyieren. Es kommt zu zwanghaften Empfindungen und Handlungen wie Eifersucht, Gefühlsterror oder Überfürsorglichkeit. Die psychische Disharmonie stört die neurovegetativen Abläufe des Nervensystems, wodurch es auch zu schmerzhaften Verpannungen der Kopf-, Hals- und Nackenmuskulatur kommt.

Chicory erleichtert dem Patienten die bewußte Eigenkontrolle über diese Abläufe, so daß ihm seine schädigenden Verhaltensweisen und die damit zusammenhängenden körperlichen Beschwerden klar werden. Vor allem die daraus entstandenen Probleme mit anderen Menschen oder dem Lebenspartner lassen sich durch die Einnahme und die seelisch wirksamen Heilkräfte dieser Bach-Blüte auf einer verbesserten Bewußtseinsebene verarbeiten.

11.3 Farbtherapie

Der therapeutische Einsatz von Farben bei körperlichen Funktionsstörungen und Erkrankungen, hat sich in den letzten Jahren zunehmend mehr bewährt und sollte auch bei der Behandlung von Migräne und Kopfschmerzen in das gesamte Therapiekonzept miteinfließen.

Grundlagen

Die Wirkung von Licht und Farben auf den seelisch-geistigen Bereich war von jeher unbestritten, wenn die genauen phyikalischen und feinstofflich-mentalen Abläufe und Zusammenhänge auch nicht vollständig geklärt werden konnten. Die rein optische Aufnahme bestimmter Farben kann psychische Stimmungsbilder des Menschen auffallend stark beeinflussen. Der Anblick von Farben wirkt überwiegend über das Unterbewußtsein anregend, verändernd oder auch stabilisierend auf innere Empfindungspotentiale. Das gezielte Einbringen von Farbschwingungen in die Haut oder die energetischen Funktionskreisläufe, wirkt dagegen über rein organische Reaktionen und Abläufe.

Jede Farbe hat ihr eigenes, niederfrequentes Schwingungsspektrum, was ihr ein intensives und tiefes Eindringen in den Organismus ermöglicht. Durch die Verwendung farbtherapeutischer Geräte ist es möglich, einzelne Farbspektren in gleichbleibender Schwingungsqualität über die Haut wirksam werden zu lassen. Rasch eintretende und gute therapeutische Ergebnisse werden durch die Ausführung einer punktuellen Farbbestrahlung oder durch Farbakupunktur erzielt.

Anwendung

Den einzelnen Farben werden unterschiedliche Heilwirkungen zugesprochen, die auch gleichzeitig ihre Einsatzmöglichkeiten festlegen. Im folgenden werden die wesentlichsten Merkmale und Anwendungsgebiete der Heilfarben aufgezeigt.
- Farbspektrum Grün
  - schmerzhafte Prozesse, Kopfschmerzen, Zahnschmerzen, Gelenkrheuma
  - Stauungszustände und Blockaden
  - Entzündungsabläufe
  - Gallestauungen
  - Ohraffektionen
  - stumpfe Traumen
  - Magen-Darm-Störungen
- Farbspektrum Rot
  - migräneartige Kopfschmerzen
  - gestörte Entschlackungs- und Entgiftungsvorgänge
  - verminderte Leberfunktion
  - Nierenschwäche
  - Hautaffektionen
  - Chronische Rhinitiden
  - mangelnde Libido

- Farbspektrum Orange
  - Gesichtsneuralgien
  - Kopfschmerzen
  - muskuläre Verspannungen
  - depressive Stimmungsschwankungen
- Farbspektrum Blau
  - Migräne
  - Klimakteriumsbeschwerden
  - Hypertonie
  - Hautallergien
- Farbspektrum Gelb
  - Kopfschmerzen
  - Lymphstau
  - Leber-Galle-Störungen
  - Magensäuremangel
  - Irritationen des vegetativen Nervensystems
  - Hörstörungen
- Farbspektrum Violett
  - Kopfschmerzen, Migräne
  - Ausscheidungsstörungen des Körpers
  - Nervenirritationen, Muskelspasmen
  - Schlafstörungen
  - Immunschwäche
- Farbspektrum Braun
  - Migräne
  - Darmfunktionsstörungen
  - Colitis ulcerosa, Enteritis regionalis
- Farbspektrum Lemon
  (Gelb-Grün-Mischung)
  - nervenbedingte Kopfschmerzformen
  - psychosomatische Krankheitsbilder
  - Bronchitiden mit Sekretstauungen

Bestrahlungstechnik mit Heilfarben

Mit Hilfe einer Farbhandlampe, die sich gleichzeitig für die Punkt-, Akupunktur- und Spotfarbbestrahlung verwenden läßt, kann die Farbtherapie effektiv durchgeführt werden. Ein in diesem Sinne für den Therapeuten ideales Gerät ist die Farbhandlampe Multi-ColorCombi® (s. S. 289).
Diese Farblampe ist mit einem Pyramidenaufsatz aus Quarzglas und verschiedenen Farbfiltern ausgestattet, die beliebig kombiniert werden können, so daß verschiedene Bestrahlungsanwendungen möglich sind. Bestrahlt wird immer die völlig unbedeckte Hautoberfläche. Es muß darauf geachtet werden, daß sich die Haut durch das Farblicht nicht erwärmt oder sogar überwärmt, da überwärmte Haut die Aufnahme der Farblichtwellen stark einschränkt. Bei Verwendung des Pyramidenfokus zur punktuellen Strahlung, sollte nicht länger als 1 bis 2 Minuten bestrahlt werden. Bei den weitflächigeren Spot- oder Zonenbestrahlungen kann dagegen eine Anwendungsdauer von 30 bis 90 Minuten notwendig sein.

Farbtherapie bei Kopfschmerzen und Migräne

- Kopfschmerzen
  - Farbe Grün über der Nasenwurzel und an beiden Schläfen in Augenhöhe
  - Farbe Orange mit Pyramidenfokus oben auf die Schädelmitte
  - Farbe Violett auf die schmerzenden Kopfbereiche oder auf die Akupunkturpunkte Ma 8, Bl 10, Gb 3
- Migräne
  - Farbe Rot über der Nasenwurzel und an beiden Schläfenansätzen
  - Farbe Blau mit Pyramidenfokus oben auf die Schädelmitte
  - Farbe Violett in der Mitte des Hinterhauptsbeines
  - Farbe Gelb mit Pyramidenfokus auf die Akupunkturpunkte Ga 8, Gb 20, Bl 2

Farbtherapie bei funktionellen Störungen

- Verspannungen der Nacken- und Wirbelsäulenmuskulatur
  - Farbe Orange auf die betroffenen Muskelstränge
- Anregung der Ausscheidungs- und Entgiftungsvorgänge
  - Farbe Rot auf den Leberbereich

- Farbe Gelb auf den Bereich beider Nieren
- Farbe Violett auf die Thymusdrüse
• Lymphstauungen
  - Farbe Gelb auf die entsprechenden Lymphbahnen

Über diese Anwendungsvorschläge hinaus, kann auch eine Farbpunktur der für die jeweiligen Symptome zuständigen Akupunkturpunkte vorgenommen werden.

12 ENTSPANNUNGSMETHODEN

Einzelne Entspannungstechniken erlangen derzeit einen immer höheren Stellenwert in der Kopfschmerzbehandlung, da sie nachweislich zu einer signifikanten Verringerung der Schmerzintensität beitragen. Vor allem chronische Kopfschmerzen wirken auf den Organismus als physiologischer Streßfaktor, der eine generelle Erregung fast aller Funktionsabläufe auslöst und langfristig auch zu psychosomatischen Beschwerden führt. Den rein körperlichen Folgen des Kopfschmerzstresses, wie der erhöhten Herzfrequenz oder dem erhöhten Blutdruck, folgen nach kurzer Zeit erste psychosomatische Symptome wie Schlafstörungen, Magen- und Darmstörungen oder vegetative Unruhezustände. Dieser **schmerzbedingte Schädigungskreislauf** läßt sich durch die Anwendung geeigneter Entspannungsübungen wirksam unterbrechen, wie auch durch die Entspannung ein Kontrapunkt zu dem eigentlichen, aggressiven Schmerzerleben gesetzt wird. Durch die schrittweise eingeübte Entspannung wird zudem ein Bewußtseinszustand erreicht, der die Kopfschmerzen hemmt und reduziert. Im weiteren Verlauf der einzelnen Sitzungen gelingt es dem Patienten immer besser, seinen Kopfschmerz „auszublenden" und im tatsächlichen Sinne des Wortes „auszuschalten".

> Der Patient erlernt über die Wirksamkeit der selbstinduzierten Entspannung eine aktive und eigenständige Form der Schmerzabwehr, die den bisherigen Zustand des „Ausgeliefertseins" eingrenzt und beendet.

Durch die gleichzeitig bewußt entspannte psychische Ebene gelingt es dem Patienten, die Entwicklung nervlicher und seelischer, schmerzauslösender Anspannungszustände rechtzeitig zu registrieren und diesen entgegenzuwirken. Der Umgang mit den im Alltag auftretenden, schmerzverursachenden Belastungen gelingt dem Patienten dann schrittweise zunehmend besser. Es steht jedoch außer Frage, daß erst der Zusammenschluß von physiologischen, kognitiven und verhaltensbedingten Veränderungen einen ausreichenden Behandlungserfolg ermöglichen.

12.1 Progressive Muskelentspannung

Da die meisten Kopfschmerztypen muskuläre Spannungszustände verursachen, kann die Anwendung der progressiven Muskelentspannung vor allem bei vaskulären Kopfschmerzen, bei Migräne und vielen kombinierten Kopfschmerzarten erfolgreich sein.

Anwendung

Die Führung und Auswertung eines **Schmerztagebuchs** kann während des Therapieprogramms zur genauen Verlaufskontrolle genutzt werden und für den Therapeuten wie für den Patienten eine große Hilfe sein. Die im Grunde sehr schnell erlernbare Fähigkeit der Muskelentspannung sollte vom Patienten vor allem nach den ersten Sitzungen möglichst für 15 Minuten täglich zu Hause eingeübt werden. Je eher und besser ein Entspannungszustand erreicht wird, je früher gelingt es dem Kopfschmerzpatienten innere Anspannungen und Verkrampfungen rechtzeitig zu registrieren, aufzulösen und damit Schmerzanfälle zu verhindern.

Das Programm der progressiven Muskelentspannung kann sich über etwa 10 Sitzungen erstrecken, die im Zeitraum von ca. 2 Monaten abgehalten werden. Eine einzelne Entspannungssitzung zur Muskellockerung sollte nicht länger als 30 Minuten dauern und dem Patienten ein ausreichendes Training für die wichtige, eigenständige Entspannungsdurchführung bei sich zu Hause vermitteln.

Einleitende Übung

In der ersten Sitzung können dem Patienten die einzelnen Muskelgruppen erläutert und die An- und Entspannungsübungen der betreffenden Körperabschnitte vorgeführt werden. Da der Patient in den nachfolgenden Sitzungen, um sich entspannen zu können, die Augen geschlossen halten soll, sollte dieses Vortraining unbedingt vorgeführt werden.

Es bleibt dem Therapeuten überlassen, die Entspannungsübungen sitzend oder liegend durchzuführen. Die erlernte Sitzstellung gibt dem Patienten im Alltag die Möglichkeit, an jedem Ort schmerzlindernde Muskelentspannungsübungen vorzunehmen. Die Liegestellung kann zwar die Entspannungsabläufe beschleunigen, läßt sich aber nicht überall spontan praktizieren.

Für das progressive Muskelentspannungstraining zur Bekämpfung von Kopfschmerzen werden folgende Muskeln und Körperbereiche involviert:

- Oberer Stirnbereich: Der Patient wird aufgefordert seine Stirn jeweils rhythmisch für einige Sekunden in Runzeln hochzuziehen und wieder zu entspannen.
- Unterer Stirnbereich. Zur Entkrampfung dieses Stirnabschnittes sollen beide Augenbrauen im längeren Rhythmus zusammengezogen und wieder entspannt werden.
- Augenbereich: Hierzu werden beide Augen unter Einbeziehung der Brauen fest geschlossen.
- Mund und Lippen: Der Patient soll hierbei den Mund und die Lippen, so weit es ihm möglich ist, nach vorne zuspitzen.
- Nackenbereich: Der Rücken wird eingezogen und gleichzeitig werden beide Schultern und der Nacken leicht hochgezogen.
- Brust: Eine Entspannung dieses Bereichs wird hauptächlich über die Atmung erreicht. Der Patient wird dazu aufgefordert, tief einzuatmen und den Atem einige Sekunden anzuhalten.
- Bauch: Die Bauchmuskeln müssen so weit wie möglich eingezogen, gehalten und wieder entspannt werden.
- Hüftbereich: Der Patient wird aufgefordert, seine Beine fest aneinander zu pressen.
- Unterschenkel und Füße: Hierzu werden abwechselnd die Waden- und Fußmuskeln beider Beine angespannt.
- Oberarme: Der Patient wird aufgefordert, abwechselnd den rechten und linken Bizeps bei angewinkeltem Unterarm anzuspannen, danach werden beide Muskeln zusammen angespannt.
- Unterarme und Hände: Der Patient macht eine Faust und spannt gleichzeitig den Unterarm, erst des rechten, dann des linken Arms, zuletzt beide zusammen, an.

> ☞ Der Behandler muß mit dem Patienten vor Therapiebeginn eventuell vorliegende funktionelle Störungen von Muskelgruppen, die während der Anspannung zu Mißempfindungen, Verkrampfungen oder Schmerzen führen könnten, abklären.

Einzelmaßnahmen

Entspannung im Vorfeld der Therapie

Vor Beginn der Übungen sollte der Patient durch den Therapeuten in einen ausreichenden Zustand der Entspannung versetzt werden, damit die muskuläre Entspannung intensiver wahrgenommen und ihre Wirkung auf den Körper effektiver genutzt werden kann. Zudem gelingt es dem Patienten durch eine kurze, einleitende Entspannungsphasen besser, die ihm anfangs ungewohnten, therapeutischen Anweisungen spontan umzusetzen.

Am besten gelingt diese Entspannung durch eine wiederholte Wortsuggestion, die dem mit geschlossenen Augen ruhenden Patienten das Gefühl geborgener Sicherheit und innerer Ruhe vermittelt. Der dafür zu verwendende, langsam gesprochene Wortlaut kann etwa lauten:

- Versuchen Sie Ihre Anspannung zu verlieren. Lockern Sie Ihre Muskeln soweit Sie können und atmen Sie dabei ruhig und gleichmäßig. Sie spüren, daß Ihr Körper schwer und müde wird. Ihre Muskeln entspannen sich. Ihre Gedanken sammeln sich nach innen. (Sprechpause von einigen Sekunden.)
- Die Ruhe und Entspannung des Körpers wird tiefer. Sie spüren eine befreiende Müdigkeit und Schwere. Jeder Ihrer Atemzüge beseitigt den letzten Druck der Anspannung. Die Entspannung breitet sich immer weiter in Ihnen aus. Sie fühlen sich befreit und schläfrig (Sprechpause).
- Sie empfinden diesen Zustand als tief entspannt und angenehm. Die Gedanken sind ruhig und geordnet und folgen meiner Stimme. Die Muskeln sind völlig entspannt und helfen, einen tiefen Ruhezustand zu empfinden. (Sprechpause.)
- Beim Ausatmen entweicht jedes Schweregefühl. Einatmen und ausatmen und entspannen. Einatmen, ausatmen, entspannen. Achten Sie auf Ihre Atemzüge. Der Körper fühlt sich nun leicht und leer an. Sie empfinden kein Gewicht und keine Schwere mehr. Sie sind jetzt völlig entspannt.

Anschließend muß der entspannte Patient wieder schrittweise in seinen normalen, aktiven Zustand zurückgeführt werden. Um die Auswirkungen der tiefen Entspannung nachwirken zu lassen, sollte die Aktivierung nicht abrupt und hastig vorgenommen werden. Wenn es der Praxiszeitplan erlaubt, kann der Patient noch für einige Minuten in diesem für ihn wichtigen Ruhezustand verweilen, bevor er sich naturgemäß wieder selbständig aktiviert.

Die Muskelentspannungssitzung

Nach dieser Einleitung kann mit den eigentlichen Übungen für die gezielte Muskelentspannung begonnen werden. So sollten in der geschilderten Reihenfolge Stirn, Augen, Mund, Nacken, Brust, Bauch, Hüftbereich, Beine und Arme zur Anwendung kommen, die in den ersten beiden Sitzungen auch beibehalten wird. Später kann eine beliebige Reihenfolge benutzt werden, da der Patient die einzelnen Übungen selbständig beherrscht und nach Bedarf einsetzt.

> ☞ Die jeweiligen Anspannungsphasen sollten nicht länger als 5 bis 10 Sekunden dauern und danach langsam wieder 20 Sekunden lang entspannt werden.
> Nach 30 Sekunden kann anschließend zur nächsten Muskelgruppe übergegangen werden und so weiter.

Während des einzelnen Sitzungsablaufes sollte immer wieder ein ausreichender Entspannungszustand erreicht werden, der die tiefe und anhaltende Entkrampfung der Muskulatur ermöglicht. Der Patient sollte auch gleich zu Beginn der Behandlung zu selbständigen Heimübungen angeregt werden, die den gesamten progressiven Entspannungsprozeß der Muskeln erheblich beschleunigen können.

Die muskuläre Anspannung und darauffolgende Entspannung ist wesentlich wirkungsvoller, wenn sie in Stufenschritten geschieht: So soll entweder die volle An- und Entspannung, die halbe An- und Entspannung oder die verhaltene, leichte An- und Entspannung trainiert werden. Beherrscht der Patient alle drei Schritte, kann er aufkommende Spannungszustände unterschiedlicher Intensität in seinem Körper besser wahrnehmen und diesen rechtzeitig entgegenwirken. Zusätzlich können die Entspannungsinstruktionen des Therapeuten zeitlich und rhythmisch auf die Ausatmungsphase abgestimmt werden, was manchen Patienten das Training der Übungen erleichtert.

Der Behandler muß während aller Sitzungen im Dialog mit dem Patienten bleiben, um anfängliche Entspannungshindernisse und Probleme gemeinsam ausräumen zu können. Entscheidend für die Motivation des Patienten ist die genaue Erläuterung der **therapeutischen Ziele,** die wie folgt bestimmt werden können:

- Linderung und Beendigung der Kopfschmerzen durch muskuläre Druckverminderung und Entspannung der Gefäße
- Entspannung der neurovegetativen Situation, vor allem unter alltäglicher Belastung durch einzelne Muskelentspannungsübungen
- Situations- und Kopfschmerzbewältigung durch muskuläre An- und Entspannungszyklen als schmerzverhindernder Langzeiteffekt

12.2 Atemtherapie

Die Atmung hat für das Leben eine besondere, mit keinem anderen biologischen Vorgang vergleichbare Bedeutung. Die Atmung erreicht die Strukturen des Körperlichen ebenso wie sie die tiefe, mentale Ebene des Menschen berührt. Diese Tatsache macht Entspannungsvorgänge über die Atmung so wichtig und eigentlich unverzichtbar. Jede konzentrative Einwirkung auf die Atmung ist zwangsläufig tiefenwirksam und heilsam. Allein die bewußte Konzentration des unter Kopfschmerzen leidenden Patienten auf seine Atmungsvorgänge, kann eine Veränderung vegetativer Funktionsabläufe auslösen.

Grundlagen

Der physiologische Vorgang der ex- und inspiratorischen Atmung beeinflußt die körperlichen Vorgänge auf unterschiedliche Weise. Während der **Ausatmung** und der therapeutisch nutzbaren Ausatmungspause kommt es in erster Linie zur:

- Verringerung der Herzfrequenz
- Entspannung der Blutgefäßmuskulatur
- Absenkung des Gefäßinnendrucks
- Einziehung und Elastizitätszunahme des Thorax
- Zirkulationsverbesserung venöser Gefäße der unteren Extremitäten und des Abdomens

Während der **Einatmung** sowie Einatmungspause kommt es durch die Anreicherung des Blutes mit Sauerstoff und durch die physiologische Dehnung des Zwerchfells zu folgenden Veränderungen:

- Anhebung der Herzfrequenz bei gleichzeitig gesteigerter Koronardurchblutung
- Verstärkung der diastolischen Herzfüllphase
- Anstieg des Gefäßinnendrucks
- Weitung des Thorax
- Dehnungsvorgänge innerhalb der Lungen mit verbesserter Kapillardurchblutung und Alveolenaktivität
- verbesserter venöser Zustrom aus den oberen Extremitäten und aus dem Kopfbereich
- durch die Abflachung des Zwerchfells provozierte Durchblutungsmassage der Bauchorgane: Leber, Verdauungsorgane, Milz, Pankreas und Nieren

In der Atemtherapie überlagern sich die rein anatomisch festgelegten Grenzen der Atmung mit den wesentlich weitergehenden individuellen Empfindungen des atmenden Menschen. Die anatomischen Verhältnisse des Thorax und der mit Atemluft angefüllten Lungen sind durch Röntgen und Perkussion gesichert. Alle darüber hinausgehenden Faktoren der Atmung und atmungsabhängigen Empfindungen sind jedoch wissenschaftlich nicht erfaßbar und werden deshalb immer noch zu oft als rein subjektive Phänomene abgelehnt.

Jeder Mensch kennt jedoch Entspannungszustände und Situationen, in denen er seinen körperlichen Atemluftraum als tiefer, weitreichender und nicht ausschließlich auf die Lungen begrenzt empfindet. Sehr oft wird der luftdurchströmte Raum über den Brustkorb hinaus bis in die Endigungen der Extremitäten erlebt und beschrieben und kann als Atemluftraum noch außerhalb des Körpers wahrgenommen werden. Entscheidend für diese Empfindungen ist die jeweils individuelle Entspannungsfähigkeit und der Grad des eigenen Körperbewußtseins.

Werden bei einer Atementspannungstherapie lediglich die anatomisch vorgegebenen Faktoren genutzt und weiterreichende Atemwirkungen ignoriert, kann keine effektive, tiefenwirksame Beruhigung eintreten, da diese Haltung eher eine Verspannungs- und Abwehrhaltung auf seiten des Patienten provoziert. Orientieren sich die atemtherapeutischen Anweisungen jedoch mehr an den Empfindungen der Entkrampfung, Weitung und Lösung, ist die gesamte körperliche Entspannung wesentlich effektiver und nachhaltiger. Der unter Kopfschmerzen leidende Patient benötigt besonders diese Form der Atementspannung für eine Lösung seiner Gefäßspasmen.

Die eindeutigen **therapeutischen Ziele** einer Atementspannungsbehandlung können wie folgt definiert werden:

– Aufdecken der gegebenenfalls unzureichenden Atmung
– Erläuterung und Bewußtmachung der natürlichen Atmungsabläufe
– Anleitung des Patienten zu bewußt willkürlicher Atemkorrektur und gleichzeitige Vermeidung falscher und unphysiologischer Atemtechniken
– Auflösung vorhandener Muskelverspannungen
– Aufbau einer „kombinierten" kosto-abdominalen Atmung, die die vereinte Funktion aller an der Atmung beteiligter Muskeln anstrebt
– Nutzung der Nasenatmung zur Erhöhung des Luftwiderstands beim Einatmen und zur Verbesserung der Hypophysenunterströmung
– Training des Atemrhythmus und der biologisch notwendigen „fließenden" Atempause
– Indirekte und bewußte Steuerung der Atemfunktion

Psychomotorik und Atembewegung

Alle inneren Empfindungen und Bewegungen prägen und verändern über psychische Verarbeitungsabläufe die Atmung. Das gilt für positive Eindrücke, die durch Freude, Heiterkeit oder andere emotionale Glückszustände ausgelöst werden können, wie für negative Strömungen, die durch seelische Belastungen und schmerzlichen Einflüsse bestimmt werden. Lebt ein Mensch über längere Zeiträume in einem psychosozialen Spannungsfeld, wirkt sich dies mindernd auf seine Atmungsdynamik und Vitalität aus, wie sich auch der Atemmechanismus durch die Adaptation an die vorhandene Situation verändert. Auch der chronisch auftretende Kopfschmerz ist in diesem Sinne ein negativer Störfaktor, dem der Betroffene in unterschiedlichem Maße permanent ausgesetzt ist und der über neurovegetative Anspannungszustände schmerzverstärkend wirksam werden kann.

Auf jede Form der psychischen Belastung kann der Mensch grundsätzlich, spontan und instinktiv mit zwei verschiedenen, gegensätzlichen Verhaltensweisen reagieren, die entweder aus der Bejahung, **Annahme** und Zuwendung oder aus der Distanz und **Ablehnung** der jeweiligen Situation bestehen kann. In den meisten Fällen jedoch reagiert der Mensch auf Belastungs- und Störreize mit einer eindeutigen Abwehrreaktion und bewirkt so in der Gesamtmuskulatur eine über den Grundtonus hinausreichende Anspannung, die sich direkt auf die Atmung auswirkt. Im Einzelfall kann es hierbei zu einem als belastend empfundenen Einengungsgefühl oder sogar zu Atemblockaden kommen.

> ☞ Für die therapeutische Korrektur der Atmung ist es also wesentlich, die innere Abwehrhaltung, die bei den Betroffenen eine bereits sichtbare, körperliche Ausdrucksform angenommen hat, über den Aufbau eines heilsamen Zuwendungsverhaltens schrittweise abzubauen.

Der Behandler sollte sich an Mimik und Gestik des Patienten orientieren und wahrnehmen, ob sich der Patient eher verschließt, nach innen wendet oder sich nach außen hin öffnet und Gesprächsbereitschaft signalisiert.

Anwendung

Die **widerstandslose, lange Ausatmung**, bei der es zu einer Tiefenentleerung der Inspirationsluft und damit reflektorisch zu einer intensiveren Einatmung kommt, ist der Schwerpunkt der Atemtherapie. Sie eignet sich aufgrund ihrer unabhängigen Beziehung zum vegetativen, autonomen Atemzentrum besser, um das Atemtraining bewußt zu gestalten, als die zentralgesteuerte Einatmung, die ihre Aktivitätszeitpunkte selbständig vorgibt, bestimmt und einsetzt.

Durch das entspannte, tiefe Ausatmen gelingt dem Patienten eine eigene Atembeobachtung, die zunehmend beruhigender auf ihn wirkt. Er lernt sich auf seine Atemvorgänge zu konzentrieren und sie in einer ihm angenehmen Reihenfolge auszuführen. Hierbei wird ihm auch die wichtige Atempause bewußt, die jedoch nicht mit einem Anhalten der eingeatmeten Luft gleichgestellt werden darf, sondern als verzögerter, weicher Übergang zum nächsten Einatmungsimpuls verstanden werden muß. Gemäß den Kriterien der Atemtherapeutin Ilse Middendorf ist es wesentlich, „den Atem kommen zu lassen", „den Atem gehen zu lassen" und „zu warten bis er von selbst wiederkommt". Der Atem sollte demnach nicht direkt angegangen oder „geübt" werden, sondern der Patient soll sich der Ausatmung überlassen und über den Zustand der Zwerchfellentspannung seinen inneren Rhythmus und sein Ruhepotential aufspüren und wirken lassen. Diese Art innerlich anwesend zu sein, richtet ganzheitliche Kräfte aus und bewirkt durch die innere Ausrichtung sowie durch die Lösung der Atemräume gesteigerte Lebensvitalität.

Aufforderungen oder Empfehlungen des Therapeuten zur Gefühlsorientierung während der Sitzungen sollten deshalb ausschließlich während der Ausatemphase vorgenommen werden. Die Einatmung sollte dagegen ihren eigenständigen, autonomen Abläufen überlassen bleiben und nicht miteinbezogen werden. Der Behandler sollte dem Patienten nur eine dezente, unaufdringliche Hilfestellung geben, die die notwendige Eigenleistung und Selbsterfahrung unterstützt.

Ein Großteil der Kopfschmerz- und Migränepatienten spricht auf die angeleitete Durchführung eines Atemtrainings hervorragend an. Vor allem als begleitende Behandlungsform unterstützt die Atemtherapie alle Anwendungen und wirkt schmerzlindernd. Auch die aktive Einbeziehung des Patienten in das gesamte Behandlungskonzept ist ein Vorteil, den die Atemtherapie bietet. Um atemtherapeutisch arbeiten zu können, ist es sinnvoll, eine entsprechende Ausbildung zu absolvieren (s. S. 289).

12.3 Autogenes Training

Grundlagen

Während des autogenen Trainings werden vom Patienten verschiedene Empfindungen wie Wärme, Leichtigkeit, Ruhe oder Schweregefühle schrittweise durch suggestive Selbstanweisungen erlernt. Kann diese autogene Anwendung auch erst nach einigen Wochen oder Monaten vom Patienten selbständig und ausreichend wirksam ausgeführt werden, so ist sie für die Kopfschmerztherapie hilfreich und in vielen Fällen unverzichtbar. Vor dem autogenen Training sollte der Patient bereits entspannt und beruhigt sein, um die selbstsuggestiven Übungen besser durchführen zu können. Durch eine ausreichende Tiefenentspannung vor der autogenen Trainingssitzung läßt sich der Zeitraum bis zum selbständigen Einsatz durch den Patienten erheblich verkürzen.

Anwendung

Die Wirkung der autogenen Körperbeeinflussung beruht vor allem auf den vorausgehenden Entspannungsvorgängen, die es dem Patienten ermöglichen, therapeutische Anleitungen leicht und spontan umzusetzen und anzuwenden. Einem angespannten und unkonzentrierten Patienten fällt die Akzeptanz und Umsetzung tiefenwirksamer, autogener Suggestionsvorgänge sehr schwer, manche therapeutischen Bemühungen können daher auch weitestgehend wirkungslos und unfruchtbar bleiben. Zu den besten, diesbezüglichen Körperübungen gehört die vorbereitende Kurzanwendung der progressiven Muskelentspannung (s. S. 175ff).

Trainingskörperhaltungen

Kutscherhaltung

Am bekanntesten und in der Praxis am häufigsten eingesetzt wird die sogenannte Kutscherhaltung, die dem Patienten eine bequeme Position ermöglicht. Ihr großer Vorteil liegt darin, daß sie vom Patienten im Alltag selbständig angewendet werden kann.

- Der Patient sitzt in der typischen Haltung der Droschkenkutscher, leicht vorn übergebeugt, auf einem Stuhl. Die Unterarme werden auf die Oberschenkel gestützt und die Hände hängen vor den Knien herab.
- Der Kopf ist ohne verkrampfende Muskelzugwirkungen leicht nach vorn gebeugt. Der Behandler sollte die vielleicht anfangs verspannte Haltung des Patienten korrigieren, um eine lockere und bequeme Sitzposition zu erreichen.

Dem Patienten kann für das autogene Training auch die liegende Haltung in der Rückenlage angeboten werden. Dabei wird dem Kopf ein Kissen untergelegt, während die Arme und die nach untenweisenden Handflächen entspannt neben den Körperseiten ruhen. Die Beine und Füße sind bequem ausgestreckt und zeigen leicht nach außen. Hat der Patient eine dieser Übungshaltungen eingenommen, sollte er wegen der verbesserten Konzentration aufgefordert werden, seine Augen zu schließen.

Umsetzung des Schweregefühls

Durch tiefe und anhaltende Konzentration wird muskuläre Entspannung bewirkt, die sich als empfundenes Schweregefühl äußert. Vor allem die Arme lassen sich schnell entspannen, wobei zu Beginn des Trainings lediglich mit einem Arm begonnen werden sollte. Der Patient sollte dabei selbständig jeweils den Arm auswählen können, in dem er ausgeprägtere Empfindungen wahrnimmt. Zusätzlich kann eine dezente musikalische Umrahmung der Sitzung angeboten werden, die im Einzelfall die Entspannungsvorgänge vertiefen kann. Nach Abschluß aller notwendigen Vorbereitungen kann mit den ersten Schwereübungen wie folgt oder in abgewandelter Form begonnen werden:

- Ich fühle mich ruhig und entspannt.
- Ich bin tief entspannt und ausgeglichen.
- Mein Körper ist warm. Meine Muskeln sind entspannt.
- Mein rechter/linker Arm fühlt sich schwer an.
- Der rechte Arm liegt schwer auf.
- Der rechte Arm ist besonders schwer.
- Der rechte Arm ist schwer, mein rechter Arm ist schwer, rechter Arm ist schwer.
- Ich fühle, daß mein rechter Arm schwer ist.

Dieser suggestive, langsam und gedehnt gesprochene Wortlaut, den der Patient später selbständig bei sich anwenden soll, kann während einer Trainingsstunde mehrmals wiederholt werden. Ausschlaggebend ist der erreichte Entspannungszustand des Patienten.

Umsetzung des Wärmegefühls

Ebenso wie die Vermittlung der Schwereempfindung muß beim autogenen Training mit gleicher Intensität das Aufspüren verschiedener körperlicher Wärmeströme eingeübt werden. Beide Empfindungsvarianten stehen in Verbindung zueinander und ermöglichen über vegetative Regulationsvorgänge die positive Beeinflussung des Nervensystems. Zu Beginn der Behandlung sollten die Wärmeübungen einzeln vorgenommen werden, später können sie im Anschluß an die Schwereübung überleitend genutzt werden. Auch der Wortlaut für die Suggestivempfindung „Wärme", kann wie vorgeschlagen übernommen oder in abgeänderter Form gesprochen werden:

- Ich fühle mich ruhig und entspannt.
- Ich bin tief entspannt und ausgeglichen.
- Mein Körper ist warm. Meine Muskeln sind entspannt.
- Mein rechter/linker Arm wird schwer.
- Mein rechter Arm ist schwer, mein rechter Arm ist schwer, rechter Arm ist schwer.
- Wärme strömt langsam in den Arm, den Unterarm, die Hände und die Fingerspitzen.
- Der rechte Arm ist schwer und von Wärme durchströmt, schwer und warm, schwer und warm.
- Der rechte Arm ist schwer und warm.

Diese autogenen Grundübungen (Abb. 12-1) können analog auf beide Arme und Beine übertragen und ausgedehnt werden. Der Patient lernt durch dieses Training folgende autosuggestiven Schwerpunkte beherrschen: die Tiefenentspannung, die Muskellockerung sowie die Schwere- und Wärmeempfindung. Hierdurch werden schrittweise Konzentra-

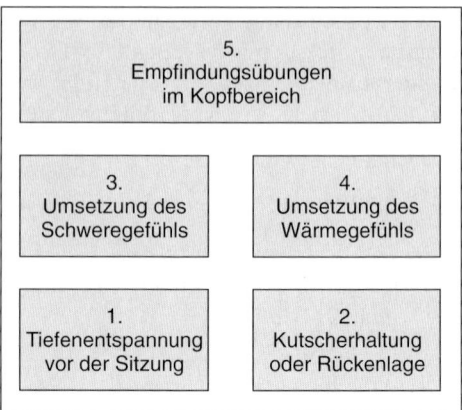

Abb. 12-1 Aufbaustufen des autogenen Trainings.

tionsbedingungen geschaffen, die für spätere, gezielte Organübungen unbedingt erforderlich sind.

Autogene Organübungen

Über autosuggestive Mechanismen lassen sich auch verschiedene Organbereiche vegetativ beeinflussen. Wird das autogene Training zur Linderung und Ausschaltung von Kopfschmerzen eingesetzt, sollten in erster Linie Empfindungsübungen für den Bereich des Kopfes zur Anwendung kommen. Hierzu muß aber von den bisher angewendeten Empfindungsvorgaben „schwer" und „warm" Abstand genommen werden.

Lösen die Wärme- und Schwereempfindungen im Bereich der Extremitäten ein entspanntes Wohlbefinden aus, verursachen die gleichen Empfindungen im Bereich des Kopfes eher unangenehme und negative Gefühle. Fällt es dem Patienten am Anfang z.B. schwer, seine Stirnregion als kühl zu empfinden, besteht die Möglichkeit seine Stirn vor der Übung mit einem angefeuchteten Tuch abzureiben, um die dadurch entstehende Verdunstungskälte therapeutisch nutzen zu können. In den darauf folgenden Sitzungen gelingt es dem Patienten meist ohne Hilfsmittel ein Kühlegefühl der Stirn zu spüren.

Für eine ausreichende Selbstsuggestion bestimmter Empfindungsabläufe im Bereich des Kopfes haben sich folgende Vorgaben bewährt:

- Die Stirn ist entspannt und kühl, kühl und entspannt.
- Die Stirn ist ohne Druck, ohne Schmerz.
- Mein Gesicht ist weich und ohne Anspannung, alle Gesichtsmuskeln sind weich und ohne Anspannung.
- Mein Mund ist geöffnet und entspannt.
- Meine Schläfen sind weich und unverkrampft, weich und ohne Druck.
- Die Schultern und der Nacken sind ohne Anspannung, gelöst und ohne Anspannung.

Dem Patienten gelingt es nach einigen Übungen seinen inneren Anspannungsreaktionen und Kopfschmerzzuständen im Alltag mit Hilfe der autogenen Methoden gezielt entgegenzuwirken und sie im weiteren Verlauf völlig zu verhindern.

12.4 Biofeedback-Training

Grundlagen

Patienten, die auf die Durchführung anderer Entspannungsmethoden nicht ausreichend reagiert haben, sollten mit Hilfe des Biofeedback Trainings lernen, sich zu entspannen. Optimale Verlaufskontrollen ermöglichen es, den Grad der erreichten Entspannung zu kontrollieren und erhöhen die Chance, tiefenwirksame Muskelentspannungsabläufe perfekt wirksam werden zu lassen. Durch dieses Verfahren verbessert sich die **körperbezogene Wahrnehmungsfähigkeit** ganz erheblich. So kann sich der Patient durch die akustische oder optische Rückmeldung des Feedback-Geräts die verbesserte Fähigkeit zur physiologischen Selbstkontrolle über pathophysiologisch relevante Funktionen erarbeiten.

Bereits nach kurzer Zeit gelingt es den meisten Kopfschmerz- und Migränepatienten intentional, also letztendlich ohne Hilfe des Kontrollgeräts, eine Vasokonstriktion ihrer kranialen Gefäße auszulösen und dadurch den aufkommenden, sich ankündigenden Kopfschmerzanfall abzufangen. Erfahrungsgemäß gelingt es dem Patienten dadurch immer besser sein Muskelspannungsniveau im Kopf- und Nackensektor dauerhaft auf einen niedrigen Level einzuregulieren.

> ☞ Bei Spannungs- oder Muskelkontraktionskopfschmerzen ist es wichtig, die Muskelaktivität des Gesichts, der Stirn, der Schläfen sowie der Kopfhaut, des Nackens und vor allem des Hinterkopfs zu reduzieren.

Anwendung

Vorbereitung der ersten Sitzung

Da sich der Patient den wichtigen und notwendigen Dialog mit dem Feedback-Kontrollgerät selbständig erarbeiten und antrainieren muß, ist er auf die vorausgehenden Therapieinformationen und Erläuterungen des Behandlers angewiesen. Er muß darüber informiert und aufgeklärt werden, daß er mit Hilfe des Biofeedback-Trainings in die Lage versetzt werden soll, vor allem die Muskulatur der Stirn, der Kopfhaut und des Gesichts mit Hilfe rein geistig-konzentrativer Übungen zu entspannen. Ihm sollte dabei die elektronische Vorrichtung, die zur Registrierung und Sichtbarmachung auch kleinster Muskelbewegungen und Reaktionen notwendig ist, gezeigt und erläutert werden:

- So gibt es Tonsignale, die sich bei Anspannung der Muskeln in der Tonhöhe steigern und bei muskulärer Entspannung absenken. Es können auch ein dezenter Dauerton, der sich völlig einstellt, wenn die Muskelentspannung optimal ist oder Klickgeräusche, die entsprechend an- und abschwellen, eingesetzt werden.

- Erläuterung der einzelnen Meßelektroden und die Bestimmung ihrer Befestigungsstellen am Kopf.
- Besprechung von hilfreichen Strategien oder Entspannungstaktiken.

Feedback-Sitzung

Eine Feedback-Sitzung kann zwischen 30 bis 60 Minuten dauern und baut sich aus einzelnen Abschnitten auf, die dem Patienten den Umgang mit dem Gerät erleichtern sollen. Zu Beginn sollte der Patient gebeten werden, seine Kopf-, Gesichts- und Nackenmuskeln ohne Feedback zu entspannen. Anschließend ist es vorteilhaft, wenn dem Patienten durch eine Adaptationszeit von etwa 5 bis 10 Minuten die Möglichkeit gegeben wird, sich mit aufgesetzten Elektroden allein und unbeeinflußt auf den Dialog mit dem Gerät einzustellen. Er lernt auf diese Art den Grad der elektronischen Sensibilität mit seiner eigenen Sensibilität sinnvoll abzustimmen und dabei seine Muskelfunktionsabläufe zu kontrollieren.

Während dieser Adaptationszeit kann vom Therapeuten diskret und vom Patienten weitgehend unbemerkt eine „Baseline" durchgeführt werden, die einer im Vorfeld der Behandlung möglichen Erfassung von Daten über die Ausgangs- und Ruhewerte, sowie allgemeinen physiologischen Reaktionen dient. Für eine spätere Vergleichskontrolle sind diese Daten besonders wichtig, weil sich durch das erste, frühe Werteniveau die Frage beantworten läßt, ob der Patient während des Feedback-Verlaufs imstande war, seine muskuläre Anspannung unter das Ausgangsniveau abzusenken oder nicht.

Feedback für Kopfschmerzpatienten

Nicht jedem Kopfschmerzpatienten gelingt sofort die Kontrolle und Entspannung seiner Gesichtsmuskulatur. Vereinzelt können bis zu fünf oder mehr Trainingssitzungen vergehen, bis es zu ersten entspannten Kontrollabläufen kommt. Um einer Entmutigung und einem Motivationsverlust dieser Patienten entgegenzuwirken, kann der Behandler die Meßsensivität des Biofeedback-Geräts kurzfristig herabsetzen, um dem Patienten die zum weiteren Anreiz benötigten Erfolgserlebnisse zu vermitteln.

Ausschlaggebend für die Anzahl der notwendigen Trainingssitzungen ist ausschließlich die dadurch erreichte Linderung der Kopfschmerzen. In der Regel wird von einer 10- bis 12maligen Feedback-Anwendung ausgegangen. Dem Behandler stehen zur Beurteilung und zur Verlaufskontrolle der einzelnen Biofeedbacktherapien verschiedene Parameter zur Verfügung:

- erzielte klinische Effekte (Verringerung des Kopfschmerzaufkommens oder Erhöhung der Schmerzschwelle)
- ausreichende Selbstkontrolle des Patienten; gute physiologische Entspannungsreaktion in Abwesenheit des Geräte-Feedbacks; selbständige Gesichtsmuskelentspannung bei plötzlichem Kopfschmerzaufkommen
- Anzeichen, die auf ein paradoxes Behandlungsergebnis hinweisen und den Abbruch des Feedbacks erzwingen: vom Gerät angezeigte Reduktion der Muskelanspannung bei gleichzeitig unverändert starken Kopfschmerzen
- nachlassende oder fehlende Motivation des Patienten bei unbefriedigenden Trainingsergebnissen

Die Biofeedback-Ausrüstung

Der Handel bietet eine Vielzahl von Biofeedback-Geräten auf unterschiedlichstem Ausstattungs- und Preisniveau an. Die einzelnen Hersteller bieten in der Regel unverbindliche Gerätevorführungen sowie Einführungsseminare an, die dem therapeutischen Neueinsteiger ein sofortiges Arbeiten mit der Biofeedback-Methode gestatten.

Ein gutes und in der Praxis brauchbares Biofeedback-Gerät sollte verläßlich und exakt anzeigen sowie eine leicht zu registrierende, permanente Aufzeichnung der physiologischen Aktivität ermöglichen. Sehr gute und elektronisch hochgradig sensible Geräte haben einen Signalfrequenzbereich (Bandpass) von 1 bis 1000 Hz. Für die tägliche Praxisarbeit sind jedoch Geräte mit einem Bandpass von etwa 50 bis 300 Hz ausreichend, auch wenn es hierbei zu einer geringfügigen Elemination und Abschwächung der Signalfrequenzen kommt. Die meisten Hersteller bieten Feedback-Geräte mit akustischer als auch visueller Kontrolle an. Bei Kopfschmerzpatienten jedoch verwenden die Therapeuten fast ausnahmslos das akustische und hier überwiegend das über Klickraten ablaufende Feedback. Viele Tests haben bewiesen, daß mit einem rein akustischen Feedback wesentlich niedrigere muskuläre Spannungsniveaus erzielt werden können als mit einem visuellen. Nicht unerheblich ist auch die Tatsache, daß der Patient während der akustischen Registrierung die Augen zur Entspannungsvertiefung geschlossen halten kann. Der Behandler muß für sich entscheiden, mit welchem Biofeedback-System er vorzugsweise arbeiten will. Ihm stehen dafür neben dem akustischen und visuellen Feedback auch Temperatur-Biofeedback-Geräte zur Verfügung.

Plazierung der Meßelektroden. Bei elektronischen Meßvorgängen der Haut sollten die Auflagestellen der Sensoren vorgereinigt und damit leitfähig gemacht werden. Aufgelagerte Talgschichten, Schweißrückstände und eine eigentlich immer vorhandene Hautfeuchtigkeit, können die Leitfähigkeit der elektrischen Ströme erheblich abmindern oder gegebenenfalls die Ergebnisse verfälschen. Es empfiehlt sich, die Hautbezirke zuerst mit warmem Wasser und einer seifenähnlichen, fettlösenden Substanz vorzureinigen und anschließend gründlich mit Alkohol abzuwischen. Auch während der Aufzeichnung sollte eine Zwischenreinigung der Elektroden mit Alkohol vorgenommen werden, da viele Patienten, vor allem während der ersten Sitzungen, vor Anspannung vermehrt schwitzen.

Bei der Biofeedback-Behandlung von Kopfschmerzen und Migräne hat sich mittlerweile die frontale Elektrodenplazierung als Standard etabliert, die eine gute und realistische Aufzeichnung ermöglicht. Hierzu werden die beiden aktiven Elektroden auf der Stirn etwa 2 bis 3 Zentimeter über jeder Augenbraue, auf der senkrechten Mittelachse der Augen, plaziert und die Erdungselektrode in der Stirnmitte angebracht. Bei fast allen Aufzeichnungen läßt sich durch diese Standardplazierung ein gutes bis sehr gutes Ergebnis erreichen. Nur in wenigen Einzelfällen kann es notwendig werden, die Elektroden im Bereich des Nackens anzubringen.

12.5 Yoga

Viele europäische Entspannungs- und Meditationsmethoden sowie vegetativ wirksame Gymnastiksysteme haben sich auf der Grundlage des aus Indien stammende Yoga (übersetzt: Anspannung) entwickelt. Yoga verbindet in idealer Weise die zwei großen, universellen Kräfte, den Körper und den Geist, und ermöglicht die meditative Kontrolle des Körpers und durch geistige Konzentration die Versenkung und das Vordringen in höhere Bewußtseinsstufen.

Grundlagen und Anwendung

Viele Menschen gewinnen erst durch Yoga einen wichtigen und notwendigen Abstand zu ihren persönlichen Belastungen und Problemen, und erfahren neben der Linderung ihrer Kopfschmerzen zusätzlich einen neuen Lebenssinn. Für die Entspannungsbehandlung von Kopfschmerzen und Migräne haben sich spezielle Übungen des Hatha-Yoga bewährt, da diese Form des Yoga mehr auf reinen Körperübungen beruht, als auf der bewußtseinserweiternden seelischen Versen-

Tab: 12-1 Auswirkungen der 5 Hatha-Yoga-Übungen bei Kopfschmerzen.

Yoga-Übung 1	Yoga-Übung 2	Yoga-Übung 3	Yoga-Übung 4	Yoga-Übung 5
Toter Mann	Wechselatmung	Hals-Nacken-Übung	Seitliches Durchschwingen	Demutshaltung
Energie- und Kräftesammlung	Unteratmung der Gehirnregion	Entspannung der Nackenmuskulatur	Steigerung der Blutzirkulation	Aufhebung von Gefäßstauungen
Verbesserung der Herzarbeit	verbessertes Sauerstoffangebot	Entkrampfung der Blutgefäße	Entspannung der Arme, Schultern	Anregung der Bauchorgane

kung. Durch die Anwendung von Hatha-Yoga (Tab. 12-1) wird die Lösung innerer Anspannungen und eine verstärkte Beruhigung des vegetativen Nervensystems angestrebt. Durch beide Faktoren kann eine schmerzlindernde Entkrampfung der Kopf-, Gesichts- und Nackenmuskulatur erreicht werden. Der Patient kann die einzelnen Übungen vom Therapeuten erlernen und dann selbständig zu Hause anwenden.

Vor der Durchführung der Übungen sollten keine größeren und schweren Mahlzeiten eingenommen werden sowie Blase und Darm entleert sein. Um sich während des Yoga ungehindert und frei bewegen zu können, sollte bevorzugt lockere Kleidung getragen werden.

Yoga bei Kopfschmerzen und Migräne

Toter Mann

Einnahme einer entspannten Rückenlage.
Der Patient wird aufgefordert, seine Körperhaltung im Liegen zu überprüfen und mit kleinen Ergänzungsbewegungen zu korrigieren, bis er völlig entspannt liegt. Die Atmung soll sich langsam und gleichmäßig vollziehen, so daß Ruhe und Harmonie empfunden werden.
Wirkung: Eintritt einer allgemeinen, inneren Entkrampfung und Ruhe. Normalisierung des Blutdrucks, Verbesserung der Herzarbeit und Durchblutung bei gleichzeitiger Energie- und Kräftesammlung. Nach etwa 10 Minuten Übungsdauer tritt eine ausreichende Tiefenentspannung ein, die den unter Kopfschmerzen leidenden Menschen erleichtert und auf weitere, folgende Übungen gut vorbereitet.

Wechselatmung

Der Patient kann diese Übung entweder in Sitzhaltung auf dem Stuhl oder im Fersensitz am Boden ausüben.
Er schließt mit dem rechten Daumen seinen rechten Nasenflügel, legt den Zeigefinger derselben Hand oberhalb der Nasenwurzel an und atmet bei geschlossenem Mund tief durch den linken Nasenflügel ein. Anschließend löst er den Daumen vom rechten Nasenflügel, schließt mit dem Mittelfinger derselben Hand den linken Nasenflügel und atmet rechts aus. Diese Atmung wird wechselseitig etwa 5mal wiederholt.
Wirkung: Diese intensive Unteratmung der Gehirnregion löst eine große Ruhe und Entspannung für Geist und Körper aus. Es kommt zu einer Durchlüftung der Stirnhöhlen. Migräne und Kopfschmerzen können durch diese Hatha-Yoga-Atemübung bereits erheblich gelindert werden.

Hals- und Nackenübung

Der Patient nimmt am Boden den Fersensitz ein.

Der Rücken wird dabei geradegestreckt und die Hände liegen den Oberschenkeln auf. Der Patient neigt sein Kinn langsam auf das Brustbein und verharrt etwa 10 Sekunden in dieser Position. Anschließend beugt er den Kopf sanft überstreckend für ebenfalls 10 Sekunden nach hinten. Danach wird der Kopf abwechselnd seitlich nach rechts und links geneigt. Dieser Yoga-Vorgang wird 2- bis 4mal durchgeführt.

Wirkung: Die im verspannten Nackenbereich befindlichen Nervenbahnen und Blutgefäße werden durch diese muskelentspannende Übung entlastet. Die regelmäßige Durchführung dieser Hals-Nacken-Entspannung kann das Kopfschmerzaufkommen insgesamt stark verringern.

Seitliches Durchschwingen
Der Patient steht in stabiler Haltung mit leicht abgespreizten Beinen und herabhängenden Armen.
Die Hände werden ohne Druck leicht geballt und die Daumen nach außen gestreckt. Dann wird zuerst der rechte, ausgestreckte Arm ganz langsam nach rechts oben und leicht nach hinten geschwungen, während die Augen auf den erhobenen Daumen gerichtet sind. Anschließend wird der gleiche Vorgang mit dem linken Arm durchgeführt und diese Übung wechselseitig bis zu 8mal wiederholt.
Wirkung: Diese Übung verbessert die Durchblutung und Entspannung der Arm-, Schulter- und Nackenmuskulatur. Auch die Augenmuskeln, die bei Kopfschmerzen häufig in Mitleidenschaft gezogen sind, werden trainiert.

Demutshaltung
Der Patient sitzt auf dem Stuhl.
Er legt seine leicht geballten Fäuste oberhalb des Bauchnabels an die Magengrube, atmet aus und beugt sich langsam mit gesenktem Kopf nach vorn auf seine Knie. In dieser Haltung verharrt er 5–10 Sekunden und richtet sich langsam, während er einatmet, wieder auf. Diese Yoga-Übung Demutshaltung kann bis zu 10mal wiederholt werden.
Wirkung. Die Blutzirkulation des gesamten Oberkörpers und des Kopfbereichs wird gleichzeitig mit den Bauchorganen aktiviert und angeregt. Kopfschmerzverursachenden Stauungseffekten sowie Gefäßstasen läßt sich durch diese Übung gut entgegenwirken. Empfindet der Patient bei der „Demutshaltung" jedoch eine Verstärkung seines Kopfschmerzes, muß die Übung abgebrochen werden.

13 ERNÄHRUNGSMEDIZIN

13.1 Ernährungsrichtlinien

Da eine ausgewogene und nach einem strategischen Ordnungsprinzip eingesetzte Ernährung die beste Prävention zur Verhütung späterer Krankheiten ist, gehört die Ernährungstherapie zu den wichtigen und erfolgversprechenden Naturheilverfahren. Schwerpunkt der Ernährungstherapie ist die nahrungsorientierte Beeinflussung pathologischer Funktionsabläufe im Sinne der Stabilisierung und Harmonisierung aller biologischen und unspezifisch ausgerichteten, organischen Grundfunktionen. Obwohl es vorrangige, ernährungsbedingte Erkrankungen wie Adipositas, Hypertonie, Hypercholesterinämie, Arteriosklerose, Diabetes mellitus, Intestinalerkrankungen, Obstipation oder Steinleiden gibt, können sich durch Fehlernährung ebenso häufig andere körperliche Beschwerden wie Allergien, Nervenerkrankungen, Herzaffektionen oder Migräne und Kopfschmerzen entwickeln. Da der Organismus alle Funktionsstoffe aus der Nahrung zieht, kann er letztendlich auch über die Ernährung gesteuert oder korrigiert werden.

Grundlagen

Die zugeführte Nahrung hat einen nicht zu unterschätzenden Einfluß auf den programmierten Ablauf wichtiger biochemischer Stoffwechselgrundfunktionen. Dazu gehören beispielsweise die hydrolytisch-enzymatische Katalyse einzelner Nährstoffe innerhalb des Intestinaltrakts sowie die darauf folgenden intrazellulären Ausscheidungsprozesse. Alle diese Vorgänge unterliegen einer permanenten, körpereigenen Regulation, über die die gleichbleibende Stabilität der Homöostase gewährleistet wird. Der organische Prozeß der Nahrungsaufnahme und Nahrungsverwertung führt durch die kurzfristige Veränderung dieser homöostatischen Vorgänge zu einer veränderten Zusammensetzung der **Körperflüssigkeiten** und Beeinflussung der **Sekretkonzentration** und der **Blutfließeigenschaften**.

Werden diese Stoffwechselfunktionen durch belastende Ernährungsfaktoren über längere Zeit aus ihrem Rhythmus gebracht, entwickeln sich schnell aus der physiologischen Norm fallende, pathologische Strukturen, die über gefäßwirksame Auswirkungen zu Kopfschmerzen und Migräne führen können. Die wesentlichen Verursachungspotentiale sind hierbei vor allem qualitative Nahrungsmängel, die trotz scheinbar ausreichender Ernährung zu einem Verlust von Mineralien, Spurenelementen, essentiellen Aminosäuren und Vitaminen im Körper führen. Ebenso können Überernährung, vernachlässigte Körperaktivität oder seelische und körperliche Belastungssituationen spezifische Mangelsituationen hervorrufen. Die Hauptaufgabe ernährungstherapeutischer Maßnahmen liegt also in der korrekten Bestimmung der eigentlichen Nahrungsmenge und der Angabe der qualitativen Nahrungszusammensetzung, die auf einer konsequenten Regulation der Aufnahme der drei Hauptnährstoffe Kohlenhydrate, Fett und Eiweiß basiert. Dem Patienten sollten die Körperaufgaben und Wirkungen dieser Substanzen erklärt werden.

Die ernährungsphysiologische Qualität einzelner Lebensmittel kann nur durch die ganzheitliche Betrachtung der Nahrung bestimmt werden, denn Lebensmittel sind niemals nur zufällige Mischungen verschiedener Stoffe die man beliebig zerlegen, umgestalten und isoliert aufnehmen oder beurteilen kann.

> Ein natürliches Nahrungsmittel ist ein biologisch komplexes und in sich geordnetes System, das eine sehr gezielte Wirkung innerhalb des Körpers hat und Verarbeitungsvorgänge nicht ohne Einbußen übersteht.

Eine durch industrielle Ernte- und Verarbeitungstechniken denaturierte Nahrung ist meist dieser naturgegebenen Substanzen beraubt, die der Organismus für die biochemische Verstoffwechslung unbedingt benötigt. Um den Aufschluß derartiger Lebensmittel dennoch zumindest teilweise ausführen zu können, ist der Körper gezwungen, Ersatzstoffe aus seinen Enzym-, Mineral- und Hormondepots zu entnehmen, die ursprünglich für seine eigenen Funktionskreisläufe bestimmt sind. Dieser Zustand schwächt die unspezifische Immunabwehr und macht den Körper gegenüber Allergenen, Bakterien, Viren und nicht zuletzt auch Schadstoffen anfällig. Aufgrund seiner Abwehrlücken kann der Körper auf pathogene Potentiale vielfach nicht mehr ausreichend reagieren und entwickelt funktionelle Störungen. Vor allem in den hierbei aufgebauten Reaktionszwischenstufen entwickelt der Organismus eine Vielzahl von Signalen und Überlastungssymptomen, die er als Überforderungszeichen einsetzt. Zu den Überlastungsbeschwerden gehören auch plötzliche, anfallartige oder immer wieder auftretende Kopfschmerzen, die über eine gezielt wirksame und entlastende Ernährungsstrategie therapiert werden können.

Anwendung

Neben den Möglichkeiten der Ernährungsumstellung und der zeitweisen Bevorzugung jeweiliger Ernährungsformen (Saft- oder Obstfasten, streng vegetabile Rohkost, Obst-Gemüse-Reis-Diät, Trocken-Tag-Trink-Tag-Wechseldiät) können auch diätetische Einzelmaßnahmen durchgeführt werden, um einzelne Organe (Magen-Darm, Leber-Galle, Nieren), die an der Entstehung der Kopfschmerzen mitbeteiligt sind, zu entlasten. Auch die Umstellung auf Vollwerternährung nach dem biologischen Ordnungsprinzip ist in Betracht zu ziehen. Hierbei sollte darauf geachtet werden, daß vermehrt vegetabile Frischkost zugeführt sowie Kohlenhydrate, Fette und Eiweiße kontrolliert aufgenommen werden. Zu achten ist ferner auf die Festlegung der jeweiligen Nahrungsmenge unter Berücksichtigung individueller Lebensbedingungen, auf die reduzierte Aufnahme von Kochsalz und die Festlegung der täglichen Mahlzeitenanzahl.

Festlegung der Nahrungsmenge

Die ernährungstherapeutische Arbeit sollte sowohl ernährungsphysiologische Vorgänge, mögliche ernährungsbedingte kopfschmerzrelevante Einflüsse als auch das gesundheitsrelevante Körpergewicht des Patienten berücksichtigen.
Während einer Ernährungsumstellung wird das normale Körpergewicht problemlos erreicht, da die schnell verfügbaren und kalorienreichen Nahrungssubstrate wie raffinierte Zucker, stark gesüßte Getränke und Lebensmittel oder alkoholhaltige Getränke reduziert sind. Auf diese Weise wird verhindert, daß weiterhin der Masseüberschuß in zusätzlichen Fettzellendepots angelegt wird. Durch die Umstellung des Kostplanes auf ballastreiche Nahrung mit höherem Sättigungsgrad und geringerer Energiedichte lassen sich diese **Überernährungsmechanismen** beenden. Der Körper erhält durch ein ausgewogenes

Verhältnis von Nahrungsmenge und Inhaltsstoffen eine ausreichende Kalorienmenge, die ihm die Produktion von Fettzellverbänden erspart. Für die Berechnung des Normalgewichtes wird die Körpergröße (in cm) zugrunde gelegt. Von diesem Wert wird der Wert 100 subtrahiert, um auf das Normalgewicht in Kilogramm zu erhalten. In bezug auf die Bestimmung der Nahrungsmenge sind vier **Hauptaspekte** zu beachten:

- Die Nahrung sollte einen gewissen Kau- und Verdauungsaufwand abverlangen. Dies wird durch vollwertige und naturbelassene Lebensmittel gewährleistet.
- Vermeidung überzuckerter oder übersalzener Nahrung und süßer Getränke.
- Verteilung mehrerer, möglichst kleiner Mahlzeiten auf den gesamten Tag.
- Die tägliche Nahrungsmenge sollte immer in einem ausgewogenen Verhältnis zur körperlichen Betätigung und dem tatsächlich benötigten Energiebedarf stehen.

Doch sollte weniger die Quantität der zugeführten Lebensmittel im Vordergrund ernährungstherapeutischer Maßnahmen stehen. Eine erheblich größere Bedeutung haben die Qualität und Energiebilanz der Nahrungsmittel.

Ernährungsphysiologische Qualität von Lebensmitteln

Um die biologische Wertigkeit einzelner Nahrungsmittel richtig einschätzen zu können, können sich der Therapeut wie auch der Patient an verschiedenen Bewertungsstufen orientieren. Obwohl in den Bewertungsstufen nur die wichtigsten Lebensmittel aufgeführt werden können, erlaubt diese Übersicht eine brauchbare Gesamtbeurteilung der Inhaltsstoffe.

Nahrungsmittel der Bewertungsstufe A. Zur Bewertungsstufe A zählen Nährstoffe mit dem höchsten ernährungsphysiologischen Wert:

- erntefrisches Obst und Gemüse
- Weizen, Roggen, Gerste, Hafer, Hirse, Dinkel, Schrot aus Getreidevollkorn, Vollkornmehle mit 100% Ausmahlungsgrad, ungeschälter Reis
- Nüsse, Mandeln, Sonnenblumenkerne
- unbehandelte Frischmilch und daraus hergestellte Rohmilchprodukte wie Frischquark, Frischkäse, Sahne, Butter
- kaltgepreßte pflanzliche Öle
- kaltgeschleuderter Bienenhonig
- Frischfleisch aus biologischer Tieraufzucht
- fangfrische Fische und andere Seetiere

Nahrungsmittel der Bewertungsstufe B. Die Bewertungsstufe B beinhaltet Lebensmittel, die zur Haltbarmachung oder leichteren Küchenverarbeitung durch Verarbeitungsprozesse teilverändert wurden, und dadurch geringfügige biologische Einbußen erlitten haben:

- ungezuckertes Tiefkühlobst, pasteurisierte, ungesüßte Frucht- und Obstkonzentratzubereitungen wie Muse, Säfte, Trockenobstmischungen
- Tiefkühlgemüse, pasteurisierte Gemüsezubereitungen (Säfte, Brei)
- alle Backwaren aus vollständigem Getreide wie Brotsorten, Kuchen, Gebäck
- Getreideflocken aus Vollkorn mit Keim
- Teigwaren aus Naturmehl
- Erzeugnisse aus pasteurisierter Frischmilch
- Erzeugnisse aus Sojabohnen wie Mehl, Schrot, Flocken, Milch, Tofu, Würzmittel
- pflanzliche Fette mit einem hohen Anteil kaltgepreßter Öle

Nahrungsmittel der Bewertungsstufe C. In der Bewertungsstufe C sind stärker verarbeitete und entsprechend denaturierte Nahrungsmittel aufgeführt, die bereits erhebliche Minderungen ihres rein biologischen Werts aufweisen:

- Obstverarbeitungen mit Zuckerzusatz (Tiefkühlobst, Konserven, Glasobst)

- Fertigprodukte aus Kartoffeln wie Pommes frites, Püree, Chips
- keimlose Getreideflocken
- geschälter Reis
- alle Backwaren aus niedrig ausgemahlenem (Auszugs-, Fein-)Mehl wie Graubrot, Mischbrot, Weißbrot, Kuchen
- haltbargemachte H-Milch und daraus hergestellte Milchprodukte
- Teigwaren aus Feinmehl
- Schmelzkäsezubereitungen, Käsekonserven
- haltbargemachte Fleischwaren, Fleischkonserven
- konservierte Fischerzeugnisse
- pflanzliche Brotaufstriche aus Konserven
- haltbargemachte oder konservierte Sojaprodukte wie Sojawurst, Granulat, oder Soja-Trockenfleisch.
- Öle und Pflanzenfette ohne kaltgepreßte, natürliche Ölanteile

Nahrungsmittel der Bewertungsstufe D. Die in der Bewertungsstufe D eingereihten Ernährungsstoffe haben auf den Organismus keine essentielle Wirkung und können aus diesem Grund aus der täglichen Ernährung ausgeklammert werden. Es handelt sich hierbei vorrangig um Substanzen, die überwiegend zur Geschmacksverfeinerung und Speisezubereitung eingesetzt werden:

- alle raffinierten Zuckersorten wie Rübenzucker, Rohrzucker, Traubenzucker, Fruchtzucker oder Milchzucker
- Zuckeraustauschstoffe wie Fruktose, Sorbit, Xylit, Mannit
- künstliche Süßstoffe – Saccharin, Zyclamat
- Süßwaren mit reinen Zuckeranteilen (Konfekte, Schokoprodukte, Bonbons oder Kunsthonig)
- hochprozentige Alkoholika
- Stärkemehle aus Kartoffeln oder Mais und damit hergestellte Erzeugnisse
- vollraffinierte Brat- und Backfette
- Kondensmilcherzeugnisse

Aufnahme von Kohlenhydraten

Der Organismus nimmt seine lebensnotwendigen Kohlenhydrate über die in der Nahrung enthaltenen Polysaccharide auf, die sich aus mehreren Einzelzuckern (Monosacchariden) zusammensetzen. Erhält der Körper überwiegend „minderwertige" Nahrung, die viel reinen Raffinadezucker enthält, der durch denaturierende Verfahren seiner natürlichen Rohstoffe beraubt ist, stehen ihm nur leere Zuckerkalorien zur Verfügung. Diese ungünstigen Kohlenhydratträger behindern den Stoffwechselablauf und verursachen auf längere Sicht typische Krankheitsbilder wie Diabetes, Gicht, Rheuma, Arteriosklerose, Karies oder Magen-Darm-Störungen. Migräne und Kopfschmerzen können ebenfalls eine Begleiterscheinung dieser verminderten Stoffwechselabläufe sein. Eines der frühesten Merkmale dieser Störung ist der übermäßige Fettansatz im Gewebe, der schnell zu Übergewicht und Gesundheitseinbußen führt.

> Der Patient sollte möglichst „hochwertige" Lebensmittel zu sich nehmen, in denen neben Polysacchariden und Ballaststoffen auch Vitamine, Aminosäuren, Mineralstoffe und Spurenelemente in ausreichender Menge enthalten sind.

Hierzu gehören vor allem die Nahrungsmittel der Bewertungsstufe A und B, und hier vor allem Vollkornprodukte und Gemüsesorten. Sie bieten durch die ideale Stoffzusammensetzung die leichteste und intensivste Form der Kohlenhydrataufnahme. Gemüse und Vollkorngerichte haben einen geringen Kaloriengehalt und ausreichend hohe Anteile an Kohlenhydraten, weshalb sie mindestens bei einer der täglichen Mahlzeiten mit auf dem Speiseplan stehen sollten.

Zum Süßen von Speisen und Getränken sollten lediglich kleine Mengen Raffinadezucker von maximal etwa 25 g täglich verwendet werden. Besser ist es, wenn der Patient natürliche Zuckerformen in eingeschränkten Mengen einsetzt, wie sie durch die Anwendung von Bienenhonig, ungezuckerten Süßfruchtkonzentraten oder Trockenobst zur Verfügung stehen.

Fettaufnahme

Der richtige Umgang mit Nahrungsfetten ist für den Kopfschmerzpatienten sehr wichtig, denn es wird nicht selten berichtet, daß nach dem Verzehr fetthaltiger Mahlzeiten ein verstärktes Schmerzaufkommen registriert wird. Einige Patienten beschreiben hier einen Zusammenhang mit den Darmdysfunktionen, andere nehmen die Kopfschmerzauslösung im Zusammenhang mit der Zufuhr fetthaltiger Nahrung und infolgedessen mit der verursachten Überforderung des Leber-Galle-Systems wahr. Auch über den Anstieg des Blutdrucks sowie über leichte Gefäßkrämpfe nach fetthaltigen Mahlzeiten wird berichtet. Die einzelnen Wirkungsmechanismen, die über eine Fettaufnahme zu Kopfschmerzen und Migräneattacken führen, lassen sich bisher nicht schlüssig erklären.

> ☞ Der Patient sollte darauf achten, daß der Fettanteil seiner täglichen Gesamtnahrung nicht höher als 30% ist, die sogenannten versteckten Fette mit eingeschlossen.

Bei einer täglichen Aufnahme von etwa 2500 kcal macht das ca. 80 g Fett aus. Eine höhere Fettaufnahme hingegen führt sehr schnell zu Übergewicht sowie zu arteriosklerotischen Gefäßveränderungen und zur Überforderung des Fettstoffwechsels. Viele Erkrankungen der Leber und des Gallengangsystems lassen sich auf eine tägliche Fettaufnahme von mehr als 80 g zurückführen und auch der Zusammenhang von Fetten und Krebserkrankungen wird immer noch intensiv diskutiert.

> 💡 Eine zu starke Reduzierung der täglich aufgenommenen Nahrungsfette auf unter 40 g, kann sich auf den Organismus auf Dauer negativ auswirken, da vor allem die naturbelassenen Fette dem Körper mit Hilfe vorgeschalteter gastrointestinaler Hormone z.B. das Provitamin A, Vitamin A, Linolsäure, Vitamin D, Lecithin und die Tokopherole liefern. Verringern sich die Fettanteile zu stark, kann es zu einem Mangel dieser essentiellen Substanzen kommen.

Der Patient sollte überwiegend mehrfach ungesättigte Nahrungsfette, die aus Pflanzen gewonnen werden, zu sich nehmen. Dazu gehören kaltgepreßte Pflanzenöle und Pflanzenfette mit einem hohen Anteil an mehrfach ungesättigten Fettsäuren. Die über Fleisch und Wurstwaren aufgenommenen tierischen Fette sollten in ihrer Menge möglichst gering gehalten werden.

Eiweißaufnahme

Hinsichtlich der Eiweißversorgung des Körpers sind sowohl Fleisch oder Fisch nicht unbedingt notwendig. Der Patient kann ohne Probleme durch die ausschließliche Aufnahme von vegetabilen Proteinen, Milch- und Milcherzeugnissen oder Eiern seinen täglichen Eiweißbedarf decken. Meist ergänzen sich ohnehin beide Ernährungsvarianten, so daß eher zuviel Eiweiße aufgenommen werden. Auch die in immer größerer Zahl angebotenen Fertignahrungsmittel, die hohe bis sehr hohe Eiweißkonzentrationen aufweisen, verstärken diese Tendenz. Obwohl im Durchschnitt etwa 0,6 bis 0,8 g Eiweiß pro Kilogramm Körpergewicht völlig ausreichend sind, werden nicht selten bis zu 2 g/ je kg Körpergewicht oder mehr täglich aufgenommen. Fachleute sprechen immer häufiger von einer Eiweißmast unserer Gesellschaft, die im Organismus durch zu hohe Säurerückstände, die nicht vollständig ausgeschieden werden können und in verschiedene Gewebebereiche deponiert und eingelagert werden. Durch die Entstehung schädigender Stoffwechselendprodukte und Schlacken verschiebt sich das sonst ausgewogene Säure-Basen-Verhältnis in den sauren Bereich.

In Zusammenhang mit der Eiweißüberernährung muß auch das vermehrte Aufkommen von gefäßwirksamen und **kopfschmerzaktiven Substanzen** gesehen werden. Der Behandler sollte deshalb aus den Ernährungsgewohnheiten des unter Kopfschmerzen leidenden Patienten auch in etwa die Höhe der täglichen Eiweißaufnahme ableiten und gegebenenfalls ernährungstherapeutisch reduzieren. Am günstigsten für die optimale Eiweißversorgung des Körpers ist eine Ernährungsform, die aus Vollkorngetreideprodukten, Kartoffeln, Gemüse, Milch und Vollei besteht, da diese Nahrungsmittel eine hohe biologische Eiweißwertigkeit aufweisen. Werden nur geringe Mengen dieser Nahrungsmittel zugeführt, so gewährleisten sie aufgrund ihrer ausgewogenen Protein-Eiweiß-Anteile, die ausreichende Aufnahme von Eiweiß. Die Eiweißabdeckung durch Fleisch- und Wurstwaren ist dagegen meist mit einer verstärkten Aufnahme von Cholesterin und gesättigten Fettsäuren verbunden. Auch die im Fleisch vorhandenen Purinanteile sollten wegen ihrer negativen Auswirkung auf die Harnsäureproduktion nicht unterschätzt werden.

Kochsalzaufnahme

Natriumchlorid (NaCl) hat den auffälligsten und größten Einfluß auf gefäßbedingte Schmerzzustände im Kopfbereich. Häufig besteht bei Patienten, die unter Kopfschmerzen leiden, eine anlagebedingte Intoleranz gegenüber größeren Salzanteilen in der Nahrung, die sich durch eine eindeutige Schmerzverstärkung nach dem Verzehr salzhaltiger Mahlzeiten bemerkbar machen kann.

Da Natrium Wasser bindet, kommt es durch die erhöhte Kochsalzaufnahme in erster Linie zu einer Vergrößerung des Blutvolumens und in Folge zur Anreicherung der Natriumelektrolyte (Na^+) in den Wänden und bindegewebigen Anteilen der Gefäße. Vor allem Blutgefäße mit kleinerem Durchmesser, wie die Arteriolen, regieren wesentlich sensibler und intensiver auf drucksteigernde, vasopressorische Amine. Selbst die im Normbereich liegenden Konzentrationen von Adrenalin und Noradrenalin können aufgrund dieser Natrium-Belastungsauswirkungen einen starken Reiz auf die Nozirezeptoren der Kopfgefäße ausüben und so zu Migräneanfällen und starken Kopfschmerzen führen. Der Behandler sollte mit dem Patienten diesen Sachverhalt erläutern und eine Einschränkung von Kochsalz bei der täglichen Ernährung absprechen. Wichtig ist auch der Hinweis auf Nahrungsmittel, die ihre oft natriumreichen Anteile nicht unmittelbar und deutlich zu erkennen geben. Vor allem durch den Genuß dieser vorgefertigten Produkte, so z.B. von haltbargemachten Fleischwaren (Pökeln, Räuchern) wie Schinken und Salami, von Fischkonserven oder Salzgebäck sowie von vorgesalzenen Fertiglebensmitteln, kann es zu einer insgesamt erhöhten Salzzufuhr im Körper kommen. Gegenwärtig werden in der Bundesrepublik Deutschland pro Kopf täglich 10 bis 17 Gramm Kochsalz, bei steigender Tendenz, über die Nahrung aufgenommen. Die intensive Verbreitung der Food-Nahrung und überwürzter Schnellimbisse hat einen nicht unerheblichen Anteil an dieser Entwicklung. Eine auf Dauer vertretbare und für den Organismus ausreichende und unschädliche Menge liegt bei 5 Gramm Kochsalz pro Tag.

> Der Patient sollte lernen, Kochsalz bei der Nahrungszubereitung durch andere, natürliche Würzmöglichkeiten einzusparen und einzutauschen.

Für diesen Zweck eignen sich frische Kräuter, Kräutersalze, Obst- oder Weinessigsorten, Trockengewürze oder Frischgemüsesorten wie Meerrettich, Sellerie, Zwiebeln und Knoblauch besonders gut. Schon nach kurzer Zeit der Natriumreduzierung können viele Patienten eine Verringerung ihrer Kopfschmerzen feststellen.

Flüssigkeitsaufnahme

Geschieht die Kochsalzaufnahme in unkontrollierter Form, kann bereits eine tägliche Trinkmenge von 2 Litern zu Problemen führen, da die durch Natrium hervorgerufene Wasserbindung innerhalb des Gewebes auf die Gefäße insgesamt einen verstärkten Druck ausübt und im Einzelfall eine Kompression und Aktivierung der schmerzsensiblen Rezeptoren hervorgerufen werden kann. Die tägliche Aufnahme einer Flüssigkeitsmenge von 2,5 bis 3 Litern, die für die optimale Durchflutung des Körpers als notwendig angesehen wird, kann sich unter diesem Gesichtspunkt nachteilig auf die Situation des Kopfschmerzpatienten auswirken.

> ☞ Bei der Festlegung der täglichen Trinkmenge sollte auch die Höhe der gleichzeitigen Natriumzufuhr die entsprechende Beachtung finden.

Für den Patienten, der unter Migräne und Kopfschmerzen leidet, sollte das Trinken von geeignetem Mineralwasser Vorrang vor den Flüssigkeitsspendern wie Tee, ungezuckerten Fruchtsäften oder ungesalzenen Gemüsesäften haben. Wichtig ist, ein natriumarmes Mineralwasser zu wählen, das so **wenig Mineralienanteile** wie möglich enthalten sollte. Die im Wasser vorkommenden Mineralsalze liegen überwiegend in anorganischer Form vor und sind vom Organismus nur sehr schwer und unvollständig verwertbar, da der menschliche Körper darauf ausgerichtet ist, notwendige Mineralstoffe an organische Stoffe wie Aminosäuren gebunden aufzuschließen und zu assimilieren. Anorganische Mineralien dagegen, wie sie im Wasser überwiegend vorkommen, werden als freie Stoffe im Blut transportiert und können sich, soweit sich nicht wieder über die Nieren ausgeschieden werden, im Körper festsetzen.

> 💡 Wasser ist also durch die Stoffe, die es aus dem Körper ausschwemmt wirksam und nicht durch die Stoffe die es mitbringt.

Deshalb sollte dem Patienten ein mineralarmes, weiches und damit hochohmiges Mineralwasser empfohlen werden, mit dem er den Großteil seiner täglichen Flüssigkeit abdecken kann und eine optimale Durchflutung und Entschlackung seines Körpers erreicht. Ein Quellwasser, das diese Kriterien in idealer Weise erfüllt, ist das erst kürzlich entdeckte französische Mineralwasser „Mont Roucous". Aufgrund seiner extrem geringen Mineralisation ist das Wasser besonders geeignet für die Flüssigkeitszufuhr und gleichzeitige innere Reinigung des Körpers. Es hat eine Gesamtmineralisation von nur 19 Milligramm je Liter und von daher einen spezifischen elektrischen Widerstandswert von 34 200 Ohm. Diese hervorragenden Eigenschaften machen das Wasser zu einem wichtigen Verordnungstherapeutikum in der Naturheilpraxis. Es wird in Deutschland über die Fa. Rabenhorst (s. S. 289) vertrieben und ist in Reformhäusern erhältlich.

Das Säure-Basen-Gleichgewicht

Vor allem eine weitgehend unbewußte Ernährungsweise, bei der es überwiegend zur Aufnahme von tierischem Eiweiß in Form von Fleisch und Fisch oder extrem zuckerhaltigen Nahrungsmitteln kommt, verursacht schnell eine zu starke Säurebildung im Körper. Da das ausgewogene Verhältnis von Säuren und Basen im Organismus eine wichtige Voraussetzung für den intakten und **störungsfreien Zellstoffwechsel** ist, muß dieser Ernährungsaspekt unbedingt beachtet werden. Werden dem Körper über die Nahrung zu viele „Säurelocker" zugeführt, entnimmt er die zum basischen Ausgleich notwendigen Mineralstoffe zunehmend häufiger den Gewebeanteilen. Diese im Organismus angelegten Mineraldepots werden dadurch in kurzer Zeit aufgebraucht und infolge der Demineralisation des Körpers können wichtige enzymatisch-katalytische Prozesse behindert und die Organsysteme insgesamt geschwächt werden. So kann eine Übersäuerung des Körpermilieus neben den rein säurebedingten, primären Beschwerden auch zu den vielfältigsten Symptombildern führen und von den eigentlichen Ursachen ablenken.

Je länger der Übersäuerungszustand und die damit in Verbindung stehenden Beschwerden bestehen, je höher ist die Wahrscheinlichkeit, daß sich diese Erkrankungsbilder chronifizieren. Starke Migräneanfälle und Dauerkopfschmerzen können deshalb auch häufig im Zusammenhang mit einer Übersäuerung des Körpers stehen. Ein hoher Gesamt-pH-Wert über 7 weist auf einen Säuremangel, eine Alkalose, hin, während ein niedriger Wert von unter 7 einen Säureüberschuß, eine Azidose, anzeigt.

Das Gleichgewicht von Säuren und Basen im Körper ist schwankend und labil und muß fortlaufend korrigiert und ausgeglichen werden, wobei geringfügige pH-Abweichungen vom Organismus toleriert werden. Wird der Gesamt-pH-Wert von 7,45 in Richtung Basizität und von 7,35 in Richtung Azidität überschritten, kommt es zu pathologischen Reaktionen. Die pH-Werte einzelner Körperflüssigkeiten und Organe jedoch sind innerhalb des Gesamt-pH-Wertes sehr unterschiedlich:

- Urin: 7,0–7,5,
- Speichel: 7,1,
- Darmsekret: 8,0,
- Pankreassekret: 7,5–8,8,
- Blut: 7,4
- Gallenflüssigkeit: 8,5.
- Der pH-Wert der Haut (5,2) und des Magensafts (1,6–3,2) liegen dagegen deutlich im sauren Bereich.

Unter normalen Bedingungen herrscht im Magen ein saures Mileu mit einem pH-Wert von 1,6 bis 3,2. Im Duodenum hingegen muß eine alkalisches Milieu (pH-Wert 8,0) vorliegen, das von der Leber, der Bauchspeicheldrüse, den Brunner-Drüsen sowie den Lieberkühn-Drüsen und deren stark basischen Sekreten erzeugt und erhalten wird. Das alkalische Darmmileu gewährleistet die Fett- und Eiweißverdauung, wobei das im Magen produzierte Pepsin die Eiweiße nur bis zu der ersten Abbaustufe, den Polypeptiden, umbaut. Erst das Pankreas-Verdauungsenzym Trypsin spaltet in der zweiten Stufe die Aminosäuren. Ist die basische Reaktion im Dünndarm erniedrigt und unzureichend, laufen die Verdauungsprozesse von Fett, Kohlenhydraten und Eiweiß unvollständig ab, wodurch Anteile von nicht abgesättigten Säuren wie Phosphor-, Schwefel- und Harnsäure aus der Eiweißsynthese vom Blut aufgenommen werden.

Da der Erhalt des eigenen pH-Wertes (7,4) für das Blut aber funktionell Vorrang hat, werden diese ungesättigten Säuren in das Gewebe abgegeben und eingelagert. Im Gewebe selbst werden die Säuren vor allem von den kollagenen Fasern absorbiert und gespeichert. Ein Teil der dort deponierten Säuren wird in der Regel wieder durch biochemische Stoffwechselvorgänge herausgelöst und über die Nieren ausgeschieden. Dennoch nehmen die verbleibenden Restanteile der Säuren durch diesen gestörten Ablauf zu und das Gewebe verliert schrittweise immer mehr seine kollagene Elastizität und erhält eine **geloide, vorgealterte Struktur**. Die notwendigen Versorgungsaufgaben der Gewebezellen wie Atmung, Ernährung und der Abtransport der Schlacken sind nur noch eingeschränkt gewährleistet. Der Säureüberschuß verursacht immer wiederkehrende Irritationen im Organismus mit wechselnden Beschwerdebildern. Zu Beginn einer Übersäuerung können das anhaltende Schleimhautreizungen und Entzündungen, Ekzeme der Haut oder Gelenkbeschwerden sein. Das Allgemeinbefinden reduziert sich dabei fast immer und der Patient klagt über Energiemangel und Müdigkeit, erhöhte Infektionsanfälligkeit und über anhaltende oder plötzlich auftretende Kopfschmerzen.

Ein sehr eindeutiges Symptom kann hierbei der auftretende Kopfschmerz nach dem Verzehr von sauren Speisen sein. Der „Säurekopfschmerz" kann sich auch neben anderen charakteristischen Begleitsymptomen wie Hautjucken, allergischem Schnupfen oder Augentränen entwickeln. Einige Patienten reagieren überwiegend mit Irritationen im Kopfbereich auf ein gestörtes Säure-Basen-Gleichgewicht ihres Körpers. Das kann mit einer chronischen Reizung der Konjunktiven durch das zu saure Augenwasser beginnen und sich in ein Stadium weiterentwickeln, indem die Augen zugluft- und lichtempfindlich werden und zu anhaltendem Tränenfluß neigen. Durch eine zusätzlich entstehende reflektorische Verengung der Kapillargefäße innerhalb des Gewebes und der Muskeln des Gesichts, können sich vor allem mit den gleichzeitig vorhandenen Augenreizungen starke Kopfschmerzen entwickeln.

Die ausgeglichene Nahrungsaufnahme

Um dem Körper eine ausgewogene Zufuhr an Nahrungsmitteln zu gewährleisten, muß zwischen säurebildenden und sauren Nahrungsmitteln unterschieden werden. Beide Nahrungsgruppen sollten in einem ausgewogenen Verhältnis aufgenommen und bei therapeutischem Bedarf gezielt verringert werden.

Säurebildende Nahrungsmittel

Säurebildende Nahrungsmittel enthalten keine eigenen Säureanteile, produzieren jedoch stoffwechselbedingte Säuren im Körper. Zu den säurebildenden Nahrungsmitteln gehören:

- Fleisch, Wurstwaren, Fleischextrakt
- Getreide in größeren Mengen: Hirse, Roggen, Hafer, Gerste Getreideflocken, Brot Teigwaren, Weizen
- Geflügel, Fisch, Eier, Käse
- Milchprodukte mit hohem Molkeanteil,
- Joghurt, Sauermilch, Kefirprodukte
- tierische Fette, Weißkäse, Hülsenfrüchte
- weißer Raffinadezucker, Süßwaren
- gehärtete oder raffinierte Pflanzenöle
- Öle und Nüsse: Walnüsse, Haselnüsse, Kaffee, Tee, Kakao, Sonnenblumenkerne,
- Alkoholika

Saure Nahrungsmittel

Saure Nahrungsmittel, die eigene Säuren enthalten und körpereigene Säureprozesse stark beeinflussen können, sind:

- Milchprodukte mit hohem Säureanteil
- saures Gemüse: Tomaten, Sauerampfer
- Süßfrüchte in großen Mengen, Rhabarber
- unreife Früchte, saure Früchte, Sauerkraut
- Zitrusfrüchte, Fruchtsäfte
- gesüßte Getränke: Limonaden, Colamischungen, Honig
- Essig, Essiggemüse

Dem Therapeuten stehen für den basischen Ausgleich verschiedene Basenpräparate zur Verfügung, die er begleitend verordnen kann. Wirkungsvoller ist es jedoch, die Aufnahme von Säure über die Ernährung zu regulieren. Hier sollte auf die kontinuierliche Umsetzung geachtet werden, da eine zu kurze oder zu geringe Einschränkung der säureverursachenden Speisen und Getränke keine zufriedenstellenden und dauerhaften Ergebnisse zeigen.

Der Patient entwickelt im Laufe der Ernährungsberatung durch den Behandler ein eigenes Gespür für die zulässige Säurezufuhr und die Menge an basenbildenden Lebensmitteln, die er für sein Wohlbefinden benötigt, und sein verbesserter Allgemeinzustand ist mit Abstand das beste „Säurebarometer".

Basenbildende Nahrungsmittel

Die hier genannten Lebensmittel sind sehr basenreich und haben nur geringe oder keine eigenen Säureanteile. Sie führen während der körpereigenen Oxidationsprozesse zu keiner nennenswerten Säureproduktion und sind sehr gut in der Lage, den übersäuerten Organismus wieder einzuregulieren. Die Nahrung sollte jedoch nur kurzzeitig hochbasisch sein und muß aufgrund der Ernährungsausgewogenheit im Wechsel mit säurebildender Nahrung ausgeglichen werden.

Kartoffeln. Unabhängig von der Zubereitungsart haben Kartoffeln, die nicht in Öl gebraten oder frittiert worden sind, eine stark basische und wohltuende Wirkung, vor allem, wenn ihre Schalen erst nach dem Kochen entfernt werden, denn sogenannte „Salzkartoffeln" die vor dem Garen geschält werden, verlieren bis zu 50% ihrer Mineral- und Vitaminstoffe. Hinzu kommt, daß Kartoffeln diuretisch und somit entschlackend und reinigend auf den Körper wirken. Dem Patienten kann auch das Trinken von reinem Kartoffelsaft, der in Reformhäusern erhältlich ist, empfohlen werden.

Bananen. Die Banane, ebenfalls ein wertvoller Basenbildner, enthält neben Wasser, Proteinen, Kohlenhydraten, Kalium, Phosphor, Eisen, Magnesium, Kupfer, Flour und Jod, auch die Vitamine A, B, C, D und E. Die hohe und ausgezeichnete basische Wirkung der Banane für den Körper, beruht auch auf ihren hohen Anteilen von Alkalisalzen.

Birnen und Melonen. Auch der Verzehr von reifen Birnen und Melonen wirkt stark basisch, so daß diese Früchte ebenfalls zum Ausgleich des Säure-Basen-Gleichgewichts eingesetzt werden können.

Dörrfrüchte. Mit natürlichen Methoden getrocknete und ungeschwefelte Früchte wirken, in kleinen Mengen gegessen, basisch. Dazu gehören Pflaumen, Apfelscheiben, Birnenscheiben, Sultaninen und Bananen. Getrocknete Aprikosen und andere stark saure Obstsorten sind nicht zu empfehlen.

Süßmandeln, Eßkastanien. Süße Mandeln sind besonders reich an Kalzium und Phosphor. Auch ihre Vitaminanteile sind relativ hoch. Die Nährstoffe der Süßmandeln bewirken vorrangig eine Pufferung überschüssiger Säuren. Bei dem Verzehr sollte jedoch der Energiewert von 655 Kilokalorien pro 100 Gramm Mandeln beachtet werden.

Die basische Wirkung von Eßkastanien ist von jeher bekannt und wurde bereits sehr früh in vielen Südländern für den Ausgleich von Säuren im Körper benutzt. Für ihre Wirksamkeit spielt es keine Rolle, in welcher Form sie zubereitet und verzehrt werden. „Maronen", wie sie auch genannt werden, können baum- und erntefrisch oder gebraten und heiß angeröstet gegessen werden. Die Beimengung von Eßkastanien in andere Speisegerichte kann für den basischen Ausgleich von säureproduzierenden Mahlzeiten genutzt werden.

Mineralwasser. Ein Wasser, das dem Kopfschmerzpatienten bei übersäuertem Körpermilieu zum gezielten basischen Ausgleich empfohlen werden kann, sollte möglichst nur geringfügige Mengen an Chlor und Schwefel enthalten. Der Anteil der Hydrogencarbonate, der die ausreichende basische Reaktion ermöglicht, sollte jedoch möglichst hoch sein. Für diesen Zweck kann ein weiches Mineralwasser mit kleinen Gesamtmineralkonzentrationen eingesetzt werden, da dieses in der Lage ist, die Säureüberschußanteile des Körpers zu lösen und auszuschwemmen. Stark mineralisierte Wässer sollten gemieden werden.

Nicht jedem Patienten gelingt es, den Ausgleich seines disharmonischen Säure-Basen-Gleichgewichts ausschließlich über ernährungstherapeutische Maßnahmen vorzunehmen. Hier sollte der Behandler dem Patienten begleitend weitere Möglichkeiten anbieten. Um die Ausscheidung überschüssiger Stoffwechselsäuren über die Nieren und die Haut zu gewährleisten, können wirksame Nierenfunktions- und Entwässerungsmittel eingesetzt werden.

Verschiebungen des Säure-Basen-Gleichgewichts in den sauren Bereich, sind aufgrund der gegenwärtigen Lebens- und Umweltbedingungen immer häufiger anzutreffen. Auch bei vielen unter Kopfschmerzen und Migräne leidenden Patienten kann die tägliche Aufnahme von sauren und säurebildenden Nahrungsmitteln sehr hoch sein, so daß sich die Einnahme von basischen Mineralstoffen als Nahrungsergänzung anbietet. Dem Therapeuten stehen dafür Präparate verschiedener Hersteller zur Verfügung. Empfohlen werden können hier besonders:

Fertigpräparate

Alkala N® (Sanum)
Hierbei handelt es sich um eine pulverisierte basische Mischung aus Natriumzitrat, Kaliumhydrogencarbonat und Natriumhydrogencarbonat, die der Patient nach den Angaben des Herstellers selbständig einnehmen kann.

Bullrich's Vital® Tabletten (delta pronatura)
Die Tabletten enthalten Natriumbicarbonat, Calciumcarbonat, Magnesiumcarbonat, Kaliumcitrat und Natriumphosphat.

Kopfschmerzverursachende Nahrungsmittel

Es gibt Lebensmittel, die bei vielen Patienten unmittelbar nach ihrem Verzehr heftige Kopfschmerzen auslösen. Meist handelt es sich um stark gefäßwirksame Nahrungsmittel, die für eine ausreichend gesunde Ernährung nicht erforderlich sind und gemieden werden können. Auch ein Teil der gewohnten Genußmittel, die der Patient im Einzelfall nur ungern reduziert, wie Kaffee, Alkohol oder Nikotin, sind aufgrund ihrer starken Gefäßwirkung zu meiden.

Schokolade. Schokoladesorten mit hohen Kakaoanteilen können über das darin enthaltene Koffein nachteilige Gefäßwirkungen verursachen. Obwohl Kakao weniger Koffein als Kaffee enthält, kann es durch den Schokoladengenuß auch zu Gefäßverengungen im Kopfbereich kommen. Schokoladen, die hohe Milchanteile haben, werden von betroffenen Patienten mitunter toleriert, da diese nur geringfügige oder keine Kopfschmerzen hervorrufen.

Kaffee. Neben dem gefäßwirksamen Alkaloid Koffein enthält Kaffee unterschiedlich hohe Anteile an Gerbsäuren, die ebenfalls zu einer Verengung von Gefäßen führen können. Die Kaffeebohne enthält auch verschiedene Schad- und Reizstoffe wie Carbonyle, Alkohole, Phenole, Schwefel, Ester, Säuren und Kohlenwasserstoffe, die negativ wirksam werden können. Durch diese Vielfalt an Wirkfaktoren läßt sich im Einzelfall nicht sicher sagen, aus welchen Gründen nach dem Genuß von Kaffee Kopfschmerzen auftreten. Einige Kopfschmerz- und Migränepatienten trinken täglich Kaffee und nehmen die täglich auftretenden Kopfschmerzen in Kauf. Meist haben diese Patienten noch keinen Zusammenhang wahrgenommen, so daß der Behandler mithelfen sollte, entsprechende Verbindungen aufzudecken oder auszuschließen.

Alkohol. Auch Alkohol zählt zu den Auslösern von Kopfschmerzen, wobei jeder Patient gegen andere Alkoholarten empfindlich sein kann. Auffallend häufig jedoch wird die schmerzauslösende Wirkung von Wein und hier vor allem von Rotwein beschrieben. Davon abgesehen, daß Weinalkohole grundsätzlich zu Irritationen der Gefäßwände führen können, zeichnen sich viele Rotweinsorten zusätzlich durch einen sehr hohen Anteil an Histamin aus. Einige Weiß- und Rotweine sind darüber hinaus auch sehr stark geschwefelt. Von außen zugeführtes Histamin überlastet sehr schnell das ausgewogene Verhältnis des körpereigenen Gewebehormons Histamin. Es kann dabei zu überschießenden, allergischen Reaktionen des Körpers kommen, die zu reichlichen Wasserkonzentrationen in den Geweben führen. Diese Gewebewasseransammlungen verändern die Druckverhältnisse der Kopfgefäße und können so heftigste Kopfschmerzen auslösen. Die in manchen Weinen enthaltenen Schwefeldioxide sind als Thiaminantagonisten (Vitamin B_1) bekannt und gefürchtet. Empfindliche Menschen können bereits bei geringen aufgenommenen Mengen mit verschiedenen Symptomen reagieren. Besonders oft wird in diesen Fällen eine Störung des Wasserhaushalts festgestellt, die sich durch Gesichtsverquellungen und gleichzeitige Kopfschmerzen bemerkbar machen kann.

Weitere Schmerzauslöser. Auch der Genuß konzentrierter Frucht- oder Vitaminsäfte kann Kopfschmerzen verursachen. Lebensmittel, die Zitronensäure enthalten, können ebenfalls als Verursacher für Kopfschmerzen in Frage kommen. Speisen und Gerichte, die Geschmacksverstärker wie Glutamat oder Gewürze wie Ingwer enthalten, werden von einigen Kopfschmerzpatienten nicht vertragen. Menschen die unter Kopfschmerzen leiden, sollten auch mit dem Verzehr des Nahrungsmittels Käse vorsichtig umgehen, und im Laufe der Zeit die schmerzverstärkenden oder schmerzauslösenden Sorten herausfinden und meiden. Die Wirkungszusammenhänge sind hier im einzelnen noch nicht eindeutig aufgedeckt.

13.2 Orthomolekulare Therapie – Nährstofftherapie

Neben den bereits erläuterten Auslösefaktoren, kann auch der Mangel an spezifischen Nährstoffen zu anhaltenden Kopfschmerzen führen. Die zeitweise Unterversorgung des Körpers mit Vitaminen, Mineralstoffen, Spurenelementen, Aminosäuren und ungesättigten Fettsäuren kann neben vielen anderen Beschwerden auch zu Gefäßirritationen im Bereich des Nackens und des Kopfes führen.

Grundlagen

Fast jede Kopfschmerzform kann andererseits durch die gezielte Substitution von Nährstoffen, indem z.B. orthomolekulare Nährstoff-Präparate zugeführt werden, therapeutisch beeinflußt werden. Die so durchgeführte Substitution von Vitaminen, Mineralien und mehrfach ungesättigten Fettsäuren ermöglicht dem Organismus die schnelle Aufnahme und Verstoffwechslung lebensnotwendiger Substanzen.

Vitamine, Mineralien und Spurenelemente sind in den täglich aufgenommenen Nahrungsmitteln in gut verwertbarer, organisch gebundener Form vorhanden. Sie binden sich dabei an natürliche Grundstoffe wie Proteine, Lipoproteine, Carboproteine, Lipide oder Kohlenhydrate, wodurch ihre biologische Verfügbarkeit hoch und gesichert ist. Wesentlich ist hierbei, daß ihr Transport in das Blut durch diese Anbindungssubstanzen erleichtert wird und daß die Zellmembran-Barriere ungehindert überwunden werden kann.

Biologische Verfügbarkeit der Nährstoffe

Nährstoffe, die in isolierter und damit schlecht verwertbarer Form in den Körper gelangen, können erst aufgenommen und aktiv werden, wenn sie im Organismus die notwendigen Grundstoffe in ausreichender Menge vorfinden. In vielen Fällen sind diese natürlichen Trägersubstanzen jedoch nur in unzureichenden Anteilen vorhanden. Dadurch wird die Wirksamkeit der aufgenommenen Nährstoffe erheblich reduziert: So erzielen selbst hochdosierte synthetische, isolierte Zusatznährstoffe nicht die erwünschte Wirkung. Bei vielen Herstellern von Vitamin- und Mineralienprodukten herrscht immer noch die Einstellung vor, daß eine regelmäßig gesteigerte Quantität und Inhaltsmasse wichtiger sei, als die biologische Qualität und Wertigkeit der Substanzen.

Trotz der natürlichen Stoffanbindung in den Lebensmitteln, kommt es durch die immer stärker denaturierte Industrienahrung zu erheblichen Einbußen einzelner Vitamine, Mineralien und ungesättigter Fettsäuren. Über die normale Ernährung läßt sich eine ausreichende und konstante Nährstoffversorgung des Körpers aufgrund dessen nicht mehr verläßlich abdecken. Rechnet man die regelmäßigen, biologisch erklärbaren und natürlichen Stoffwechselveränderungen des Körpers hinzu, die ein kurzfristig erhöhtes Angebot von Mineralien, Vitaminen, Aminosäuren und Fettsäuren erfordern, erscheint die Verordnung und Einnahme orthomolekularer Produkte als Nahrungsergänzungsmittel wichtig und notwendig.

> Durch die Einbindung der orthomulekularen Nahrungsergänzungsmittel an die wichtigen Grundsubstanzen ist ihr schneller Transport und ihre unmittelbare Verwertung im Körper gewährleistet.

Diese Einbindung wird durch die Züchtung von Hefepilzzellen gewährleistet. Die Hefepilzzellen bauen die Mineralien und Vitamine innerhalb ihrer eigenen Zellen zu komplexen Grundsubstanz-Verschmelzungen mit Proteinen, Kohlenhydraten und Lipiden, im Sinne einer „gelenkten Fermentation" oder „mikrobiellen Transformation" um. Anschließend wird der Hefepilz zerstört, die Pilzsporen werden durch proteolytische Enzyme aufgelöst, so daß am Ende keine virulenten Hefepilzsporen mehr vorhanden sind. Die orthomolekularen Produkte der meisten Hersteller sind garantiert frei von Zusätzen wie Zucker, Farbstoffen, Geschmacks- und Konservierungsstoffen, Milcheiweißanteilen, Gluten, sowie aktiven Hefen. Die Produkte sind weitgehend allergenfrei.

Anwendung

Für die orthomolekulare Therapie bei Kopfschmerzen und Migräne ist die Zufuhr von Vitaminen, Spurenelementen, Aminosäuren sowie Fettsäuren wichtig.

Vitamine

Vitamin C – Ascorbinsäure

Neben den bekannt antioxidativen Eigenschaften dieses Vitamins, stehen bei der Behandlung von Kopfschmerzen besonders seine reizdämpfenden und blutreinigenden Wirkungen im Vordergrund. Schwankungen des Blutgefäßtonus, die zu Kopfschmerzen und Migräneanfällen führen können, lassen sich mit kontinuierlichen und ausreichend hochdosierten Vitamin-C-Gaben (300–500 mg/ täglich) ausgleichen und abmildern. Darüber hinaus erfüllt Vitamin C wichtige Aufgaben als Co-Vitamin.

Niacin – Vitamin B_3 – Niacinamid

Die regelmäßige Einnahme dieses Vitamins bewirkt die Verbesserung und Entspannung aller neuromuskulären Funktionsabläufe. Seine gute Wirkung bei Migräne ist seit langer Zeit bekannt und wird auch bereits von vielen Therapeuten für diesen Zweck genutzt. Niacin kann die kopfschmerzfreien Intervalle signifikant verlängern und senkt die Schmerzintensität, so daß es insgesamt zu einer wesentlichen Besserung insbesondere der Migräne kommt.

Spurenelemente

Eisen und Molybdän

Diese beiden Spurenelemente verbessern die Sauerstoffträger- und Transportfunktion der Erythrozyten und sorgen damit für eine optimale Verteilung und Verwertung des gesamten Blutsauerstoffangebots. Kopfschmerzen, die durch eine Sauerstoffunterversorgung im Nackenbereich und den dadurch bedingten Gefäßspasmen mitverursacht worden sind, reagieren bereits kurzfristig auf das erhöhte Sauerstoffangebot. Die andauernden Schmerzzustände können schrittweise abnehmen und an Intensität verlieren.

Amino- und Fettsäuren

Aminosäuren

Bei der Substitution von Aminosäuren sollte der Therapeut auf zusammengestellte Komplexe der wichtigsten essentiellen und nicht essentiellen Säuren zurückgreifen, da somit ein größeres Wirkungsspektrum abgedeckt ist. Es sollte jedoch darauf geachtet werden, daß die essentiellen Aminosäuren Isoleucin, Leucin, Lysin und Tryptophan, sowie die Säuren Arginin, Cystin, Glutamin, Histidin und Tyrosin zu den Inhaltsstoffen gehören.

Aminosäuren lagern sich an den Membranschutzschichten der Zellen an und aktivieren durch diese „Membranmodulation" die unspezifischen Immunabwehrvorgänge stark und anhaltend. Zusätzlich werden sämtliche Stoffwechselvorgänge des Körpers verbessert und intensiviert. Auch schmerzauslösende Unregelmäßigkeiten im Tonus der Blutgefäße stabilisieren sich durch die Aminosäuregaben auf ein normales Maß. Besonders hohe Anteile an Aminosäuren und ungesättigten Fettsäuren haben die im Handel angebotenen, verschiedenen Algenextrakte (z.B. Ocean-Power®, Biomedica).

Mehrfach ungesättigte Fettsäuren (MUFS)

Erst in den letzten Jahren hat sich gezeigt, wie groß der Einfluß ungesättigter Fettsäuren auf die schmerzauslösenden Mechanismen der Prostaglandine sowie auf den Gesamtzustand aller Blutgefäße ist. Die ungehinderte Freisetzung von Prostaglandinen, die bei allen Reizeffekten der Nervenfasern ausgelöst wird, kann durch die regelmäßige Einnahme von Nährstoffkombinationen, die hohe Anteile ungesättigter Fettsäuren enthalten, gedämpft und eingegrenzt werden. Stehen dem Organismus zu geringe Mengen Alpha- und Gamma-Linolensäure zur Verfügung, kommt es zu einer ungünstigen Verschiebung des gesamten Prostaglandinspektrums. Das gilt besonders für die Prostaglandine der Gruppe 2 (PGE 2), die durch hohe Anteile von Histamin, Arachidonsäure und Neuropeptiden verstärkt ausgeschüttet werden und somit schmerzbestimmend für die Migräne und anderen Kopfschmerzformen sind. Prostaglandine der Gruppe 1 (PGE 1), die sich überwiegend aus der Gamma-Linolensäure aufbauen und die der Gruppe 3, die sich aus der Alpha-Linolensäure synthetisieren, können, wenn sie in ausreichender Anzahl vorhanden sind, die Arachidonsäurewirkung und somit die Dominanz der PGE 2 verhindern. Aus diesen, mittlerweile durch viele wissenschaftliche Forschungsarbeiten bestätigten Abläufen, kann sicher abgeleitet werden, daß die Substitution von Omega-3-(Alpha-Linolensäure) und Omega-6-(Gamma-Linolensäure) Fettsäuren für die Verhinderung und Bekämpfung von Kopfschmerzen und Migräne immer wichtiger und unverzichtbarer wird.

Jedem Patienten sollte aus diesen Gründen, unabhängig von den eigentlichen Schmerzverursachungsfaktoren, die Einnahme von mehrfach ungesättigten Fettsäuren nahegelegt und verordnet werden. Durch das verbesserte Angebot der ungesättigten Fettsäureanteile im Organismus besteht therapeutisch die Möglichkeit, einen relevanten, körpereigenen Schmerzfaktor weitgehend auszuschalten und damit auf die Intensität und Häufigkeit der Kopfschmerzen Einfluß zu nehmen.

Fertigpräparate

Substigam® Kapseln (Biomedica)

Dieses Präparat enthält ausreichend hohe Konzentrationen, natürlich gewonnener, ungesättigter Fettsäuren und eignet sich besonders gut für die Behandlung von Kopfschmerzen und Migräne. Substigam setzt sich aus einer sehr sinnvollen und hochwirksamen Kombination von Fettsäuren und Kofaktoren wie Vitamin C, Vitamin E, Vitamin B_6, Beta-Carotin und Niacin zusammmen. Dies verbessert seine biologische Verwertbarkeit zusätzlich und erhöht die kopfschmerzlindernde Wirkung.

Dantox®-Entgiftungskomplex (Natur vital)
Dieses Präparat ist aus den wichtigsten Aminosäuren, Vitaminen und Mineralien zusammengesetzt und zeichnet sich durch eine intensive Entgiftungsfunktion aus. Durch das Zusammenspiel dieser Inhaltssubstanzen können im Körper eingelagerte Nahrungs- und Umweltschadstoffe gelöst und über die Ausscheidungsorgane ausgeschwemmt werden.

14 HOMÖOPATHIE

14.1 Homöopathische Einzelmittel

Grundlagen

Die meisten Kopfschmerzformen und Migränearten lassen sich durch die Anwendung homöopathischer Substanzen und Heilpflanzen sehr gut behandeln. Einige Pflanzen zeichnen sich in ihrem Arzneimittelbild durch sehr spezifische Kopfschmerzmodalitäten aus, die sich therapeutisch hervorragend nutzen und einsetzen lassen. Das homöopathische Simile-Prinzip, demzufolge „Ähnliches mit Ähnlichem" geheilt wird, ist für die Behandlung von chronischen Kopfschmerzen von unschätzbarem Wert, da bei der Mittelwahl individuelle Schmerzmodalitäten berücksichtigt werden können und somit eine gezielte Behandlung ermöglicht wird. Auch Kopfschmerz- und Migräneformen, deren Verursachungsabläufe nicht mit Sicherheit geklärt und aufgedeckt werden können, sind durch die Homöopathie einer Behandlung zugänglich, da sich der Therapeut in diesen Fällen an den vorhandenen Symptomen ausrichten und die entsprechenden Heilpflanzen einsetzen kann.

Anwendung

Homöopathische Einzelmittel

Die hier in alphabetischer Reihenfolge aufgeführten homöopathischen Heilmittel haben sich alle bei der Behandlung von Kopfschmerzen und Migräne bewährt. Sie zeichnen sich gleichzeitig durch eine eigene Spezifikation aus, die vor ihrem Einsatz berücksichtigt werden sollte. Die Wirksamkeit und die Heilungschancen werden hierbei sehr stark von den für jedes Mittel charakteristischen Modalitäten und Symptomen bestimmt.

Es liegt im Ermessen des Behandlers, in welcher Potenz er die Einzelmittel verordnet. Hierbei sind persönliche Erfahrungswerte sowie die Reaktion des Patienten ausschlaggebend. Kommt es nach Gabe des homöopathischen Mittels zu einer deutlichen Verringerung der Kopfschmerzen, sollte mit der entsprechenden Hochpotenz (ab D23 und C12) weiterbehandelt werden. Zeigt sich jedoch keine Veränderung des Schmerzaufkommens, obwohl das Mittel gut gewählt ist, sollte dasselbe Mittel in einer niedrigeren Potenz (ab D3) verordnet werden, die in diesen Fällen wesentlich wirksamer sein kann.

Aconitum napellus – Sturmhut, Eisenhut
Psychische Charakteristika. Große Furcht und Angst; auch Todesangst; unerträgliche Schmerzen, die den Patienten verrückt machen; psychische und physische Unruhe.
Kopfschmerzsymptome. Kopfschmerzen nach Nervenkrisen und Aufregung. Neuralgische Kopfbeschwerden mit gleichzeitigem Druckgefühl im Magen-Darm-Trakt. Neuralgische Schmerzen, die mit Unruhe, Vibrieren und auch Taubheit einhergehen können. Schmerzen sind unerträglich und können den Patienten „verrückt" machen.
Modalitäten. Beschwerden, die durch kalten Wind ausgelöst und verschlechtert werden, Durst und Unruhe bei vielen Beschwerden.

Ammi visnaga – Khella-Kraut, Zahnstocher-Ammei
Psychische Charakteristika. Verschlossenheit und introvertiertes Verhalten. Psychische Verletzbarkeit und Angstzustände. Neigung zu vegetativen Herzneurosen und seelisch bedingten Schmerzzuständen.
Kopfschmerzsymptome. Ringförmig empfundene Kopfschmerzen, vor allem im Bereich der Stirn und Schläfen. Migränoide Schmerzen durch Verkrampfungen der Kopf- und HWS-Muskulatur.
Modalitäten. Die Kopfschmerzen verringern sich nach dem Wasserlassen oder können sich danach völlig einstellen. Verkrampfungszustände der Gesamtmuskulatur mit lokalen Durchblutungsstörungen.

Arnica montana – Bergwohlverleih
Psychische Charakteristika. Möchte alleine gelassen werden, große Benommenheit und gleichzeitig schweigsam. Alles, selbst das Kissen fühlt sich zu hart an.
Kopfschmerzsymptome. Dumpfe Kopfschmerzen, in Folge von Verletzungen, Zahnbehandlung.
Modalitäten. Folgen von traumatischen Verletzungen, Überanstrengung.

Arsenicum Album – Arsen
Psychische Charakteristika. Ängstliche, ruhelose, ordnungsliebende und fordende Menschen; können auch sehr geizig sein. Große Furcht vor Krankheiten, vor dem Alleinsein, brauchen Gesellschaft.
Kopfschmerzsymptome. Bei akuter Erkrankung (Grippekopfschmerz) werden die Kopfschmerzen durch Kälte gebessert. Kopf fühlt sich heiß an, Körper bleibt kalt. Die chronischen Kopfschmerzen sind brennend und werden durch Wärme gebessert.
Modalitäten. Besserung der Beschwerden durch Wärme, warme Nahrungsmittel und Positionswechsel.

Belladonna – Tollkirsche
Psychische Charakteristika. Alle Sinne sind geschärft, große Überempfindlichkeit, bei akuten, heftigen von Fieber begleiteten Zuständen.
Kopfschmerzsymptome. Hinterhauptskopfschmerzen, die zur Stirn und zum rechten Auge ausstrahlen, Kopfschmerzen, die durch Licht, Geräusche, Bewegung und Haarewaschen verschlechtert werden. Die Schmerzen sind pulsierend oder messerähnlich, verrücktmachender Schmerz. Sinusitisbedingte Kopfschmerzen, die sich durch Berührung verschlechtern.
Modalitäten. Beschwerden verbessern sich durch Liegen im Dunkeln, durch festen Druck, durch Binden des Kopfes.

Bryonia alba – weiße Zaunrübe
Psychische Charakteristika. Große Reizbarkeit mit Wut, immer mit geschäftlichen Angelegenheiten befaßt, Abneigung gegen jegliche Veränderung, Verlangen nach Stille und Ruhe.
Kopfschmerzsymptome. Berstender, zersplitternder Kopfschmerz, oft linksseitig, über dem linken Auge, zum Hinterkopf ausstrahlend und sich über dern ganzen Kopf ausbreitend. Kopfschmerzen, die durch Bewegung der Augen verschlechtert werden.
Modalitäten. Alle Beschwerden bessern sich durch starken Druck, während die leiseste Bewegung die Symptome verschlechtert.

Calcium carbonicum – kohlensaurer Austernmuschel-Kalk
Psychische Charakteristika. Pflichtbewußte, hart arbeitende Menschen, die sich ständig überfordern. Große Angst um die Gesundheit, um die Zukunft und Angst, den Verstand zu verlieren.
Kopfschmerzsymptome. Katarrhalische Kopfschmerzen, die verschlechtert werden durch kaltes, nasses Wetter sowie durch körperliche Anstrengung. Eisige Kälte in und auf dem Kopf. Kopfschweiße am Hinterkopf und im Nacken.
Modalitäten. Alle Beschwerden werden gebessert durch trockenes Wetter, durch Liegen auf der schmerzhaften Seite.

Calcium phosphoricum – Kalziumphosphat
Psychische Charakteristika. Große Unzufriedenheit, mürrisch, schnell gelangweilt, Verlangen nach ständiger Abwechslung.
Kopfschmerzsymptome. Schulkopfschmerz bei Kindern, Kopfschmerzen entlang der Schädelnähte, Schmerzen an den Haarwurzeln, Kopfschmerzen, die durch Wetterwechsel verschlechtert werden.
Modalitäten. Beschwerden bessern sich im Sommer, in warmer, trockener Atmosphäre.

China officinalis – Chinabaum
Psychische Charakteristika. Reizbare, empfindsame, oft auch künstlerisch veranlagte Menschen, große Empfindlichkeit gegenüber Geräuschen und Gerüchen.
Kopfschmerzsymptome. Neuralgische Kopfschmerzen, die auch periodisch – z.B. jeden 7. Tag oder alle 2 Tage – auftreten können, leberbedingte Kopfschmerzen, Fazialisneuralgie, Gehirn fühlt sich lose an, als ob es gegen den Schädel schlägt.
Modalitäten. Beschwerden können durch Flüssigkeitsverlust ausgelöst werden. Alle Beschwerden werden verschlechtert durch die leiseste Berührung, durch Luftzug, Haarekämmen, durch Auftreten.

Cimicifuga racemosa – Wanzenkraut
Psychische Charakteristika. Starke Stimmungsschwankungen, sehr lebhaft, extrovertiert, mit starkem Drang zu reden, aber auch starke Depressionen mit dem Gefühl, in eine dunkle Wolke eingehüllt zu sein.
Kopfschmerzsymptome. Plötzlich einschießender, linksseitiger Kopfschmerz, der von der Schädeldecke über die Augen und in den Nasenbereich zieht. Zervikalmigräne die sich spontan und ohne Ankündigungssymptome entwickelt. Gefühl als ob das Gehirn sich öffnet und schließt.
Modalitäten. Beschwerden werden verschlechtert durch Menstruation und Kälte.

Cocculus anamirta – Kockelskörner
Psychische Charakteristika. Sehr besorgt um die Gesundheit und das Wohlergehen anderer, in Träumereien versunken, langsames Begriffsvermögen.
Kopfschmerzsymptome. Migränekopfschmerzen, die mit Schwindel, Übelkeit und Erbrechen verbunden sind (Ménière-Krankheit). Gefühl der Abgeschlagenheit und Leere.
Modalitäten. Beschwerden werden durch den Mangel an Schlaf, durch Sorge um andere ausgelöst und verschlechtert.

Convallaria majalis – Maiglöckchen
Psychische Charakteristika. Dumpfer Intellekt. Macht sich leicht Sorgen.
Kopfschmerzsymptome. Dumpfer und schwer empfundener Kopfschmerz, der von der Schädelmitte langsam zu den Schläfen zieht und von einer leicht erhöhten Körpertemperatur begleitet sein kann.
Modalitäten. Die Beschwerden verschlechtern sich im warmen Zimmer und werden im Freien besser.

Cyclamen europaeum – Alpenveilchen
Psychische Charakteristika. Mitfühlende, oft leicht beeindruckbare und zu Stimmungsschwankungen neigende Menschen, Neigung zu Depressionen und innerem Kummer, haben das Gefühl ihre Pflichten zu vernachlässigen.
Kopfschmerzsymptome. Halbseitig empfundener Migränekopfschmerz mit Gesichtsfeldeinschränkung und Fließschnupfen. Gleichzeitig können Darmblähungen oder Durchfälle bestehen.
Modalitäten. Die Beschwerden werden durch den Genuß fetthaltiger Nahrungsmittel sowie durch Kälte verschlechtert.

Damiana turnera – Lustkraut
Psychische Charakteristika. Nervosität und leichte Erregbarkeit. Psychisch bedingte Schlafstörungen.
Kopfschmerzsymptome. Migräneartige Kopfschmerzen bei gleichzeitiger Nervenschwäche und Impotenz oder Frigidität. Bei Kopfschmerzen und gleichzeitig bestehenden Unterfunktionen der Sexualorgane ist Damiana besonders wirksam.

Modalitäten. Die Kopfschmerzen verringern sich bei psychischer Entspannung.

Ephedra vulgaris – Meerträubchen
Psychische Charakteristika. Berührungsempfindlichkeit und starkes Ruhebedürfnis.
Kopfschmerzsymptome. Von der Brustwirbelsäule heraufziehende Kongestionen, die zu Nackensteifigkeit und starkem Hinterhauptskopfschmerz führen. Dazu können Augenschmerzen und Milzschmerzen auftreten. Auch Reizhusten kann in Erscheinung treten.
Modalitäten. Besserung durch frische Luft und Schlaf.

Erigeron canadensis – Berufskraut
Psychische Charakteristika. Trägheit nachmittags, abends, der Arbeit abgeneigt.
Kopfschmerzsymptome. Dumpfe, mittelstarke Kopfschmerzen, die gleichzeitig von Geräuschempfindungen im rechten Ohr begleitet werden. Auch anhaltende Druckschmerzen des rechten Auges können beobachtet werden.
Modalitäten. Beschwerden können verstärkt linksseitig auftreten und durch naßkaltes Wetter verschlechtert werden.

Gelsemium sempervirens – wilder Jasmin
Psychische Charakteristika. Schüchtern, zurückhaltend, große Angst vor bevorstehenden Ereignissen („Lampenfiebermittel") und aufregenden Neuigkeiten. Große Schwäche und Müdigkeit.
Kopfschmerzsymptome. Prämenstruelle migräneartige Kopfschmerzen mit Sehstörungen und Erbrechen. Die Kopfschmerzen werden dabei als bandförmig empfunden und gehen mit großer körperlicher Schwäche einher.
Modalitäten. Besonders nach dem Harnlassen verringern sich die Kopfschmerzen.

Guajakum officinale – Guajakharz
Psychische Charakteristika. Vergeßlich, gedankenlos, unbeweglich und teilnahmslos.
Kopfschmerzsymptome. Migräne, die hauptsächlich mit Gesichtsschmerzen verbunden ist. Dazu können pulsierende, stichartige Schmerzen im Schläfenbereich auftreten. Begleitend kann sich auch eine kurzfristige Abnahme der Gedächtnisleistung und eine depressive Stimmungslage einstellen.
Modalitäten. Die Beschwerden verschlechtern sich durch kaltes, feuchtes Wetter.

Helonias dioica – falsche Eichhornwurzel
Psychische Charakteristika. Reizbarkeit, auch während der Kopfschmerzen, kritisch veranlagt, kann keinen Widerspruch ertragen, aber auch Neigung zu Schwermut, („ist traurig, wenn andere glücklich sind, hat das Gefühl, nichts zu erreichen") und Zurückgezogenheit.
Kopfschmerzsymptome. Kopfschmerzen, die sich aus einer Depression heraus, von der Lendenwirbelsäule her, entwickeln und als pulsierend beschrieben werden. Zusätzlich kann ein Lähmungsgefühl der Rückenmuskulatur bestehen.
Modalitäten. Beschäftigung und Ablenkung bessern die Beschwerden, während die Konzentration auf die Symptome zu ihrer Verstärkung führt.

Ipecacuanha – Brechwurzel
Psychische Charakteristika. Reizbarkeit, verachtet alles, Ungeduld.
Kopfschmerzsymptome. Migräne mit starker Übelkeit und Erbrechen. Die Kopfschmerzen erstrecken sich zum Gesicht, zur Mundhöhle oder zu den Zähnen. Das Gesicht kann einseitig gerötet und heiß sein.
Modalitäten. Die Beschwerden treten periodisch auf und werden durch feuchten, warmen Wind verschlechtert.

Iris versicolor – Schwertlilie
Psychische Charakteristika. Depressive Stimmungslagen mit Antriebslosigkeit und leichter seelischer Verletzbarkeit. Plötzliche Stimmungswechsel mit stark emotionalen Reaktionen, die nur kurz anhalten und einem

überwiegend niedergedrückten Stimmungsbild weichen.
Kopfschmerzsymptome. Meist rechtsseitig auftretender Kopfschmerz, der sich durch ein Flimmerskotom und Übelkeit mit saurem Erbrechen ankündigt. Auch Irritationen der Augen und Ohren können dabei bestehen. Charakteristisch für diesen Kopfschmerz ist, daß er besonders oft und regelmäßig in Entspannungsphasen, also außerhalb des Beschäftigungs- und Alltagsstresses auftritt, weshalb er auch als „Wochenendmigräne" bezeichnet wird.
Modalitäten. Die Schmerzen werden durch Ruhe verschlechtert.

Jaborandi pilocarpus – Jaborandiblätter
Psychische Charakteristika. Nervosität und Neigung zu Überreaktionen. Große Mitteilsamkeit während der Kopfschmerzen. Die Gesprächigkeit wird zur eigenen Beruhigung und Schmerzlinderung eingesetzt.
Kopfschmerzsymptome. Kopfschmerzen, die regelmäßig gegen Mittag auftreten, und hauptsächlich auf dem Scheitel lokalisiert sind. Es kann ein Einschnürungsgefühl der Brust sowie eine kurzfristig beschleunigte Atmung auftreten. Auch vorübergehende Sehschwächen können die Kopfschmerzen begleiten.
Modalitäten. Die Kopfschmerzen können mit der Rötung des Gesichts sowie starkem Hitzeempfinden im Bereich des Kopfes einhergehen.

Lycopodium-Bärlapp
Psychische Charakteristika. Neigung zu Schwäche- und Erschöpfungszuständen. Niedergedrücktes, schwermütiges Stimmungsbild. Verringerte psychische Vitalität.
Kopfschmerzsymptome. Kopfdruck und Schmerzen des Kopfes bei gleichzeitiger Schwäche der Leberfunktionen. Auch Darmbeschwerden während der Schmerzattacken können für diese Heilpflanze typisch sein.
Modalitäten. Alle Beschwerden treten rechtsseitig verstärkt auf.

Melilotus officinalis – Steinklee
Psychische Charakteristika. Argwöhnisch, will weglaufen und sich verstecken, große Geschwätzigkeit, weinerliche Stimmung.
Kopfschmerzsymptome. Kongestive Schmerzen im Kopfbereich mit Druck über den Augenhöhlen. Gleichzeitig besteht eine auffallende Gesichtsröte, die durch lokalen Blutandrang verursacht wird. Entlastende Ausscheidungsvorgänge des Körpers wie Menstruation, Erbrechen, Durchfälle oder auch Nasenbluten verringern oder beenden die Kopfschmerzen.
Modalitäten. Regnerisches, wechselndes Wetter, Sturm sowie Bewegung verschlechtern die Beschwerden.

Mercurius jodatus flavus – gelbes Quecksilberjodid
Psychische Charakteristika. Nervöse Unruhezustände und Schlafstörungen. Unkonzentriertheit und Gedächtnisschwächen.
Kopfschmerzsymptome. Heftige, anhaltende Kopfschmerzen im Schläfen- und Hinterkopfbereich. Kopfschmerzen als Begleitsymptom bei Leber-Galle-Erkrankungen.
Modalitäten. Geschwollene, gerötete Zunge mit auffälligen Zahneindrücken. Verstärktes Schmerzaufkommen in den Abendstunden. Kopfschmerzen, die von Lebersymptomen wie Druckgefühl, Meteorismus und Koliken des Verdauungstrakts begleitet werden.

Mercurialis perennis – Bingelkraut
Psychische Charakteristika. Die Kopfschmerzen entwickeln sich oft aus einer Tagesschläfrigkeit und Trägheit heraus. Es kann auch Launigkeit und Verdrießlichkeit vorherrschen.
Kopfschmerzsymptome. Die Kopfschmerzen kündigen sich durch Augentränen und Lichtempfindlichkeit an. Dazu können schmerzende Irritationen der Gehörgänge auftreten, die sich zu einem reißend empfundenen Schläfenkopfschmerz entwickeln und von einem geröteten, überwärmten Gesicht begleitet werden.

Modalitäten. Die Schmerzen können von starker Mundtrockenheit und Kälteempfindlichkeit begleitet werden.

Natrium muriaticum – Natriumchlorid
Psychische Charakteristika. Empfindsame, introvertierte Menschen, die sich aufgrund ihrer Verletzlichkeit schnell zurückziehen. Sie sind verantwortungsbewußt, jedoch aufgrund ihrer großen Verletzlichkeit zu ernst. Sie mögen keinen Trost, neigen zu depressiven Verstimmungen und können ihre Gefühle schlecht zeigen und artikulieren.
Kopfschmerzsymptome. Migränekopfschmerz, der durch Kummer ausgelöst werden kann. Vor dem Migräneanfall Taubheit und Vibrieren in Lippen, Zunge und Nase. Kopfschmerzen, wie von tausend kleinen Hämmern, kongestive Kopfschmerzen mit blassem Gesicht.
Modalitäten. Die Kopfschmerzen werden durch Licht, Sonne und Geräusche verschlechtert.

Papaver rhoeas – Klatschmohn
Psychische Charakteristika. Schreckhafte Menschen, die auch unter inneren Unruhezuständen leiden. Kompensatorisch kann dazu ein sehr starkes Ruhebedürfnis bestehen.
Kopfschmerzsymptome. Formen des Kopfschmerzes, die mit Schwindel, Parästhesien und leichten, flüchtigen Paresen (cave Apoplex!) in Verbindung stehen. Auch Kopfschmerzen, die aufgrund eines erlittenen Schlaganfalls auftreten, werden von Papaver abgedeckt.
Modalitäten. Kopfschmerzbegleitende Schwindelgefühle und neurogene Empfindungsstörungen in den Extremitäten.

Paris quadrifolia – Einbeere
Psychische Charakteristika. Die Kopfschmerzen werden von innerer Ruhelosigkeit begleitet, vor allem nachts beim Erwachen.
Kopfschmerzsymptome. Schmerzzustände im Bereich des Kopfes, die mit einem eingebildeten, enormen Vergrößerungsgefühl des Schädels und einem extremen Zuggefühl der Augäpfel einhergehen: im Sinne von Empfindungsäußerungen wie: „der Kopf fühlt sich wie ein aufgeblasener Ballon an" oder „als wenn man an meinen Augäpfeln zieht".
Modalitäten. Während der Kopfschmerzen wirkt die Berührung der Haare schmerzverstärkend.

Pimpinella alba – Bibernelle
Psychische Charakteristika. Menschen mit introvertierten Verhaltensweisen, die wehleidig und leicht verletzbar reagieren können. Es kann auch Schreckhaftigkeit bestehen.
Kopfschmerzsymptome. Migräne mit gleichzeitigem Ohrensausen, die durch Blutüberfülle des Kopfes ausgelöst wird und meist mit leichtem Nasenbluten einhergeht. Pimpinella wirkt ähnlich wie Melilotus, hat aber einen Zusatzbezug zu den Gehörgängen.
Modalitäten. Es besteht während der Kopfschmerzen selbst in warmen Räumen eine extreme Kälteempfindlichkeit und ein vom Rücken ausgehendes Frösteln.

Prunus spinosa – Schlehe
Psychische Charakteristika. Personen, die zur Selbstüberforderung und Ruhelosigkeit neigen. Gleichzeitig können anhaltende Erschöpfungszustände und Selbstmitleid bestehen.
Kopfschmerzsymptome. Migräneartiger Schmerz des rechten Auges mit gereizten Konjunktiven, als wenn das Auge zerspringen würde. Vereinzelt können auch Herzschmerzen wahrgenommen werden.
Modalitäten. Meist werden die Schmerzen durch Überanstrengung oder Schlaflosigkeit verstärkt.

Pulsatilla nigrans – Küchenschelle
Psychische Charakteristika. Sanft, zurückhaltend, leicht beeindruckbar. Personen, die starken Stimmungsschwankungen ausgesetzt sind. Sie brauchen Gesellschaft und Zu-

spruch von anderen. Sie weinen, wenn sie von ihren Problemen erzählen.
Kopfschmerzsymptome. Migräneartige Kopfschmerzen, die sich oft gegen Ende der Menstruation einstellen. Pulsierende, auch von innen nach außen drückende Kopfschmerzen. Neuralgische Schmerzen im rechten Schläfengebiet, die mit Tränenfluß einhergehen.
Modalitäten. Die Beschwerden verschlechtern sich durch Wärme, Sonne, durch Zugluft und bessern sich im Freien sowie durch kalte Anwendungen.

Quassia amara – Bitterholz
Psychische Charakteristika. Antriebslosigkeit und psychische Sensibilität. Depressive Stimmungslagen mit aggressiven Formen.
Kopfschmerzsymptome. Dumpfer, anhaltender Hinterhauptskopfschmerz der auch anfallsweise in heftiger Form auftreten kann. Nicht selten wird dieser Kopfschmerz von galligem Erbrechen begleitet und beendet. Juckreiz der Haut.
Modalitäten. Druckschmerz im Bereich der Gallenblase. Leberdruckgefühl bei gleichzeitigen Magen-Darm-Blähungen und starker, anhaltender Übelkeit. Vereinzelt auch leichtes Fieber.

Ranunculus bulbosus – Knollenhahnenfuß
Psychische Charakteristika. Starke Psychosensibilität und gesteigerte emotionale Empfindsamkeit. Verstärkung der seelischen Symptome in den Abendstunden und während der Nacht.
Kopfschmerzsymptome. Stechend und reißend empfundene Kopfschmerzen mit gleichzeitigem Blutandrang im Bereich des Kopfes. Vereinzelt kann Schwindel und ein Benommenheitsgefühl auftreten. Auch gerötete Konjunktiven und Ohrenschmerzen können neben den Kopfschmerzen bestehen.
Modalitäten. Die Beschwerden können von Fließschnupfen und einem Zerschlagenheitsgefühl begleitet werden. Begleitende Schmerzempfindlichkeit der Interkostalräume.

Rauwolfia serpentina – indische Schlangenwurzel
Psychische Charakteristika. Depressive Erschöpfungszustände und Konzentrationsschwäche. Neigung zu Herzneurosen und Hitzewallungen. Spontane Erregungszustände können auftreten.
Kopfschmerzsymptomatik. Stechende, plötzlich einschießende Kopfschmerzen, die mit einem Hitzegefühl, das am gesamten Körper empfunden wird, einhergehen. Oft ist schmerzsynchron eine Erhöhung des Blutdrucks zu erwarten. Die Schmerzen sind vor allem im Nacken und an der Stirn lokalisiert.
Modalitäten. Die Kopfschmerzen werden durch kühle Umschläge (Nacken) sowie durch Bewegung an frischer Luft gebessert, während Wärme die Beschwerden verschlimmert. Trockenheit der Mund- und Rachenschleimhaut.

Rhus toxicodendron – Giftsumach
Psychische Charakteristika. Nervöse und unruhige Menschen mit Konzentrations- und Schlafstörungen. Es können auch zeitweilig Desorientiertheit und Verwirrtheitszustände bestehen.
Kopfschmerzsymptome. Kopfschmerzen, wie ein Brett vor der Stirn. Die Kopfschmerzen verstärken sich bei Wetterlagen mit hoher Luftfeuchtigkeit und Nässe. Leichte körperliche Bewegung verringert das Schmerzaufkommen, während Liegen und Schlafen eine Schmerzzunahme bewirken können.
Modalitäten. Kopfschmerzen werden durch Nasenbluten gebessert. Es kann eine Berührungsempfindlichkeit der gesamten Kopf- und Gesichtshaut bestehen. Gleichzeitig können Gelenkbeschwerden und ein körperliches Schwächegefühl vorhanden sein.

Sanguinaria canadensis – kanadische Blutwurzel
Psychische Charakteristika. Es besteht Ängstlichkeit und ein Unsicherheitsgefühl. Diese Menschen sind stimmungslabil und zurückhaltend.

Kopfschmerzsymptome. Migräne, die in den Morgenstunden am Hinterkopf beginnt, und sich von dort aus über dem rechten Auge und an der rechten Schläfe festsetzt. Durch helles Licht kommt es zur Schmerzverstärkung und nach dem Erbrechen von Galleschleim zur Beendigung des Kopfschmerzes. Die Schmerzen selbst werden als klopfend und schwer zu ertragen empfunden. Gleichzeitig können auch Magen-Darm-Beschwerden wie Blähungen oder Hungergefühle auftreten.
Modalitäten. Heiße, schwitzende Handinnenflächen und starkes Wärmegefühl im Kopfbereich während der Kopfschmerzen.

Sepia officinalis – Tintenfisch
Psychische Charakteristika. Große Gleichgültigkeit, Reizbarkeit durch Überarbeitung. Auch sarkastische, kritische Menschen, die mit großer Treffsicherheit die Schwächen anderer herausfinden. Depression, „sieht alles schwarz in schwarz", Wunsch nach Einsamkeit.
Kopfschmerzsymptome. Migräne und Kopfschmerzen, die pulsierend und berstend, also sehr stark empfunden werden und mit Schweißausbrüchen verbunden sind. Die Kopfschmerzen verstärken sich durch Bewegung und laute Geräusche und können auch nur einseitig auftreten. Die Stimmungslage kann während der Schmerzphase gedrückt und depressiv sein.
Modalitäten. Die Beschwerden werden durch Bewegung gebessert.

Silicea – Siliziumdioxid
Psychische Charakteristika. Mangelndes Selbstvertrauen, leicht entmutigt, nachgiebig und doch eindeutig hinsichtlich seiner inneren Überzeugungen, die jedoch kaum geäußert werden. Besorgt um Kleinigkeiten, Angst vor spitzen Gegenständen.
Kopfschmerzsymptome. Kopfschmerzen, die oft im Hinterkopf beginnen und sich über den ganzen Kopf oder halbseitig, vor allem rechts ausbreiten. Entzündungsbedingter Kopfschmerz (Sinusitis).
Modalitäten. Kopfschmerzen können durch Kälte und Zugluft ausgelöst werden und sich verschlechtern sobald der Kopf nicht bedeckt und geschützt ist.

Solidago virga aurea – Goldrute
Psychische Charakteristika. Gedämpftes, kontrolliertes Verhalten und gesteigertes Schlafbedürfnis zur Reizabschirmung. Emotionale Blockaden mit Neigung zu spontanen, angestauten Gefühlswallungen.
Kopfschmerzsymptome. Kopfschmerzen und Migräne bei verringerter Harnmenge. Als Begleitsymptome können Müdigkeit und Durst auftreten. Nach dem Wasserlassen oder einer vermehrten Flüssigkeitsaufnahme kommt es zur Verringerung der Schmerzintensität. Kopfschmerzen bei Nierenfunktionsschwäche.
Modalitäten. Augenoberlidödeme oder andere, nierenbedingte Gesichtsödeme. Zu geringe Harnmenge. Die Kopfschmerzen sind während des Vormittags heftiger und lassen gegen Abend nach.

Spigelia anthelmia – Wurmkraut
Psychische Charakteristika. Sensible Menschen mit nervösen Empfindlichkeiten wie Geräusch- und Geruchsempfindlichkeit, Höhenangst, Platz- und Berührungsängste.
Kopfschmerzsymptome. Im Hinterhaupt beginnende Kopfschmerzen, die sich linksseitig halten und schrittweise nach vorn ausbreiten und über dem linken Auge festsetzen.
Modalitäten. Durch geringste Geräuschentwicklung oder Berührung kommt es zur Schmerzverstärkung. Diese Kopfschmerzform tritt fast ausschließlich am Nachmittag auf und nimmt nach Sonnenuntergang, also in den frühen Abendstunden, wieder ab.

Sulfur – Schwefel
Psychische Charakteristika. Intellektuelle, von sich selbst überzeugte Menschen, die Zusammenhänge erforschen wollen; auch praktisch veranlagt, enthusiastisch, extrovertiert. Sulfuriker legen wenig Wert auf ihr äußeres Erscheinungsbild.

Kopfschmerzsymptome. Wochenendmigräne, Kopfschmerzen, wie von einem Band um den Kopf. Periodisch wiederkehrende Kopfschmerzen mit Übelkeit.
Modalitäten. Die Kopfschmerzen werden durch Gerüche sowie durch kalte Witterung (Winter) verstärkt.

Thuja – Lebensbaum
Psychische Charakteristika. Mangelndes Selbstvertrauen, fühlt sich nicht liebenswert und unternimmt alles, um zu gefallen. Fühlt sich „abgetrennt" von der Welt. Überempfindlichkeit und Weinen beim Hören von Musik. Menschen mit psychischen Auffälligkeiten und unverrückbaren Standpunkten. Selbstgeschaffene Feindbilder (Partner, Freunde, Verwandte oder Bekannte) werden intensiv angegriffen und abgelehnt.
Kopfschmerzsymptome. Linksseitiger Kopfschmerz, Kopfschmerz wie von einem eingeschlagenen Nagel.
Modalitäten. Feuchte Luft und alkoholische Getränke oder stark gewürzte Speisen verschlimmern alle Kopfschmerzsymptome.

14.2 Homöopathische Komplexmittel

Grundlagen und Anwendung

Es handelt sich bei diesen Mitteln um bewährte und sehr wirksam zusammengestellte homöopathische Substanzkomplexe, die dem Therapeuten für die erfolgreiche Kopfschmerztherapie entweder zur Injektion in Ampullenform oder für die Verordnung in Tropfen- oder Tablettenform zur Verfügung stehen. Diese Zusammenstellungen aus einzelnen Heilpflanzenauszügen und biochemischen Stoffen haben den Vorteil, daß durch ihre Anwendung unterschiedliche Symptombilder gleichzeitig erreicht und abgedeckt werden können. Es bleibt dem Behandler überlassen, ob er ausschließlich Komplexmittel einsetzt oder eine therapeutische Mischform aus Komplexen und spezifisch wirksamen Einzelhomöopathika anwendet. Das Krankheitsbild des jeweils vorliegenden Einzelfalles bestimmt letztendlich auch die günstigste Wahl der Mittel, denn während die eine Kopfschmerzform nur geringfügig und unzureichend auf Pflanzenmischungen anspricht, lassen sich andere Migränearten damit überraschend gut therapieren. Ebenso kann es sich mit dem Einsatz einzelner, homöopathischer Substanzen verhalten. Die Injektionspräparate und anderen Darreichungsformen sind nach ihren Handelsnamen in alphabetischer Reihenfolge aufgeführt.

Cefanalgin® Ampullen zur Injektion
Vor allem die neuralgischen Kopfschmerz- und Migränearten werden von den Inhaltsstoffen dieses Mittels erfaßt. Die Zusammenstellung der Heilpflanzen Gelsemium, Iris, Cyclamen und Melilotus, sorgt für eine ausgleichende Regulation des gestörten Sympathikotonus der Kopfgefäße. Besonders auf längere Sicht wirkt dieser Ausgleich dauerhaft schmerzlindernd und heilend.

Hevert-Migräne® Injektionslösung (Hevert)
Diese Zusammenstellung deckt viele migräneartigen Kopfschmerzformen ab. Die einzelnen Stoffe sind in der Mehrzahl gefäßwirksam und erreichen dadurch eine nachvollziehbare Schmerzentlastung. Auch Trigeminusneuralgien reagieren auf diese Heilsubstanzmischung sehr günstig. Diese Injektionslösung ist bei der Behandlung von Kopfschmerzen und Migräne eine ganz wesentliche therapeutische Hilfe. Die Lösung kann vom Patienten auch als Trinkampulle verwendet werden.

Infi-Belladonna-Injektion® (Infirmarius-Rovit)
Die in dieser Injektionslösung enthaltenen Pflanzenstoffe und biochemischen Substanzen liegen hier in Einzelpotenzen und Potenzakkorden vor. Der Wirkungszeitraum des Mittels ist dadurch entsprechend lang und

nachhaltig, so daß lediglich seltene Gaben notwendig sind. Das Präparat enthält eine große Anzahl von kopfschmerzwirksamen Heilpflanzen, Mineralsalzen und Vitaminen. Es empfiehlt sich, diese Injektionslösung als Zwischenmittel neben anderen Therapeutika einzusetzen, weil sie die eventuell vorhandenen Wirkungslücken anderer Homöopathika schließen kann.

Biologische Migräne-Tropfen S® (magnet aktiv)

Dieses Präparat unterstützt die in der Praxis durchgeführte Injektionstherapie sehr wesentlich. Die komplexe Mischung dieser Tropfen lindert vorhandene Kopfschmerzen und verringert die Bereitschaft zur Auslösung von Migräneanfällen. Das Mittel wird auch von empfindlichen Patienten sehr gut vertragen und eignet sich besonders gut für eine Langzeittherapie.

Föhn- und Wetter-Tropfen (Biomedica)

Die Inhaltsstoffe sind in diesen Tropfen so gewählt, daß sie sich in ihren Indikationsbereichen sehr sinnvoll ergänzen. Das Präparat deckt sehr spezifisch und wirksam wetterabhängige Kopf- und Gesichtsschmerzen ab. Auch luftdruck- und wetterbedingte Nervenschmerzen im Bereich des Kopfes lassen sich mit den Tropfen gut behandeln. Betroffene Patienten sollen das Mittel deshalb bei Föhn und Wetterwechsel regelmäßig einnehmen.

Hanoalgyn®-Tropfen (Hanosan)

Dieses Präparat hat die günstigste Zusammenstellung für die Behandlung hormoneller und menstruationsabhängiger Kopfschmerzen. Zum Indikationsbereich dieser Tropfen gehören das prämenstruelle Syndrom, Klimakteriumskopfschmerzen beider Geschlechter und hormonellbedingte Migräne.

Phönix Phönomigral®-Tropfen (Phönix)

Die Wirksamkeit dieses Kopfschmerzmittels wird durch die Mischung vieler Heilpflanzen und einer großen Zahl von biochemischen Säuren, Salzen und Spurenelementen gewährleistet. Die Zusammensetzung ist dabei so abgestimmt, daß eine intensive, tonusregulierende Wirkung innerhalb des Gefäßsystems zur Schmerzausschaltung führt. Das Mittel erfaßt alle Migräneformen und wird insbesondere bei Wetterfühligkeit und Föhnempfindlichkeit wirksam.

Unotex® N feminin und maskulin Tropfen und Dragees (Bilgast)

Die pflanzliche Zusammensetzung der Tropfen und Dragees ist identisch, so daß sich der Therapeut an der Alkoholverträglichkeit des Patienten orientieren kann. Der feminine Bezug des Präparates ist durch die Beigabe von Pulsatilla gegeben, der maskuline Aspekt ergibt sich durch die Beimischung von Nux vomica und Digitalis. Das Mittel hat seinen Wirkungsschwerpunkt in den kopfschmerzfreien Intervallen, zur Vermeidung neuer Schmerzattacken. Für die Behandlung des akuten Migräne-Schmerzanfalls ist das Präparat weniger geeignet.

14.3 Homöopathische biochemische Substanzen

Grundlagen und Anwendung

Einige der natürlichen Mineralsalze und andere biochemische Substanzen lassen sich sehr gut in die Behandlung von Kopfschmerzen integrieren. Ihre direkte und gute biologische Verwertbarkeit beschleunigt ihren Wirkmechanismus im Körper, was im Einzelfall zu verblüffenden Heilerfolgen führen kann. Die hier empfohlenen Mittel eignen sich unter diesem Aspekt ganz besonders für die Therapie von Kopfschmerzen und Migräne.

Ihre Potenzierung sollte im Bereich D5 bis D12 liegen. In Einzelfällen, bei denen eine besonders hohe Chronizität und Therapieresistenz vermutet oder festgestellt wird, können Hochpotenzen, die im Centesimalbereich liegen, wirkungsvoller sein.

Ammonium bromatum – Ammoniumbromid
Kopfschmerzsymptome. Bandförmige Schmerzzustände des Kopfes, die sich auch zu einem punktuell empfundenen, sehr starken Schmerz entwickeln können („wie ein eingetriebener Nagel"). Durch körperliche Bewegung oder Husten verstärkt sich der Schmerz. Während der Schmerzattacke kann ein Fremdkörpergefühl in beiden Augen bestehen. Wärme und das Trinken warmer Getränke lindern diesen Kopfschmerz.

Calcium arsenicosum – Kalziumarsenit
Kopfschmerzsymptome. Kopfschmerzen die regelmäßig ausschließlich nur alle 6 bis 8 Tage, also etwa einmal wöchentlich, auftreten und über dem rechten Auge lokalisiert sind. Gleichzeitig kann es dabei auch zur Erhöhung des Blutdrucks und zu Herzschmerzen kommen. Auch ein Druckgefühl in der Nierengegend kann schmerzbegleitend einsetzen.

Carboneum sulfuratum – Schwefelkohlenstoff
Kopfschmerzsymptome. Immer wenn es nach dem Aufenthalt in der Nähe von dichtbefahrenen Autoverkehrsstraßen zu dumpfen, anhaltenden Kopfschmerzen kommt, sollte an Schwefelkohlenstoff gedacht werden. Der bekannte Kopfschmerz, „den man nach dem Einkaufen aus der Stadt mitbringt", beruht fast immer auf der verstärkten Aufnahme von schwefelhaltigen Abgasdioxiden. Carbonium sulfuratum in niedriger Potenzierung injiziert oder eingenommen, kann diesen Vergiftungskopfschmerz schnell beseitigen.

Ferrum metallicum – Eisen
Kopfschmerzsymptome. Starke Druckkopfschmerzen mit Schwindel und gleichzeitig nervöser Erregung. Charakteristisch ist hierbei der Kopfschmerz, der nach geistiger Arbeit und stundenlanger Konzentration auftritt. Der Schmerz wird besonders im Hinterhauptsbereich und Nacken, aber ebenso auch in den Schläfen und Augen empfunden. Die Extremitäten können dabei minderdurchblutet sein und es kann sich ein Frösteln des gesamten Körpers einstellen.

Glonoinum – Nitroglycerin
Kopfschmerzsymptome. Diesen Kopfschmerzen geht eine starke Magenübelkeit voraus, die nachläßt, wenn die Schmerzen am intensivsten und ausgeprägtesten sind. Es kann zu auffallender Gesichtsblässe und räumlicher Desorientiertheit kommen. Der Kopfschmerz wird im gesamten Kopf empfunden und nimmt durch Bewegungen zu. Frischluft und entspanntes Liegen mildern die Schmerzintensität ab.

Hekla Lava – Lava vom Heklavulkan (Island)
Kopfschmerzsymptome. Schmerzen des Kopfes, die in den Ober- oder Unterkiefer und die Zähne ausstrahlen. Alle Knochenschmerzen im Bereich des Kopfes. Auch heftige, schmerzhafte Trigeminusneuralgien lassen sich gut mit Hekla Lava behandeln und heilen. Eindeutige Indikationsschwerpunkte dieses biochemischen Stoffes sind schmerzhafte Nervenirritationen und entzündliche Reizungen der Knochenhaut.

Kalium bichromicum – Kaliumdichromat
Kopfschmerzsymptome. Migräne, die sich meist am frühen Morgen durch ein Flimmerskotom ankündigt und sich mit starkem Schwindelgefühl und stechenden Schläfenschmerzen fortsetzt. Dieser Migränekopfschmerz steigert sich bis zur Tagesmitte und verschwindet gegen Abend. Typisch ist hierbei der Schmerz an einer engumschriebenen Stelle des Kopfes wie auf der Schädelmitte, der Stirn oder einer Schläfenseite.

Kalium phosphoricum – Kaliumphosphat
Kopfschmerzsymptome. Neurasthenisch bedingte und überwiegend nervöse Schmerz-

empfindungen des Kopfes, die aufgrund körperlicher und geistiger Erschöpfung ausgelöst worden sind. Hierzu zählt besonders der drückend und dumpf empfundene Hinterhauptsschmerz bei gleichzeitiger nervlicher Überanstrengung. Kaliumphosphat wirkt ausgleichend auf die Stoffwechselfunktionen der Nervenzellen.

Magnesium phosphoricum – Magnesiumphosphat
Kopfschmerzsymptome. Überwiegend rechtsseitige Migränekopfschmerzen, die mit Kälteempfindungen des Körpers einhergehen. Typisch sind hierbei Empfindungsbeschreibungen der Patienten wie „als ob Flüssigkeit im Kopf wäre" oder „als ob das Gehirn wackle" und „wie eine feste Kappe auf dem Kopf". Magnesiumphosphat gilt als eines der wichtigsten biochemischen Schmerzmittel, da es Schmerzen erreicht, die spontan erscheinen, stechend, schneidend, krampfartig, und fast unerträglich sind.

Natrium pyruvicum – Natriumpyruvat
Kopfschmerzsymptome. Migräneartige Kopfschmerzen mit Übelkeit, Erbrechen und Druckschmerzen der Augen, die hauptsächlich durch Haarewaschen, Haareschneiden und das Essen kalter Speisen ausgelöst werden. Die betroffenen Patienten klagen zusätzlich über ekzematöse, juckende Hautirritationen, die am ganzen Körper auftreten können.

Palladium – Platin
Kopfschmerzsymptome. Quer über den Scheitel verlaufende, bandförmige Kopfschmerzen, die von einem Ohr zum anderen ziehen. Bei Frauen können dabei zusätzlich Unterleibsschmerzen vorhanden sein, die zeitgleich mit den Schmerzen des Kopfes aufhören.

Selenium – Selen
Kopfschmerzsymptome. Periodische, verstärkt über dem linken Auge auftretende Kopfschmerzen, die sich öfter aus dem Nachtschlaf heraus entwickeln. Gleichzeitig besteht nervliche Erschöpfung und kurzzeitiger Geruchsverlust. Charakteristisch ist die Überreizung des vegetativen Nervensystems.

Zinkum metallicum – Zink
Kopfschmerzsymptome. Stirnkopfschmerz mit einem heftigen, anhaltenden Druckgefühl über der Nasenwurzel. Dabei besteht eine auffällige innere Unruhe und Nervosität. Die Patienten können selbst auf minimalste Geräuschentwicklungen überempfindlich reagieren und machen insgesamt einen erschöpften Eindruck. Berührungen der Haut werden als unangenehm und schmerzhaft empfunden.

14.4 Potenzierte körpereigene und allopathische Substanzen

Grundlagen und Anwendung

Kopfschmerzen, die sich im Laufe eines Behandlungszyklus als weitgehend therapieresistent erweisen und damit schwer zu beeinflussen sind, reagieren erfahrungsgemäß sehr häufig auf die Gabe spezifischer, potenzierter Substanzen. Diese nach homöopathischen Verfahrenstechniken hergestellten Zubereitungen körpereigener, apathogener Organ- oder Stoffwechselsubstanzen, lösen im Organismus einen positiven **Informationsreiz** auf die Körperzellen aus, der diese anregt, katalytische und enzymatische, intrazelluläre Vorgänge und Abläufe erneut zu überprüfen und zu korrigieren. Vor allem chronische Verlaufsformen von Kopfschmerzen und Migräne, die zu einem großen Teil durch Katalyseblockaden einzelner Zellverbände mitverursacht worden sind, benötigen diesen reaktivierenden und gleichzeitig heilsamen Anstoß. Festgesetzte Stoffwechselvorgänge werden gelöst, die eine schrittweise, mesenchymale

Entschlackung fördern und so zur Entlastung erkrankter Gewebestrukturen führen.

> 👉 Die aufgeführten Präparate können auch als Trinkampulle verordnet werden.

Präparate

Acetylcholinchlorid (Neurotransmitter) (Heel)

Diese neurogene Leitsubstanz ist an der motorischen Endplatte wirksam und überträgt die vom efferenten Neuron kommenden Nervensignale auf den Muskel. Im vegetativen Nervensystem benötigen die Synapsen des Sympathikus und Parasympathikus das Acetylcholin zur vollständigen nervalen Reizweiterleitung, da die Substanz grundsätzlich erregend auf die nachgeschalteten Strukturen wirkt. Bestehen auch nur geringfügigste Schwankungen bei der körpereigenen Acetylcholinproduktion, kann es zu neuromuskulären, schmerzhaften Irritationen kommen. Beide Störfaktoren können bereits nach kurzer Zeit, im Sinne einer gegenseitigen Wechselwirkung, zu anhaltenden Schmerzzuständen oder regelmäßigen Schmerzanfällen führen. Diese aufbereitete Transmittersubstanz kann im Körper sehr wirksame Regulationsvorgänge provozieren, die zu einem stabilen Transmitterspiegel und zu einer Beruhigung der ganzen Schmerzsituation führen.

Acetylsalicylsäure (chemisches Analgetikum) (Heel)

Viele Kopfschmerzpatienten haben über unterschiedlich lange Zeiträume versucht, ihre Schmerzen mit Hilfe von freiverkäuflichen, vor allem acetylsäurehaltigen Präparaten zu bekämpfen. Nicht selten stellte sich daraufhin nach einigen Wochen oder Monaten eine paradoxe Schmerzverstärkung ein, die eine weitere chemische Bekämpfung der Kopfschmerzen erschwerte oder einfach unmöglich machte. Diese Situation kann auch in der Naturheilpraxis große Probleme machen, denn die langfristige Einnahme von Acetylsalicylsäure oder auch anderen analgetischen Stoffen wie Ergotamin, kann eine hartnäckige Therapieresistenz verursachen. Durch die Injektion der potenzierten Acetylsalicylsäure wird im Körper eine nach dem Simileprinzip ablaufende Korrektur aktiviert, die festgesetzte Blockaden des Stoffwechsels auflösen kann. Allein dieser Vorgang kann sich bereits kopfschmerzlindernd auswirken. Wesentlicher ist jedoch die damit erreichte Verbesserung der Therapierbarkeit.

ACTH – Adrenokortikotropes Hormon (Heel)

Durch das potenzierte ACTH gelingt es, vorhandene hormonelle Dysfunktionen des Hypophysenvorderlappens und der Nebennierenrinde auszugleichen und die Hormonsituation insgesamt zu verbessern und zu stabilisieren. Darüber hinaus können hormongesteuerte, destruktive und kopfschmerzauslösende Zell- und Gefäßmechanismen unterbrochen und ausgeschaltet werden.

ATP – Adenosintriphosphat (Coenzym) (Heel)

ATP ist als Coenzym ein unverzichtbarer intermediärer Katalysator und ein wichtiges Zwischenglied im Energiehaushalt der Zellen. Es wird daher auch als „Kleingeld der Zellen" bezeichnet, was seine Notwendigkeit für den Gesamtstoffwechsel hervorheben soll. ATP ist in der Lage, Zellenergien zwischenzuspeichern und bei Bedarf abzugeben. Bei chronischen Krankheitsbildern, wie sie bei Kopfschmerzen und Migräne häufig anzutreffen sind, kann dieser Regelkreislauf gestört und unvollständig sein. Durch diese Dysfunktion leidet auf Dauer die gesamte Energiebilanz des Organismus, was sich auch häufig durch eine schmerzrelevante Gefäßinstabilität im Bereich des Kopfes äußert.

Serotonin (Neurotransmitter) (Heel)

Vor allem die Zellen des Hirnstamms und des Hypothalamus benötigen Serotonin als wichtigen Botenstoff für neurale Informationen. Der Stoff reguliert den Schlaf, die Körpertemperatur und steuert die psychischen Stimmungslagen des Menschen. Er bestimmt auch den Grad der Schmerzempfindung und übt damit auch einen Einfluß auf Schmerzzustände des Kopfes aus. Die Kenntnisse über die genauen und verschiedenen Funktionen von Seretonin werden auch gegenwärtig noch regelmäßig durch neue Entdeckungen und Erkenntnisse erweitert.

Die Injektion oder Einnahme von potenziertem Serotonin sollte immer dann vorrangig versucht werden, wenn eine hohe Kopfschmerzsensibilität festgestellt wird und eine psychosomatische Verkettung zu vermuten ist. Beide Faktoren können über die Nosode korrigiert und ausgeglichen werden.

Zitronensäurezyklus-Ampullen (Zellkatalysatoren) (Heel)

Es handelt sich hier um die wichtigsten katalytisch wirksamen Säuren und Salze der Zellen, die für die intrazellulären Oxidations- und Fermentationsvorgänge unentbehrlich sind. Der Zitronensäurezyklus, Grundlage aller Stoffwechselvorgänge, ist in Verbindung mit der Atmungskette die bedeutendste Energiequelle des Organismus. Er ist hauptsächlich auf der inneren Mitochondrienmembran der Zelle lokalisiert, hat aber auch einige seiner Enzyme im Zytoplasma angesetzt. Kommt es zu einer enzymatischen Fehlsteuerung oder Blockade innerhalb dieses Systems, kann der Zitronensäurezyklus in einzelnen Zellgruppen behindert werden oder ganz zum Stillstand kommen.

Störungen dieses Zyklus äußern sich daher in erster Linie durch Krankheitsbilder, die den zellulären Phasen zuzuordnen sind und sich damit vor dem Hintergrund einer behinderten Zellatmung entwickelt haben. Im Oberbegriff handelt es sich dabei um Imprägnationsphasen, Degenerationsphasen und Neoplasmaphasen. Die hier angesiedelten Erkrankungen und Symptomatiken reichen von Migräne, Paresen und Neuralgien, über Dermatosen und degenerative Organschädigungen, bis hin zu karzinogenem Geschehen.

Der Therapie mit homöopathisierten Faktoren des Zitronensäurezyklus kommt eine besondere Bedeutung zu, da durch die Induktion der entsprechenden Säuren und Enzyme ein gestörter Ablauf dieses Zyklus wieder korrigiert und die behinderte Zellatmung aufgehoben werden kann.

Die Katalysatoren werden vom Hersteller in einem Komplex von 10 Ampullen angeboten, die in einer vorgeschriebenen Reihenfolge verabreicht werden sollten. Zweckmäßigerweise geschieht das in der Reihenfolge, wie sie auch innerhalb der Zelle im natürlichen Stoffwechselablauf entsteht.

Der Therapeut kann sich hierbei an der detaillierten Anwendungsbeschreibung des Herstellers orientieren. Die Ampullen können auch oral verabreicht werden, wobei jeweils eine Stoffgruppe in ein Glas stilles Wasser gegeben und über den Tag verteilt, schluckweise getrunken wird.

Den chronischen Kopfschmerzen und Migräneformen, liegen neben anderen Auslösefaktoren auch oft Entgleisungen innerhalb der Zellkatalyse zugrunde. Kopfschmerzen reagieren deshalb auf die Gabe der Zellkatalysatoren und der damit verbesserten inneren Atmung sehr gut. Diese therapeutische Möglichkeit sollte in ein komplexes Behandlungsschema immer miteinfließen.

15 HYDROTHERAPIE

Durch kalte und warme Wasseranwendungen kann bei Gefäßspasmen, Muskelkontraktionen und den dadurch verursachten Blutzirkulationsstörungen eine für den Patienten spürbare Linderung der Kopfschmerzen erreicht werden. Hydrotherapeutische Maßnahmen wirken über eine thermische, hydrostatische oder mechanische Stimulation reizprovokativ auf den Organismus. Über diesen Anstoß lassen sich zusätzlich die bei Kopfschmerzpatienten häufig unzureichenden physiologischen Anpassungsmechanismen verbessern und zur Behandlung der Schmerzen nutzen. Einige Patienten haben von sich aus bereits festgestellt, daß ihre Migräneattacken und Kopfschmerzen auf die Anwendung von kaltem oder warmem Wasser reagieren. Nicht in jeder Praxis sind die sanitären Bedingungen zur Durchführung der Wasseranwendungen gegeben. Es ist deshalb wichtig, daß der Therapeut dem Patienten in diesen Fällen genaue Anleitungen für die selbständige, häusliche Durchführung gezielter Wasserpraktiken angeben und verordnen kann.

15.1 Unspezifische Reiztherapie

Obwohl die Hydrotherapie insgesamt eine ausgezeichnete, erfahrungsheilkundliche und anerkannte Behandlungsform ist, sind die durch äußere Wasseranwendungen provozierten Körperreaktionen in ihren genauen und detaillierten Abläufen nicht vollständig geklärt. Einerseits wird aufgrund experimenteller Versuche angenommen, daß die durch Wasseranwendung ausgelöste leichte bis mittelstarke Rötung der Haut und das damit verbundene Wärmegefühl auf eine erhöhte Durchblutung zurückzuführen ist. Andererseits werden diese Körper- und Hautreaktionen mit der Entleerung des subkutanen venösen Blutdepots und der spontan herabgesetzten Sauerstoffverwertung des Blutes sowie mit der dadurch ausgelösten Freisetzung gefäßaktiver Substanzen mit entsprechender Kapillarerweiterung erklärt. Wie so oft in der Erfahrungsmedizin, treten auch hier die wissenschaftlichen Begründungen vor den eindeutigen Anwendungserfolgen in den Hintergrund. Auf einen verwertbaren und zugleich akzeptablen Nenner gebracht, zielt die Hydrotherapie darauf ab, körpereigene Abwehrreaktionen auf Temperaturreize provokativ zu aktivieren.

Auf die Anwendung von **Kaltwasser** reagiert der Organismus mit folgenden Veränderungen:

- Gefäßverengung innerhalb der Haut
- Steigerung der Muskeldurchblutung
- Erhöhung des Arterien- und Venentonus
- leichte Blutdrucksteigerungen
- Anstieg des Stoffwechsels im Körperkern
- Stoffwechselverminderung in den vom Wasser gekühlten Körperteilen
- Funktionsverbesserung der Nebennieren.

Auf die Anwendung von **warmem Wasser** reagiert der Körper entsprechend anders:

- Steigerung der Blutzirkulation innerhalb der Haut und oberen Gewebeschichten
- leichter Blutabzug im zentralen Organbereich
- Zunahme der Herzfrequenz
- Anregung der Schweißsekretion.

15.2 Adaptationsprozesse

Durch die Hydro- und Thermotherapie werden durch Temperaturreize physikalische Adaptationsprozesse ausgelöst, die generell die Anpassungsfähigkeit des Organismus auf verschiedenste Reize verbessern und u.a. für den Erhalt und die Steigerung der Gefäßelastizität sorgen. Gerade hier liegt der Vorteil für die Kopfschmerzpatienten, die so häufig unter den Gefäßspasmen des Kopf- und Nackenbereichs leiden.

Kältereize der Haut bewirken vorrangig eine Durchblutungsabnahme der Körperoberfläche. Bei einer Wassertemperatur von 12 bis 17 °Celsius verringert sich zu Beginn geringfügig die Puls- und Herzfrequenz. Erst bei längerem Kältereiz kommt es neben Kältezittern und Kälteschmerz zu einer Pulsbeschleunigung und Tachykardie des Herzens. Bei einem etwa 4- bis 6maligen Wassertemperaturwechsel von kalt nach heiß oder umgekehrt, kommt es zu einer Ermüdung dieses reizaktiven Mechanismus.

Die lokalen **Wärmeanwendungen** provozieren eine Hyperämie innerhalb des erwärmten Gewebes und gleichzeitig eine Entspannung der glatten und quergestreiften Muskulatur. Die Puls- und Herzfrequenz steigt leicht an und stabilisiert sich bei einer lokalen Wärmetemperatur von 33 bis 40 °Celsius.

Vor allem die Hydrotherapie zeigt den vorhandenen Antagonismus, der zwischen der Haut- und Muskeldurchblutung besteht, am deutlichsten. Der äußere Kältereiz führt zur verringerten Blutversorgung der lokal vorhandenen Hauptstromgebiete sowie zur Eröffnung arteriovenöser Anastomosen in den tieferen Hautschichten. Während die Hautdurchblutung abnimmt, erhöht sich gleichzeitig das Muskelblutangebot. Im Gegensatz dazu wird z.B. durch ein Erwärmungsbad die Gesamtdurchblutung des Körpers um bis zu 300% gesteigert, während die Durchblutung der Muskulatur auf 40% ihres Ausgangswerts absinkt. Obwohl diese Erkenntnisse eine spezifische Adaptation ermöglichen, um z.B. ausschließlich Kälte- oder Wärmereize auf die stets gleiche Körperregion auszuüben, sollte hydrotherapeutisch möglichst unspezifisch vorgegangen werden. Durch einen flexiblen Wechsel der Temperaturen, der Anwendungsart und Intensität sowie der Reizlokalisation, ist das Wirkungsspektrum und der Behandlungserfolg auffallend größer, denn unterschiedliche Temperaturreize sind zweifellos das bessere Gefäßtraining. Da bei vielen Patienten, die unter Migräne und Kopfschmerzen leiden, auch eine physikalische Regulationsstarre vorhanden ist, muß der hydrotherapeutische Schwerpunkt in der Auflösung dieser thermostatischen Anpassungsprobleme gesehen werden.

Anwendung

Da die Wasserstimulation größerer Reizflächen auch zu stärkeren und anhaltenderen Gewebe- und Gefäßreaktionen führt, bewirkt die mehrfache Wiederholung von Reizen gleicher Qualität eine insgesamt verringerte Reaktion. Je nach Lokalisation der wassertherapeutischen Anwendungen, kann die schmerzlindernde Heilwirkung auch durch die Förderung der Durchblutung, die Steigerung der körpereigenen Ausleitungs- und Entgiftungsvorgänge sowie die reflektorische Anregung der inneren Organe erreicht werden.

Ein nicht unerheblicher zusätzlicher Heilfaktor besteht in der Berührung und Zuwendung durch den Behandler. Die alten Methoden der Wassertherapie geben Gelegenheit zu Körperkontakt und Nähe, die den meisten Patienten sehr gut tut und für die notwendige Entspannung und Behandlungsbereitschaft sorgt. Bei der Wahl der angewendeten Wassertemperatur (Abb. 15-1) sollte der Behandler sich mit dem Patienten absprechen, denn viele bevorzugen be-

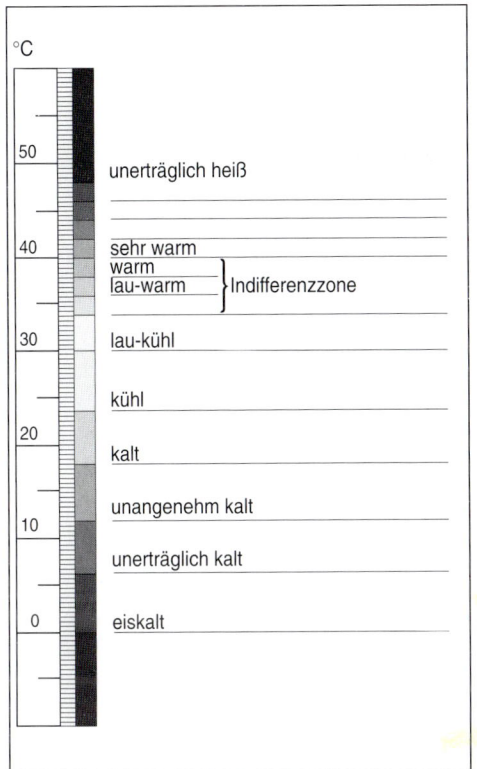

Abb. 15-1 Durchschnittliches thermisches Empfinden.

stimmte Temperaturbereiche und empfinden außerhalb diesen vorerst gewohnten Temperaturen ein körperliches Unbehagen, das zu einer völligen Ablehnung dieser Therapieform führen kann. Es ist daher sinnvoll, die hydrotherapeutischen Anwendungen mit milderen thermischen Reizen zu beginnen.

Erfahrungsgemäß sprechen die Migräne und andere Kopfschmerzformen auf Wechselanwendungen von kaltem (bis 17 °C), warmem (35 bis 38 °C) und heißem Wasser (39 bis 42 °C) an (Abb. 15-2), denn hierbei wird die Elastizität der Gefäße am sinnvollsten und effektivsten trainiert und für die Entlastung der schmerzsensiblen Gefäßrezeptoren genutzt.

Auflagen

Bei akuten Kopfschmerzen sind Auflagen oder Packungen der Schulter- und Nackenzone am schnellsten wirksam. Durch den wechselnden Reiz von Warm- und Kaltwasser werden die lokalen Blutstromvorgänge beschleunigt und die Schmerzrezeptoren entlastet. Die regelmäßige Durchführung von

milde hydrotherapeutische Reize	mittelstarke hydrotherapeutische Reize	starke hydrotherapeutische Reize
• Waschungen, Abreibungen und Bürstungen • ansteigende Fuß- und Unterarmbäder • kalte Kniegüsse, Gesichtsgüsse und Armgüsse • Wassertreten • Wickel bis zum Umfang eines Brustwickels • feuchte Auflagen • Kopfdampfbad	• ansteigende Teilbäder und Halbbad • Bürsten • wechselwarme Sitzbäder • Rumpfwickel • Sauna	• Überwärmungsbad • Vollguß • 3/4- oder Ganzpackung

Abb. 15-2 Einstufung der hydrotherapeutischen Anwendungen nach ihrer Reizintensität.

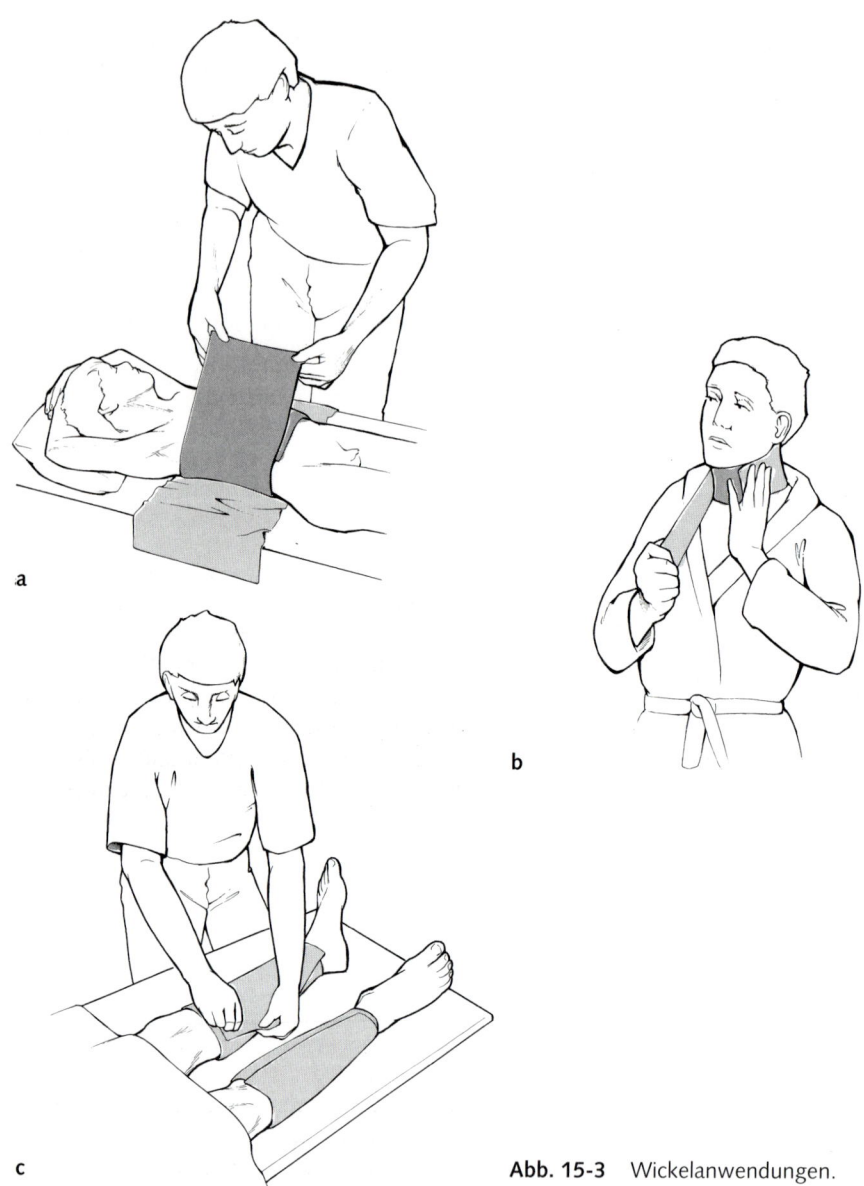

Abb. 15-3 Wickelanwendungen.

Wasserauflagen (Abb. 15-3) führt zu langen, schmerzfreien Intervallen, die dem Patienten die oft längst notwendige Erholung und Regeneration ermöglichen.

Schulter-Nacken-Auflage
Für eine ausreichend wirksame Schulter-Nackenauflage werden zwei etwa 50mal 30 cm große Tücher benötigt. Eines der Tücher wird als Innentuch verwendet und zu Beginn in etwa 40 °Celsius warmes Wasser getaucht, tropffrei ausgedrückt und mit leichtem Andruck quer über beide Schultern gelegt, so daß es den Nacken mitabdeckt.

Dann wird das zweite trockene Tuch möglichst ohne Zeitverzögerung zum Abdecken der warmen Tuchauflage aufgelegt. Der Oberkörper des Patienten sollte danach mit einem großen Badetuch warm abgedeckt werden.

Die Packung kann nach 10 Minuten gegen eine kalte ausgewechselt werden. Ein 3- bis 4maliger Wechsel von warm zu kalt, bei jeweils zehnminütiger Auflagedauer der Packung, reicht dabei für einen schmerzlindernden Durchblutungseffekt völlig aus. Um den schmerzlindernden Effekt der Auflagen zu erhalten, kann der Patient diesen Vorgang selbständig zu Hause 1- bis 2mal täglich wiederholen.

Wassergüsse

Durch die Kneipp-Anwendungen kann eine sehr intensive Durchblutung der arteriellen und venösen Gefäße erzeugt werden. Vor allem Wechselgüsse, die von kalt zu warm vorgenommen und mit kalt abgeschlossen werden, beschleunigen und stabilisieren den gesamten Blutkreislauf. Es muß darauf geachtet werden, daß der Wasserreiz langsam und schrittweise, ausgehend von der äußersten Körperperipherie zum Zentrum, geführt wird.

Für den Wasserguß wird ein Schlauch mit einem Innendurchmesser von etwa 2 cm verwendet. Das Schlauchende wird dabei senkrecht aufwärts gehalten und der Wasserstrahl darf höchstens 10 bis 15 cm hoch sein, so daß kein harter, spritzender Strahl, sondern ein weich fließender Wassermantel entsteht. Zur Behandlung von Kopfschmerzen und Migräne eignen sich vor allem Wassergüsse der Arme und Beine. Um keine Körperwärme zu verlieren, sollte sich der Patient dazu nur soweit wie nötig entkleiden und über einem Wasserablauf oder in einer Wanne stehen. Armgüsse können auch über einem Waschbecken vorgenommen werden.

Beinguß

Der Beinguß beginnt am Fußrücken (Abb. 15-4) des rechten Beins. Der Wasserlauf wird in kleinen Schritten von dort aus über die Innenseite des Beins zum Oberschenkel hochgeführt und langsam wieder zum Fuß hin abgesenkt. Anschließend wird der Vorgang am rechten Bein wiederholt und 3- bis 4mal abwechselnd links und rechts, eventuell mit verschieden temperiertem Wasser, fortgesetzt.

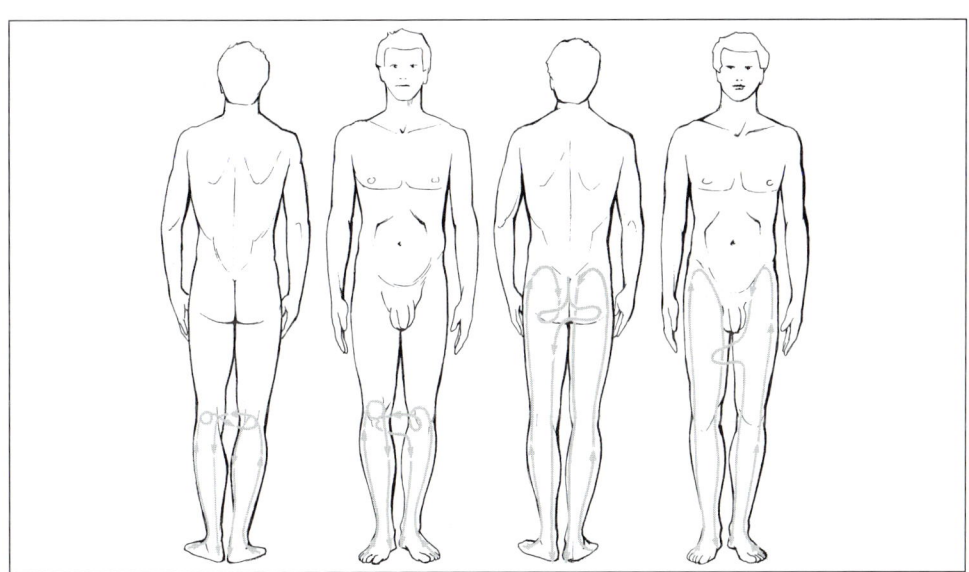

Abb. 15-4 Knie- und Schenkelguß mit klassischer Schlauchführung.

Armguß

Mit dem Armguß beginnt man bei den Fingern des rechten Arms und geht auf der Innenseite des Arms bis zum Schultergelenk weiter. Auch hier werden abwechselnd beide Arme mit Wasser abgegossen. Nach den Güssen kann sich der Patient entscheiden, ob er etwa 5 bis 10 Minuten in raschen Schritten hin und her gehen will oder lieber in eine warme Decke gehüllt liegenbleibt, um die Wirkung des Gusses zu verbessern.

Ansteigendes Armbad

Viele Kopfschmerzpatienten sprechen besonders auf diese Form der Wassertherapie an. Die Reizwirkung wird hier über langsam entstehende Temperaturunterschiede, die den Gefäßen eine ruhige und schrittweise Adaptation an die jeweils veränderten Reizsituationen ermöglichen, erzielt. Vorhandene Gefäßspasmen lösen sich zwar langsamer, bilden sich jedoch reizärmer und langfristiger zurück. Zudem kann der Patient diese Art der Hydrotherapie ohne große Umstände bei Bedarf mehrmals täglich selbständig vornehmen.

Der Patient legt einen oder gleich beide Arme in eine mit 15 °C kaltem Wasser gefüllte Armbadewanne oder in ein genügend großes Waschbecken. Nach 8 Minuten wird aus einer Kanne nach und nach heißes Wasser (40 bis 45 °Celsius) zugegeben, bis sich das Wasser im Verlauf von 20 Minuten auf etwa 39 °Celsius erwärmt. Gefäßbedingte Kopfschmerzen lassen häufig bereits nach einer Behandlung nach. Einige Patienten benötigen zusätzlich ein ansteigendes Fußbad für eine ausreichende Blutzirkulation.

Das Fußbad wird ebenso wie das geschilderte ansteigende Baden der Arme vorgenommen. Es ist dazu lediglich eine Fußbadewanne oder ein anderes geeignetes Behältnis erforderlich.

Wassertreten

Die bekannteste Kneipp-Wasseranwendung ist wohl das Wassertreten. Es handelt sich hierbei um eine ebenfalls milde, aber sehr wirkungsvolle Art der Blutkreislaufanregung. Sie hat den eindeutigen Vorteil, daß sie überall ohne nennenswert große Mühe durchgeführt werden kann.

Wassertreten ist in einem Bach oder an einem Seeufer ebenso möglich wie in einer Praxis mit entsprechenden sanitären Gegebenheiten (z.B. Duschwanne). Die Wassertemperatur sollte beim Wassertreten zwischen 10 und maximal 18 °C liegen und die erforderliche, optimale Wassertiefe bis zu $1/4$ der Waden reichen. Die Ausführung des sogenannten Storchschrittes, bei dem der Fuß bei jedem Schritt über die Wasseroberfläche hinaus angehoben wird, ist untrennbar mit dem Kneippen verbunden.

Der Patient sollte solange Wassertreten wie es ihm körperlich angenehm und erträglich ist. Nach dem „Kneippen" sollen die Füße nicht abgetrocknet werden, sondern in einen Strumpf aus natürlicher Wollfaser gesteckt werden. Anschließend ist ein kurzer, zügig vorgenommener Fußmarsch zur Kreislaufunterstützung von Vorteil. Obwohl beim Wassertreten der Körperreiz von der äußersten, unteren Peripherie ausgeht, kann bei einer ausreichend langen Anwendung ein enormer Anschub der Blutkreislauffunktionen beobachtet werden, durch den vorhandene, lokale, kopfschmerzverursachende Kreislaufstasen zur Auflösung kommen.

16 MANUELLE THERAPIE

16.1 Chiropraktik

Chiropraktische Anwendungen grenzen sich eindeutig von den weichen manuellen Therapiemethoden ab, die durch die Stellungskorrektur oder das Einrücken verschobener Wirbel einem mechanischen Ordnungsprinzip folgen. Die Chiropraktik hingegen setzt manipulative Impulse, um reflektorische Abläufe auszulösen.

Grundlagen

Pathologische, neurophysiologische Fehlsteuerungen innerhalb der Gelenkstrukturen lassen sich durch die Ausführung der Chiropraktik spontan unterbrechen und korrigieren, indem pathogene und schadhafte arthromuskuläre Regelmechanismen durch die Tonusabsenkung entlastet werden. Fehlstellungen der Halswirbel, die zu starken und anhaltenden Kopfschmerzen führen, können in der Regel sehr eindeutig dem Indikationsbereich der Chiropraktik zugeordnet werden.

> ☞ Es sollte dabei beachtet werden, daß in der Zervikalregion hauptsächlich Störungen der reinen Wirbelgelenkfunktion vorliegen, während im Lumbalbereich überwiegend bandscheibenbedingte Krankheitsabläufe auftreten.

Obwohl die Halswirbel den weitesten Bewegungsspielraum der Gesamtwirbelsäule haben, gelten sie gleichzeitig auch als ihr störanfälligster Abschnitt. Die Position und Lage der Kopfgelenke hat großen Einfluß auf den Tonus der Gesamtmuskulatur, so daß es bei Störungen der Zervikalgelenke neben schmerzhaften Affektionen des Nacken- und Kopfbereichs auch zu weiteren Beschwerden im Verlauf der Wirbelsäule kommen kann. Die Kenntnis der genauen, anatomischen und physiologischen Gegebenheiten, sowie der nervalen Versorgung und natürlichen Bewegungsabläufe der Wirbelkörper, müssen vorausgesetzt werden, da die Durchführung der Chiropraktik sonst auf Zufallserfolge beschränkt bleibt.

Diagnostik

Beurteilung der Beweglichkeit der Kopfgelenke

Kopfschmerzen zählen zu den häufigsten und ersten Beschwerdebildern einer eingeschränkten Bewegungsfreiheit oder voll entwickelten Blockierung der Kopfgelenke und Wirbelsegmente C1 (Atlas), C2 (Axis) und C3. Bei den meisten Kopfschmerzpatienten liegt lediglich eine hartnäckige Verspannung der Nackenmuskulatur vor, die für die Bewegungseinschränkung der Kopfgelenke verantwortlich gemacht werden kann. In diesen Fällen ist die Durchführung einer weichen, manuellen Mobilisation der chiropraktischen Behandlung vorzuziehen.

Diagnostiziert der Therapeut jedoch eindeutige Blockaden dieser Bewegungssegmente, die nicht allein auf einen hohen Muskeltonus zurückgeführt werden können, kann die Chiropraktik das Mittel der Wahl sein.

☞ Bei Überprüfung der jeweiligen Zustandssituation der Kopfgelenke muß berücksichtigt werden, daß die Untersuchungs- und Behandlungsmethoden der gesamten Halswirbelsäulen-Areale fließend ineinander übergehen.

Bewegungsradius des Atlas-Kopfgelenks C1
Eine uneingeschränkte Beweglichkeit des Atlas ist gegeben, wenn Anteflexion (Vorneigung), Retroflexion (Rückneigung) sowie die Seitneigung ausgeführt werden können. Eine Rotation kann physiologischerweise nicht ausgeführt werden. Es besteht lediglich ein geringfügiges rotatorisches Spiel (joint play).

Bewegungsradius des Axis-Kopfgelenks C2
Für C2 ist die Rotation die wichtigste Bewegung, während die Seitneigung nur eingeschränkt ausgeführt werden kann, da C2 einem parallelen Zwangsmechanismus unterliegt, der sich bei einer Seitneigung des Kopfes als automatische Axisrotation zu erkennen gibt. Die volle Beweglichkeit des Axis ist gegeben, wenn Rotation, Anteflexion und Retroflexion ausgeführt werden können.

Überprüfung der Bandfestigkeit zwischen Atlas und Axis
- Der Behandler (Abb 16-1) steht seitlich neben dem sitzenden Patienten und umfaßt von hinten mit einer Hand und der Daumen-Zeigefinger-Gabel das zweite Kopfgelenk (Axis). Der andere Arm umfaßt den Kopf des Patienten, so daß diese Hand des Behandlers auf der Gegenseite am Hinterkopf und Nackenansatz anliegt und die äußere Handkante Druckkontakt auf den Querfortsatz des 1. Kopfgelenks (Atlas) ausübt.
- Der Patient geht mit der Halswirbelsäule in eine leicht vorgeneigte Stellung (Anteflexion) über, während der Behandler versucht, den Axis unter dem Atlas durch festen, aber kontrollierten Druck zur Gegenseite zu verschieben. Läßt sich dabei in

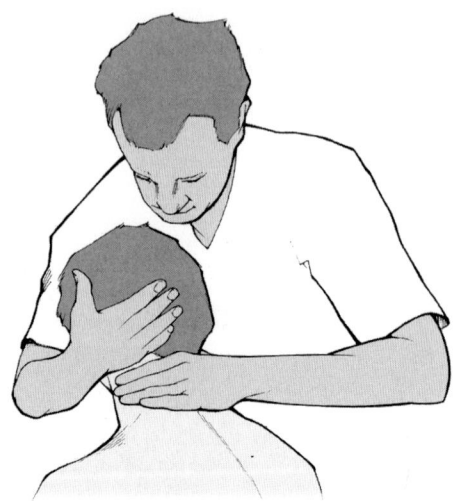

Abb. 16-1 Überprüfung der Bandfestigkeit zwischen Atlas und Axis.

Druckrichtung eine eindeutige Verschiebbarkeit feststellen, muß von einer Spannschwäche der Kopfgelenkbänder und einer Instabilität der Bewegungssegmente ausgegangen werden.

⚠ Zu weiche Bänderspannungen sind in diesem Bereich eine absolute Kontraindikation für chiropraktische Manipulationen der Wirbelkörper.

Hier sollte neben einer weichen postisometrischen Relaxationsbehandlung auch ein krankengymnastischer Muskulaturaufbau in Erwägung gezogen werden. Zudem sollte der Patient angehalten werden, eine permanente Anteflexionshaltung im Beruf und Privatleben zu vermeiden, um eine Überstrapazierung der Gelenkbänder zu vermeiden.

Anwendung

Bewegungssegment C1–C2

Untersuchung des Bewegungssegments C1–C2
Schwerwiegende Blockaden kommen in diesem Segment seltener vor, dennoch kann be-

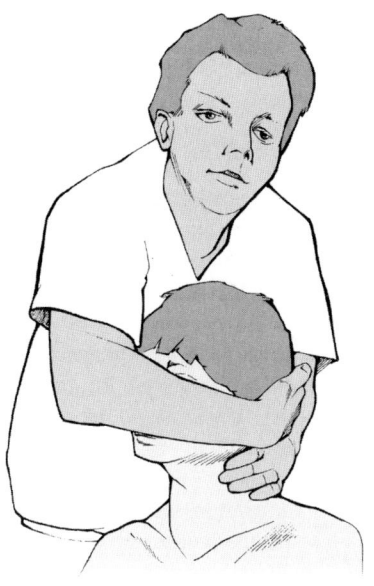

Abb. 16-2 Zugmobilisation einer Atlas-Axis-Blockierung.

reits eine leichtere Behinderung der Rotation des Axis zu stärksten Kopfschmerzen führen. Eine ausreichende Überprüfung der Bewegungs- und Funktionsabläufe (Abb. 16-2) läßt sich am besten anhand folgender Schritte vornehmen:

- Der Patient nimmt eine Sitzhaltung ein. Der Behandler steht seitlich neben ihm und bringt mit seiner Führungshand den Kopf abwechselnd in Drehung und Seitneigung. Mit dem Zeige- oder Mittelfinger der anderen Hand palpiert er gleichzeitig den Dornfortsatz des Axis (erster unter dem Hinterhaupt fühlbarer Wirbeldorn). Dreht sich der Axisdorn bei der passiven Drehung des Kopfes um mehr als etwa 20 Grad mit, kann dies als Blockierung gewertet werden.
- Für die Impulsmobilisation nimmt der Behandler den Kopf in den Wickelgriff (Umfassung des Kopfes mit Handposition am Hinterhaupt), während er C2 mit den Fingern der anderen Hand fest fixiert. Durch eine leichte Seitneigung des Kopfes kommt es zusätzlich zu einer Verriegelung der un-

teren Segmente. Aus dieser Haltung heraus mobilisiert der Therapeut das zu behandelnde Segment, in dem er eine kurze, entschlossene, angemessene Traktion (nach oben gerichtete Zugbewegung) des Kopfes ausführt.

> ☞ Andere Mobilisierungstechniken als die Traktion sollten in diesem Abschnitt der Wirbelsäule nicht angewendet werden.

Impulsmobilisation der Kopfgelenke C1–C2 in Rückenlage

Bewegungseinschränkungen oder Blockierungen der Kopfsegmente lassen sich auch gut in der Rückenlage therapieren, da sich der Patient gut entspannen kann und so die therapeutischen Resultate verbessert werden. Vor allem bei älteren Patienten kann die Sitzposition zu muskulären Anspannungen und zugleich auch Verspannungen führen, die eine manuelle Anwendung in ihrem Erfolgsergebnis mindern können. Grundsätzlich bleibt es jedem Therapeuten selbst überlassen, die Behandlungslage und Haltung des Patienten festzulegen.

> ☞ Die rhythmisch wiederholten Untersuchungs- und Testbewegungen im Areal des Atlas und Axis können als ausreichende Mobilisation betrachtet werden und es bedarf hierbei keiner zusätzlichen Manipulationsmaßnahmen mehr.

Atlas-Anteflexionsstörung

Untersuchung einer Atlas-Anteflexionsstörung

Der Patient befindet sich in Rückenlage. Der Behandler steht am Kopfende und umgreift mit der linken Hand gabelförmig den Nacken des Patienten, der seinen Kopf entspannt auflegt:

- Die rechte Hand des Behandlers gabelt sich auf der Stirn des Patienten, wobei der Daumen auf der linken Schläfe und die Finger auf der rechten Schläfenseite aufliegen. Mit dieser Handstellung löst er eine Vornickbewegung (Anteflexion) des Kopfes aus.
- Läßt sich hierbei keine ausreichende Vorneigung provozieren und liegt gleichzeitig keine abfedernde Endspannung vor, kann der Therapeut von einer Anteflexionsstörung ausgehen, die er mobilisieren und aufheben kann.
- Die Stellung der Hände bleibt hierzu unverändert. Der Behandler fixiert mit den Fingern seiner im Nacken befindlichen Hand den Atlasbogen und verstärkt mit der anderen Hand in kleinen Schritten die Vornickbewegungen des Kopfes. Diese Haltungsposition ermöglicht dem Therapeuten eine Beurteilung des Bewegungsausmaßes. Bei einer gestörten oder eingeschränkten Retroflexion fehlt hierbei die weiche, federnde Endspannung.

Behandlung einer Atlas-Anteflexionsstörung

Die Mobilisation der blockierten Bewegungssegmente (Abb. 16-3) läßt sich durch wiederholte Rotations- und Rückneigungsvorgänge des Kopfes, bei gleichzeitig unveränderter Handstellung des Behandlers, durchführen. Gegebenenfalls kann auch eine, ebenfalls in dieser Haltung vorgenommene, leichte Traktion des Kopfes als Manipulationsimpuls eingesetzt werden.

Zervikothorakalübergang

Beurteilung des zervikothorakalen Übergangs

Der Übergangsabschnitt von der oberen Brustwirbelsäule zu der unteren Halswirbelsäule, der die Segmente ab C6 bis Th3 umfaßt, weist häufig eine erhöhte Störanfälligkeit auf. Blockierte Wirbelkörper dieses zervikothorakalen Übergangs können neben dem von dort ausstrahlenden kardiovertebralen Syndrom auch segmentbedingte Dauerkopfschmerzen verursachen. Um einen Reiz- oder Blockadezustand innerhalb dieser Region festzustellen, muß der Behandler eine segmentale Beweglichkeitstestung vornehmen. Am besten und leichtesten läßt sich der funktionelle Zustand dieses Wirbelsäulenabschnittes durch die Anwendung des „Wickelgriffs" überprüfen. Diese Grifftechnik bewirkt zudem eine günstige und sichere Abstützung der Wirbelsäule und bedingt die Verriegelung der über dem Behandlungsabschnitt liegenden Segmente.

- Der Behandler steht dazu rechts vom sitzenden Patienten und umfaßt den Kopf, so daß das Gesicht des Patienten in seiner rechten Ellenbeuge ruht. Der Unterarm und das Handgelenk des Behandlers liegen

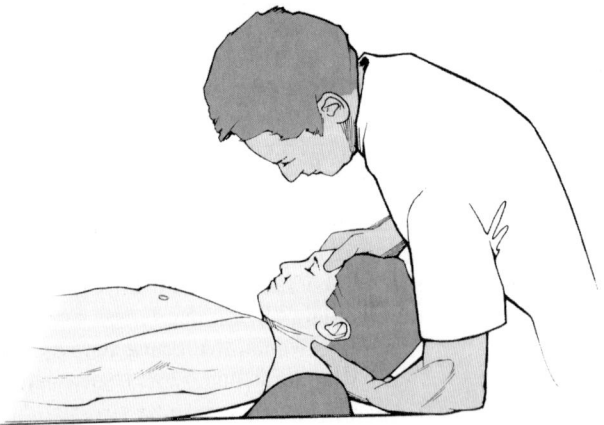

Abb. 16-3 Testung und Behandlung einer Atlasvorbeugestörung in Rückenlage.

dabei auf der linken, seitlichen Kieferregion und dem Ohr, während die untere Handkante und der Kleinfinger den kranialen Wirbelbogen des Bewegungssegmentes fixieren.
- Diese Griffposition wird durch den Gabelgriff, mit Daumen und Zeigefinger der linken Hand im Nacken des Patienten, erweitert, mit dem der kaudale Wirbel fixiert wird. Die Gleitbeweglichkeit der jeweiligen Segmente im Bereich von C6 bis Th3 kann nun durch einen geraden Zug am kranialen Wirbel in Richtung zum Behandler geprüft und beurteilt werden.

Eine ebenfalls aussagefähige, segmentale Beweglichkeitsprüfung kann auch anhand der Durchführung einer weiteren Technik vorgenommen werden:

- Der Behandler steht an der rechten Seite des sitzenden Patienten, umfaßt mit seiner linken, gespreizten Hand dessen Scheitel und dreht so den Kopf und die Halswirbelsäule in die natürlichen Bewegungsebenen, während ein im Nacken aufgesetzter Tastfinger der rechten Hand das Bewegungsausmaß und das Endgefühl erspürt und beurteilt.

Impulsmobilisation des zervikothorakalen Übergangs – der Doppelnelson
- Der Patient befindet sich in Sitzposition (Abb. 16-4) und verschränkt beide Arme mit gefalteten Händen im Nacken. Der Behandler steht hinter ihm und umgreift mit seinen Armen die aufgerichteten Oberarme des Patienten, so daß seine Hände ebenfalls im Nacken aufliegen.
- Der Patient beugt seinen Kopf vor, während der Behandler mit dem Zeige- und Mittelfinger beider Hände den Dornfortsatz des oberen Wirbels fixiert. In dieser Position wird über einen angemessenen, aufwärtsgerichteten Ruck ein Mobilisationsimpuls ausgelöst, der das entsprechende Segment aus seiner Blockierung löst.

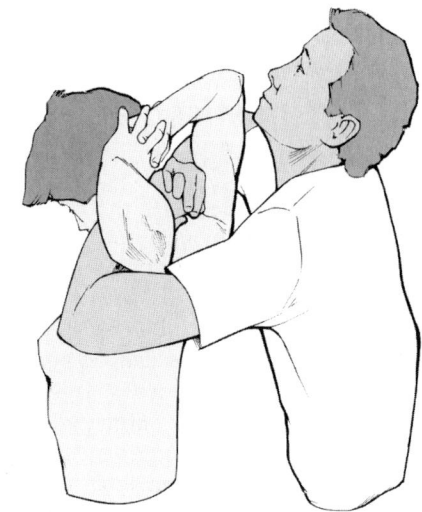

Abb. 16-4 Doppelnelsonmobilisation.

Stoßimpulsmobilisation im zervikothorakalen Übergang
- Der Patient sitzt und lehnt sich entspannt gegen den hinter ihm stehenden Behandler zurück. Der Behandler neigt mit einer Hand den Kopf des Patienten zur Behandlungsseite hin, während er gleichzeitig in die Gegenrichtung dreht. Der Daumen seiner anderen Hand hat im Nacken des Patienten Druckkontakt mit dem Dornfortsatz des unteren Wirbels.
- Aus dieser Position heraus erfolgt der seitliche Stoßimpuls mit dem auf dem Dornfortsatz befindlichen Daumen, so daß eine Rotation des darüberliegenden Wirbels zur Behandlungsseite hin provoziert und erzwungen wird.
- Der Patient sollte kurz vor der Ausführung des Manipulationsstoßes dazu angehalten werden, Schulter und Arm der zu behandelnden Seite besonders zu entspannen, während der Behandler die Seitneigung des Kopfes bis zu einem optimalen, schmerzfreien Punkt nachbessert.

16.2 Weiche Mobilisationen – die postisometrische Relaxationsbehandlung

Manuelle weiche Gelenktherapien werden von vielen Patienten mit der klassischen Chiropraktik gleichgesetzt, die in ihrer Vorstellung aus forcierten Gelenkmanipulationen besteht und infolgedessen von einem beängstigenden Knacken begleitet werden. Mittlerweile jedoch folgen immer mehr Patienten und Behandler dem Trend zu risikolosen und schmerzlosen osteopathischen Techniken, weg von der „Hauruck-Chiropraktik" der früheren Jahre. Sie bevorzugen die Techniken der Gelenkmobilisation, bei denen sich durch passive, schmerzlose Gelenkdehnungen vorhandene Blockierungen zurückbilden. Neben der gefahrlosen und für den Patienten zugleich schmerzlosen Anwendung, die oft zu einer spontanen Verminderung der Kopfschmerzen führt, gibt es weitere Gründe, die für die Durchführung der weichen Gelenkmobilisation sprechen. Es kann sowohl eine schnelle Beweglichkeit im Zielgelenk erreicht als auch eine unmittelbare Reaktion auf reflektorische Irritationen ausgelöst werden.
Dennoch sind Manipulationsbehandlungen der Gelenke und Wirbelkörper grundsätzlich immer eine Fremdkrafteinwirkung, deren Nutzen und Gefährlichkeit sehr wesentlich von den Kenntnissen und dem Können des Anwenders abhängig sind.

> Alle Formen der manuellen Gelenkbehandlung sind selbst bei sorgfältiger und korrekter Ausführung mit gewissen Gefahren verbunden. Das gilt natürlich in erster Linie für die rein chiropraktischen Eingriffe, aber auch für die Anwendung weicher, weniger gefährlicher Praktiken.

Grundlagen

Reversible Gelenkfunktionsstörungen werden meist als „Gelenkblockierungen" oder auch „Gelenkdysfunktionen" und „Subluxationen" bezeichnet. Diese übergeordneten, im Grunde undifferenzierten Bezeichnungen haben sich aufgrund der pathophysiologischen Komplexität von Gelenkbewegungseinschränkungen als durchaus sinnvoll und ausreichend erwiesen.
Der Erkenntnisprozeß über die detaillierten pathogenetischen und pathomechanischen Zusammenhänge der Gelenkblockaden ist gegenwärtig noch keinesfalls abgeschlossen. Es wird jedoch immer eindeutiger festgestellt, daß die Muskulatur bei vertebragenen Irritationen eine entscheidende und zentrale Rolle spielt. Man geht derzeit sicher davon aus, daß verspannte Muskeln mit einer zu geringen, passiven Dehnungsfähigkeit einen Dauerzug auf die betroffenen Gelenke oder Wirbelkörper ausüben und so zu einer Gelenkblockade führen. Vor diesem pathophysiologischen Hintergrund ist es sinnvoll, die so wirksamen Muskelbereiche durch die isometrische Kontraktion in ihrer Zugkraft zu hemmen und mittels weicher, manuell durchgeführter Anwendungen zu dehnen.
Wird der ausschlaggebende **Spannungszustand** der **Muskulatur** jedoch ignoriert und das betroffene Gelenk – wie in der Chiropraktik üblich – direkt gegen den Muskelwiderstand „eingerenkt", wird das Gelenk zwar wieder in seine normale Lage gezwungen, es bleibt jedoch weiterhin den enormen, muskulären Zugbelastungen ausgesetzt. Davon abgesehen, daß dieser Vorgang für den Patienten schmerzhaft sein kann, bleibt der so kurzfristig erreichte Spontanerfolg fragwürdig, da die Gelenkblockade nach kurzer Zeit wieder auftreten kann.
Durch weiche, massageähnliche Mobilisationstechniken hingegen, wird auf das kompakte Funktionsgefüge eines Gelenk- oder Wirbelsegments ein ausgleichender **Entspannungsreiz** ausgeübt, der alle fünf Segment-

anteile erreicht: Neben dem Dermatom (deckender und schützender Hautanteil), dem Myotom (bewegende Muskulatur) und dem Sklerotom (stützende Knorpel- und Knochenstruktur) wird auch das für den Stoffwechsel zuständige Enterom (Versorgungseinheit des Gesamtstoffwechsels) sowie das Neurotom, die Übertragereinheit von nervalen Reizimpulsen, durch die weiche Gelenkmobilisation angesprochen. Diese funktionellen Einheiten sind in ihrer Gesamtheit für jedes Gelenksegment wirksam. Bei Störung oder Ausfall auch nur einer Einheit, wird dies als pathologischer Faktor wirksam, denn die physiologische Reaktionskonformität aller Segmentanteile provoziert die Mitreaktion auch der nicht betroffenen Anteile.

Die Blockade eines einzelnen Wirbelgelenks kann also zu segmentalen Irritationszeichen benachbarter Gelenke führen und schmerzhafte Zonen der Haut, Tonuserhöhung der Muskulatur sowie Reflexionsschmerzen im Bereich des Kopfes verursachen. Bei der manuellen Gelenktherapie, die sich nach naturheilkundlichen und kausalen Gesichtspunkten ausrichtet, sollten diese Faktoren immer die notwendige Beachtung finden.

Anwendung

Die postisometrische Relaxationsbehandlung ermöglicht die schnelle und wirksame therapeutische Beeinflussung von Kopfschmerzen, die aufgrund einer Wirbelkörperblockade entstanden sind. Eine eindeutige Indikation der isometrischen Relaxationstechnik ist die oft als Gelenkblockierung bezeichnete reversible, funktionelle Gelenkstörung. Die schrittweise Muskelentspannung läßt das muskuläre Längenverhältnis dabei unverändert und läuft in folgenden Schritten ab:

- Der Patient wird aufgefordert, einen geringen Muskeldruck gegen den Druckwiderstand des Behandlers, in einer der Blockierung entgegengesetzten Richtung, auszuüben.
- Der Patient muß diesen Druck mindestens 10 Sekunden beibehalten und darf die Anspannung erst nach Aufforderung des Therapeuten beenden.
- Nach einigen Wartesekunden führt der Therapeut seine Bewegung passiv und tastend gegen die Bewegungseinschränkung weiter und stoppt sein Vorgehen bei dem geringsten Widerstand.
- Die bis dahin erreichte Gelenkstellung wird für etwa 15 Sekunden fixiert und stabil gehalten.

Nach diesen Anwendungsschritten müssen die bis zu diesem Punkt verbesserten Gelenkmobilisationen wiederholt werden. Das therapeutische Optimum ist erreicht, wenn kein Bewegungszuwachs mehr registriert werden kann.

Diagnostische Untersuchung der Halswirbelsäule

Die kopfschmerz- oder migräneauslösenden Störfaktoren innerhalb der Wirbelsäule sind meist im Zervikalbereich (Abb. 16-5) auszu-

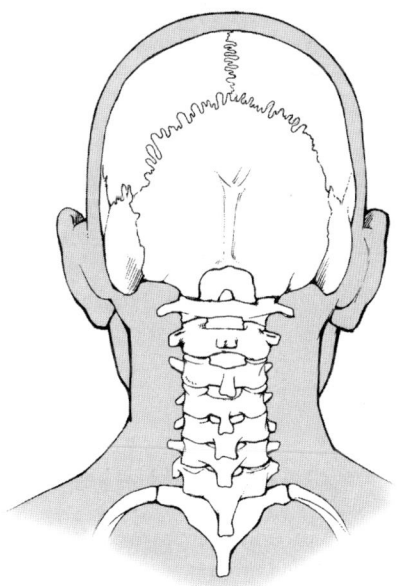

Abb. 16-5 Anatomie der Halswirbelsäule.

machen. Feststellen lassen sich vor allem Blockierungen der Segmente C1, C2 und C3, die sich durch Einschränkungen der Rotation und der Seitneigung bemerkbar machen. Mit dem geläufigen Überbegriff und Terminus „Zervikalsyndrom" wird versucht, diese Wirbelgelenkblockaden diagnostisch einzugrenzen, als Grundlage für ein gezieltes, therapeutisches Vorgehen erscheint diese Sammelbezeichnung jedoch unzureichend. Der Behandler ist in jedem Fall besser beraten, wenn er den im Einzelfall vorliegenden Grad der Bewegungseinschränkung der Halswirbelsäule selbständig feststellt und die verursachenden Gelenkbereiche durch eine manuelle, orientierende Untersuchung aufdeckt.

Vorbeugen des Kopfes in der Sitzposition
- Der Patient sitzt entspannt auf einem Hocker, während der Behandler seitlich links neben ihm steht. Der Patient beugt seinen Kopf bei aufrechter Sitzhaltung vor, wobei sein Kinn das Brustbein berühren sollte.
- Kann die Kopfneigung nur unzureichend ausgeführt werden, sollte der Behandler mit seiner linken Hand das Kinn führen und mit der rechten Hand den Kopf mit leichtem Druck vom Hinterhaupt her in eine weitere, noch mögliche Vorbeugehaltung bringen.

Durch diese Untersuchung kann das passive und aktive Bewegungsausmaß des Kopfes sowie die Endspannung der Hals- und Nackenmuskulatur überprüft und festgestellt werden. Bei vielen Kopfschmerzpatienten liegen in diesem Bereich zugwirksame Muskelverkürzungen vor, die zu einer Blockierung der Kopfgelenke und gleichzeitig zu einer Dehnungseinschränkung der Nackenstreckmuskulatur geführt haben.

Kopfdrehung bei maximaler Vorbeuge in Sitzposition
- Der Patient befindet sich in aufrechter Sitzposition, während der Behandler hinter ihm steht. Er beugt seinen Kopf maximal vor, der Behandler umfaßt mit der rechten Hand sein Kinn, umgreift gleichzeitig mit der linken Hand von oben den Hinterkopf des Patienten, und zieht ihn verhalten in Linksrichtung, wodurch es zu einer Rechtsrotation im Segment C1/C2 kommt.

Um die gegenseitige Beweglichkeit zu überprüfen, muß die Kopfdrehung in anderer Richtung im wechselnden Handgriff vorgenommen werden.

Zeigt sich bei dieser Untersuchung ein behindertes Bewegungsausmaß und eine verstärkte Endspannung, weist das auf eine Drehblockade im Segment C1/C2 hin.

Rückbeuge des Kopfes in der Sitzposition
- Der Patient (Abb. 16-6) sitzt aufrecht, während der Behandler seitlich links von ihm steht, und beugt seinen Kopf mit leichter Streckung nach hinten. Das Hinterhaupt sollte hierbei den oberen Teil der Brustwirbelsäule erreichen.
- Gelingt die Kopfrückbeuge jedoch nicht vollständig, versucht der Behandler den Kopf mit einem verhaltenen Druck auf die Stirn des Patienten ihn in eine noch mögliche, erweiterte Rückbeugeposition zu bekommen.

> ☞ Empfindet der Patient bei der Rückbeugebewegung des Kopfes einen blockierenden, schmerzhaften und nicht überwindbaren Widerstand, sollte die Möglichkeit eines Bandscheibenvorfalls, der einen Kompressionsdruck auf Rückenmarkareale ausübt, beachtet und abgeklärt werden.

Durch eine kompressionsbedingte Beeinträchtigung der Blutfließeigenschaften in beiden Vertebralarterien kann es auch zu Schwindelerscheinungen kommen.

Kopfdrehung bei maximaler Rückbeuge in Sitzposition
- Der Behandler steht hinter dem aufrecht sitzenden Patienten, der zu einer maxima-

das ein Hinweis auf muskulär bedingte Bewegungseinschränkungen der oberen Halswirbelkörper sein. Da auch Fehlstellungen der oberen Rippen zu dieser Symptomatik führen können, sollte hier ein möglicher Zusammenhang abgeklärt werden.

Maximale Kopfseitneigung in Sitzposition
- Der Patient befindet sich in Sitzposition und lehnt seinen Rücken an den hinter ihm stehenden Behandler. Der Patient hält seinen Kopf dabei aufrecht in normaler und entspannter Position, während der Behandler seinen linken Unterarm über die linke Schulter in Halsnähe des Patienten anlegt.
- Die rechte Hand des Behandlers liegt auf der rechten Wange des Patienten und übt einen seitlichen Druck nach links aus, der schrittweise eine maximale Seitneigung des Kopfes provoziert. Die anderseitige Neigung des Kopfes kann in analoger Weise vorgenommen werden.

Als diagnostisch verwertbares Ergebnis kann hierbei eine Schmerzhaftigkeit während der Muskelanspannung und -dehnung gewertet werden. Eine unzureichende seitliche Kopfneigung weist meist auf Muskelverkürzungen im Nacken- und Schulterbereich hin.

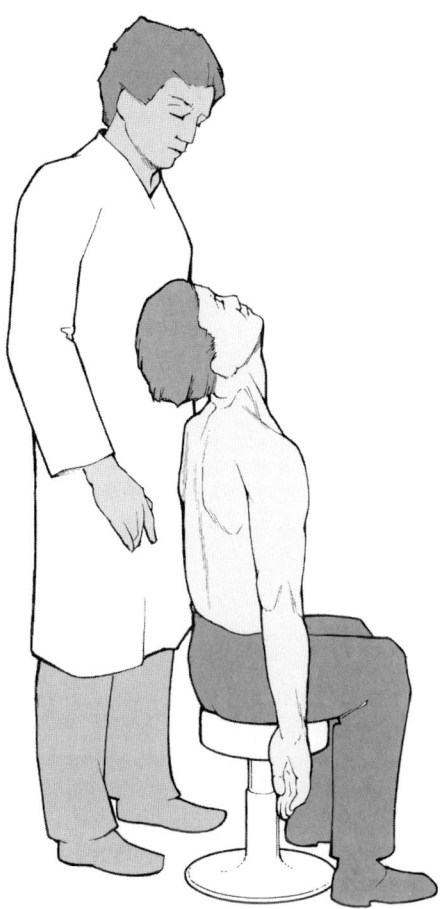

Abb. 16-6 Rückenbeuge des Kopfes in Sitzposition.

Behandlung

Mobilisation der seitlichen Kopfdrehung
- Der Behandler (Abb. 16-7) steht rechts hinter dem sitzenden Patienten, seine linke Hand umfaßt mit Daumen und Zeigefinger den Bogen des unter dem betroffenen Segment liegenden Wirbels im Nackenabschnitt.
- Die rechte Hand liegt am Kinn des Patienten und führt den Kopf mit leichtem, aber bestimmtem Druck in Rechtsrotation. Sobald der Behandler einen zunehmenden Spannungsdruck zwischen Daumen und Zeigefinger seiner linken Hand wahrnimmt, stoppt er die Rotationsbewegung.

len Rückbeugung des Kopfes aufgefordert wird. Der Behandler legt seine linke Hand mit den Fingerspitzen in Kinnrichtung auf die linke Wange des Patienten, während die rechte Hand auf der anderen Wange, mit den Fingerspitzen zum Hinterhaupt weisend, aufliegt.
- Durch den gleichzeitigen Andruck beider Hände wird der Kopf des Patienten in eine Rechtsdrehung und bei dem nachfolgenden Seitenwechsel in eine Linksdrehung gezwungen.

Kommt es hierbei im Seitenvergleich zu einer unzureichenden Rotation des Kopfes, kann

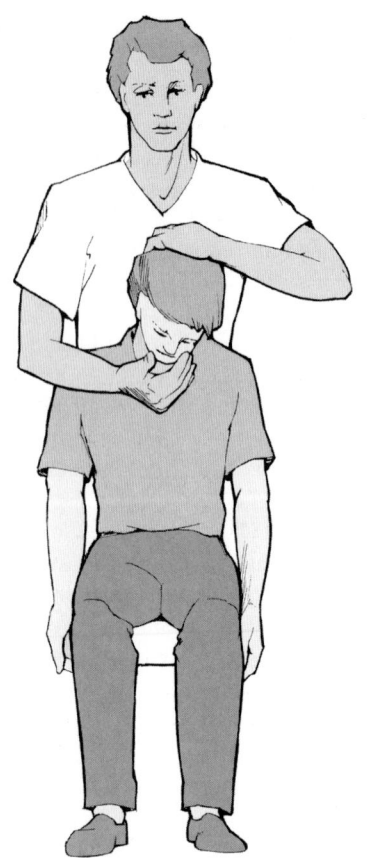

Abb. 16-7 Orientierende Untersuchung. Passive Drehung in maximaler Vorbeuge in Sitzposition.

- Der Patient versucht nun seinen Kopf nach links zu wenden, während der Behandler dieser Linksrotation gleichzeitig mit stabilem Druck entgegenwirkt. Für die Mobilisation in die gegenseitige Richtung, muß der Behandler einen entsprechenden Wechsel der Halte- und Führungshand vornehmen und seine Standposition nach links verändern.

In der Regel kann schon nach 4 bis 5 dieser Mobilisationsvorgänge eine wesentliche Bewegungszunahme und gelockerte Muskelendspannung in den blockierten Gelenksektoren festgestellt werden. Der Winkel der Kopfseitendrehung erweitert sich durch diese postisometrische Muskelmanipulation signifikant.

Mobilisation der Kopfvorbeugung in Rückenlage

- Der Patient (Abb. 16-8) hat die Rückenlage eingenommen. Der Behandler befindet sich in sitzender, leicht nach links ausgerichteter Position am Kopfende der Liege und umfaßt mit Daumen und Zeigefinger der linken Hand den Hinterkopf des Patienten, so daß beide Finger den Atlasquerfortsatz seitlich stützen.

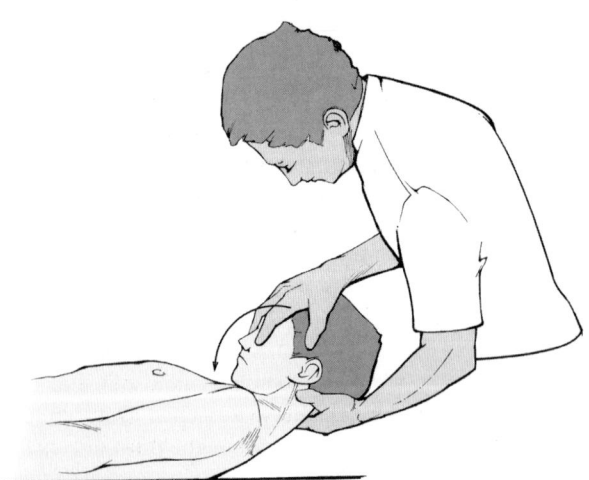

Abb. 16-8 Mobilisation der Kopfvorbeugung in Rückenlage.

- Die rechte Hand des Behandlers liegt auf der Stirn des Patienten und führt den von der linken Hand ausgeführten, verhaltenen Vorschub des Kopfes unterstützend mit aus. Haltepunkt ist die jeweils schmerzfrei erreichbare Vorbeugeneigung des Kopfes. Der Patient wird aufgefordert, langsam und tief auszuatmen, was dem Behandler durch einen sensibel durchgeführten Folgedruck provozierten Vorbeugezuwachs ermöglicht.
- Dieser Vorgang kann in kleinen Etappen bis zu einer zufriedenstellenden Vorbeugemobilisation des Kopfes ausgeführt werden, wobei zu bedenken ist, daß die Ateminspiration und das Anhalten des Atems sowie die Blickausrichtung der Augen zur Widerstandsseite eine Erhöhung der Muskelspannung bewirken. Im Gegensatz dazu wird durch die exspiratorische Atmung und die gleichzeitige Blickwendung zur Mobilisationsrichtung eine Entspannung der Muskulatur erreicht.

Nach einigen Wiederholungen dieser muskulären Manipulation der Halswirbelsektion verbessert sich die Kopfbeweglichkeit im Einzelfall ganz erheblich, so daß die kopfschmerzauslösenden Muskelspasmen beendet werden können und eine Linderung und Unterbrechung der im Bereich des Kopfes empfundenen Schmerzen einsetzt.

16.3 Heilen über die Wirbelsäule (nach Dorn und Breuß)

Dieser in der Naturheilpraxis immer häufiger angewendeten Methode der weichen Wirbelsäulenmobilisation liegt die Erfahrung zugrunde, daß sowohl über die stark innervierte Stützmuskulatur der Wirbelsäule als auch über die Wirbelsegmente, denen einzelne Organe zugeordnet werden, gezielte manuelltherapeutische Effekte ausgelöst werden können. Neben der zentralen Stützfunktion, die die Wirbelsäule für den gesamten Körperaufbau hat, liegt eine ihrer weiteren Aufgaben in der schützenden Umhüllung des Rückenmarks, das als übergeordnetes Steuerungssystem alle Vorgänge des Körpers elementar beeinflußt.

Grundlagen

Verschiedene Schmerzzustände lassen sich nicht selten auf Irritationen der vom Rückenmark abfließenden Nervenfasern zurückführen. Meist liegen diesen schmerzhaften Affektionen Fehlstellungen oder Blockierungen einzelner Wirbelkörper zugrunde, die durch weiche, manuelle Behandlungsmethoden sehr gut korrigiert werden können. Im Bereich der Wirbelsäule verlaufende Meridiane werden durch die so verursachten Störherde in ihrem energetischen Fluß behindert, so daß das Verursachungspotential der Wirbelsäule für funktionelle Störungen und Schmerzzustände offensichtlich ist.

Bei Kopfschmerzpatienten empfiehlt es sich, eine Massage der kompletten Wirbelsäulenstützmuskulatur durchzuführen, bevor die weiche Mobilisation blockierter Wirbel vorgenommen wird. Durch diese Entlastung der in fast allen Fällen verspannten Muskulatur verbessert sich die Blutzirkulation, so daß sich verhärtete Schwellungen zurückbilden und aufgestaute Stoffwechselschlacken aus dem Bereich der Wirbelsäule abfließen können. Die dadurch erreichte Zunahme der Beweglichkeit einzelner Wirbelkörper führt zur Entlastung zuvor komprimierter Versorgungsgefäße und löst Energieblockaden auf. Häufig wird bereits aufgrund der Durchführung dieser effektiven Massagetechnik bei nervlich bedingten Verspannungszuständen entlang der Wirbelsäule und damit verbundenen Kopfschmerzen oder Migräneattacken eine anhaltende Schmerzausschaltung erreicht.

Anwendung

Wirbelsäulenmassage

Der Patient liegt in entspannter Bauchlage auf der Massageliege (Liegen mit einem Nasenschlitz erleichtern dabei die Position des Patienten), die Arme sind körperabwärts ausgestreckt und die Handinnenflächen weisen nach oben, die Beine sind leicht abgespreizt. Der Behandler steht rechts vom Patienten. Aufgrund der entspannenden und reizmindernden Wirkung sollte für die Massage Johanniskrautöl verwendet werden.

Ausführung
Diese Massage führt über die Entspannung der Muskeln und Bänder im Gesamtbereich der Wirbelsäule zu einer Entlastung der Zwischenwirbelscheiben sowie zur Teilkorrektur verschobener Wirbel.

- Der Behandler massiert zu Beginn einige Tropfen des Öls über dem Kreuzbein ein. Anschließend zieht er einige Male mit der flachen Hand unter leichtem Druck von der Lendenwirbelsäule ausgehend über das Kreuz- und Steißbein entlang bis über das Gesäß.
- Der Behandler übt mit dem Ballen seiner linken Hand leichten Druck auf die Dornfortsätze der Lendenwirbel aus, und gleitet gleichzeitig mit dem Zeige- und Mittelfinger der rechten Hand, links und rechts neben den Dornfortsätzen, nach unten. So behandelt er wirbelweise körperabwärts bis zum Gesäß, um anschließend einige Male von den Halswirbeln beginnend bis zum Kreuzbein durchzumassieren.
- Fortgesetzt wird die Massage im gleichen Rhythmus, jedoch mit folgender, veränderter Fingerstellung: Die Mittelfinger beider Hände liegen links und rechts neben den Dornfortsätzen, während beide Zeigefinger des Behandlers nebeneinander auf den Fortsätzen aufliegen. Die Fingerspitzen weisen dabei zum Kopf des Patienten.

Weiches Einrichten der Wirbelsäulengelenke

Leichte und geringfügige Abweichungen und Verlagerungen einzelner Wirbelkörper können zu lokalen Nervenblockierungen und einer nervalen Unterversorgung verschiedener Körperregionen führen und Beschwerden auslösen, da jedem Wirbelkörpersegment ein Versorgungsgebiet zugeordnet wird. Hierbei können besonders die Positions- und Lageveränderungen der Halswirbel C1, C2 und C3, die sich aufgrund von Wirbelblockaden im Brustwirbelabschnitt ausgebildet haben, anhaltende und starke Kopfschmerzen auslösen. Für diese Fälle wirbelsäulenbedingter Kopfschmerzen bietet sich die völlig gefahrlose und sanfte Dorn-Regulationsmethode an. Ihre Anwendung kann im Gegensatz zur chiropraktischen Behandlung keine Nervenbeschädigungen oder ruckartigen Überdehnungsirritationen auslösen und ohne Bedenken häufiger wiederholt werden.

Ausführung
Der Patient steht mit nach vorn gebeugtem Oberkörper und aufgestützten Händen an einem Tisch. Der Behandler reibt die Wirbelsäule vor allem im Bereich der Dornfortsätze mit Johanniskrautöl ein und beginnt am Kreuzbein mit der Ertastung der Wirbel, von wo er sich schrittweise über die Lenden- und Brustwirbel bis zu den Halswirbeln hochtastet. Ab dem 8. Brustwirbel sollte der Patient eine Sitzhaltung einnehmen.

- Für die Abtastung auf Wirbelfehlstellungen setzt der Behandler beide Daumen parallel dicht neben den Dornfortsätzen der Wirbel auf und überprüft so tastend ihren Sitz und ihre Position.
- Das Ausrichten eines verlagerten Wirbels kann über eine sensible und angemessene Druckverstärkung eines Daumens gegen den Dorn- oder Querfortsatz des entsprechenden Wirbelkörpers vorgenommen werden.

- Um das Einschieben eines verstellten Wirbels im Abschnitt der Brustwirbelsäule zu erleichtern, sollte der Patient angehalten werden, mit dem ausgestreckten Arm der druckfreien Körperseite zu schwingen. Im Bereich der Halswirbel wird der Kopf des Patienten während des Druckvorgangs mit der freien Hand des Behandlers langsam und abwechselnd in eine Links- und Rechtsrotation gebracht. Der Behandler sollte dabei die Muskel- und Gelenkauswirkungen dieser Rotationsbewegungen mit dem Daumen an der Wirbelsäule erspüren.

Dem Therapeuten wird angeraten, vor der Ausübung dieser Methode eine entsprechende Fortbildung zu absolvieren. Es werden zu diesem Zweck regelmäßig Seminare abgehalten, zu denen man sich über folgende Anschrift informieren und anmelden kann: Harald Fleig, Heilpraktiker, Schopfheimer Straße 4, 79664 Wehr. Genaue Anwendungsbeschreibungen zu dieser Behandlungsmethode können dem Buch „Heilen über die Wirbelsäule" des genannten Autors und Seminarleiters entnommen werden. Es kann nur über den Verlag und Buchvertrieb, Jutta Merk, Gehrenberg 39/1, 88239 Wangen, im Allgäu bezogen werden.

17 MASSAGE- UND REFLEXZONENTHERAPIE

17.1 Lymphdrainage

Lymphatische Stauungszustände im Kopf- und Halswirbelbereich können sehr schnell zu Kompressionen lokaler Gefäße und zu einer Erregung der Schmerzrezeptoren führen. Vor allem Kopfschmerzformen, die sich durch eine mittelstarke, kontinuierliche Schmerzintensität auszeichnen, und von den Betroffenen als „unterschwellig" und in ihrer Qualität selten als extrem empfunden werden, können durch Lymphstauungen hervorgerufen werden. Dabei kommt es oft zu Wechselwirkungen zwischen Schmerz und lymphatischer Stauung, denn durch Dauerschmerz bedingte neurovegetative Spannungszustände verursachen nicht selten die Kompression der Lymphgefäße und eine lymphatische Stase, die wiederum zur Verstärkung der Kopfschmerzen führt.

Bei Patienten, die bereits unter chronischen Lymphabflußstörungen leiden, sollten diese Wechselwirkungen besonders beachtet werden. Ein anhaltender Rückstau der Lymphflüssigkeit kann darüber hinaus zur Ansammlung vieler ausscheidungspflichtiger Stoffe im Körper führen. Je nach Konzentration und Menge der einzelnen Substanzen können sich durch die lymphatische Stase und den dadurch bedingten Stagnations- und Überlastungszustand neue Krankheitsbilder entwickeln, die die eigentliche Grunderkrankung überlagern: So können als Kompensation des körperlichen Überlastungszustands kopfschmerzbegleitend z.B. auch auffällige rheumatische Beschwerden oder Hautekzeme auftreten.

Grundlagen

Um die Wichtigkeit der manuellen und medikamentösen Lymphdrainage zu erfassen, ist es zweckmäßig, sich die wesentlichsten physiologischen Merkmale der Lymphe und Lymphgefäße in Erinnerung zu bringen. In der Regel finden die äußeren Lymphgefäße des Körpers wenig Beachtung, da diese unter physiologischen Bedingungen nicht sichtbar und kaum tastbar sind. Erst wenn ein Stau oder eine Lymphangitis vorliegt, werden Schwellungen der Gefäßstränge sichtbar oder lokal vergrößerte Lymphknoten ertastet. Im Gegensatz zum Blutstrom, der durch die Pumpfunktion des Herzens und die Fortsetzung der Systole über fortlaufende Arterienkontraktionen in Gang gehalten wird, wird der Transport der Lymphe hauptsächlich durch die Aktivität der Lymphgefäße gewährleistet. Innerhalb der Lymphgefäßwände befinden sich glatte Muskelzellen, Nervenfasern und Gefäßklappen, die durch Vorgabe ihrer Ausrichtung einen ausschließlich zentripetalen (zum Körperzentrum fließenden) Lymphfluß zulassen. Die einzelnen Lymphangiome sind durch jeweils zwei Klappen begrenzte Segmente mit einer herzähnlichen Pumpfunktion. Fließt in ein distales Lymphangiom Flüssigkeit ein, wird ein Dehnungsreiz ausgelöst, der die Muskulatur des Angioms komprimiert, wodurch die eingeflossene Lymphe in das nächstliegende, proximal gerichtete Angiom transportiert wird.

Anpassungsfähigkeit der Lymphangiome

Die unterschiedlichen Anforderungen, die der Organismus an die Lymphangiome stellt, werden von diesen nahezu perfekt erfüllt: Befindet sich der Körper in einer Ruhephase, vermindert sich sowohl der Lymphstrom wie sich auch die Funktion der Angiome auf ein ausreichendes Minimum reduziert. Sobald sich jedoch die lymphpflichtige Last verändert (ausscheidungspflichtige Eiweiß- und Flüssigkeitsmenge), wird durch einen eigenen Regelmechanismus die reflektorische Erhöhung des Lymphzeitvolumens (transportierte Lymphe pro Minute) ausgelöst. Durch die in den Lymphgefäßwänden angelegten nervalen Impulsgeber wird die Erhöhung der Frequenz und Amplitude der Angiompulsationen verursacht. Dieser Steuerungsdialog gewährleistet in erster Linie den regelmäßigen Abtransport der jeweils anfallenden Lymphmenge. Zusätzlich setzt der Organismus einige weitere Lymphstrombeschleuniger ein: Durch die Muskelkontraktionen des Körpers wird ein entsprechender Druck auf die Lymphgefäße ausgeübt und die proximal gerichtete Lymphströmung aktiviert. Dies gilt auch für Muskelbewegungen, die mit der Atmung in Zusammenhang stehen. Schlagaderpulsationen in unmittelbarer Nähe von Lymphgefäßen wirken ebenfalls als Drainage auf den Lymphstrom.

Lymphflüssigkeit

Innerhalb von 24 Stunden gelangen etwa 1 bis 2 Liter Lymphe (griechisch: wasserklare Flüssigkeit) über den Ductus thoracicus in den Blutkreislauf eines erwachsenen, gesunden Menschen. Das Lymphwasser, das sich aus der interstitiellen Gewebeflüssigkeit entwickelt, ist mit dieser jedoch nicht vollständig identisch.
Das Lymphwasser besteht aus Lymphplasma und zellulären Substanzen und enthält in mg%:

- Eiweiß: 3 300
- Natriumchlorid: NaCl 711
- Zucker: 132
- Harnstoff: 23
- Phosphor: 11,8
- Kalzium: 9,8
- Kreatinin: 1,4
- und in geringen Anteilen Diastase, Dipeptidase, Katalase, Lipase und Fibrinogen welches das Lymphplasma gerinnungsfähig macht.

Der pH-Wert der Lymphe liegt bei 7,41. Im Bereich der Blutkapillaren, im sogenannten arteriellen Schenkel, sind die Blutdruckverhältnisse geringfügig höher als der kolloidosmotische Druck der Gewebeflüssigkeit. Diese Bedingungen bewirken über die Ultrafiltration den Austritt von Wasser und Salzen in das Interstitium. Somit dringt ein minimaler Anteil der Bluteiweißkörper über die Blutkapillaren in die Gewebeflüssigkeit ein.

Die einzelnen Druckverhältnisse im arteriellen und venösen Kapillarschenkel werden von den jeweils vorhandenen, flexiblen Durchblutungsbedingungen bestimmt. Auch aus diesem Grunde läßt sich kein exakter Wert für den Kapillardruck festlegen. Die kolloidosmotischen Druckverhältnisse in der interstitiellen Flüssigkeit sind aus diesem Grund nicht mit dem gesamten Interstitium identisch und deshalb nur schwer meßbar. Vielmehr herrschen in der gesamten Gewebeflüssigkeit des Körpers sehr unterschiedliche Druckverhältnisse: So liegt in den mit freier Gewebeflüssigkeit gefüllten prälymphatischen Gewebekapillaren ein anderer Druck vor als in der Bindegewebegrundsubstanz. Auch die gesamten Ultrafiltrations- und Resorptionsprozesse hängen in erster Linie von der ausreichenden Permeabilität der Blutkapillarwände im entsprechenden Gewebeabschnitt ab. Die Bedingungen dafür können in den einzelnen Organabschnitten sehr differenziert und wenig konstant sein. Die Differenzgröße zwischen dem kolloidosmotischen Druck und dem Blutdruck bestimmt jedoch immer den Umfang des Flüssigkeitsaustausches zwischen Kapillaren und Gewebe. Kommt es z.B. im Bereich des Kopfes durch andauernde muskuläre Verspannungen zu einer Erhöhung des Gefäßdrucks, stellt sich ein verstärkter Flüssigkeitsaustritt in das Gewebe ein und es entwickeln sich ödematöse Schwellungen, die einen Druckreiz auf die regionalen Gefäßschmerzrezeptoren ausüben können.

Lymphknoten

Zu den Hauptaufgaben der Lymphknoten, die im Verlauf der Lymphgefäße zwischengeschaltet sind, gehört die Filtrierung und Reinigung der durchfließenden Lymphe. Darüber hinaus sind sie durch die Bildung von Lymphozyten für die Abwehr des Organismus verantwortlich. Durch Entzündungsvorgänge oder lokale Gefäßkompressionen kann es zur Anschwellung einzelner regionaler Lymphknoten sowie zur Stagnation des Lymphstroms kommen.

> ☞ Treten Kopfschmerzen bei gleichzeitiger Anschwellung einzelner Lymphknoten im Kopf-, Hals- und Nackenbereich auf, sollte ein möglicher wechselseitiger Zusammenhang diagnostisch genau abgeklärt werden.

Denn einerseits können spannungsbedingte Kopfschmerzen zur Reizung der lokalen Lymphbahnen und -knoten führen, andererseits provozieren jedoch auch Stauungen des Lymphflusses im Kopfbereich Schmerzen. Das therapeutische Ziel liegt somit in der Aufhebung der Stase sowie in der ausreichenden Aktivierung des Lymphstroms.

Anwendung

Manuelle Lymphdrainage

Wegen ihrer guten bis sehr guten Wirksamkeit sollte die manuelle Lymphdrainage bei Kopfschmerzen als Bestandteil einer komplexen physikalischen Entstauungstherapie durchgeführt werden. Sie hat vor allem das Ziel, Abflußbehinderungen der interstitiellen Flüssigkeit über das Lymphsystem, aber auch zusätzlich mit Hilfe des venösen Rückflusses aufzuheben. Durch diesen manuellen Reiz auf die Lymphgefäße kann der vorhandene Eiweißrückstau in den Gewebebereichen des Kopfes und Nackens beseitigt sowie die extravaskuläre Zirkulation der Proteinkörper des Blutplasmas verbessert und normalisiert werden. Diese Form der Lymphflußbeschleunigung ist eine spezielle Art der klassischen Massage.

Schwerpunkt bei der Behandlung von Kopfschmerzen ist die Massagestimulation der am Hinterkopf und im Nacken befindlichen lymphatischen Gefäße. Da die eigentlichen Lymphgefäße in der Regel tiefer im Gewebe eingebettet und nach außen kaum sichtbar sind, ist es notwendig, den gesamten lokalen Gewebebereich zu drainieren.

> ☞ Für den Aufbau der Behandlung empfiehlt es sich, zuerst die Gefäße im Schulter- und tieferen Wirbelsäulenbereich anzuregen und zu entstauen, um in diesen entlasteten Aufnahmeregionen Raum für die später vom Nackenareal abströmende Lymphe zu schaffen.

Ausführung der Lymphdrainage

Die Drainage wird durch leichte, kreisende Streich- und Walkbewegungen der Daumen vorgenommen. Die dabei ausgeführten Druckimpulse sollten eine möglichst geringe Intensität haben und im Maximum nicht mehr als etwa 30 mmHg betragen. Die Geschwindigkeit des Druckimpulswechsels bei der Lymphmassage kann dabei etwa der Systole und Diastole des Herzens entsprechen. Dieser Massagerhythmus ist der natürlichen Pulsation der Lymphangiome angepaßt und erleichtert den Abtransport aufgestauter Lymphe.

Wichtig ist, daß die Streichbewegungen der Daumen vom Kopf und Nacken ausgehend ausschließlich proximal, also vom Ausgangspunkt weg in Lymphflußrichtung zum Körperzentrum hin durchgeführt werden.

Auch während der Kopf- und Nackendrainage sollten immer wieder tieferliegende Lymphgefäßbereiche vorentstaut werden, um den reibungslosen Abtransport der nachfließenden Lymphflüssigkeit zu ermöglichen. Insgesamt soll der manuelle Drainagevorgang der Lymphgefäße in etwa 15 Minuten pro Therapiesitzung ausgeführt werden. Da in vielen Fällen ein zufriedenstellender und dauerhafter Erfolg nur durch eine Langzeitbehandlung gewährleistet ist, sollte der Therapeut den Patienten für eine langfristige Anwendung der manuellen Lymphdrainage gewinnen.

> ⚠ Die Lymphdrainage ist kontraindiziert vor allem bei malignen Prozessen, da Karzinommetastasen vor allem über die Lymphwege gesetzt werden. Hierzu gehören auch bösartige Lymphödeme, die sich durch eine karzinombedingte Verringerung der Lymphtransportkapazität auszeichnen.
> Akute Entzündungen, Thrombosen und tuberkulöse Prozesse sowie Hyperthyreosen stellen ebenfalls eine eindeutige Gegenanzeige der Lymphdrainage dar.
> Bei chronischen, subakuten Entzündungen, Zuständen nach Thrombosen und Phlebitiden, Asthma bronchiale und Asthma cardiale, muß der Behandler die Anwendung der manuellen Lymphdrainage dem Einzelfall entsprechend sorgfältig abwägen.

Medikamentöse Lymphdrainage

Dem Therapeuten stehen eine ganze Reihe bewährter Heilpflanzen zur Behandlung der lymphatischen Stase zur Verfügung. Neben der rein physikalischen Entstauungstherapie ist die Verordnung und Anwendung lymphspezifisch wirksamer naturheilkundlicher Präparate unverzichtbar, denn fast jeder unter Kopfschmerzen oder Migräne leidende Patient empfindet die gründliche und schonende **lymphatische Entschlackung** mit pflanzlichen Substanzen als schmerzlindernd und erleichternd. Vor allem bei Patienten, die längere Zeit unter Kopfschmerzen und Migräneanfällen leiden, kann sich durch die wiederholten Anspannungszustände der Kopf-, Hals- und Nackenmuskulatur eine stagnierende, regionale Lymphflußblockade entwickelt haben, die sich verstärkend auf die Kopfschmerzen auswirkt.

Der Lymphtransport entlastet alle Gewebe und Organsysteme von ausscheidungspflichtigen Stoffwechselprodukten, so daß eine zu lange Verweildauer dieser Schlackesubstanzen im Organismus einzelne Gewebebereiche in ihrer Funktion beeinträchtigt und überlastet. Selbst bei geringfügigen Behinderungen des Lymphstroms wird der Körper gezwungen, Schadsubstanzen in unterschiedlichen Anteilen zurückzuhalten und zu speichern. In Einzelfällen verstreichen nur geringe Zeiträume bis überlastete Zellverbände auf diesen Zustand reagieren. Nicht zuletzt auch aus diesen Gründen ist es ratsam, rechtzeitig lymhstrombeschleunigende, pflanzliche Mittel anzuwenden, die eine notwendige Entschlackung des interstitiellen Gewebes unterstützen.

Lymphwirksame Heilpflanzen

Die hier aufgeführten Pflanzen gehören zu den wichtigsten lymphwirksamen Heilpflanzen. Der Therapeut sollte im Einzelfall entscheiden, ob er diese Pflanzen in homöopathischer Form verordnet oder ob dem unverdünnten Pflanzenpreßsaft der Vorzug gegeben wird. Die Dosierung sollte möglichst individuell vorgenommen werden, da jeder Organismus auf Lymphpräparate anders reagiert. Während der eine Patient 5 Tropfen täglich als gut verträglich und für sein Kopfschmerzenleiden erleichternd empfindet, kann ein anderer Patient mehr als 3 × 20 Tropfen täglich benötigen, um eine zufriedenstellende Wirkung zu erzielen.

Geranium robertianum – Ruprechtskraut

Diese in Europa sehr bekannte und häufig vorkommende Pflanze wirkt durch ihre Bitterstoffe und ätherischen Öle gezielt auf das lymphatische System, indem die Lymphangiome aktiviert und die verbesserten Lymphtransportfunktion verbessert wird. Vereinzelt kann es unter Einnahme von Geranium zur leichten Anschwellung regionaler Lymphknoten kommen, was aber grundsätzlich als ein guter Wirkungsindikator verstanden werden sollte.

Juglans regia – Walnuß

Die Wirkstoffe werden aus den frischen, grünen Fruchtschalen und den Blättern der Walnuß gewonnen und haben einen seit Jahrhunderten bekannten anregenden und heilenden Einfluß auf das Lymphgefäßsystem. Zu den Wirksubstanzen von Juglans regia gehören neben ihren spezifischen Alkaloiden auch viele Mineralstoffe wie Eisen, Kalzium, Phosphor, Magnesium, Zink, Kobalt, Schwefel und Jod.

Vor allem lymphatische Abflußstörungen im Kopf- und Halsbereich können durch diese Pflanze günstig beeinflußt werden. Zur unterstützenden lymphatischen Entschlackung hat sich auch das regelmäßige Trinken von Walnußblättertee, der seit langem als Beschleuniger für den Lymphstrom bekannt ist, bewährt.

Ononis spinosa – Hauhechel

Der Hauhechel, von dem in der Homöopathie die frische, blühende Stammpflanze und für die phytotherapeutische Verwendung die Wurzel verwendet wird, wirkt sehr intensiv auf alle Entwässerungs- und Entschlackungsvorgänge des Körpers. Neben der Anregung der Nierenfunktion bewirken die Inhaltsstoffe der Ononis spinosa eine kräftige Stimulation des gesamten Lymphsystems. Der Hauhechel ist als „Reinigungsmittel" in der Naturheilkunde bekannt und geschätzt, weshalb auch auf seine verläßliche Wirkung bei der pflanzlichen Lymphdrainage nicht verzichtet werden sollte.

Scrophularia nodosa – Braunwurz

Die Braunwurz ist vor allem zur Behandlung von Lymphknotenschwellungen und druckschmerzhaften Lymphsträngen indiziert, aber auch leichte bis schwerere lymphatische Stasen, die kaum zu Vergrößerungen oder Verhärtungen führen, sind durch sie zu beeinflussen. Die Braunwurz ist ein wichtiges Therapeutikum für das komplette Symptombild des Lymphstaus. Die Inhalts- und Wirkstoffe werden aus der frischen, noch nicht blühenden Pflanze gewonnen und in der Homöopathie verwendet. Für die Phytotherapie kommt ein Aufguß des Krautes (Herba Scrofulariae) zur Anwendung.

Teucrium scorodonia – Gamander

Der Gamander, eine wirksame Heilpflanze für alle Stauungsprozesse von Körperflüssigkeiten, aktiviert die lymphatischen Vorgänge und kann einen entlastenden Abflußprozeß des gestauten Lymphstroms einleiten. Obwohl sich die Wirkung von Teucrium scorodonia auf alle Lymphgefäße des Körpers erstreckt, wird auch die spezifische Wirkung auf die Gefäße des Kopf- und Nackenbereichs beobachtet. Die Droge wirkt gleichzeitig schweißtreibend und hautreinigend und unterstützt so die gründliche, lymphatische Entschlackungstherapie. Für die Gewinnung der Gamander-Wirkstoffe wird das frische, blühende Kraut verwendet.

Homöopathische Komplexmittel zur Lymphentschlackung

Die Verordnung und Anwendung von Komplexmitteln hat auch hier den Vorteil, daß die darin enthaltenen Heilpflanzen ein großes Indikationsspektrum der Lymphstase erfassen und somit den angestrebten Heilerfolg sicherer erreichen können als dies mit lediglich einer Heilpflanze möglich wäre. Aufgeführt werden hier besonders die Präparate, die sich in der Praxis durch eine verläßliche und ausreichend wirksame Heilfunktion ausgezeichnet haben. Die Dosierungsangaben stellen hierbei grundsätzlich nur Richtwerte dar, die der Therapeut dem Einzelfall entsprechend abändern kann und sollte.

Lymphomyosot®-Tropfen und Injektionslösung (Heel)
Dieses Komplexmittel ist eines der ältesten Präparate, das dem Therapeuten auch heute noch in unveränderter Zusammenstellung zur Verfügung steht. Vielen Behandlern ist es als ausgezeichnet wirksames Lymphfunktionsmittel und Kopfschmerztherapeutika bekannt. Viele Patienten verwenden dieses Präparat in Tropfenform zur alljährlichen Entgiftungs- und Entschlackungskur.

Da das Mittel aufgrund seiner Zusammensetzung stark wirksam ist, sollte seine Anwendung besonders bei sensiblen und empfindlichen Patienten einschleichend und behutsam vorgenommen werden. Die Erfahrung zeigt, daß es vorteilhaft ist, wenn der Patient zuerst durch die Einnahme der Tropfen die Dosierung selbständig, stufenweise festlegt und die Wirkung auf den Körper testet, bevor Injektionen mit Lymphomyosot vorgenommen werden.

> ☞ Vereinzelt kann es kurzzeitig zu leicht schmerzenden Schwellungen von regionalen Lymphknoten kommen, die sich im weiteren Verlauf der Einnahme oder Injektionen zurückbilden.

In vielen Fällen kann bereits nach einigen Tagen eine Druckentlastung der Lymphgefäße und Venen registriert werden, in deren Folge auch die damit in Zusammenhang stehenden Kopfschmerzen an Intensität verlieren und nachlassen.

Lymphaden Hevert Lymphtropfen® (Hevert)
Eine ausreichende Steigerung des Lymphabflusses wird durch sehr unterschiedliche, sich ergänzende Inhaltssubstanzen erreicht: So enthält diese Mittel u.a. Apis, Lachesis, Thyreoidinum, Arsenicum album, Hypophysis und Belladonna. Durch die breitgestreute Palette von Heilsubstanzen werden im Organismus entsprechend umfangreiche Stimulationsreize gesetzt, die verschiedene Ausscheidungs- und Entwässerungsprozesse auslösen. Vor allem hartnäckige und therapieresistente, lymphatische Affektionen, die von Kopfschmerzen begleitet werden, reagieren auf die Einnahme dieser Tropfen gut und nachhaltig. Lymphaden Hevert Lymphtropfen stärken zudem das lymphatische Abwehrsystem, das bei vielen betroffenen Patienten geschwächt ist.

Cosmochema Lymphtropfen S® (Cosmochema)
Auch hier handelt es sich um ein besonders sinnvoll zusammengestelltes und komplexes Lymphpräparat, das sich zur gründlichen Bindegewebe- und Mesenchymentschlackung sehr gut eignet. Es enthält viele elementar wirksame Stoffe, die im Verbund miteinander ein großes Feld der lymphatischen Funktionsstörungen abdecken. Zu den wichtigen Inhaltssubstanzen gehören z.B. Melilotus, Clematis, Aranea diadema, Psorinum, Glandula lymhatica suis oder Bufo. Durch die Verordnung dieses Mittels kann in chronischen Fällen von stagnierenden lymphatischen Affekten ein entscheidender Aktivitätsanstoß erreicht werden.

Ultima ratio® Injektionslösung (Alexander)
Die in diesem Präparat enthaltenen Mineralchloride und Sulfate ergänzen sich in ihrer Wirkung hervorragend. Die Zusammenstellung der einzelnen Mineralien wie Mangan, Kobalt, Strontium, Kupfer, Magnesium oder Eisen bewirkt vorrangig die intensive Aktivierung zellkatalytischer Vorgänge, über die auch eine Anregung der lymphatischen Ge-

webestrukturen ausgelöst wird. Über die lymphatische Wirkung hinaus ist dieses Injektionspräparat ein gutes, schmerzlinderndes Therapeutikum. Die entspannende und ausgleichende Wirkung der potenzierten Mineralstoffe auf das Muskel- und Nervengewebe, vor allem im Kopfbereich, kommt hierbei zur Wirkung.

> ☞ Da das Präparat überwiegend saure Substanzen enthält, die bei der subkutanen Injektion einen leichten, vorübergehenden Brennreiz im Gewebe verursachen können, sollte der Spritze, je nach Verträglichkeit, 1 bis 2 ml 1%iges Procain beigemischt werden.

Die Injektionen selbst sollten im Nacken- und Schulterbereich vorgenommen werden.

Lymphaktivierende Salben

tactu-nerval® Salbe (Feldhoff)
Die Salbe wird wegen ihrer entschlackenden und schmerzlindernden Wirkung von vielen Kopfschmerzpatienten regelmäßig verwendet. Sie enthält durch Autolyseverfahren keimfrei und völlig steril gemachten Placenta- und Testisextrakt vom Rind, der eine durchgreifende und reaktive Zellreaktion in Gang setzt. Nach dem Auftragen dieser Salbe kommt es zur verbesserten Gewebedurchblutung und damit zu einem schnelleren Lymphfluß und Abtransport aufgestauter Schlacken und schmerzrelevanter Gewebesubstanzen. Von den Patienten wird eine schnell einsetzende, wohltuende und kopfschmerzlindernde Wirkung beschrieben. Die Salbe kann auf die Stirn, die Schläfen und im Nacken aufgetragen werden.

Lymphdiaral® L Salbe (Pascoe)
Die Salbe, die sich aus lymphwirksamen Pflanzenstoffen und biochemischen Elementen zusammensetzt, zeichnet sich durch eine ausgleichende Wirkung auf Abfluß- und Zirkulationsstörungen des Lymphgefäßsystems aus. Sie regt die Gewebedurchflutung an und kann somit notwendige Nährstoffe und Sauerstoff heranführen, die den Abtransport aufgestauter Schlacken gewährleisten. Die Salbe fettet nicht und wird von der Haut optimal aufgenommen.

17.2 Reflexzonentherapie

Grundlagen und Anwendung

Die manuelle Stimulierung von Segment- und Reflexzonen, die mit einzelnen Organen und Organsystemen reflektorisch in Verbindung stehen, ist auch für die Kopfschmerz- und Migränebehandlung relevant. Vor allem in therapieresistenten und reaktionsschwachen Fällen kann die Reizung einzelner Hautschmerzzonen den entscheidenden Ausschlag geben. Doch sollte die Reflexzonentherapie nicht allein, sondern vor allem bei der Behandlung von Kopfschmerzen und Migräne immer im Verbund mit weiteren Therapieformen durchgeführt werden.

Innerhalb der Segment- und Reflexzonenbehandlung kann der Therapeut unter verschiedene Behandlungsarten die für den Einzelfall günstigste auswählen: Neben der Stimulation der Reflexzonen am Schädel und der inneren Nasenreflexzonen können die schmerzhaften Bindegewebszonen sowie die Fußreflexzonen manuell behandelt werden.

Leidet der Patient bereits längere Zeit unter Kopfschmerzen, ist die Wahrscheinlichkeit groß, daß sich bereits manifeste, **druckschmerzhafte Hautsegmente** und andere Reflexareale ausgebildet haben. Nicht selten kann der Betroffene diese Punkte selbst beschreiben und genau lokalisieren, da diese während der Schmerzattacke, aber auch in schmerzfreien Phasen, Beschwerden verursachen.

Auffällig ist, daß die einzelnen druckdolenten Hautsegmente und Reflexzonen völlig individuell angelegt sein können. Die im Lehrbuch festgelegten Dermatome nach Head sind deshalb nicht immer wirkungsvoll anwendbar. So werden hier bezüglich der Kopfreflexzonen die Reflexfelder C2 bis C7 genannt, die sich am oberen und hinteren Teil des Schädels, im Nacken und im oberen Schulterbereich befinden. Deren Behandlung zeigt jedoch nicht grundsätzlich den gewünschten Effekt. Die Erfahrung zeigt, daß die Manipulation der im Lehrbeispiel zugeordneten Segment- und Reflexzonen in der Kopfschmerzsymptomatik mitunter wenig hilfreich ist.

> ☞ Bei vielen Patienten haben sich vielmehr in anderen, eher untypischen Körperbereichen schmerzhafte Haut- oder Gewebezonen ausgebildet, die über die viszerokutane Reflexbahn mit dem Kopfareal in Verbindung stehen.

Es empfiehlt sich deshalb, den Körper des Patienten auf individuelle, lokale Schmerzreflexpunkte abzutasten, die dann korrekt und zielsicher therapiert werden können.

Schädelreflexzonen

Im Bereich des Schädels liegen die schmerzhaften und therpeutisch relevanten Segmente vor allem in der hinteren Schädelhälfte sowie in der gesamten Nackenmuskulatur. Auch der obere, beidseitige Schulterbereich wird in den Reflexsektor des Schädels miteinbezogen. Die Stimulation der Kopfreflexzonen sollte zu Beginn der Behandlung regelmäßig vorgenommen werden, da die so erreichte Kopfschmerzlinderung anfangs nur kurzzeitig anhält. Durch die manuelle Stimulation der reflektorischen Schmerzsegmente wird sofort eine muskuläre Entspannung und Verbesserung der Blutzirkulation im Halswirbelbereich erreicht, durch die es zur Ausschwemmung kopfschmerzrelevanter Substanzen kommt. Auch der mechanische Druckreiz läßt durch die Massage der Kopf-

reflexbereiche nach. Zusätzlich werden auch folgende Verbesserungen erreicht:

– Regulation des Muskeltonus im Kopf-, Nacken- und Schulterbereich
– Lockerung von Gewebekompressionen und Myogelosen
– Entstauung der lokalen Venen und Lymphgefäße
– Verbesserung der Blutzirkulation und Sauerstoffversorgung
– Normalisierung von neurovegetativen Reizabläufen
– psychische Entspannung
– Schmerzausschaltung.

Massage der Kopfreflexbereiche

Die am leichtesten anzuwendende und reflextherapeutisch schnell wirksame Behandlungsform ist die manuelle Streich- und leichte Walkmassage. Die zu Beginn der Massage angewendeten Streichbewegungen der Hände sollten dabei abwechselnd in Richtung Kopf und Richtung Rücken durchgeführt werden, um Lymph- und Blutzirkulationsstörungen aufzulösen. Mit leichtem Druck der Fingerkuppen und kreisenden Bewegungen werden dann die Reflexbezirke der Kopfhaut massiert. Erst danach kann im Nacken- und Schulterbereich zu leicht walkenden Massagebewegungen übergegangen werden, mit denen die Muskulatur weiter gelockert und durchblutet wird.
Die Wirkung der Massage wird verstärkt, wenn sie mit Pfefferminzöl durchgeführt wird. Die in die Haut eindringenden ätherischen Minzöle haben einen ebenso starken wie nachhaltig analgetischen Effekt. Der Therapeut kann dem Patienten auch zusätzlich die Anwendung einer Partner- oder Selbstmassage nahelegen und erläutern.

Körperreflexzonen

Bei diesen Reflexzonen (Abb. 17-1) handelt es sich um in der Haut und Unterhaut liegende Schmerzprojektionsfelder segmental zugeordneter innerer Organe. Auch hier besteht

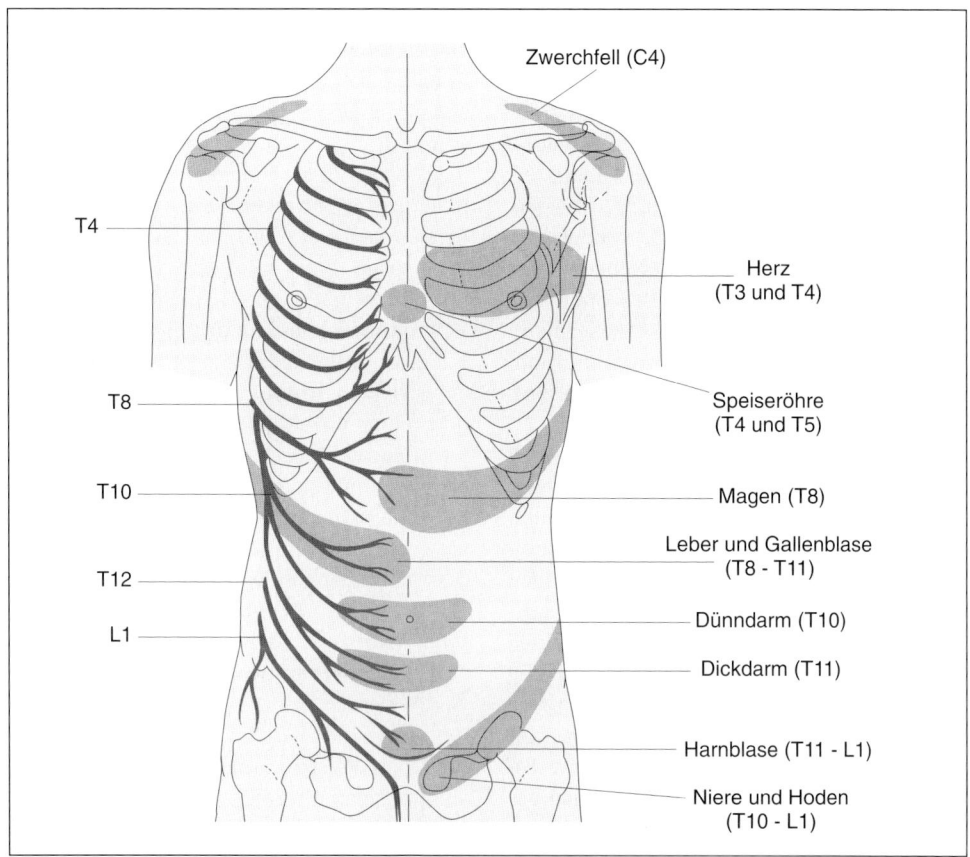

Abb. 17-1 Die Head-Zonen innerer Organe und die jeweiligen Rückenmarkssegmente.

ein direkter viszerokutaner Reflexweg vom funktionsgestörten oder erkrankten Organ zur Haut und zum lokalen Bindegewebe. Die einzelnen Segmentzonen sind auf den gesamten Körper verteilt und in Europa erst 1893 von dem englischen Neurologen H. HEAD beschrieben und später nach ihm benannt worden.

Im Rahmen der körperlichen Untersuchung können bei den Kopfschmerz- und Migränepatienten auf einigen Rückensegmenten **Gewebeverquellungen** (Quellzonen) oder auch Hauteinziehungen festgestellt werden. Sie sind meist mit bloßem Auge gut erkennbar oder leicht tastbar. Die Verschiebeschichten von Haut und Unterhaut sind in diesen Bindegewebezonen auffällig stark miteinander verhaftet, so daß ihre natürliche Fluktuation behindert ist. Die miteinander verbackenen Bindegewebeschichten weisen als „Gewebepunkte" oft auch vasomotorische Fehlsteuerungen auf. Als Symptome einer Reflexdystrophie lassen sich in den betroffenen Segmentfeldern Hitze- oder Kälteanomalien und mitunter ausgeprägte Hautschweiße feststellen.

Vor allem Patienten, die an chronischen Kopfschmerzen leiden, zeigen diese auf dem Rücken lokalisierten Hautsegmentphänomene, deren Lokalisation nicht verallgemeinert werden kann, da jeder Körper seine eigenen

Schmerzreflexsegmente auf verschiedenen Hautbezirken entwickelt. So kann bei einem Patienten eine Gewebeerhebung über der rechten Niere vorhanden sein, obwohl beide Nieren gut funktionieren und ohne Befund sind; bei einem anderen Patienten kann eine bekannte Leber-Galle-Erkrankung vorliegen, obwohl nicht das Lebersegment, sondern das Bronchiensegment eine Gewebequellung aufweist. Da sich viele Hautreflexzonen sehr auffallend überschneiden, können Segmentanomalien nicht von vornherein und grundsätzlich einem bestimmten Organ zugesprochen werden.

Es empfiehlt sich, immer und in jedem Fall eine reflexwirksame Stimulation der vorhandenen Quellzonen im Gewebe vorzunehmen. Die Heilanzeigen der Körpersegmentmassage in bezug auf das Kopfschmerzleiden stimmen mit denen für die Kopfreflexe genannten überein. Als natürliche und schnell wirksame Form der stimulativen Reizung von Reflexzonen bietet sich die manuelle Bindegewebsmassage an. Diese Massage wirkt durch einen Umkehreffekt der viszerokutanen Reflexe. Durch die Aktivierung des Segments werden dem mit ihm verbundenen, organischen Zielbereich neurovegetative Impulse vermittelt, die eine Reaktivierung und Heilung gestörter Funktionsvorgänge einleiten können.

Aufinden der schmerzhaften Zonen. Für das Ertasten von Veränderungen und Verspannungen auf den Reflexsegmenten der Haut stehen dem Therapeuten Grifftechniken zur Verfügung, die einen **intensiven Zugreiz** auf das Gewebe ausüben sollten. Der Zug und Druck der Finger müssen so stark sein, daß sich einerseits oberflächliche Verändrungen der Haut, andererseits jedoch tiefergelegene Schichten der Unterhaut und der Faszien ertasten lassen. Dies ist gewährleistet, wenn z.B. die gesamte Fläche des Rückens, vom Kreuzbein beginnend, abschnittsweise und sorgfältig durch ein mit dem notwendigen Druck ausgeführtes ziehendes Streichen der Kuppen des Zeige-, Mittel- und Ringfingers abgetastet wird.

Sobald die Finger des Therapeuten Verspannungszonen am Rücken durchfahren, empfindet der Kopfschmerzpatient einen meist ziehenden, schneidenden Schmerz, der reflektorisch von einem Druckgefühl im Kopfbereich begleitet sein kann. Auch der Therapeut selbst spürt an diesen Maximal- oder Triggerpunkten (Abb.17-2) einen verhärteten Reibungswiderstand in den Fingerbeeren.

Bei einigen Patienten kann es dabei auch zu einer **heißen Rötung** (Dermographia rubra) oder einer urtikariellen Hautreaktion „akuten" Segmentbezirke kommen, die nach einigen Minuten selbständig abklingt. Diese auf den Fingerdruckreiz hin ausgelösten viszerogenen Irritationen und überschießenden, neurogenen Reaktionen, müssen, speziell bei dem Patienten, der unter Kopfschmerzen oder Migräne leidet, als Folgen eines chronischen Schmerzreizzustandes gewertet werden.

Bei der anschließenden Lockerung der aufgefundenen Verspannungspunkte darf niemals zu intensiv und schnell vorgegangen werden. Die Verhärtungen des Unterhautgewebes und der darunter befindlichen Muskelfaserabschnitte müssen grundsätzlich behutsam und vorsichtig von ihren Rändern her schrittweise abgebaut werden. Erst im Verlauf von 4 bis 5 Behandlungen mit manuellen Massagestimulationen der akuten Reflexbezirke, kann mit einer anhaltenden Linderung der Kopfschmerzen gerechnet werden.

Massage der Körperreflexzonen

Die Massage selbst sollte nur mit schwachem Druck und leicht zirkulierenden und walkenden Fingerbewegungen durchgeführt werden und mindestens 15 Minuten dauern. Die Praxis zeigt, daß eine nach der Massage durchgeführte oberflächliche Trockennadelung der Verspannungszonen mit dem Baunscheidt-Gerät, die kopfschmerzlindernde Wirkung optimieren kann. Im Einzelfall kann auch die nachträgliche Einreibung mit einem Reflexöl

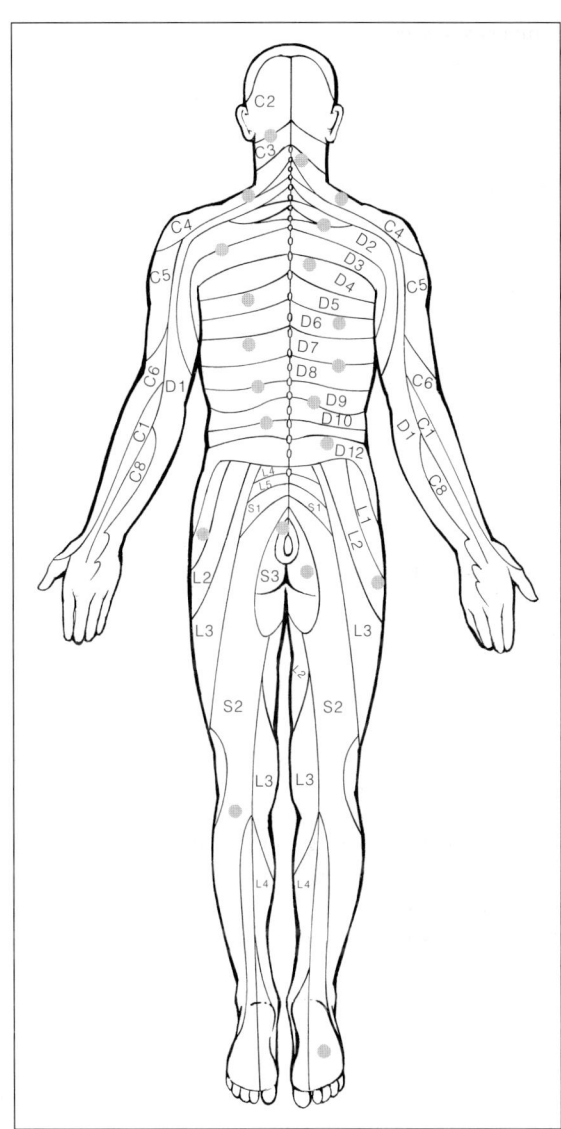

Abb. 17-2 Head-Maximalpunkte innerhalb der Segmente.

zur Intensivierung der schmerzaufhebenden Reflexmechanismen vorgenommen werden. Meist setzt bereits nach der zweiten Behandlung der Umstimmungsprozeß des neurovegetativen Systems ein, der sich durch starkes Schwitzen bei der Gewebemassage und ein anschließendes, ausgeprägtes Müdigkeits- und Entspannungsgefühl zeigt.

Die Behandlung der schmerzenden Reflexzonen versteht sich als Gegenreiz, durch den zentralnervöse Schmerzhemmungssysteme aktiviert werden. Aus diesem Grund kann bereits während des Lockerungsprozesses der akuten, verspannten Reflexsegmente eine Verminderung der Kopfschmerzen festgestellt werden.

Fußreflexzonen

Die von MARQUARDT systematisierten Korrespondenzzonen der Füße zu den inneren Organen und Organsystemen, können für die Behandlung von Kopfschmerzen und Migräne sehr gut genutzt werden. Die Therapie der Fußreflexzonen sollte in das komplexe naturheilkundliche Behandlungskonzept bei Kopfschmerzen miteinfließen.

Grundlagen. Das systematische Ordnungsprinzip der Fußreflexzonentherapie, stützt sich auf die vergleichende Projektion der Wirbelsäule in das Fußknochenskelett, wobei das Fersenbein die Hüfte und das Großzehenendglied den Kopf des im Fuß sitzenden Menschen repräsentiert. Der Fuß wird nach MARQUARDT in drei querangelegte Linien unterteilt, von denen über der oberen Linie die Reflexstellen für den Kopf-, Nacken- und Halsbereich angelegt sind.

Anwendung. Die massagerelevanten Reflexbezirke für die Behandlung der Kopfschmerzen befinden sich auf der gesamten Rückseite beider Großzehenglieder. Der Bereich des Grundgliedes der großen Zehen (Phalanx proximalis) beeinflußt u.a. die Schmerzempfindungen der Stirn, des Kiefers und beider Schläfen. Über den rückseitigen Teil des Nagelglieds der Großzehen (Phalanx distalis) lassen sich schmerzhafte Zustände der Nackenmuskulatur und der Halswirbelsäulenabschnitte erreichen und behandeln. Funktionelle Störungen und neurovegetative Reizzustände des Kopfes führen fast immer zu Veränderungen der reflektorischen Reaktionsstellen an den Füßen. Meist zeigen sich diese Veränderungen in Form von Druckschwielen, umschriebenen Hautverfärbungen oder anderen, meist gleichzeitig druckdolenten Ausdrucksformen, die bereits durch den Sichtbefund erste diagnostische Hinweise geben können. Für die Behandlung ist jedoch der Tastbefund wesentlich und ausschlaggebend, weil nur durch ihn die notwendige, zielgerichtete Stimulation als ein wirksamer Therapieeffekt genutzt werden kann.

Fußreflexzonenbehandlung
Die Reaktionsareale der Füße werden am entspannt liegenden Patienten, mit leichten, kreisenden Bewegungen beider Daumen durchgetastet. Bereits ein nur leicht ausgeführter, tastender Druckreiz verursacht auf den pathologischen Reflexstellen des Fußes einen stechenden Schmerz.
Der Therapeut muß das für eine Reflexdruckbehandlung erforderliche Reizmaß aufgrund der dabei entstehenden Schmerzen sorgfältig und für den Patienten erträglich dosieren. Es sollten mindestens 6 bis 10 Fußreflexzonenmassagesitzungen vorgenommen werden, um ein für den Patienten spürbares und nachhaltiges Ausschalten der Kopfschmerzen zu erreichen.
Einige Patienten reagieren auf die Stimulation ihrer Fußreflexzonen sofort mit sehr unterschiedlichen Körperreaktionen, während andere anfangs gar keine oder nur schwache Reaktionen zeigen. Da die körperliche Reaktion bei der Reflexzonentherapie als Erfolgsmaßstab angesehen werden muß, sollte eine wirksame Behandlung bis zum Eintreten körperlicher Reaktionen durchgeführt werden. Eine durch die Aktivierung der Fußreflexzonen ausgelöste Reaktion ist die Schweißbildung an den Händen oder einzelnen Hautabschnitten. Vereinzelt kann auch eine verstärkte Schweißbildung des gesamten Körpers oder die erhöhte Intensität der Kopfschmerzen beobachtet werden. Kreislauflabile Patienten schildern auch Übelkeit oder Schwindel. Um keine zu starken und überschießenden, vegetativen Dysregulationen zu provozieren, muß der Therapeut die für den Einzelfall geeignete Behandlungsfrequenz finden.
Die Mehrzahl der Patienten empfindet jedoch bereits nach 3–4 Sitzungen eine Linderung ihrer Kopfschmerzen. Ein Teil von ihnen wendet die Massage der Kopfreaktions-

zonen an den Füßen nach einiger Zeit zu Hause selbständig und nach Bedarf an.

Nasenreflexzonen

Die in den Schleimhäuten der Nase angelegten Reflexzonen wurden bereits in der frühen Naturheilkunde zur Behandlung verschiedener Krankheitszustände genutzt und eingesetzt. Diese nasalen Reaktionsbereiche haben eine sehr intensive Wechselbeziehung zu bestimmten Abschnitten des Organismus. Der gesamte Nasenschleimhautbezirk läßt sich in vier reflektorische Zonen einteilen, von der jede einem anderen Körperareal zugeordnet wird.

Urogenitalzone. Dieser Teil der Nasenschleimhaut hat eine wechselseitige Beziehung zum Ganglion mesentericum inferius, das für die Reizleitung nervaler Impulse der Unterleibsorgane zuständig ist. Im oberen Sektor beider Nasenmuscheln befindet sich ein gefäßreicher Schwellkörper (Locus Kiesselbachii), der eine Reflexbeziehung zu den endokrinen Drüsen und geschlechtsspezifischen Organen hat. Diese Verbindung kann besonders für die Behandlung hormonell bedingter Kopfschmerzen und Migräneformen genutzt werden.

Intestinalzone. Über diese Zone, die sich im Mittelteil der unteren Nasenmuscheln befindet, können funktionelle Störungen des Darms und die damit verbundenen Symptome, zu denen auch Kopfschmerzen und Migräne gehören, günstig beeinflußt werden. Vor allem, wenn Störungen der Darmfunktion durch andere Therapien nicht zufriedenstellend beeinflußt werden konnten, sollte die Behandlung über den intestinalen Nasenbereich versucht werden.

Respirationszone. Der pulmonale Reaktionsteil der Nasenschleimhaut ist im Kopfteil der mittleren Nasenmuscheln angelegt und zeichnet sich durch eine Reflektionsbeziehung zum Plexus pulmonalis aus. Er findet bevorzugt bei chronischen und asthmatischen Erkrankungen des Atemtrakts seine therapeutische Anwendung und hat für die Behandlung von Kopfschmerzen eine geringere Bedeutung.

Zervikalzone. Dieser Schleimhautsektor der Nase hat für alle zervikalen Kopfschmerzformen einen besonderen reflextherapeutischen Wert. Er liegt in der Endausbuchtung der unteren Nasenmuscheln. Das Ganglion cervicale läßt sich über diesen Reflexpunkt beeinflussen und gegebenenfalls sedieren. Da zervikalbedingte Kopfschmerzen relativ häufig vorkommen, ist die Stimulation dieser Nasenreaktionszone ein wichtiger Teil des gesamten Behandlungsschemas. Viele von der Halswirbelsäule ausgehende, neurovegetative Affektionen und Reizzustände können über die Aktivierung dieser Nasenreflexe gelindert und beendet werden.

Die Stimulation der Nasenreflexzonen

Es kommen hierfür besonders drei Stimulationsverfahren in Frage, von denen der Therapeut das jeweils für den Patienten geeignetste bestimmen muß. Bei empfindlichen Menschen, die eher unter leichten Kopfschmerzen leiden, kann die regelmäßige Inhalation von ätherischen Minzölen, die einer sanften Anregung der vier Nasenreflexbereiche gleichkommt, bereits eine lindernde oder heilende Wirkung ausüben. Therapeutisch effektiver ist jedoch das Auftragen einer etwa reiskorngroßen Menge einer Reflexzonensalbe auf die einzelnen Schleimhautsektoren mittels eines Ohr-Wattestäbchens.

Massage mit der Knopfsonde

Noch gezielter und damit auch wirksamer lassen sich die Reflexzonen mit einer trockenen Knopfsonde massieren. Die stumpfe Sonde sollte dabei mit leichtem, rhythmisch ausgeübtem Druck auf den entsprechenden Punktbereich aufgesetzt werden. Dieser Vorgang sollte abwechselnd in der linken und rechten Nasenmuschel vorgenommen werden und jeweils nicht länger als 1 bis 2 Minuten pro Sitzung dauern. Nach dieser durchgeführten Sondenmanipulation sollte zur Wirkungsoptimierung das nachträgliche Auftragen einer Reflexsalbe erfolgen.

Röwo-333 Reflexzonensalbe® (Fa. Pharmakon)
Die Salbe wird sanft in die Nasenmuscheln einmassiert. Zu Beginn der Behandlung kann es durch Reizung zur gesteigerten Nasensekretion oder auch zu Niesreiz kommen, die sich in den Folgesitzungen verringern.

Die zusätzliche Einreibung der Schläfen und des Nackens mit der Reflexsalbe kann den schmerzlindernden Reflexvorgang im Einzelfall erheblich beschleunigen, so daß schon nach kurzer Zeit eine Abnahme der Kopfschmerzintensität und eine Verlängerung der schmerzfreien Intervalle beobachtet werden kann.

18 NEURALTHERAPIE

Bei Kopfschmerzen, deren Ursache nicht gefunden werden kann und die nur unspezifisch und wenig zielgerichtet therapiert werden können sowie bei therapieresistenten Fällen, sollte immer an ein im neuraltherapeutischen Sinne, blockadenverursachendes Herd-Störfeld-Geschehen gedacht werden. Jede organische Erkrankung verursacht neben ihren spezifischen, pathogenetischen Symptomen auch eine Dysfunktion des zuzuordnenden Organsystems, so daß es insgesamt zu einer Behinderung und Regulationshemmung des vegetativen Grundsystems kommt, das aus einem Verbund von Versorgungsgefäßen, Organ- und Bindegewebe und vegetativen Nervenfasern besteht.

18.1 Herd-Störfeld-Geschehen

Störfelder stellen die körpereigenen Abwehrmechanismen oft jahrelang vor eine unlösbare und energieaufwendige Aufgabe, bei der sich die unspezifische Abwehr des Körpers zunehmend erschöpft. Durch den aktiven und chronischen Streuherd entwickelt sich schrittweise eine Entgleisung des organischen Grundsystems, die sich durch wiederholt fehlinterpretierte funktionelle Störungen zu erkennen gibt. Vereinzelt können Störfeldphänomene unmittelbar im Anschluß an pathologische Organvorgänge, oft aber auch erst spontan nach Monaten oder Jahren auftreten.

Häufig setzen herdindizierte Beschwerden nach späteren Additivreizen wie Operationen, Traumen oder auch simplen Erkältungsinfekten ein. Oft können die vom Fokus ausgesendeten, pathogenen Störreize, die zu den einzelnen Krankheitssymptomen führen, zu Beginn der Reizinformation durchaus wieder selbständig gelöscht und rückgängig gemacht werden, so daß es zu keinen auffälligen, pathologischen Vorgängen kommt. Diese körpereigene Eliminierung ist von der jeweils individuellen Toleranzgrenze pathologischen Abläufen gegenüber abhängig, die im wesentlichen von ererbten Dispositionen oder den bis dahin erlittenen Erkrankungszuständen bestimmt wird. Wird diese individuelle Krankheitsschwelle überschritten und das Störfeldgeschehen manifestiert sich mit entsprechend hoher pathogenetischer Potenz, wird die Erkrankung zusehends mehr autonom. In diesem Stadium entwickelt das Leiden häufig bereits herdunabhängige, völlig eigenständige Rezidive und die therapeutische Herdausschaltung muß nicht mehr zwangsläufig zur Ausheilung der Erkrankung führen. Hier liegt deshalb der Grenzbereich einer erfolgreichen, neuraltherapeutischen Behandlung.

Selten werden früh einsetzende Ausweichsymptome auf Anhieb mit einer zurückliegenden Erkrankung in Verbindung gebracht, so daß oft viel Zeit vergeht, bevor hier ein Zusammenhang vermutet und bestätigt wird. Erschwerend kommt hinzu, daß diese pathogenetischen Verbindungen mit den bekannten und üblichen Methoden der Befunderhebung oder auch den sonst hilfreichen histologischen Parametern nicht erfaßt und nachgewiesen werden können. An diesem Punkt setzt die von Huneke begründete Neuraltherapie (Abb. 18-1) und das Sekunden-Phänomen, gleichzeitig als Diagnosemittel und Therapeutikum, an. Denn nur durch die künstlich provozierte **neurogene Blockade** des vegetativen, pathogenetischen Informationsflusses gelingt der Nachweis eines aktiven Störfeldes. Sucht der Patient in diesem Stadium seiner Beschwerden keinen neuraltherapeutisch orientierten Behandler auf, kommt es in Folge der permanenten, pathogenen Störabläufe zu einer Erkrankungsmanifestation und einer entsprechenden Verschlimmerung der Krankheitsvorgänge.

> Es gilt als neuraltherapeutisches Merkmal, daß ein chronisches Beschwerdebild immer nur durch **einen** Störherd provoziert und ausgelöst wird, während dieses eine Störfeld eine Vielzahl verschiedener Leiden initiieren kann.

Der Therapeut benötigt eine Reihe von Anzeichen, die ihm notwendige Hinweise liefern, um sowohl die Eingrenzung als auch deren sichere Abgrenzung von einer eigenständigen Erkrankung vornehmen zu können. Zu den bekannten Verdachtsmerkmalen eines Störfeldes gehören:

- die Reaktionsschwäche des Organismus und seine auffällige Therapieresistenz
- überschießende Körperreaktionen, die in einem Mißverhältnis zu der Behandlung des Lokalherdes stehen
- auffällige Zusammenhänge in der Anamnese (z.B. Kopfschmerzen nach zahnprothetischen Maßnahmen und ähnliche Verbindungen)
- Beschwerdebilder, die grundsätzlich nur auf einer Körperseite auftreten, wie halbseitiger Kopfschmerz oder einseitige Migräne
- chronische Schmerzen und Begleitbeschwerden bei unauffälligen Laborbefunden
- spontan auftretende Leiden nach Operationen, Traumen oder Infekten
- auffällige und untypische vegetative Erkrankungsbegleitsymptomatiken, wie subfibrile Temperaturen, Abgeschlagenheit oder Körperschweiße

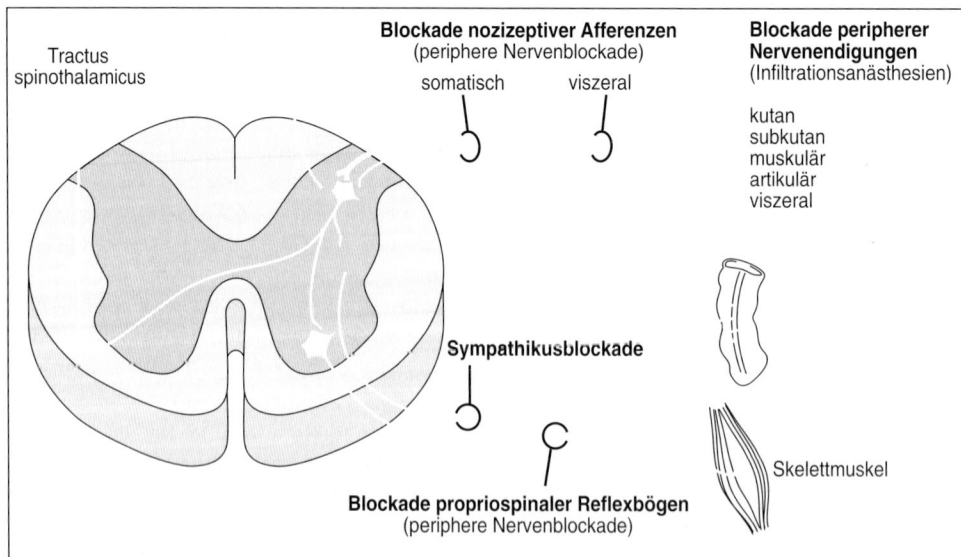

Abb. 18-1 Nozirezeptives System und therapeutische Ansatzpunkte der Lokalanästhesie.

- ein sogenanntes „Zweitschlagphänomen", das sich nach jahrelanger Beschwerdefreiheit, durch reaktivierende Fremdreize wie Infekte oder Operationen, spontan ausbildet

18.2 Störfelder

Die Zahl der in Frage kommenden, neurogenen Störfaktoren, die zu verschiedenen Formen von Kopfschmerzen und Migräne führen können, ist sehr groß und nicht komplett darstellbar. Für den Therapeuten ist es hilfreich, wenn er sich an den in der Praxis gehäuft vorkommenden Störfeldern orientieren und ausrichten kann.

Narbengewebe

Alle Narben, unabhängig von ihrer Größe und Lokalisation, unterbrechen grundsätzlich die im Gewebe eingebetteten Nervenleitbahnen und somit auch den Energiefluß. Die im Bereich der Narbe angelegten sensiblen Gefäße sind gezwungen Anastomosen oder andere mit einem Energieleitverlust verbundene neurogene Umgehungskreisläufe zu bilden. Je nach Größe und Tiefe der Narbe kann es dabei zu einem völlig abgebrochenen oder fehlgeleiteten, neurovegetativen Informationsfluß kommen. Bereits der Bauchnabel, als erste und früheste Narbenbildung des Körpers, ist für jeden Menschen ein potentielles Störfeld, unter dem vor allem jüngere Patienten, vereinzelt aber auch ältere Menschen, leiden. Nicht selten entwickeln sich Impfnarben, unabhängig von ihrer Größe, zu Störfeldern, da die durch die Impfung provozierten lokalen, zellulären und immunaktiven Vorgänge oft zu Gewebenekrosen führen, die nervale Leitungen stören oder unterbrechen können. Auch bei zurückliegenden Knochenfrakturen können im Bereich der Bruchstelle ausgeprägte nekrotisierte Bezirke des Unterhautgewebes zu Nervenleitstörungen führen. Beim anamnestischen Gespräch sollte deshalb grundsätzlich nach erlittenen Verletzungen, insbesondere Frakturen, gefragt werden.

Chronisch-entzündliche Tonsillen

Die Tonsillen können aufgrund ihrer starken Innervierung ein häufiger, neurogener Störfaktor sein. Alle anhaltenden und subakuten Reizzustände der Tonsillen stören zumindest zeitweise die natürlich angelegten Regelkreisläufe innerhalb der Nervenleitbahnen. Jeder Patient, der an einer Angina leidet, klagt aus diesem Grund zusätzlich über Reflexsymptome wie Gelenkschmerzen oder Kopfschmerzen, die in keinem direkten Zusammenhang mit der Grunderkrankung zu stehen scheinen. Auch „ruhige" Tonsillen, die weder hypertrophiert noch schmerzhaft oder sonst auffällig sind, können einen Fokus darstellen. Bei Verdacht kann hier versuchsweise die Blockade mit einem neuraltherapeutisch wirksamen Lokalanästhetikum vorgenommen werden. Die nach einer Tonsillektomie enstandenen Operationsnarben sind ebenfalls als Störfelder bekannt.

Entzündliche Prozesse der Nasennebenhöhlen

Obwohl zwischen den Nasennebenhöhlen und den Funktionen des Darms eine bekannte Wechselwirkung besteht, können sich die Nasennebenhöhlen vor allem unter chronisch-pathologischen Bedingungen auch zu einem eigenständigen Störherd für viele andere Organsysteme entwickeln. Die serösen Auskleidungen der Nebenhöhlen sind stark innerviert und für die Leitvorgänge der Nervenimpulse im Bereich des Schädels sehr wichtig. Kommt es in den Stirn,- Siebbein- und Kieferhöhlen zu entzündlichen Reizprozessen oder Eiterungen, wird die Leitfähigkeit der Nervenfasern im Bereich dieser Schleimhautareale herabgesetzt oder blockiert. Der so enstandene Fokus kann über lange Zeiträume neurovegetative Fehlinformationen an andere Organe aussenden und damit pathologisch wirksam werden.

Chronische Entzündungen

Alle entzündlichen Vorgänge im Körper beeinträchtigen die natürlichen, nervalen Abläufe in unterschiedlichem Maße. Das Nervensystem verfügt jedoch über eine individuell angelegte Störtoleranzschwelle, die erst durch stärkere und chronische Entzündungen überschritten wird. Der Zeitpunkt, an dem ein Entzündungsbereich zum Störherd wird und Folgeerkrankungen auslöst, ist bei jedem Menschen individuell festgelegt.

Gynäkologische Entzündungen. Bei Frauen können häufige Entzündungsprozesse der Eierstöcke sehr schnell zu einem Störherd werden, durch den sich neben anderen Beschwerden wie Fieber, Ausfluß oder Depressionen, oft starke Kopfschmerzen ausbilden. Überhaupt kann es durch verschiedene andere Reizungen oder Infekte, so z.B. durch chronische Zysten oder häufige Mykosen der Scheide, zum Herdgeschehen kommen. Vor allem die im Muttermund zur Empfängnisverhütung eingesetzten Spiralen sollten besondere Beachtung finden. Diese aus spermizid wirksamen Kupferdrahtwicklungen bestehenden Spiralen setzen den Körper einer fortwährenden Belastung durch Kupferionen aus und können nervale Leitblockaden und Störfelder verursachen. Zusätzlich kann es durch den notwendigerweise engen Sitz der Kupferspirale zu chronischen Schleimhautreizungen im Gebärmutterhals kommen.

Weitere entzündliche Prozesse. Auch wiederholte Reizzustände des Blinddarms sind als häufig vorkommender, neuralgischer Störherd bekannt. Oft treten bei diesen Formen der Appendizitis nur unterschwellige, diffuse und leichte Druckbeschwerden im rechten Unterbauch auf, die vom Patienten selbst kaum beachtet und nur am Rande erwähnt werden. Im Sinne der Neuraltherapie gilt auch die Narbe nach einer Appendektomie als mögliches Störfeld.

Entzündliche über lange Zeit auftretende Reizungen der Gallenblase können ebenso zu einem Fokus und Störfeld werden. Eine Cholezystitis gilt als großer neurogener Störfaktor, der fast immer pathogene Fernwirkungen auf andere Körperbereiche ausübt. An erster Stelle dieser Auswirkungen stehen Kopfschmerzen und rheumatische Gelenkbeschwerden. Über diese aufgeführten Störfelder hinaus können auch weitere entzündungsbedingte Körperherde wie eine chronische Otitis, ein chronisch-entzündliches Ekzem oder die bei Männern oft diagnostizierte Prostatitis vorhanden sein. Der Therapeut muß sehr gründlich vorgehen und alle in Frage kommenden entzündlichen Herdfaktoren berücksichtigen und abwägen.

Reizzustände im Kiefer-, Mund- und Zahnbereich. In bezug auf anhaltende Kopfschmerzen und Migräne sollte dieser Bereich neuraltherapeutisch stets besonders abgeklärt werden, da es vielfältige Zahn-Kiefer-Wechselbeziehungen zum Organismus gibt. Wesentlich für diese Verbindungen sind die Odontone, die als funktionelle Einheit aus dem Zahn und des ihn umgebenden Gingival- und Parodontalgewebes verstanden werden. In den Odontonen sind die komplexen und für die jeweils gleichen Zahngruppen zuständigen, neurogenen Fasern angelegt, die in direkter Beziehung zu einzelnen Organabschnitten und Körperbereichen stehen. Die jeweiligen Zahngruppen, wie die Incisivi, Canini, Prämolaren, Molaren und Weisheitszähne unterhalten ihre eigenen, neurogenen Fernverbindungen, über die sie mit dem Körper und seinen verschiedenen Funktionsbereichen korrespondieren. Einen wesentlichen Einfluß auf diese Vorgänge, üben zwei voneinander zu unterscheidende Mundpunktesysteme aus. Dazu gehören die sogenannten Vestibulum-Punkte, die in direkter topographischer Nähe oberhalb der Zähne angelegt sind. Sie werden als die eigentlichen, sensiblen Schaltstellen zwischen Zahn, Kiefer und Organismus angesehen.

Jeder Reizzustand der Zähne, wie er durch eine Zahnverlagerung, durch Wurzelzysten und Granulome, unverträgliche oder toxische Zahnfüllungen (Amalgam) und Prothesenmaterialien hervorgerufen werden kann, wird über die jeweiligen, lokal angelegten Vestibulumpunkte nerval zum Korrespondenzorgan weitergeschaltet. Die zweite Gruppe in diesem odontalen System sind die Retromolar-Punkte, die in beiden Kieferwinkeln, hinter den Weisheitszähnen über die Endwülste der Alveolarfortsätze hinaus liegen, wo man sich einen fiktiven neunten Zahn vorstellen könnte. Die für Kopfschmerzen und Migräne relevanten Retromolar-Punkte sind dort im Oberkiefer angelegt.

Für die neuraltherapeutische Blockade per Injektion sind sowohl die Vestibulumpunkte als auch die Oberkiefer-Retromolarpunkte von großem Wert. Bei Verdacht können sie durch die punktuelle oder großflächigere Injektion eines Lokalanästhetikums (Abb. 18-2) versuchsweise ausgeschaltet werden.

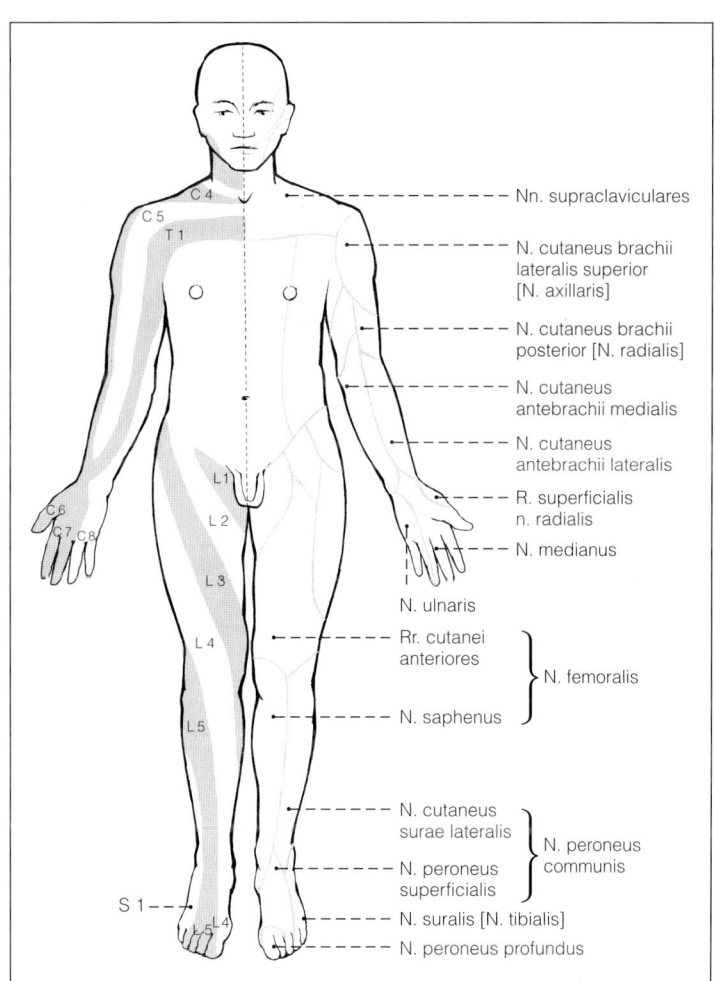

Abb. 18-2 Körperschema mit segmentaler Zuordnung und Versorgungsgebieten der peripheren Nerven.

18.3 Störfeldsuche und Behandlung

Störfeldsuche

Anamnestisches Gespräch. Neben den für die Suche von neuralgischen Störfeldern anwendbaren Gerätetestmethoden wie der aussagekräftigen Bioresonanztestung, bleibt die gründliche und umfangreiche Anamneseerhebung und körperliche Untersuchung, die weitaus zuverlässigste und erfolgreichste Methode der Herdbestimmung. Das ausgiebige anamnestische Gespräch hat in der Neuraltherapie eine besonders große Bedeutung, da der Therapeut aus den detaillierten Schilderungen des Patienten wichtige Rückschlüsse ziehen kann. Die Befragung kann nicht gründlich genug sein, da wesentliche Hinweise auf einen Störherd gerade in den vom Patienten unterschätzten vergessenen oder unbemerkten körperlichen Veränderungen und Zusammenhängen versteckt sein können. Zu Beginn des Gesprächs sollte der Patient nach seinen bisherigen Erkrankungen oder operativen Eingriffen befragt werden. Von ebenfalls großer Bedeutung ist die Frage nach Frakturen, Eiterprozessen, dem Zustand des Kiefer-Mund-Zahn-Bereichs, nach Unfällen und kosmetischen Eingriffen. Auch nur gelegentliche, jedoch immer wiederkehrende körperliche Mißempfindungen, wie lokale Parästhesien, Schweißbezirke der Haut oder geringfügige Blutkreislaufanomalien, können ein Störfeld signalisieren.

Mitunter läßt sich ein Störherd sehr schnell bestimmen, da der Patient selbst einen Zusammenhang zwischen seinen Kopfschmerzen und anderen damit verbundenen Beschwerden registriert hat. Das kann etwa die Verbindung von Magen-Darm-Störungen oder Kniegelenksaffektionen und Kopfschmerzen sein. So sind z.B. die vor allem im Herbst und Winter auftretenden Kopfschmerzen und Migräneattacken bekannt, die in vielen Fällen durch den neuralgischen Störimpuls eines jahreszeitlich auftretenden Magengeschwürs verursacht werden. Auch das abwechselnde Auftreten von Kniegelenksbeschwerden und Kopfschmerzen demonstriert oft einen neuralgischen Zusammenhang. Weiteren vom Patienten geschilderten, zeitlichen oder räumlichen Auffälligkeiten hinsichtlich seiner Beschwerden sollte immer nachgegangen werden.

Körperliche Untersuchung. Bei der körperlichen Inspektion und Untersuchung gilt die Aufmerksamkeit den sichtbaren Narben und anderen Hautauffälligkeiten. Es müssen nicht immer neue, frische Narben sein, die einen Fokalherd darstellen. Auch Narben von jahrzehntelang zurückliegenden Operationen und Verletzungen, die nur noch schwer mit bloßem Auge zu erkennen sind, haben ihre Potenz als Störfaktor noch nicht verloren. Das gilt auch für die kosmetisch wenig auffälligen Narben der neuen Laser-Chirurgie, die bereits nach kurzer Zeit kaum noch auszumachen sind. Unabhängig von der Oberflächenstruktur einer Narbe, besteht immer die Gefahr und Möglichkeit einer Narbenverwachsung im Unterhautgewebe, die von dort als neuralgischer Störfaktor wirkt. Zu den weiteren, störfeldverdächtigen Hautauffälligkeiten gehören Ekzeme und ekzemgeschädigte Hautbezirke, Mykosen, alte, überwachsene Brandwunden und Verbrennungsnarben sowie dauergerötete, topostabile Hautflecken.

Behandlung

Die eigentliche Blockade des Störherdes wird durch die Applikation eines Lokalanästhetikums erreicht. Für die Neuraltherapie kommen fast ausschließlich nur das Procain und das Lidocain, deren Wirksubstanzen sich aus dem Alkaloid Kokain ableiten, in Frage. Procain, ein Ester aus aromatischen Säuren, wird im Gewebe mit Hilfe des körpereigenen Enzyms Cholinesterase rasch hydrolytisch gespalten und abgebaut, wodurch es nur noch in zu vernachlässigenden Anteilen die Leber und die Nieren passiert. Procain belastet daher nicht die Entgiftungsfunktionen des Körpers und hat eine schnelle, lokalanästhesierende Wirkung die maximal 20 Minuten anhält.

> ☞ Bei einigen, sensiblen Patienten kann es vereinzelt durch das Abbauprodukt Paraaminobenzoesäure zu Sensibilitätsstörungen und Allergien kommen.

Obwohl diese Überempfindlichkeitsreaktionen im Verhältnis sehr selten auftreten, empfiehlt es sich, vor der ersten Injektion grundsätzlich eine Prüfung der Procainverträglichkeit vorzunehmen. Dazu können subkutan einige Tropfen der Substanz eingespritzt werden. Entwickelt sich nach einigen Minuten weder Rötung noch schnerzhafter Juckreiz an der Einstichstelle, kann Procain als gut verträglich eingestuft und eingesetzt werden.

Lidocain ist ein amidstrukturiertes Lokalanästhetikum, das im Gewebe nur sehr geringfügig hydrolytisch gespalten und als gesamtes Molekül in der Leber metabolisiert und über die Nieren ausgeschieden wird. Durch diese biochemischen Abbauvorgänge steht es zwar in einem Toxizitätsverhältnis von 1:2 im Vergleich zu Procain, löst dafür aber so gut wie keine Allergien aus. Die Verträglichkeit von Lidocain kann daher als sehr gut bezeichnet werden.

Anwendung

Injektionen eines Neuraltherapeutikums

Für die intrakutane und subkutane Injektion des lokalwirksamen Anästhetikums wird die Kanüle Nr. 20 benutzt. Für die intravenöse und intramuskuläre Anwendung werden die Kanülen Nrn. 1–3 und für tiefergehende Injektionen die Kanülen 0,6 × 60 bis 0,9 × 120 verwendet.

Je nach Umfang und Größe des Störfeldes werden z.B. von dem Lidocainhydrochlorid-Neuraltherapeutikum Heweneural 1%® (Hevert) 0,5 bis maximal 5 ml injiziert. Es sollte jedoch immer die dem Einzelfall entsprechend niedrigste erforderliche Dosierung verabreicht werden, da es weniger auf die Menge des Anästhetikums ankommt, als viel mehr auf die genaue Lokalisation. Um keine Wechselwirkungen mit anderen Substanzen im Organismus zu provozieren, sollte bei der Neuraltherapie nur das reine Lidocain oder Procain ohne die Zumischung anderer Mittel und Stoffe verabreicht werden.

In der Regel reichen intrakutane und subkutane, also weitestgehend oberfläche Injektionstechniken für die Behandlung von Kopfschmerzen und Migräne sehr gut aus. Dabei können z.B., je nach Lage des vermuteten Herdes, Quaddelungen oder Injektionen in die Muskulatur, an den Bereich der Sehnen oder um ein Gelenk (Abb. 18-3 und 18-4) vorgenommen werden.

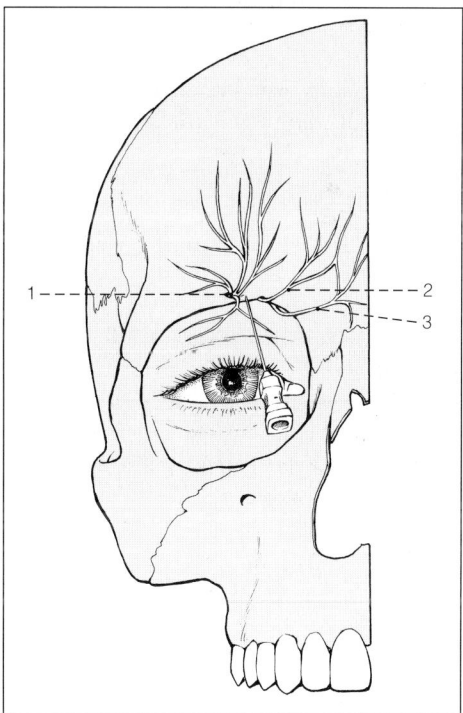

Abb. 18-3   Blockade des Nervus supraorbitalis.

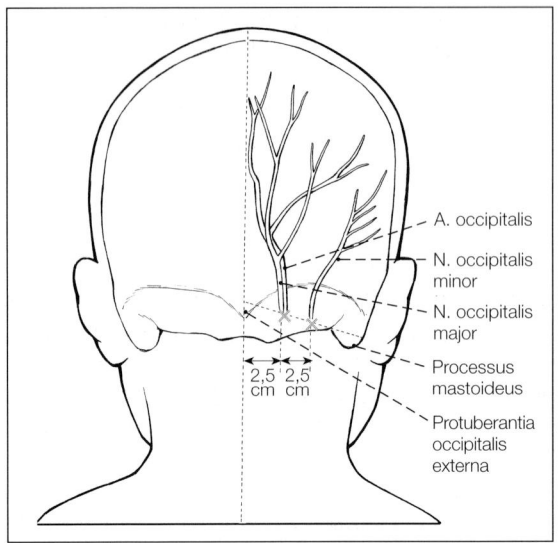

Abb. 18-4 Blockade des Nervus occipitalis major und Nervus occipitalis minor.

Es kann auch segmenttherapeutisch vorgegangen werden, wobei bei Kopfschmerzen und Migräne die intrakutane Quaddelung der Nackensegmente mit einem Neuraltherapeutikum schnell und anhaltend wirksam sein kann.

Die Applikation des Lokalanästhetikums an die spezifischen Nervenganglien und Grenzstränge erfordert viel Erfahrung und genaueste anatomische Kenntnisse, die dem interessierten Therapeuten von der „Internationalen Gesellschaft für Neuraltherapie nach Huneke" in entsprechenden Kursen vermittelt werden. Darüber hinaus kann jedem an der Neuraltherapie Interessierten das Lehrbuch von Hans Barop (s. S. 287) empfohlen werden. Es setzt in bezug auf die Vermittlung von neuraltherapeutisch und anatomisch umsetzbaren Anleitungen neue Maßstäbe und stellt selbst für den erfahrenen Neuraltherapeuten eine fachliche Bereicherung dar.

In Einzelfällen sind selbst durch wiederholte Störfeld-Eliminierungsversuche keine neuraltherapeutischen Dauererfolge zu erzielen. Der Grund dafür sind die meist viele Jahre vorausgegangenen herdbedingten, neuralgischen Dysregulationen und die dadurch bestehenden Reaktionsschwächen des Organismus. Erst die Anwendung stimulativer Umstimmungsmittel, wie sie z.B. die Injektion der Biokatalysatoren des Zitronensäurezyklus® (Heel) darstellen, kann hier die Therapieresistenz aufheben.

Andererseits setzt auf die meisten therapeutischen Störfeldblockaden eine für den Patienten spürbare Verringerung oder Beendigung der Beschwerden ein. Die Auslösung eines Sekundenphänomens nach Huneke, bei dem es zu einer spontanen Unterbrechung der Beschwerden für mindestens 20 Stunden kommt, kann jedoch im Praxisalltag der Neuraltherapie eher selten beobachtet werden. Viel häufiger ist es so, daß mehrere Injektionssitzungen vorgenommen werden müssen, die dann aber um so erfolgreicher sein können. Die eigentliche Kunst in der Neuraltherapie liegt ohnehin mehr in der umfangreichen Anamnese und der Auffindung schmerzverursachender Störfelder, als in der bloßen Jagd nach dem Sekundenphänomen.

19 PHYTOTHERAPIE

Die Anwendung reiner Pflanzenstoffe hat in der naturheilkundlichen Behandlung von Schmerzzuständen eine lange Tradition. Die Aufnahme von Heilpflanzensubstraten, die in unveränderter und reiner Form vorliegen und alle naturgegebenen Heilwirkstoffe sowie pflanzenspezifische Proteine, Enzyme und Spurenelemente enthalten, ermöglicht dem Organismus den intensivsten Kontakt mit der Pflanze. Alle vegetarischen Heil- und Botenstoffe finden auf diese Weise schnell ihren bestimmungsmäßigen Weg zu den jeweiligen Zielorganen im Körper. Aus diesem Grund ist der Einsatz von Heilpflanzen vor allem bei Kopfschmerzen sinnvoll, die durch funktionelle Störungen verursacht wurden (z.B. Leberfunktionsstörungen, Nierendysfunktionen oder Aktivitätsdefizite des Darms, hormonelle Störungen). Um einen besonders hohen Anteil der einzelnen Heilpflanzenwirkstoffe zu erhalten, bieten sich verschiedene Gewinnungsverfahren an.

19.1 Anwendungsformen

Die für den Patienten verordnete Anwendungsform zur Selbstbehandlung ist meist der Aufguß oder die Abkochung heilwirksamer Pflanzenteile. Dem Therapeuten selbst sollten jedoch alle anderen Gewinnungs- und Darreichungsformen der Pflanzen bekannt sein. Nur so kann er die Heilpflanzen therapeutisch gezielt und wirksam einsetzen.

Aufguß – Infus. Ein Infus sollte immer dann verordnet werden, wenn weiche Pflanzenanteile wie Blüten, Blätter oder Samen, deren Wirkstoffe durch den Aufguß mit kochendem Wasser ausreichend freigesetzt werden sollen. Vor allem ätherische Öle lassen sich durch heiße Teeaufgüsse aus den Pflanzenteilen lösen. Etwa 1–2 Teelöffel der trockenen Pflanzen werden mit 200 ml kochend heißem Wasser übergossen und abgedeckt 15 Minuten stehen gelassen. Der Aufguß wird anschließend durchgesiebt und bei mundwarmer Temperatur in kleinen Schlucken eingenommen.

Anwendung: Bis zu 3 × täglich sollte diese Infusmenge getrunken werden, um dem Körper eine ausreichende Substratmenge der Pflanze anzubieten. Die so gewonnenen pflanzlichen Heilstoffe können in dieser Form auch zum Inhalieren oder für Umschläge und Kompressen verwendet werden.

Abkochung – Dekokt. Die Abkochung von Pflanzenteilen empfiehlt sich bei härteren und verwachseneren vegetabilen Strukturen, wie sie in der Rinde, den Ästen oder den Wurzeln der Heilpflanze vorgefunden werden. Erst der direkte Kochvorgang von etwa 15 Minuten kann die erwünschten Stoffanteile auslösen. Drogen mit heilsamen ätherischen Ölanteilen eignen sich jedoch nicht für einen Dekokt, da sich die Öle durch den Kochvorgang verflüchtigen. Die Pflanzenteile sollten in das bereits kochende Wasser gegeben und abgedeckt mitgekocht werden. Die Wassermenge richtet sich hierbei nach dem Gewicht der zugegebenen Pflanzen.

Anwendung: Der so gewonnene Dekokt wird durchgesiebt und ebenso wie ein Aufguß angewendet.

Kaltauszug – Mazerat. Einige Drogen geben bei einer Abkochung zu viele ihrer eingeschlossenen Substrate frei, so daß sich einzelne Bestandteile in ihrer Wirkungsweise gegenseitig beeinträchtigen. Durch biochemische Reaktionen kann es dabei zu einer Aufhebung der Wirkungen oder zur Wirkungsverstärkung mit erhöhter Toxizität kommen. Ein Mazerat dagegen gewinnt in erster Linie die kaltlöslichen Stoffanteile der Pflanzen. Dieser Lösungsvorgang kann einige Stunden, aber auch Tage dauern. Die Ruhezeit des Kaltauszuges richtet sich in erster Linie nach der gewünschten Stoffkonzentration. Die Drogenanteile werden hierbei mit kalter Flüssigkeit – vor allem Wasser, es kann aber auch Alkohol oder Öl verwendet werden – übergossen. Wichtig ist, daß der Kaltauszug bei einer Raumtemperatur von 16 bis maximal 22 °C aufbewahrt wird, denn kältere Temperaturen verzögern oder verhindern die Substanzauslösung, während höhere Temperaturen unerwünschte Begleitstoffe aus der Pflanze herauslösen.

Fluidextrakt – Extractum fluidum. Verwendet werden getrocknete Pflanzenteile, deren Wirkstoffanteile durch Alkohol gelöst und extrahiert werden. Die jeweilige Anteilsmenge von Pflanze und Alkohol steht sich in einem Gewichtsverhältnis von 1:1 oder auch 1:2 gegenüber. Fluidextrakte sind sehr hochkonzentrierte Präparate, die bereits bei niedriger Dosierung wirksam sind. Im Gegensatz dazu stehen pflanzliche Instantprodukte, bei denen trockene Drogenextrakte an verschiedene Trägersubstanzen wie Zucker gebunden werden. Der reine Pflanzenanteil kann hier extrem klein sein, da die Trägerfüllmengen bis zu 90% betragen dürfen. Dementsprechend schwach und unzureichend kann die Wirkung dieser Phyto-Instantpräparate sein.

Pulver – Pulvis. Bei einigen Heilpflanzen hat sich die Darreichung in pulverisierter Form bewährt, da dadurch die häufige Einnahme vereinfacht wird, ohne daß es zu relevanten Konzentrationseinbußen kommt. Zur Gewinnung des Pflanzenpulvers werden getrocknete Drogenteile in einem Mörser klein zerstoßen, zerrieben und am Ende fein durchgesiebt. Das so gewonnene Pulver wird zur innerlichen Anwendung, in wenig Flüssigkeit eingerührt, eingenommen. Für eine äußerliche Anwendung wird das Pulver in unveränderter Form verwendet.

Tinkturen – Tinctura. Für die Zubereitung einer Tinktur wird die genau festgelegte Menge einer Droge sowie als Lösungsmittel reiner Alkohol – es kann auch Wein oder Essig verwendet werden – benötigt. Tinkturen können auch durch Alkohol-Wasser-Gemische in einem Verhältnis von 1:5 bis 1:10 gewonnen werden. Auch sie erreichen hohe Substanzkonzentrationen und werden nur tropfenweise eingenommen. In diesen Bereich der Phytotherapie fallen auch die Urtinkturen und niedrigen Potenzstufen homöopathisch aufbereiteter Mittel. Immer mehr Therapeuten bestätigen die fließenden Übergänge zwischen Phytotherapie und Homöopathie in den Potenzen D1 bis D4. Faßt man die gesamte Pflanze als einen Wirkstoffkomplex auf, besteht zwischen ihren rein stofflichen Wirksubstanzen und ihrem Heileffekt durch die homöopathische Dynamisation, zumindest bei den Urtinkturen, kein wesentlicher Unterschied.

Salben. Pflanzliche Heilstoffe in Salbenform haben in der phytotherapeutischen Praxis einen besonders hohen Stellenwert. Sie kommen bei Haut- und Gefäßleiden ebenso zur Anwendung wie bei Gelenkbeschwerden oder Ischialgien. Vor allem bei Schmerzen im Nacken- und Kopfbereich ist ihr Einsatz sinnvoll. Zur Herstellung einer Salbe werden Pflanzenextrakte oder Pflanzentinkturen benutzt, die mit einer geeigneten Salbengrundlage vermengt werden. Der Grundlagenstoff einer Salbe ist für die Wirksamkeit der Drogeninhaltsstoffe sehr entscheidend, da dieser die Resorption auf der Haut bestimmt. Aus diesem Grund werden in der Phytotherapie in der Regel von der Haut leicht aufzunehmende, emulsierende Salbengrundlagen verwendet.

Umschläge. Umschläge können feucht – durch ein im Teeaufguß getränktes Tuch oder trocken – frische, zerkleinerte Pflanzenteile werden in ein Tuch gewickelt – aufgelegt werden. Bei dem klassischen „trockenen und heißen" Umschlag werden Kräuteranteile in einen Stoffbeutel gefüllt, trocken erhitzt und auf einzelne Körperpartien aufgelegt.

19.2 Die Pflanzenrezeptur

Eine phytomedizinische Rezeptur wird traditionell in lateinischer Sprache abgefaßt, kann jedoch ebensogut in deutscher Sprache formuliert werden. Wichtig ist, daß der Apotheker die benannten Drogen identifizieren (Tab. 19-1) und die verordnete Mischung nach den Rezepturangaben zusammenstellen kann. Die einfachen, aber notwendigen Grundformen der Rezeptur, sollten jedem Therapeuten bekannt sein.

Der Schwerpunkt eines Pflanzenrezeptes ist das Grund- oder Basismittel, das Remedium cardinale, welches den vorrangigsten Wirkungseffekt haben muß. Es können auf einem Rezept bis zu 3 dieser Hauptmittel angegeben werden. Dazu werden, je nach Notwendigkeit, 1 bis 2 Ergänzungs- oder Begleitmittel als Adjuvans hinzugefügt, durch deren stimulierenden Effekt die Basissubstanz eine Wirkungsverstärkung erfährt. Da viele Pflanzenstoffe einen herben bis bitteren und schwer genießbaren Eigengeschmack haben, sollte

Abkürzung	ausführliche Bezeichnung Singular/Plural	deutsch
Bulb.	Bulbus/Bulbi	Zwiebel
Calyc.	Calyx/Calyces	Kelch
Cort.	Cortex/Cortices	Rinde
Extr.	Extractum/Extracta	Extrakt
Flor.	Flos/Flores	Blüte
Fruct.	Fructus/Fructus	Frucht
Gem.	Gemma/Gemmae	Knospe
Herb.	Herba/Herbae	Kraut
Lich.	Lichen/Lichenes	Flechte
Lign.	Lignum/Ligna	Holz
Öl	Oleum/Olea	Öl
Pericarp.	Pericarpium/Pericarpia	Fruchtschale
Rad.	Radix/Radices	Wurzel
Rhiz.	Rhizoma/Rhizomae	Wurzelstock
Sem.	Semen/Semina	Samen Stip Stipes/Stipites Stengel
Tub.	Tuber/Tubera	Knollen

Tab. 19-1 Rezeptur-Abkürzungen für die verschiedenen Pflanzenteile.

auf der Rezeptur am Ende noch ein Geschmackskorrigens für eine angenehmere Einnahme aufgeführt werden.

Will der Therapeut dem Patienten die verordnete Phytotherapie noch über das Geschmackskorrigens hinaus ansprechender gestalten, kann er das Rezept zusätzlich noch durch die Aufführung rein optisch wirksamer Fülldrogen, den Konstituens ergänzen, die für ein ansprechenderes Aussehen und Volumen sorgen. Anschließend sollte die genaue Zubereitungsvorschrift, das Subscriptio angefügt werden. Wichtig ist am Ende die Signatura, also die Dosierungsangabe, die Einnahmezeit und gegebenenfalls die Einnahmedauer. Hier das Beispiel einer Pflanzenrezeptur für einen Aufguß bei Verkrampfungszuständen des Magen-Darm-Trakts:

Rp.

Ol. Menth. pip (Pfefferminzöl)	– Remedium cardinale
Tinct. Belladonnae (Tollkirschentinktur)	– Adjuvans
Fruct. Anisi (Aniskraut)	– Korrigens
Fol. Ribes nigrum (Blätter der schwarzen Johannisbeere)	– Konstituens

M.f. species – Subscriptio

D. S.: 1 Teelöffel mit heißem Wasser überbrühen, 12 Minuten abgedeckt ziehen lassen, abgießen und schluckweise warm trinken. Morgens und abends je 1 Tasse, 2 Wochen lang.

19.3 Phytotherapie bei Kopfschmerzen und Migräne

Ausgewählte Heilpflanzen

Bockshornklee – Trigonella foenum – graecum

Die Samen dieser Kleesorte enthalten Alkaloide, die vorrangig auf das Nervensystem wirken. Neuromuskuläre Verspannungen vor allem des Nacken- und Kopfbereichs lassen sich durch die Wirksubstanzen dieser Pflanze schnell und günstig beeinflussen. Die Samen des Bockshornklees enthalten hohe Anteile an Phosphorsäure und Eisen und fördern so den Aufbaustoffwechsel der Nervenzellen. Im Protein der Pflanze sind Globulin und Albumin enthalten, wobei die Albuminmoleküle hohe Konzentrationen von Phosphor und Schwefel aufweisen.

Besonders der Samen des Bockshornklees hat bei allen Formen des Kopfschmerzes eine schnelle und anhaltend heilsame Wirkung.

Zur Anwendung kommt ein Aufguß des Pflanzensamens (Semen Foenugraeci), von dem 2- bis 3mal täglich eine Tasse warm getrunken wird.

Wanzenkraut – Cimicifuga racemosa

Diese Heilpflanze hat durch ihr Alkaloid Cytisin eine bekannt gute Wirkung auf neuralgisch bedingte Kopfschmerzen und Migräne. Vor allem Kopfschmerzen, die vom Hinterhaupt ausgehen und sich über Schläfen und Stirn ausbreiten, reagieren auf die phytotherapeutische Anwendung dieser Droge. Cimicifuga hat auch eine sehr lindernde Wirkung bei allen von der Wirbelsäule ausgehenden neuralgischen Verspannungsschmerzen, die nach kurzer Zeit ebenfalls zu starken Dauerkopfschmerzen führen können.

Zur Anwendung kommt eine Abkochung des Wanzenkraut-Wurzelstocks (Radix Cimicifuga racemosa), von der 1 bis 2 Tassen täglich in kleinen Schlucken eingenommen werden.

Muskatnußöl – Oleum Myristica fragrans

Das schwach gelbliche Öl der Muskatnuß enthält das ätherische Myristicin, das eine spürbare Wirkung auf alle Neuralgien im Bereich der Halswirbelsäule und der Gesichtsnerven und die damit im Zusammenhang stehenden Kopfschmerzen hat. Das Nußöl enthält auch viel Magnesium, Phosphor und Eisen. Es wird nur äußerlich als Einreibemittel angewendet und zeigt eine stark analgetische Wirkung. Die Einreibungen können mehrmals täglich auf die schmerzenden Kopf- und Halspartien vorgenommen werden. Im Lendenbereich angewendet, wird ihm eine anregende Wirkung auf die Libido nachgesagt.

Ysop – Hysoppus officinalis

Obwohl es sich hier um eine in Europa beheimatete Pflanze handelt, wird diese Heil- und Gewürzdroge in der Phytotherapie noch selten eingesetzt. Ihr Name „Ysop" ist von dem arabischen Wort „azab" abgeleitet, was soviel wie „Schmerzen" bedeutet. Sie wurde im 10. Jahrhundert von Benediktinermönchen aus den klimatisch gemäßigten Zonen Asiens nach Europa gebracht und seitdem kultiviert. Das Blattkraut enthält neben einem hohen Vitamin-C-Gehalt (170 mg in 100 g), ätherische Öle und Flavonglykoside, die neben ihrer reizlindernden Wirkung auf den Atemtrakt auch neuralgische Muskelverspannungen und Kopfschmerzen deutlich lindern. Es gilt als Gegenreizmittel bei allen Schmerzzuständen und wird entweder als Einreibemittel in Ölform (Oleum Hysoppus officinalis) oder als Blätteraufguß (Folium Hysoppus officinalis) zur Behandlung von Kopfschmerzen eingesetzt.
Von dem so gewonnenen Infus können bis zu 4 Tassen täglich getrunken werden.

Weidenrinde – Salicis cortex

Der in der Rinde des Weidenbaums enthaltene Wirkstoff, das Alkaloid Salicin, ist als Derivatträgerstoff der Salicylsäure das eigentliche phytowirksame Analgetikum. Salicin war die Ursprungssubstanz für die erstmalige Anwendung der pflanzlichen Salicylsäure und Modell für deren spätere synthetische Produktion, die in Folge noch zur Acetylsalicylsäure weiterentwickelt wurde. Aus diesem Grund wirkt die Weidenrinde stark schmerzlindernd. Da die Blätter nur sehr geringe Anteile des Salicin enthalten, sollte möglichst die Rinde des Weidenbaumes zur Anwendung kommen.
Durch die natürliche Form der Salicylsäurederivate, die in die wichtigen Begleitstoffe der Droge eingebunden sind, kommt es zu keinen Nebenwirkungen in Form von Reizzuständen des Verdauungstraktes, wie sie nach Einnahme der synthetischen Säureform häufig beobachtet werden können. Die Säureanteile lösen sich nachweislich am besten durch einen Dekokt, der nach dem Abseihen auch in abgekühltem Zustand schluckweise getrunken werden kann. Mehr wie 3 Tassen täglich sollten wegen der hohen Wirksamkeit des Salicins jedoch nicht eingenommen werden.

Bittermandelöl – Oleum Amygdalarum

Dieses Öl wird durch Kaltpressung der bitteren Mandeln gewonnen. Die Preßrückstände (Mandelkleie) werden für Bäder und Waschungen in der Körperpflege verwendet. Die Mandel hat hohe Anteile von Proteinen, Kalzium, Phosphor, Eisen, Thiamin, Riboflavin, Niacin, Linolsäure, Cholesterin und Asparagin. Zur innerlichen Anwendung eignet sich nur die süße Mandel (Prunus communis) in Pastenform oder als Emulsion. Die süße Mandel hat eine stark ausgleichende und vitalisierende Wirkung, während die Bittermandel nur bedingt oral verabreicht werden kann, da sie das Ferment Emulsin enthält, das mit Wasser zu dem löslichen Bitterglykosid Amygdalin reagiert und so das Entstehen der giftigen Blausäure provoziert. Das Öl der Bittermandel ist jedoch für äußerliche Einreibungen besonders geeignet. Es hat auf neuralgische Schmerzen vor allem im Kopfbereich eine sehr gute analgetische Wirkung. Da die Heilsubstanzen rasch in die Haut eindringen, kann es schnell und schmerzdämpfend an den Nervenfasern wirksam werden. Die durch Bittermandelöl erreichte Entspannung und Entkrampfung der Kopfnerven ist bei regelmäßiger Anwendung sehr effektiv und anhaltend. Das Öl kann mehrmals täglich in die schmerzhaften Kopf- oder Nackenbezirke eingerieben werden.

Steinklee – *Melilotus officinalis*

Bei migräneartigen Kopfschmerzen und dem charakteristischen Blutandrang im Kopfbereich, wie er von den Migränepatienten oft geschildert wird, hat sich die Anwendung der Steinkleeblüten (Flores Meliloti) als hilfreich erwiesen. Sie enthalten neben den ätherischen Ölen mit freien Cumarin-, Harz- und Flavonenanteilen, ein weiteres hochwirksames Cumaringlykosid, das den Hauptwirkfaktor dieser Heilpflanze darstellt. Als Gefäßspezifikum im Kopfbereich erreicht das Cumarin eine Entspannung der Blutgefäßwandungen, wodurch es zu einer besseren Zirkulation des Blutes und zur Druckentlastung der Schmerzrezeptoren im Bereich der Kopfarterien kommt. Wird die Pflanze über die Schmerzanfalltherapie hinaus prophylaktisch angewendet, kann sie die kopfschmerzfreien Intervalle wesentlich verlängern. Ihre Anwendung in der konzentrierten, phytotherapeutischen Form erreicht ein eindeutiges und nachvollziehbares Heilergebnis.

Durch einen Infus werden die Wirksubstanzen der Blütenblätter des Steinklees schonend, schnell und gründlich gelöst. Es können bis zu 4 Tassen pro Tag von diesem Aufguß warm und schluckweise eingenommen werden.

Pflanzenrezepturen für einzelne Kopfschmerzformen

Pflanzenrezeptur für blutdruckbedingte Kopfschmerzen

Zur Behandlung des Blutdruckkopfschmerzes hat sich, neben den zuvor aufgeführten reinen Kopfschmerzdrogen, folgende Pflanzenrezeptur bewährt:

Rp.
Herb. Visci albi
Fol. et Flor. Crataegi
Fol. Melissae – aa – ad 100,0

Das Kraut der Mistel, als Hauptmittel dieses Rezepts, wirkt entkrampfend auf enggestellte Blutgefäße. Bei längerfristiger Einnahme des Teeaufgusses kommt es in den meisten Fällen zur Absenkung des systolischen Blutdrucks. Die Blüten und das Kraut des Weißdorns unterstützen diese Heilvorgänge, indem sie die Durchblutung der Koronararterien fördern sowie die Zunahme der Herzleistung bewirken. Die Kopfschmerzen, als subjektive Begleiterscheinung und als Symptom der Hypertonie, setzen durch diese Rezeptur bereits vor der konstanten Absenkung des erhöhten Blutdruckes aus.

Für eine wirksame Behandlung des Blutdruckkopfschmerzes gibt es einige hervorragende Präparate, die im Sinne einer phytotherapeutischen Wirkungsweise zusammengestellt sind.

Pflanzliche Fertigpräparate

magnet activ Kreislauf® Tabletten (magnet activ)

Das Präparat enthält eine besonders sinnvolle Pflanzenzusammenstellung, durch die das Krankheitsbild Bluthochdruck und damit verbundene Kopfschmerzen sicher und wirksam therapiert werden.

Olivysat mono Bürger® Lösung und Dragees (Bürger)

Das Mittel enthält einen Olivenblätterextrakt (Oleuropein), der erst in neuerer Zeit in Deutschland therapeutisch eingesetzt wird. In südeuropäischen Ländern gilt der Blattextrakt der Oliven seit vielen Jahrzehnten als besonders gutes Blutdrucksenkungsmittel.

Pflanzenrezeptur für stoffwechselbedingte Kopfschmerzen

Auch verschiedene Funktionsstörungen der Leber und dadurch bedingte Kopfschmerzen,

lassen sich mit Heilpflanzen sehr gut therapieren:
Rp. Chelidonii Herb. 15 g, Fruct. Cardui Mariae 40 g, Herb. Millefolii 15 g, Fol. Menth. pip. 10 g.
Schöllkraut und Mariendistel als Leberfunktionsmittel sind der Schwerpunkt dieses Rezeptes, mit dem sich Unterfunktionen des Organs gut beheben lassen. Die Schafgarbe verbessert die Blutreinigungsarbeit der Leber und korrigiert den Geschmack und die Farbe des Aufgusses.
Die Pfefferminze regt sowohl die Galleproduktion als auch alle Verdauungsfunktionen an und sorgt ebenfalls für den erfrischenden Geschmack und die ansprechende Einfärbung des Teeaufgusses.

Pflanzliche Fertigpräparate

Chelidonium comp® Tropfen (Lomapharm)
Leberstörungen lassen sich mit diesem Pflanzenmittel, in dem fünf der wichtigsten Leberwirkstoffe enthalten sind, zufriedenstellend behandeln. Das Präparat erreicht verschiedene Entzündungs- und Reizzustände der Leber und des Gallengangsystems, durch die es meist zu einem Rückstau ausscheidungspflichtiger Stoffe und dadurch ausgelöster Kopfschmerzen kommt. Das funktionell gestörte Leber- und Gallengangsystem ist als Überlastungs- und Ausweichfaktor des Körpers bekannt, da auch von hier das Symptom Migräne und Kopfschmerz als Signal eingesetzt wird.

Hepatofalk® Planta Kapseln (Falk)
Die hohen Anteile an Trockenextrakten von drei verschiedenen leber- und gallewirksamen Pflanzen machen dieses Medikament bei der Behandlung von Leberschwächen und Lebererkrankungen zu einem wichtigen Therapeutikum. Vor allem entzündliche, subakute Organprozesse sprechen auf diese phytotherapeutischen Substanzen an.

Pflanzenrezeptur für den Nierenkopfschmerz
Renal bedingte Kopfschmerzen kommen bei Frauen etwas häufiger vor als bei Männern. Sie lassen sich nur über eine Funktionsverbesserung der Nieren lindern und dauerhaft abstellen.
Rp. Herb. Urticae 20 g, Herb. Solidaginis virgaureae 20 g, Fruct. Juniperi 30 g, Fruct. Petroselini 30 g.
Es handelt sich bei dieser Rezeptur um eine Pflanzenmischung, die die Diurese und somit die Ausscheidung schmerzrelevanter Schlacken- und Schadstoffe anregt sowie die unzureichende Nierenfunktion.

Pflanzliche Fertigpräparate

Antinephrin M® Tropfen (Hanosan)
Die Tinktur, die neun nierenwirksame Heilpflanzen enthält, macht dieses Nephrologika für fast alle Nierenerkrankungen unentbehrlich. Die Phytokombination erreicht entzündliche Vorgänge des Harnapparates ebensogut, wie es die unterschiedlichen Nierenfunktionsschwächen beheben kann. Beide Faktoren können in relativ kurzer Zeit zu einer renalen Form der anfallartigen Migräne oder chronischen Kopfschmerzen führen.

Nephroselect® M, Liquidum (Dreluso)
Das rein pflanzliche Liquidum eignet sich für die starke und nachhaltige Entgiftung über die Nieren. Die einzelnen, dieser in der Nierenheilkunde bewährten und bekannten Pflanzen, gewährleisten die Ausschwemmung harnfähiger Stoffe und Konkremente und entlasten so den Körper. Die mit der Ansammlung belastender Substanzen in Verbindung stehenden Beschwerden und Symptome, wie Dermatosen und migräneartige oder Spannungskopfschmerzen bessern und verringern sich in kurzer Zeit unter Anwendung dieser Pflanzenmischung. Zusätzlich hat dieses Heilpflanzenkonzentrat eine stark entzündungshemmende und bakteriostatische Wirkung auf viele Erkrankungen der ableitenden Harnwege.

Pflanzenrezeptur für nervös bedingte Kopfschmerzen

Bestätigt sich der Verdacht einer überwiegend nervlich bedingten Migräne oder handelt es sich um eine nervös gesteuerte Kopfschmerzform, können diese vegetativen Fehlsteuerungen durch phytotherapeutische Präparate abgemildert werden. Die nervlich verursachten Verkrampfungszustände der Hals- und Nackenmuskulatur und die dadurch eintretenden Durchblutungsstörungen im Kopfbereich können sehr schnell zu Druckreizungen der Schmerzrezeptoren und damit zu rhythmisch und anfallartig auftretenden Migränekopfschmerzen führen. Aber auch anhaltende Dauerkopfschmerzen sind hier möglich. Die Häufigkeit der Schmerzanfälle und der Grad ihrer Intensität, richtet sich nach dem Zustand der nervlichen Gesamtsituation des Patienten. Vegetative Fehlsteuerungen sprechen erfahrungsgemäß sehr gut und schnell auf nervenspezifische, reine Pflanzenstoffe an.

Rp. Extr. Passiflora fluid 30 g, Tinct. Avena sativa 30 g, Extr. Hyperici fluid 30 g, Tinct. Valerianae 30 g.

Durch diese einfache, aber immer wieder bewährte Tropfenrezeptur können nervöse Unruhe- und Spannungszustände wesentlich abgemildert werden. Da die Beruhigung der vegetativen Nerven sowie die Herabsetzung der Muskelspannung im Vordergrund stehen, können weitere therapeutische Maßnahmen mit dieser Pflanzenmischung gut und sinnvoll eingeleitet werden.

Pflanzliche Fertigpräparate

Kava-Hevert®-Tropfen (Hevert)

Der Wurzelextrakt der in der Südsee beheimateten Kavakava-Pflanze bewirkt im Körper eine angenehme und nachhaltige Entspannung und Beruhigung der Nerven. Wirksam sind die Kavapyrone der Pflanze, von denen Kavain die Hauptwirksubstanz ist. Kavain hat einen tranquilizerähnlichen Effekt, in dem es den Organismus vor nervösen Reizüberflutungen abschirmt und so eine Schonung des belasteten Nervensystems bewirkt, jedoch ohne das Suchtpotential der chemischen Psychopharmaka. Der Kavakava-Extrakt steht dem Therapeuten auch unter der Bezeichnung Aigin Kava-Dragees vom gleichen Hersteller in einer höheren Konzentration für die Verordnung zur Verfügung.

Neurapas® Tabletten (Pascoe)

Erfaßt werden durch dieses Präparat leichtere Formen von depressiven Spannungszuständen, in deren Folge Kopfschmerzen oder Migräne entstehen. Der Therapeut muß im Einzelfall nach dem Ausprägungsgrad der nervösen Belastungen die Mittelwahl vornehmen. So können auch beide Fertigpräparate verordnet werden, wenn dadurch eine rasche Besserung der Beschwerden sowie die Beendigung der nervösen Kopfschmerzen zu erwarten ist.

Traditionelle chinesische Pflanzenrezepturen

Bei den hier aufgeführten altchinesischen Rezepturen, handelt es sich um Heilkräuterzusammenstellungen gegen Kopfschmerzen und Migräne. Die einzelnen Rezepte kommen als Dekokt (Abkochung) oder Aufguß (Infus) zur Anwendung. Über diese Verordnungen hinaus, können auch chinesische Fertigarzneimittel eingesetzt werden.

Der Therapeut kann sämtliche Einzelkräuter und Pflanzenpräparate der Traditionellen Chinesischen Medizin (TCM) über spezielle Anbieter (s. S. 289) beziehen.

Si Wu Tang – 4-Bestandteile-Abkochung

Rp. Radix Rehmanniae Praeparata 20 g, Radix Angelicae Sinensis 15 g, Radix Paeoniae Alba 15 g, Rhizoma Ligustici Chuanxiong 10 g.

Dosierung: 2mal täglich 1 gehäuften Eßlöffel in $1/4$ Liter Wasser etwa 12 Minuten abgedeckt abkochen. Anschließend abseihen und mundwarm in kleinen Schlucken trinken.

Diese Rezeptur wirkt leberstärkend und damit blutauffüllend. Es kommt durch diese Kräuterwurzelmischung zur Anregung der gesamten Blutzirkulation, was sich sehr lindernd auf Kopfschmerzen auswirkt. Bei allen menstruationsabhängigen und hormonellbedingten Migränen wirkt diese Rezeptur besonders ausgleichend und schmerzlindernd.

Ling Jiao Gou Teng Tang
Rp. Cornu Saigae Tataricae 5 g, Ramulus Uncariae cum unis 15 g, Radix Rehmanniae 15 g, Bulbus Fritillariae Chirrosae 10 g, Caulis Bambusae in Taeniam 10 g, Flos Chrysanthemi 10 g, Radix Paeoniae Alba 10 g, Lignum Pini Poniaferum 10 g, Folium Mori 6 g
Radix Glycyrrhizae 2 g.
Dosierung: 1mal täglich 2 Eßlöffel in $1/2$ Liter Wasser 10 Minuten bedeckt abkochen, abseihen und über den Tag verteilt trinken.
Diese Mischung verschiedener Pflanzenanteile sediert die Leber und eliminiert Hitzeentwicklungen des Körpers. Der Wirkungsschwerpunkt liegt in der Reduzierung von Spasmen. Bei allen Arten von Kopfschmerzen bewirkt diese Mischung eine schnelle und anhaltende Schmerzlinderung.

Yu Nu Jian – Jade-Abkochung
Rp. Gypsum Fibrosum 30 g, Radix Rehmanniae Praeparata 20 g, Radix Ophiopogonis 15 g, Radix Achyranthis Bidentatae 15 g, Rhizoma Anemarrhenae 10 g.
Dosierung: 2mal täglich 1 gehäuften Eßlöffel in $1/4$ Liter Wasser 15 Minuten abgedeckt kochen lassen, abseihen und mundwarm in kleinen Schlucken trinken.
Durch die Einnahme dieser Wurzelsubstanzen werden die Feuerenergie des Magenmeridians gezügelt und die Nierenenergien gestärkt. Diese energetische Regulation dämpft pathologische, schmerzhafte Abläufe im Bereich des Kopfes und Gesichtes. Diese chinesische Heilkräuterrezeptur ist deshalb nicht ausschließlich bei Kopfschmerzen wirksam, sondern auch bei besonders schmerzhaften Trigeminusneuralgien.

20 PSYCHOTHERAPEUTISCHE SCHMERZBEWÄLTIGUNG

Alle körperlichen Beschwerden, die Schmerzen verursachen, werden meist von einer ausgeprägten psychischen Belastung begleitet: So können körperliche Schmerzempfindungen das seelische Gleichgewicht stören wie auch seelische Belastungen schmerzauslösend wirken können. Diese untrennbare Verbindung zwischen Körper und Seele muß auch in der Kopfschmerztherapie, soll diese nachhaltig wirken, berücksichtigt und in das Behandlungskonzept miteinbezogen werden. Dabei kann es nicht darum gehen, das Schmerzgeschehen ausschließlich auf psychologische oder organische Faktoren zurückzuführen. Vielmehr sollte davon ausgegangen werden, daß erst das Zusammenspiel beider Komponenten ein dauerhaftes Schmerzempfinden auslöst.

Um neben der körperlichen Befunderhebung auch die psychischen Prozesse aufdecken zu können, die schmerzverursachend wirksam werden, benötigt der Therapeut ein Konzept, an dem er seine Vorgehensweise ausrichten kann. Eine kausale, gesprächsanalytische Behandlung, die der Therapeut je nach eigenen Kenntnissen und persönlich-menschlicher Eignung selbständig durchführt oder einem Psychotherapeuten übergibt, ist in vielen Fällen angezeigt und sinnvoll.

20.1 Psychodynamische Entstehungsfaktoren

Um die im Einzelfall vorliegenden psychischen Fehlsteuerungen gezielt bestimmen zu können, muß der Behandler die wichtigsten, psychodynamischen Faktoren, die zur Entstehung von Kopfschmerzen und Migräne führen können, kennen.

Schuldgefühle. Bewußte oder unbewußte Schuldgefühle können den Patienten dazu zwingen, den Kopfschmerz als Sühneleistung einzusetzen. Meist liegen die Gründe hierfür im Bereich der Familie oder Partnerschaft. Ein stark beruflich engagierter Mensch, der seinem Partner oder der Familie gezwungenermaßen zu wenig Zeit einräumt, kann diese Schmerzkomponente nach kurzer Zeit entwickeln. Der Sühneschmerz kompensiert das Gewissen und fördert die Bereitschaft, für eine nicht zu ändernde Lebenssituation, zu leiden.

Auch ein lebensgeschichtlicher Hintergrund, der den Patienten unbewußt dazu veranlaßt, seine Kopfschmerzen in diesem Sinne einzusetzen, kann vorliegen. Manche Menschen leiden z.B. aufgrund einer seelischen Blockade oder Hemmung darunter, ihnen nahestehenden Personen nicht genug Liebe, Aufmerksamkeit und Zuwendung geben zu können.

Vermeidung von Aggression. Unterdrückte aggressive Bedürfnisse, die aus verschiedenen Gründen nicht mitgeteilt und ausgelebt werden können, sind oft an der Entstehung von Kopfschmerzen beteiligt. Anstelle einer gelenkten Aufarbeitung werden die Kopfschmerzen oder der Migräneanfall unbewußt zur Entlastung eingesetzt. Meist handelt es sich hier um introvertierte Menschen, bei denen sich die in den täglichen Kommunikationsabläufen entstandenen Aggressionspotentiale als unterdrückte Emotionsstrukturen festgesetzt haben. Wenn in diesen Fällen keine ausreichend entlastende Kompensationsmöglichkeit vorhanden ist, kann dieser emotionale Stau, über neurovegetative Vorgänge, regelmäßig auftretende Kopfschmerzanfälle verursachen.

Ist ein Mensch gezwungen, eine von ihm innerlich abgelehnte Lebenssituation zu akzeptieren, gegebenenfalls mit einem Menschen zusammenzuleben, der ihn in seiner freien Selbstentfaltung hindert, kann es ebenfalls zur Ausbildung eines Kopfschmerzsyndroms kommen. In diesen Bereich gehört auch der chronische Kopfschmerz, der durch lange zurückliegende, als grausam empfundene seelische Verletzungen, über die der betroffene Patient bisher nicht gesprochen hat, entstanden ist. Es handelt sich hier um einen für den Patienten nicht aussprechbaren oder benennbaren inneren Schmerz. Das Symptom „Kopfschmerz" wird von diesen Menschen wie eine chiffrierte Formel angewendet, über die der geeignete Therapeut den ersehnten Weg nach innen ergründen soll. Mit anderen Worten beschrieben: Der seelische Schmerz kann hier nicht ausgesprochen werden, er wird ersatzweise körperlich dargestellt. Diese Kopfschmerzen können aufgrund ihrer verdrängungspsychologischen Ursachen von Depressionen, Gefühlsleere und Verlorenheitsgefühlen begleitet werden. Das Symptom „Kopfschmerz", bei gleichzeitiger Depression, sollte deshalb immer auf psychische Verbindungen überprüft werden.

Partnerschaftskonflikte. Vor allem bei Trennungsabsichten, Verlustängsten oder bereits erlittenem Partnerverlust können durch psychische Überforderung Kopfschmerzen ausgelöst werden. Hier ist die Empfindung Schmerz Ersatz für den Verlust des vertrauten Menschen. Auch Streit und Auseinandersetzungen innerhalb einer Beziehung können zu Kopfschmerzen führen, da derartige Situationen nicht immer sofort entspannt und gelöst werden können.

Negative Lebenskonzepte. Erfahrenes Leid und erlittene Niederlagen können zu einer Haltung der Intoleranz gegenüber Menschen, deren Leben sich positiv gestaltet, führen. Oft gepaart mit einer als masochistisch bezeichneten Charakterstruktur werden Schmerzerlebnisse in Form der „self-fulfilling-prophecy" geradezu provoziert. Von diesem Menschentypus werden meist eine ganze Reihe zurückliegender, schmerzrelevanter Verletzungen, Operationen und Erlebnisse geschildert. Der daraus entstandene Pessimismus dient diesen Menschen dazu, immer neue Schmerzerlebnisse zu suchen, die ihnen wiederholt ihre leidvolle Lebenssituation beweisen. Hier wird der Kopfschmerz zu einer Form von Lebensinhalt, vereinzelt sogar zur psychotisch diktierten Lebensberechtigung.

Sexuelle Probleme. Bei allen Störungen der sexuellen Erlebnisfähigkeit kommt es nach einiger Zeit zu psychischen Spannungszuständen. Ein Teil der davon betroffenen Menschen mißt der eigenen Sexualität einen zu hohen Stellenwert bei, wodurch es zu nur schwer erfüllbaren Erwartungshaltungen kommt. Sexualität kann so eine seelisch verursachte Liebesunfähigkeit kompensieren oder tarnen. Diese fixierende Haltung der Sexualität gegenüber, die auch als seelische Impotenz bezeichnet werden kann, führt zu inneren Konflikten, sexuell bedingten Frustrationen und Impotenz, die reflektorisch neuromuskuläre Irritationen, besonders im Kopf- und Nackenbereich, auslösen. Bekannt sind hier oft spontane, heftige Migräneattacken, die mit diesen psychischen Wechselwirkungen in Verbindung stehen. Vereinzelt kann es auch zu sadomasochistischen Verhaltensweisen in Verbindung mit konflikthaften Schmerzepisoden kommen.

Identifizierung und Nachahmung. Verstärkt bei Kindern und Jugendlichen aber auch bei Erwachsenen kann es zu Kopfschmerzphänomenen kommen, die in Verbindung mit einer zum engeren Familienkreis gehörenden, kopfschmerzkranken Person wie Mutter, Vater, Schwester oder Bruder stehen. Ein starker Solidaritätsprozeß kann zu dieser physischen Form der Identifikation mit einem anderen Menschen führen. Hierbei sind die Identifikationsphänomene ein bekanntes Beispiel, wie es sich häufig bei der zuerst migränekranken Mutter und später auch der unter Migräne leidenden Tochter darstellt. Die Differenzierung zwischen einem eingebildeten, phantasierten und einem real empfundenen Kopfschmerz, kann der Behandler letztendlich nur durch eine lückenlose Aufdeckung der genauen Modalitäten und Schmerzbegleitumstände vornehmen.

20.2 Die psychologische Anamnese

Wird bei einem Kopfschmerzpatienten ein psychologischer Schmerzzusammenhang vermutet, muß der Therapeut die gesamte anamnestische Geprächsführung auf diesen Punkt hinlenken. Es sollte jedoch nicht sofort zu einer detaillierten, reinen Abfragung relevanter Themen kommen, sondern ein freier Gesprächsfluß angestrebt werden. Der Gefahr, daß das Gespräch eine zu große Eigendynamik entwickelt, kann man begegnen, indem man den therapeutischen Rahmen durch wichtige Fragen absteckt. Es kann im Einzelfall ein Vorteil sein, die rein lebensbiographischen Daten und die krankengeschichtlichen Vorgänge separat zu erfassen, um sie später bei einer Gegenüberstellung miteinander abwägen zu können. Werden diese beiden Daten von vornherein miteinander vermischt, lassen sich einzelne seelische Traumata nur noch schwer mit einzelnen körperlichen Schmerzreaktionen in Verbindung bringen. Darüber hinaus stellen die meisten Kopfschmerzpatienten ihre Lebens- und Krankheitsgeschichte ineinanderverwoben dar, so daß der Behandler Mühe hat, beide Faktoren voneinander abzugrenzen, um einen verwertbaren Überblick zu erhalten.

Zu Beginn des Gesprächs, sollte der Patient die Gelegenheit erhalten, seine Beschwerden völlig frei aus seiner eigenen Sicht zu schildern. Erst im Anschluß daran kann versucht werden, dem Gespräch durch Vorgaben übergeordneter thematischer Gesichtspunkte eine therapierelevante Richtung zu geben.

Spontanbericht

Der Patient „erleichtert" sich, indem er ungestört seine Beschwerden darstellt und alle damit verbundenen Vorgänge aus seiner Sicht schildert und interpretiert. Häufig herrscht hier der Aspekt vor: „Niemand kennt sich mit meiner Krankheit so gut aus, wie ich selbst!" Patienten, die an diesem Punkt zunächst schweigsam sind, brauchen die Anregung des Behandlers, um ihre bisher zurückgehaltene eigene Meinung zu ihrem Kopfschmerzleiden preiszugeben.

Der Therapeut erhält dadurch Gelegenheit die Wesens- und Charakterstruktur des Patienten zu erkennen. Aus diesem Grund sollte diese „Aussprache" möglichst vor der beabsichtigten psychologischen Mitbehandlung bei Kopfschmerzen durchgeführt werden. Es zeigen sich hierbei sehr verschiedene Patiententypen. Eine Gruppe zeichnet sich dadurch aus, daß sie kaum Hoffnung in die erfolgreiche Behandlung ihrer Kopfschmerzen setzt und beabsichtigt, mit dem Leiden weiterzuleben: „Eigentlich leide ich sehr unter den Kopfschmerzen, aber ich bin das gewohnt, es macht mir nicht mehr viel aus." Ein anderer Patiententypus bietet von vornherein eigene Verursachungsmöglichkeiten an: „Ich weiß genau, woher meine Kopfschmerzen kommen. Vor einigen Jahren habe ich in einer zugigen Wohnung gewohnt, was ich nicht vertragen habe. In der neuen Wohnung ist es genauso. Die Türen und Fenster sind heutzutage alle undicht." Oder: „Kein Arzt will mir glauben, daß meine starken Kopfschmerzen nur vom Autofahren kommen." Ebenso gibt es Menschen, die einen realistischen und sehr kritischen Bezug zu ihrem Kopfschmerzleiden haben. Sie beherrschen mitunter das medizinische Vokabular recht perfekt und verblüffen mit verschiedensten Diagnosetheorien. Sie wollen dem Therapeuten gelegentlich auch imponieren und beschäftigen sich intensiv mit ihren Kopfschmerzen. Der Therapeut spürt aber bald die hintergründig vorherrschende pessimistische Einstellung ihrem Leiden gegenüber: „Mir kann wahrscheinlich keiner helfen. Sie glauben nicht, wie viele Leute mir schon helfen wollten."

Die erste Festlegung der Heilungschancen und des Behandlungszeitraums, sollten bereits hier zusammen mit dem Patienten vorgenommen werden, denn ebenso häufig haben unter Kopfschmerzen oder Migräne leidende Patienten sehr hohe Erwartungen in eine erfolgversprechende Behandlung, die ihrer Meinung nach in einem kurzen Zeitrahmen erfüllt werden sollten. Vor allem in diesen Fällen sollte das erste Gespräch für die Abstimmung der erfolgreichen Behandlungsmöglichkeiten im Einvernehmen mit dem Patienten genutzt werden, denn jede Therapie hat durch die Ausschaltung der Erwartungsblockaden im Patienten eine erheblich bessere Ausgangsposition.

Psychologische Anamnese

Der Behandler sollte versuchen, brauchbare Eckdaten über die Symptomatik und Modalitäten der Kopfschmerzen sowie über zurückliegende Erkrankungen zu erhalten. Der Patient sollte dazu angehalten werden, die Entstehungsdaten der Erkrankungen möglichst der Reihe nach aufzuführen, damit sich ein nachvollziehbares Entwicklungsschema ergibt. Der Therapeut hingegen muß ein Gespür dafür entwickeln, wann und ob der Patient zurückliegende Geschehnisse, Daten oder Erkrankungen ausläßt oder einfach vorenthält, um nicht an ein bestimmtes Trauma erinnert zu werden.

Einzelne Details und psychologische Hintergründe brauchen in diesem Anamneseabschnitt noch nicht aufgedeckt und bestimmt werden. Für den Therapeuten ist es vorerst wesentlich, ein verläßliches Zeitgerüst der bisherigen, krankheitsbezogenen Vorgänge im Leben des Patienten zu erhalten. Wann hat sich welche Erkrankung wie entwickelt? In welcher Reihenfolge kam es zu den einzelnen Erkrankungen und wann waren mehrere Krankheiten gleichzeitig vorhanden? Wann kam es zum ersten Mal zu einem Kopfschmerzanfall? Diese vom Patienten übermittelten reinen Krankheitsdaten, sollten möglichst sorgfältig erfaßt und festgehalten werden. Mitunter fallen den Patienten zu einem späteren Zeitpunkt weitere diagnoserelevante Einzelheiten zu ihrer Krankengeschichte ein, die das anamnestische Gesamtbild weiter ergänzen und vervollständigen können. Je mehr einzelne Krankheitsfakten (Abb. 20-1) vom Patienten mit Hilfe des Behandlers zusammengetragen werden, je genauer lassen sich bei der späteren Gegenüberstellung mit den erfaßten Daten der Lebensbiographie, auffällige oder getarnte Differenzierungen und Verbindungen feststellen. Mit Hilfe dieser Parameter läßt sich am Ende das Ausmaß des psychologischen,

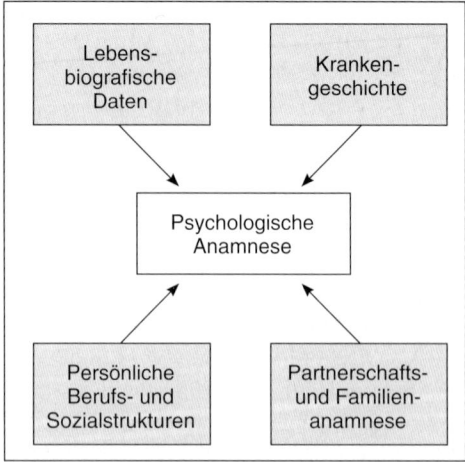

Abb. 20-1 Themenaufbau einer psychologischen Anamnese.

seelisch bedingten Krankheitsanteils abschätzen und bestimmen.

Soziale Anamnese

Anhand biographischer Daten können Informationen über den Stellenwert der beruflichen Tätigkeit sowie über den sozialen und gesellschaftlichen Status erhalten werden. Hierzu gehört ein kurzer Aufriß der gesamten Lebensgeschichte, die sich aus frühkindlichen Erinnerungen, Elternhaus, Schul- und Berufsausbildung sowie sozialen Kontakten zusammensetzt. Soweit es dem Patienten möglich ist, sollte er auch hier genauere Zeit- und Datenangaben machen, die sich später gegebenenfalls mit den Krankheitsfakten abstimmen lassen.

Haben die Kopfschmerzen bereits in der Kindheit oder Schulzeit eingesetzt, muß dieser entsprechende Lebensabschnitt genauer analysiert werden. Meist entstehen Kopfschmerzleiden jedoch erst im Laufe des Berufslebens, der Partnerschaftsbildung und der Familiengründung, so daß auch überwiegend aus diesen späteren Lebensabschnitten einzelne Abläufe gesammelt werden. Wichtig sind hier Über- oder Unterforderungen im Beruf, Konflikte mit Kollegen oder Vorgesetzten und die Einstellung zum ausgeübten Beruf. Auch die Arbeitsaktivität in Relation zum finanziellen Einkommen ist für die psychische und soziale Grundstimmung des Patienten nicht unerheblich. Eine unterbezahlte Stellung, die im Verhältnis viel Einsatz und Arbeit abverlangt, kann das innere Gleichgewicht auf Dauer destabilisieren. Es kann auch bereits eine aufgrund verschiedener Krankheiten entstandene Arbeitseinschränkung oder Berufsunfähigkeit vorliegen, durch die sich der Betroffene in seiner sozialen und gesellschaftlichen Stellung bedroht oder herabgewürdigt fühlt. Alle diese Faktoren sind durchaus im Stande, über psychogene Abläufe körperliche Störungen und damit auch Kopfschmerzen der Migräneattacken zu provozieren.

Partnerschafts- und Familienanamnese

Der größte Anteil psychischer Konfliktstoffe läßt sich eindeutig im Bereich der Partnerschaft und Familie ausmachen, denn in keiner anderen sozialen Lebensgemeinschaft ist der einzelne Mensch so stark gefordert wie hier. Er ist gezwungen sich anzupassen und muß emotionale und psychische Abhängigkeiten akzeptieren, ohne die er keine Liebe und Geborgenheit erhalten und empfinden kann. Lassen sich auch nur für einen kurzen Zeitraum die hier entstandenen Konflikte nicht durch Gespräche lösen, reagieren viele Menschen mit körperlichen Symptomen. Bei anhaltender Konfliktsituation verstärken sich die so verursachten, körperlichen Beschwerden verständlicherweise sehr. Diese Vorgänge können alle Mitglieder der Gemeinschaft betreffen, wobei Konflikte zwischen den beiden Geschlechtern mit Abstand die häufigsten sind.

Bei der anamnestischen Befragung sollte sich der Behandler diesem Partnerschafts- und Familienbereich nur schrittweise nähern und möglichst erst später zielgerichtete, direkte Fragen stellen. Was Partnerschaftskrisen und Konflikte anbelangt, sind nur wenige Patienten sofort bereit, sich zu öffnen und Details zu erläutern. Hier überwiegt immer noch, vermutlich zu Recht, die Einstellung, daß sich der Therapeut das Vertrauen des Patienten erst „verdienen" soll, bevor er dieses geschenkt bekommt. Da es innerhalb der Familie oder Partnerschaft ein großes Potential an Konfliktstoff gibt, sind die Probleme im Einzelfall auch immer sehr individuell. Alle Konfliktvarianten sind möglich, wie etwa ein emotionales Spannungsfeld zwischen Mutter und Tochter, Vater und Sohn, Geschwistern untereinander oder zwischen Mann und Frau. Ein oft vorhandenes Partnerschaftsproblem liegt im Bereich der Sexualität. Pauschal betrachtet, geht es hierbei entweder überwiegend um sexuelle Unzufriedenheit, mangelnde Libido oder sexuelle Untreue eines Partners. Differenziert man diese Probleme, wird deutlich, daß diese „sexuellen" Konflikte, meist Resultat bereits vorausgegangener Entfremdungsvorgänge sind und Probleme der Verständigung und Kommunikation in den sexuellen Bereich verlagert wurden. Durch übergroße Erwartungshaltungen oder Verweigerungstaktiken überfordern sich die Partner und sind durch die Verlagerung kaum in der Lage, Konflikte positiv zu lösen. Derartige seelische Spannungen können jedoch in kurzer Zeit körperlich-funktionelle Störungen verursachen. Kopfschmerzen und Migräne werden hierbei eine regelrechte Ventilfunktion zugesprochen.

Der Therapeut muß hier über das einfühlsame Gespräch in kleinen Schritten auf den Kern eines vermuteten Konflikts zusteuern, und unterdrückte und verdrängte psychische Prozesse offen ansprechen. Es geht dabei in erster Linie darum, dem Patienten diese inneren Abläufe bewußtzumachen, damit er den bisherigen Konfliktverdrängungsmechanismus an sich selbst kontrollieren und aus eigener Kraft unterbrechen kann. Viele Patienten haben aufgrund ihrer psychischen Probleme auch die Tatsache verdrängt, daß eine liebevolle Partnerbeziehung, vor allem durch von beiden Seiten entgegengebrachtes Vertrauen, durch Akzeptanz, Ehrlichkeit, Verständnis, Nachgiebigkeit sowie Flexibilität, aufrechterhalten wird.

20.3 Psychologische Kopfschmerztherapie

Die ganzheitlich orientierte Behandlung von Kopfschmerzen sollte grundsätzlich Therapien, die mehrere Ebenen im Menschen ansprechen, berücksichtigen. Das bedeutet, daß die individuelle Schmerzerfahrung des Patienten auf verschiedenen Ebenen erfaßt werden muß, um ein verwertbares Gesamtbild zu erhalten und ein wirksames Behandlungskonzept entwerfen zu können. Hierzu gehört der Ablauf des Schmerzerlebnisses auf der psychologisch-subjektiven, verhaltensbezogen-motorischen sowie der physiologisch-organischen Ebene. Die Berücksichtigung lediglich einer dieser Erlebnisstufen, läßt nur eine ungenaue Bestimmung der kopfschmerzverursachenden Faktoren zu und fördert eher das „Versuchstherapieren", das sich durch die Ausrichtung auf Vermutungs- und Verdachtsmomente ergibt.

Die Erläuterung der im vorangegangenen Kapitel aufgeführten Fragen beinhaltet bereits einen Teil der psychotherapeutischen Vorgehensweise bei psychosomatischen Kopfschmerzen. Der psychologisch vorgehende Therapeut wird im Verlauf der Beantwortung der Fragen stets versuchen, in einem zielgerichteten Gesprächsdialog mit ihm zu bleiben, um unmittelbar und spontan psychotherapeutisch vorgehen zu können. Das wesentliche Ziel dieser durch selbstanalytische Vorgänge ausgelösten Zurückführung ist, den Patienten an schmerzauslösende, seelische Traumata zu erinnern. Dieser Vorgang schließt auch die notwendige Umorientierung der Grundeinstellung des Patienten seinen Kopfschmerzen gegenüber ein. Das meist vorherrschende, durch die immerwährende Angst vor den Schmerzen entstandene Gefühl der Hilflosigkeit, das den Patienten zugleich überfordert, soll einem aktiven Umgang mit den Schmerzen weichen. Der Therapeut muß dem Betroffenen neue Perspektiven in bezug auf die Schmerzbekämpfung eröffnen, und ihm verschiedene Bewältigungsstrategien anbieten, mit denen er seine Kopfschmerzen im wahrsten Sinne des Wortes „besiegen" kann. Dabei sollte es nicht nur um eine rein psychologische Intervention gehen, sondern auch um physiotherapeutische Möglichkeiten. Durch den Verbund von psychischer Stärkung und Betreuung, Entspannungstechniken und organisch ausgerichteten Heilmethoden, wird dem Patienten eine sehr wirksame Möglichkeit der Schmerzbekämpfung angeboten.

Fallbeispiel
Eine 52jährige Frau litt seit etwa 4 Jahren unter anhaltenden Kopfschmerzen, die sich in unregelmäßigen Zeitabständen verstärkten. Das erste halbe Jahr hatte die Patientin selbständig versucht, die Schmerzen mit Hilfe rezeptfreier und freiverkäuflicher Analgetika zu bekämpfen. Auf diese Weise hatte sie verschiedene Schmerzmittel benötigt, denn bereits nach wenigen Wochen war die Wirksamkeit eines einzelnen Präparates nicht mehr ausreichend. In ihrer Not hatte die Frau verschiedene Ärzte aufgesucht und war auch mehrmals sehr gründlich untersucht wurden. Alle Laborwerte waren unauffällig und im Normbereich, so daß es keinerlei Hinweise auf ein organisches Leiden gab. Im Laufe der Jahre war auch eine ganze Anzahl Diagnoseverfahren, wie Röntgen, Ultraschalluntersuchungen, Elektroenzephalogramm (EEG) und Kernspintomographien bei ihr vorgenommen worden, die alle ohne Befund blieben. Mit dieser Krankengeschichte erschien die Frau in der Naturheilpraxis, die sie hauptsächlich wegen einer mittlerweile ausgeprägten Medikamentenunverträglichkeit aufsuchte. Ihr Hauptanliegen war weniger die Aufdeckung der Kopfschmerzverursachungsfaktoren, als vielmehr die Verordnung eines pflanzlichen und gut verträglichen Präparats gegen die Schmerzen selbst. Die durchgeführte körperliche Untersuchung ergab auch hier keine Hinweise auf organische Fehlfunktionen. Ein Phänomen, das bei sehr vielen Kopfschmerz- und Migränepatienten festgestellt werden kann.
Diese Patientin zeigte jedoch gleich bei dem ersten anamnestischen Gespräch leichte „psychische Auffälligkeiten". Sie war durch die vorangegangenen kurzen Anamnesebefragungen auf knappe „Ja- oder Nein-Antworten" ausgerichtet und entsprechend wortkarg. Der Aufforderung, ihre Kopfschmerzen zu beschreiben, kam sie nur sehr zögernd nach und beließ es bei einigen, wenig verwertbaren Äußerungen, so als habe sie bisher keine individuellen Schmerzempfindungen bei sich bemerkt. Insgesamt machte die Patientin einen introvertierten und verschlossenen Eindruck, was in bezug auf ihre chronischen Kopfschmerzen von vornherein so wirkte, als wolle sie die Schmerzen zwar auf ein erträgliches Maß gelindert sehen, aber nicht völlig ausgeschaltet wissen. Sie war vorerst nicht bereit, sich zu öffnen und bei der Suche nach den Verursachungsfaktoren mitzuhelfen.

Erst die Frage, wann ihre Kopfschmerzen das erste Mal aufgetreten seien, löste einen Teil ihrer inneren Verkrampfung und Verschlossenheit. In mühsamen, kleinen Schritten erinnerte sie sich im Rückblick auf die letzten 4 Jahre an einige mit den Kopfschmerzen verbundene Geschehnisse. Die gleich zu Beginn des Gesprächs gestellte Frage, ob sie verheiratet sei oder mit einem Lebensgefährten zusammenlebe, hatte sie eindeutig und entschlossen verneint.

Nun, im weiteren Verlauf des Erinnerungsgespräches, überraschte sie durch die Äußerung, ihr langjähriger Lebenspartner sei vor etwa 4 Jahren verstorben. Im Laufe weiterer Gespräche kommt die Patientin selbständig immer wieder auf diesen Punkt zurück.

Es schien sehr offensichtlich zu sein, daß ihr die Beschäftigung mit diesem traumatischen Ereignis ein wichtiges Bedürfnis war. Der Freund, mit dem sie über 10 Jahre zusammengelebt hatte, war nach etlichen Operationen und langen damit verbundenen Klinikaufenthalten einem Lungenkrebsleiden erlegen. Der Verlust wurde von der Patientin als sehr schmerzlich empfunden und nicht ausreichend überwunden. Aus den weiteren Schilderungen war zu entnehmen, daß sie zu diesem Zeitpunkt keine, über den beruflichen Bereich hinausgehende Sozialkontakte mehr hatte und sehr zurückgezogen und unglücklich lebte. Sie hatte mit niemandem genauer über den Partnerverlust gesprochen und verdrängte so über Jahre die damit verbundenen Lebensängste.

Bereits einige Wochen vor dem Tod des Freundes hatten sich starke Verlustängste und gleichzeitig heftige Nacken- und Stirnkopfschmerzen eingestellt, die sie mit Schmerztabletten linderte. Die Kopfschmerzen hatten sich nach dem Tod des Partners kurzzeitig verstärkt und im Laufe der weiteren Jahre chronisch manifestiert. Jeden weiteren Gesprächs- und Behandlungstermin setzte die Patientin von diesem Zeitpunkt an als psychisches Ventil ein, über das sie verdrängte und unbewältigte Ängste kontrolliert verarbeiten konnte. Die Anfangs störende und bestimmende Introvertiertheit war im Laufe der Therapie einer Offenheit und Flexibilität im Gespräch gewichen, die dem weiteren Verlauf der Behandlung sehr zugute kam.

Die Patientin begann erst zu diesem Zeitpunkt den Partnerverlust schrittweise zu begreifen und aufzuarbeiten. Sie lernte durch diese gesprächsanalytische Vorgehensweise, gleichzeitig Kontroll- und Lösungsmöglichkeiten für psychische Problemabläufe kennen und für sich anwenden. Zeitgleich wurden mit ihr in der Praxis autosuggestive Entspannungsübungen für eine selbständige Kopfschmerzbewältigung trainiert.

Zusätzlich wurde eine schmerz- und nervenspezifische Akupunkturbehandlung durchgeführt und zielwirksame Homöopathika zur Injektion und Verordnung eingesetzt. Die gesamte Behandlungszeit betrug etwa 3 Monate, in deren Verlauf es zu 10 Therapiestunden kam. Die psychosomatischen Kopfschmerzen waren bereits nach dem 3. Termin geringfügig zurückgegangen und setzten nach dem 6. Behandlungstermin vollständig und dauerhaft aus.

21 SAUERSTOFF- UND OZONTHERAPIE

21.1 Ozontherapie

Die Verwendung von Ozon oder Sauerstoff-Ozon-Gemischen, die aus reinem, medizinischem Sauerstoff gewonnen werden, der wiederum über elektrische Entladung in Ozon umgewandelt wird, kann vor allem in der Schmerzbehandlung eine große therapeutische Hilfe sein. Neben den viruziden, fungiziden und bakteriziden Ozoneigenschaften kann vor allem der gefäßerweiternde Effekt des Ozons Schmerzzustände des Kopfbereiches günstig beeinflussen. Ozon verbessert die Flexibilität und Verformbarkeit der Erythrozyten, macht das Blut kapillargängiger und optimiert insgesamt die Blutfließeigenschaften.

Grundlagen

Durch diese Faktoren werden Engpässe in der Sauerstoffversorgung der Kopf- und Gehirnareale ausgeglichen sowie Gefäßdruckreize auf die Schmerzrezeptoren verringert. Dabei erzielen – gemäß dem ganzheitlich ausgerichteten Leitsatz, kleine, schwache Reize stimulieren, große, starke Reize blockieren – bereits geringe Mengen des Ozons oder des Ozon-Sauerstoff-Gemischs durchblutungsfördernde und kopfschmerzlindernde Wirkung.

Die Ozontherapie sollte grundsätzlich nur als ergänzende Therapie eingesetzt werden, die erst im Verbund mit weiteren kopfschmerzspezifischen Therapien zu einem akzeptablen Heilerfolg führt.

Anwendung

Ozontherapiegeräte

Vom Medizingerätefachhandel werden mittlerweile verschiedene, exakt und sicher arbeitende Geräte für die Ozontherapie angeboten, die die unkomplizierte und risikoarme Durchführung der Ozonbehandlung ermöglichen. Der Therapeut hat die Auswahl zwischen reinen Ozongeräten, Ozon- und Sauerstoffgeräten oder einer Gerätemischform, mit der eine HOT (Hämatogene Oxidationstherapie) durchgeführt werden kann. Bei der HOT-Ozontherapie wird das venös entnommene Blut mit Sauerstoff aufgeschäumt und anschließend mit ultraviolettem Licht bestrahlt, wodurch es mit Ozon angereichert wird. Nach diesem Ablauf wird es intravenös injiziert. Viele Behandler haben sich bereits für eines dieser Ozonanwendungsverfahren und einen bestimmten Gerätetyp entschieden und so entsprechende Erfahrungen im Umgang mit Ozon sammeln können.

Für Therapeuten, die beabsichtigen, die Ozontherapie in ihre bisher angebotenen Heilverfahren mitaufzunehmen, empfiehlt sich die Teilnahme an Einführungsseminaren der einzelnen Gerätehersteller oder an ähnlichen fachbezogenen Kursen. Denn nur dort kann die notwendige Sicherheit und Sorgfalt vermittelt werden, die für die Durchführung der Ozonbehandlung unbedingt notwendig ist und vorausgesetzt werden muß.

Kleine Eigenblutbehandlung (KEB) mit Ozon

Diese Injektionsform hat sich bei Kopfschmerzleiden als völlig ausreichend und wirksam erwiesen. Die kleine Ozoneigenblutbehandlung belastet den Patienten in keiner Weise und setzt das Risiko eventueller Zwischenfälle für den Therapeuten und seinen Patienten auf ein Minimum herab. Um einen für den Patienten spürbaren Therapieeffekt zu erhalten, müßen jedoch 2mal wöchentlich, 5 Wochen lang, insgesamt 10 Injektionen durchgeführt werden. Bei einer geringeren Anzahl von Sitzungen läßt sich selten eine länger anhaltende und nachvollziehbare Linderung der Kopfschmerzen erreichen.

Die Durchführung der kleinen Ozoneigenblutbehandlung ist unproblematisch:
Der Therapeut entnimmt dem Patienten eine 10-ml-Spritze voll Blut aus der Vene. Eine weitere 20-ml-Spritze füllt er mit einem aus dem Ozontherapiegerät entnommenen Ozonkonzentrat von 27–37 µg/ml. Anschließend wird das Blut-Ozon-Gemisch dem Patienten intramuskulär, auf beide Gesäßmuskeln verteilt, langsam injiziert.

Arbeitsgänge
- Das gewünschte Ozonkonzentrat wird dem Gerät, mit der auf die Entnahmedüse aufgesetzten 20-ml-Spritze entnommen, wobei es sich wegen einer ausreichenden Füllung empfiehlt, die Spritze 1- bis 2mal zu entleeren und erneut ganz zu füllen.
- Aus der zuvor gestauten Kubitalvene wird mit der 10-ml-Spritze/Kanüle Nr. 1 Blut entnommen. Die Spritze kann wegen einer vielleicht notwendigen Gerinnungshemmung vorher mit Heparin ausgespült werden. Wird das Blut-Ozon-Gemisch jedoch innerhalb von 2 bis 3 Minuten injiziert, kann auf das Heparin verzichtet werden.
- Die 10-ml-Blutfüllung wird mit der Kanüle in die größere, mit Ozon gefüllte Spritze umgefüllt und dieses Blut-Ozon-Gemisch etwa 25 Sekunden geschüttelt.
- Anschließend wird eine neue, sterile 1er-Kanüle auf die Spritze aufgesteckt und der Inhalt langsam intragluteal injiziert.

Subkutane Ozontherapie

Eine weitere, sehr wirksame Möglichkeit bei der Behandlung von Kopfschmerzen und Migräne bietet die subkutane Ozoninjektion, vor allem wenn ein Ozon-Sauerstoff-Gemisch injiziert wird. Sie zeichnet sich durch einen besonders milden Wirkungseintritt aus, der durch seine günstige Lokalisation im Nacken des Kopfschmerzpatienten gezielt schmerzlindernd sein kann. Aus diesem Grunde können bereits wenige, richtig und günstig plazierte, subkutane Ozoninjektionen zu beeindruckenden Heilerfolgen führen.

Der Therapeut entnimmt dem Ozongerät, das eine exakte Dosierbarkeit haben muß, dazu eine Ozonmenge von 10–20 ml, bei einer Ozonkonzentration von 5 µg/ml und injiziert diese Ozonfüllung an mehreren Stellen im Nackenbereich langsam und mit nur leichtem Druck subkutan (Kanülen-Nrn. 12–16), um ein Druckgefühl oder einen Brennschmerz zu vermeiden.

Empfindet der Patient die subkutane Injektion im Nackengewebe als unangenehm oder schmerzhaft, bietet sich dem Therapeuten ersatzweise die Vorderseite des Oberschenkels, etwa 12 cm oberhalb der Kniescheibe, zur Applikation an. Das Ozon darf dabei nicht gewaltsam herausgepreßt werden, sondern es muß langsam in das subkutane Gewebe einströmen können. Anschließend kann das Gas durch eine leichte Massage des Gewebes großflächiger verteilt werden.

Auch die Injektion in entsprechende Akupunkturpunkte kann sich dabei spontan und anhaltend schmerzlindernd auswirken.

Arbeitsgänge
- Eine 10-ml-Spritze wird an der Entnahmedüse des Gerätes mit der gewünschten Ozonkonzentration voll aufgefüllt.

- Zur Sicherheit sollte vor der Injektion eine Leerspritze mit 12er-Kanüle in den vorgesehenen Applikationsort gesetzt und aspiriert werden. Ist dabei kein Blutgefäß getroffen worden, kann die Leerspritze von der Kanüle abgezogen und durch die ozongefüllte Spritze ersetzt werden.
- Die Höchstmenge des injizierten Ozons sollte für die Behandlung von Kopfschmerzen nicht viel mehr als 50 ml pro Sitzung betragen. Kleinere Ozonmengen, die regelmäßig injiziert werden, sind erfahrungsgemäß effektiver als seltener verabreichte hohe Dosierungen.

Sicherheitsregeln für die Anwendung von Ozon
- Ozon darf nicht eingeatmet werden, da es auf das Lungenepithel sehr toxisch und schädigend wirkt. Es macht sich durch seinen typischen, gasähnlichen Geruch (Höhensonnengeruch) in der Regel früh- und rechtzeitig bemerkbar.
- Die gesetzlich festgelegte maximale Arbeitsplatzkonzentration (MAK) für Ozon, liegt für eine 42 Stunden Woche und 8 Stunden täglicher Arbeitszeit bei 0,2 mg Ozon auf 1 m^3 Raum.
- Tritt Ozongeruch auf, sollte das Ozongerät abgeschaltet werden und der Behandlungsraum gut gelüftet und von allen Personen für einige Minuten verlassen werden. Das Gerät und die verwendeten Spritzen müssen anschließend auf ihre Dichtigkeit überprüft werden.
- Das Gerät darf nicht mit Feuchtigkeit in Verbindung kommen, da diese die Ozonleistung des Generators stark herabsetzt. Bei Ozon-Sauerstoff-Geräten verursacht die Verwendung des kostengünstigeren technischen Sauerstoffs Ozoneinbußen durch Feuchtigkeit. Medizinischer Sauerstoff dagegen ist vollkommen frei von Feuchtigkeit.
- Die einzelnen Gerätetypen dürfen nur nach den Angaben der Arbeits- und Gebrauchsanleitungen des jeweiligen Herstellers angewendet werden.
- Bei der Arbeit mit Ozongeräten gelten uneingeschränkt die Regeln der medizinischen Sorgfaltspflicht, der größtmöglichen Hygiene, der Pyrogenfreiheit und der Sterilität.

Vermeidbare Zwischenfälle. Aus einer von der „Ärztlichen Gesellschaft für Ozontherapie e.V." 1980 durchgeführten statistischen Erhebung zum Thema „Zwischenfälle und typische Komplikationen in der Ozon-Sauerstoff-Therapie", geht unter anderem hervor, daß es bei einer Zahl von insgesamt über 5,5 Millionen Ozonanwendungen, lediglich zu 336 Zwischenfällen gekommen war. Eine analytische Auswertung dieser Ergebnisse zeigte auf, daß 59% dieser Zwischenfälle auf unzureichende Kenntnisse der jeweiligen Therapeuten bei der Ozonanwendung zurückgeführt werden konnten.

Bereits zu diesem Zeitpunkt wurde deutlich, daß die Ozontherapie, bei sorgfältiger und sicherer Anwendung, eine sehr erfolgreiche und ungefährliche Behandlungsmethode darstellt. Einer der größten Sicherheitsfaktoren ist dabei die verantwortungsvolle Verwendung einer dem Einzelfall angepaßten und ausgewogenen Menge und Konzentration des Ozongases, um vermeidbare Risiken auszugrenzen.

Zu den häufigsten Fehlern bei der Anwendung gehören:
- Zu hohe Ozonkonzentrationen und Dosierungen. Bei intravenösen Injektionen von 40 bis 60 ml Ozon kann es zu Zwischenfällen kommen. Da die intravenöse Injektion von Ozongas als „zwischenfallträchtigste" Applikationsart gilt und gegenüber anderen Einbringungsarten nur zu vernachlässigende Vorteile hat, sollte sie möglichst vermieden und durch andere Injektionsformen ersetzt werden.
- Fehlerhafte Injektionen, bei denen nicht beabsichtigt Blutgefäße getroffen werden oder zu große Kanülen eingesetzt werden.

- Unsteriles Vorgehen und unzureichende Sterilisation können schnell zu einem plötzlichen Fieberanfall und Schüttelfrost führen.
- Lufteinbringung durch Injektion oder Infusion, wegen einer zu geringen Ozonmenge in der Spritze.

Faktoren, die zu Zwischenfällen führen können:
- Allergische Reaktionen auf den Ozonkontakt wie Hautrötungen, Hautausschläge oder anaphylaktische Symptome. Bei von vornherein allergisch dispositionierten Patienten sollte deshalb zur Sicherheit vor der Therapie möglichst eine intrakutane Allergietestung auf Ozon vorgenommen werden.
- In sehr seltenen Fällen kann es aufgrund der ansonsten erwünschten, stoffwechselanregenden Wirkung des Ozons, zu leichten hypoglykämischen Symptomen kommen.

21.2 Sauerstoff-Inhalationstherapie

Da alle biochemischen und physikalischen Lebensprozesse und Reaktionen des Organismus auf die ausreichende Zufuhr von Sauerstoff angewiesen sind, intensiviert die verstärkte Substitution und Aufnahme von reinem Sauerstoff alle Körperfunktionen. Die multifaktorielle und wichtige Rolle des Sauerstoffs im Gesamtstoffwechsel erklärt dessen breitgefächerte Indikation. So kann durch die Inhalation von reinem Sauerstoff auch Einfluß auf chronische Schmerzzustände im Kopfbereich genommen werden.

Grundlagen

Über die Erhöhung des arteriellen Sauerstoffpartialdrucks bei gleichzeitiger Absenkung der arteriell-venösen Sauerstoffdruckdifferenz wird das Sauerstoffangebot wesentlich verbessert. Besonders in den zum Kopf und Gehirn führenden Gefäßen kommt es rasch zu Entstauungen und verbesserten Blutfließeigenschaften und somit zu einem schnelleren Transport der Sauerstoffträger zu den einzelnen Zielorganen und Körperbereichen. Dem Behandler stehen für die Inhalationstherapie von Sauerstoff hauptsächlich zwei Anwendungsvarianten zur Verfügung. Die Verwendung der Sauerstoffflasche war bisher in Kliniken und Praxen, die diese Therapie nicht täglich ausführen, ausreichend. Im Laufe der letzten Jahre ist der damit durchgeführte Inhalationsvorgang durch die Verbesserung der Druckausgleich- und Flow-Metertechnik zudem effektiver und einfacher geworden. Die von einigen Therapeuten beklagten Nachteile bei Verwendung der Sauerstoffflasche sind der relativ hohe Preis pro Kubikmeter Sauerstoff und die oft ungünstige Patienten-Compliance. Wesentlich häufiger als Flaschensauerstoff werden derzeit Sauerstoffkonzentratoren verwendet. Sie bieten den Vorteil der Unabhängigkeit von den auf Dauer kostspieligen Sauerstoffnachbestellungen und dem damit verbundenen Leerflaschenaustausch, da sie selbständig ein Sauerstoff-Luft-Gemisch herstellen.

Die Geräte, die automatisch die Raumluft ansaugen und aus dem Luftgemisch die vorhandenen Stickstoffanteile absorbieren, können dem Patienten einen 85- bis 95%igen reinen Sauerstoff zur Inhalation anbieten. Die erwünschte Konzentration richtet sich dabei nach dem eingestellten Flow und läßt sich im Laufe einer Anwendung beliebig verändern. Weitere Vorteile der Sauerstoffkonzentratoren gegenüber den Flaschen sind das geringere Gewicht und die damit praktischere Handhabung, die weitgehende Wartungsfreiheit und der wesentlich gefahrlosere Umgang. Zu bedenken ist jedoch der Anschaffungspreis, der sich jedoch durch eine häufige Anwendung sehr schnell amortisiert. Der mit diesen Geräten gewonnene Sauerstoff verursacht pro Kubikmeter lediglich Unkosten die im Pfennigbereich liegen. Da immer mehr Hersteller von medizinischen Geräten auch Sauerstoffkonzentratoren in ihre Produktpalette aufnehmen, kann der Therapeut zwischen verschiedenen Gerätetypen und Preislagen wählen.

Anwendung

> 💡 Vor einer Inhalationtherapie mit reinem Sauerstoff müssen Einschränkungen der Lungenfunktion oder der Herzfunktion sicher ausgeschlossen werden.

Es empiehlt sich, im Zweifelsfall eine Blutgasanalyse vornehmen zu lassen, die dem Therapeuten Aufschluß über die Sauerstoffpartialdruckverhältnisse des Patienten gibt.

Vor Beginn der Sauerstoffinhalation ist es sinnvoll, die Sauerstoffaufnahmebedingungen und die O_2-Utilisationsfähigkeit im Körper durch die Gabe von Medikamenten zu verbessern. Dies ist zugleich auch der erste Punkt der Sauerstoff-Mehrschritt-Therapie nach Professor von ARDENNE, dem Entwickler dieses Verfahrens. In der wirkungsvollsten Weise wird diese notwendige Prämedikation durch die Verordnung und Einnahme von Oxygenabund® Tabletten (Herbert) erreicht. Die in den Tabletten enthaltenen Wirkstoffe Thiaminchloridhydrochlorid (Vitamin B_1), Dipyridamol und Magnesiumorotat verbessern die Sauerstoffbindungskapazität des Blutes, indem sie die Sauerstoffverwertung innerhalb der Zellen erhöhen sowie die Verstoffwechslung von Lipiden, Kohlenhydraten und Aminosäuren aktivieren.

Der Patient sollte etwa 1 Stunde vor der ersten Therapiesitzung 1 bis 2 dieser Tabletten einnehmen. Nach der Behandlung können die Tabletten weiterverordnet und eingenommen werden, damit die verbesserten Sauerstoffprozesse im Körper erhalten werden.

Der nächste Schritt ist die Aufnahme von medizinisch reinem Sauerstoff über eine Maske. Die Menge des zugeführten Sauerstoffs ist meist mit einer Flow-Menge von 5 bis 10 Litern pro Minute ausreichend, kann aber im Einzelfall auch variieren. Die jeweils gewünschte Sauerstoffmenge pro Minute kann durch entprechende Regulierung des Flow-Meters vorgenommen werden. Die Inhalationszeit sollte niemals kürzer als 15 Minuten sein und längstens 1 Stunde betragen. Am besten hat sich eine Inhalationsdauer von täglich 30 Minuten bei insgesamt etwa 10 Sitzungen bewährt. Der Patient sollte dazu angehalten werden, ruhig und gleichmäßig zu inhalieren, um vermeidbare Nebenwirkungen wie einen Hyperventilationseffekt oder Herzjagen zu vermeiden.

Einige Patienten sprechen so gut auf die Therapie an, daß eine Langzeitbehandlung, die sich aus einer Sitzung wöchentlich über einige Monate zusammensetzt, erwogen werden kann, um die erreichte Kopfschmerzfreiheit zu erhalten. Um durch den aufgenommenen Sauerstoff eine ingesamt bessere Gewebedurchblutung zu erreichen, kann im Anschluß an die Inhalation ein kurzes und leichtes Bewegungstraining des Körpers vorgenommen werden. Meist reichen für diesen Zweck bereits 10 bis 20 Kniebeugen, durch die die Kreislauffunktionen für einige Zeit angeregt werden.

Ionisierter Sauerstoff. Die Sauerstoffaufnahme innerhalb des Organismus kann durch die künstliche Ionisation des inhalierten O_2 erheblich gesteigert werden, so daß wegen der erhöhten Effektivität sogar die Therapiezeit verkürzt werden kann. Der aus der Druckflasche aufgenommene Sauerstoff hat ebenso wie der von dem Konzentrator verwendete Umgebungssauerstoff eine geringe Ionisation und kann daher von den Körperzellen nicht optimal und vollständig aufgenommen und verwertet werden. Die eigene Polarisation des Menschen, die aus einer negativen und positiven Ionen-Gesamtladung besteht, entwickelt sich hauptsächlich durch die Aufnahme von natürlichem Luftsauerstoff und Nahrungsmitteln täglich neu. Da Ionen auch ein natürlicher und wichtiger Bestandteil der menschlichen Lebensenergie sind, muß immer eine ausreichend hohe Ionenkonzentration im Organismus vorhanden sein. Der Körper strebt von daher immer eine Harmonie von negativen und positiven Ionen, also seine ausgewogene Polarisation, an. Nur wenn die von ihm aufgenommenen Stoffe und Substanzen eine für ihn verwertbare Polarisation haben, ist mit einer echten und nachvollziehbaren Wirkungsweise zu rechnen.

Den erkrankten Organismus zeichnet eine ohnehin geschwächte Ionenpolarisation aus. Je länger eine Erkrankung besteht, je größer ist der Verlust der eigenen Ionen. Von daher reagiert besonders ein kranker, disharmonischer Körper im Grunde immer positiv auf die therapeutische Zufuhr von Ionen. Die Aufnahme von ionisiertem Sauerstoff ermöglicht dem Körper dessen unmittelbare Aufnahme und biologische Verwertung, so daß umgehend alle sauerstoffabhängigen Aktivierungsprozesse des Organismus in Gang gesetzt werden können. Hierbei kommt es auch zu einer Druckentlastung und Entspannung der Blutgefäße, die sich auf die meisten Kopfschmerzformen positiv auswirken. Ionisatoren, die den Flaschen- oder Gerätesauerstoff vor der Inhalation mit positiven und negativen Ionen anreichern, werden von verschiedenen Herstellern angeboten. Auch hier besteht für den interessierten Behandler die Möglichkeit, sich über die genauen gerätebezogenen Gebrauchs- und Anwendungsmöglichkeiten zu informieren.

Gefahren der Sauerstofftherapie

An erster Stelle müssen hier Gefahren genannt werden, die durch Fehler der rein technischen Handhabung beim Umgang mit Sauerstoffgeräten auftreten können:

- ungenügende Absicherung der Sauerstoffflaschen gegen Umstürzen oder den Abriß der Druckventilvorrichtung.
- Explosions- und Feuergefahr der unter Druck stehenden Geräte oder Stahlflaschen durch fahrlässigen Umgang, wie Rauchen oder offene Flammen in unmittelbarer Nähe der Flaschen.
- Manipulation durch den Patienten an der eingestellten Flow-Menge oder der verordneten Zeiteinheit.

Auch von einem unsachgemäßen Umgang mit dem Sauerstoff selbst können gefährliche Situationen ausgehen. Besonders ein übermäßiges Sauerstoffangebot kann zu pathophysiologischen Funktionsstörungen und Schädigungen führen:

- Zu hohe Sauerstoffaufnahme bei eingeschränkter Lungenfunktion (Emphysem) mit nachfolgender Gewebeschädigung.
- Hemmung der zellularen Oxidationsenzyme durch eine zu hohe Sauerstoffzufuhr, mit dadurch bedingter Mangeloxidation von Glukose, Fructose, Laktose und Benztraubensäure.
- Störung des Säure-Basen-Verhältnisses durch zu hohe Sauerstoffkonzentration des Blutes.

Fallbeispiel

Eine 46jährige Frau litt seit ihrer Pubertät an einer Mischform von Migräne und anfallsartigen Hinterhauptskopfschmerzen, die bisher auf keine Behandlung zufriedenstellend und dauerhaft angesprochen hatte. In unterschiedlichen Zeitabständen waren bis dahin regelmäßig verschiedene schulmedizinisch ausgerichtete Untersuchungen zur Bestimmung der Ursachen vorgenommen wurden, die ergebnislos blieben.

Die Patientin hatte über sehr lange Zeiträume Analgetika eingenommen um ihre Schmerzsituation auf ein halbwegs erträgliches Maß zu reduzieren. Im Laufe der letzten Jahre hatte sie sich von verschiedenen Therapeuten mit einigen alternativen Behandlungsmethoden wie Akupunktur und Neuraltherapie behandeln lassen. Auch nach Anwendung dieser sonst bewährten Methoden kam es zu keiner anhaltenden Linderung der migräneartigen Kopfschmerzen.

In dieser Situation suchte sie die Naturheilpraxis auf. Das anamnestische Gespräch zeigte eine nervös-angespannte und ängstliche, aber entschlossene Frau, die bisher auch im naturheilkundlichen Bereich kaum einen Therapieweg unversucht gelassen hatte. Sie ging deshalb ohne Umschweife auf den Vorschlag ein, eine progressive Muskelentspannung mit jeweils anschließender Sauerstofftherapie vorzunehmen.

Schon bei den ersten Sitzungen begann sich über die gezielte Entspannung einzelner Muskelgruppen ihr nervlicher und vegetativer Gesamtzustand zu stabilisieren und die Kopfschmerzen nahmen in ihrer Intensität deutlich ab. Nach jeder Entspannungssitzung wurde eine 20 Minuten andauernde Sauerstoffinhalation bei einem geringen Flow von 5 Litern pro Minute vorgenommen.

Bereits nach der dritten Entspannungs- und Sauerstoffsitzung verringerten sich die Kopfschmerzen so wie die einzelnen Schmerzattacken und die Patientin fühlte sich insgesamt sehr vitalisiert und ausgeglichen. Im weiteren Verlauf von 10 Sitzungen verschwanden die Kopfschmerzen fast vollständig und waren nach 2 Monaten bei einer 1mal wöchentlich vorgenommenen Sauerstoffinhalation vollständig verschwunden. Die Patientin hatte auf die therapeutische Verbindung von Muskelentspannung und der Substitution von reinem Sauerstoff überraschend gut angesprochen.

Literatur

Abele, J.: Lehrbuch der Schröpfkopfbehandlung Haug, Heidelberg 1992

Abele, J.: Stiefvater, E. W.: Aschner-Fibel, Haug, Heidelberg 1976

Ardenne, M. von: Sauerstoff-Mehrschritt-Therapie. Thieme, Stuttgart 1987

Barolin, G. S.: Kopfschmerzen-Multifaktoriell. Enke, Stuttgart 1994

Barop, H.: Lehrbuch und Atlas der Neuraltherapie. Hippokrates, Stuttgart 1996

Bechtloff, F.: Elektroakupunktur (EAV) nach Voll. Medizin.-Lit.-Verlag, o.O. 1991

Binder, W.: Klassische Akupunktur und klinische Leitsymptome. Verlag für Naturmedizin, Deggendorf 1984

Blanchard, E., Andrasik, F.: Bewältigung chronischer Kopfschmerzen. Huber, München 1991

Blome, G.: Das neue Bach-Blüten-Buch. Bauer, Freiburg 1992

Bottenberg, H.: Die Blutegel-Behandlung. Hippokrates, Stuttgart 1983

Buchmann, J., Weber, K.: Weiche Techniken der manuellen Medizin. Hippokrates, Stuttgart 1994.

Ebert, D.: Physiologische Aspekte des Yoga und der Meditation. Fischer, Stuttgart 1986

Elias, J.: Körper- und Ohrakupunktur in der Praxis. Aescura, München 1997

Engler von, I.: Ionisierter Sauerstoff. Medizin.-Lit.-Verlag, o.O. 1988

Fahrner, H.: Fasten als Therapie. Hippokrates, Stuttgart 1991

Fleig, H.: Heilen über die Wirbelsäule. Verlag Jutta Merk, Wangen/Allgäu 1995

Foen Tjoeng, L.: Chinesische Punktmassage Akupressur. Falken, Niederschönhausen 1992

Grifka, J.: Naturheilverfahren. Urban & Schwarzenberg, München 1995

Grünwald, D.: Kopfschmerz. Pflaum, München 1982

Hackl, M.: Bach-Blüten-Therapie für Homöopathen. Sonntag, Stuttgart 1993

Huth, K. von, Kluthe, R.: Lehrbuch der Ernährungstherapie. Thieme, Stuttgart 1986

Klingler, E., Scharnovsky, U.: Migräne und Kopfschmerzen. Herder, Freiburg 1992

Karl, J.: Das lymphatische System und seine naturheilkundliche Therapie. Pflaum, München 1989

Kraaz von Rohr, I.: Farbtherapie. Bauer, Freiburg 1995

Leonhardt, H.: Grundlagen der Elektroakupunktur nach Voll. Medizin.-Lit.-Verlag, o.O. 1993

Maug, H.: Atemtherapie. Schattauer, Stuttgart 1992

Nell, W.: Triggerpunkte in der Akupunktur. Haug, Heidelberg 1994

Pfaffenrath, V.: Chronische Kopfschmerzen. Kohlhammer, Stuttgart 1992

Simon, L.: Schmerztherapie mit homöopathisch potenzierten Heilpflanzen. Haug, Heidelberg 1994

Schenk, E.: Neurologische Untersuchungsmethoden. Thieme, Stuttgart 1992

Schmitt, Johannes: Atemheilkunst. Humata-Verlag, Berlin, o. J.

Schramm, Henning: Metalle und Mineralien in der Therapie. Novalis, o.O. 1991

Schünke, G., Kuhlmann, D., Lau, W.: Orthomolekulare Medizin. Bio Medoc, o.O. 1991

Spaich, W., Gracza, L., Saller, R.: Lehrbuch der Therapie mit Phytopharmaka. Haug, Heidelberg 1992

Stead, C.: Aromatherapie. Econ, Düsseldorf 1987

Stockburger, D.: Ozon. Sommer, München 1993

Tilscher, H. Eder, M.: Reflextherapie. Hippokrates; Stuttgart 1989

Werner, M.: Ätherische Öle. Gräfe und Unzer, München 1993

Will, R.: Bioresonanz-Therapie. Jopp, Wiesbaden 1997

Wahl, R., Hautzinger, M.: Psychotherapeutische Medizin bei chronischem Schmerz. Deutscher Ärzte Verlag, Köln 1994

Adressen

Orgontherapie

- Fischer Orgon-Technik, Schlußdorferstraße 52, 27726 Worpswede, Telefon 0 47 92/25 03
- Akademie Humanistische Evolution E.V., Karl-Heinz Then, Lortzingstraße 7a, 64546 Möhfelden, Telefon 0 61 05/92 16 52

Bach-Blüten-Therapie

- Dr. Edward Bach-Center, Eppendorfer Landstraße 32, 20249 Hamburg

Farbtherapie

- WrageVersandservice, Schlüterstraße 4, 20146 Hamburg, Telefon 040/45 52 40

Atemtherapie

Um eine Atemtherapie ausreichend wirksam anwenden zu können, kann eine Weiterbildung von Vorteil sein, die dem Therapeuten ein sicheres und gezieltes Vorgehen ermöglicht.

- Arbeits- und Forschungsgemeinschaft für Atemtherapie e.V., Grabenstr. 39, 12526 Berlin
- Lehrinstitut für Atemtherapie, Gleichmannstr. 6, 81241 München
- Deutsche Zilgrei Gesellschaft e.V., Savignystr. 80, 60325 Frankfurt/Main
- Buchhinweis: Dr. Gabriele Caspers, „Natürliche Heilkraft durch Atmung", Gustav Fischer, Stuttgart 1996

Ernährungstherapie

Informationsmaterial über das Mineralwasser „Mont Roucous":
- Fa. Rabenhorst. Scheurener Str. 4, 53572 Unkel, Tel. 0 22 24/18 05-0, Fax 0 22 24/18 05-70

Phytotherapie

Chinesische Pflanzenrezepturen:
- China Arzneimittel Agentur, 95326 Kulmbach/Bayern, Hans-Dill-Str. 9, Tel. 0 92 21/8 41 11, Fax. 8 41 14.
- biomed GmbH, 45527 Hattingen, An der Becke 2, Tel. 0 23 24/3 37 41, Fax – 3 11 75.

EAV und Bioresonanztherapie

- Fa. Holimed, Schenkendorfstr. 12, 90455 Nürnberg, Tel. und Fax 0 91 29/2 68 55

Sachregister

A

Abkochung, Phytotherapie 261
Ableitungstherapie 119–132
Abstandsthermometer 105
Acetylcholin 12
Acetylcholinchlorid Injeel® 217
– Kopfschmerzen, neuralgische 61
– Spannungskopfschmerzen 30
Acetylsalicylsäure Injeel® 217
– Intoxikationskopfschmerzen 48
Aconitum napellus 205
– Kopfschmerzen, neuralgische 60
– Spannungskopfschmerzen 29
ACTH (Adrenokortikotropes Hormon) 217
ACTH Injeel®, Kopfschmerzen, stoffwechselbedingte 81
Adaptationsprozesse, Hydrotherapie 220–224
Addison-Syndrom 78
Adrenalin 12
Agrimony
– Bach-Blütentherapie 168
– Kopfschmerzen 171
– Migräne 171
Akupressur 154–155
– Akupunkturpunkte 155
Akupunktur 133–159
– Akupunkturpunkte 134–151
– Auswahl 113
– Blasenmeridian 137–138, **139**
– Cluster-Kopfschmerz 25
– Dickdarmmeridian 134, 146, **147**
– Drei-Erwärmer-Meridian 134, 139–140, **141**
– Dünndarmmeridian 134–137
– Gallenblasenmeridian 134, 141–142, **143**
– Hauptmeridiane 134–151
– Intoxikationskopfschmerzen 46
– Kopfschmerzen, blutdruckabhängige 55
– – darmbedingte 65–66
– – hormonell-bedingte 87–88
– – ophthalmoplegische 38

Akupunktur, Kopfschmerzen
– – posttraumatische 41–42
– – renalbedingte 74
– – stoffwechselbedingte 79
– – zervikale 33
– Leber-Galle-Kopfschmerz 70–71
– Lebermeridian 143–144, **145**
– Lungenmeridian 134, 145–146
– Magenmeridian 134, 147–149, **150**
– Migräne 20–21
– Milz-Pankreas-Meridian 134, 150–151
– Nadelstichtiefe 135
– Nadelung, Dauer 135
– Punktgenauigkeit 135
– Spannungskopfschmerzen 29
– Triggerpunkte 151–154
Akupunkturpunkte
– Akupressur 155
– Akupunktur 134–151
– Selbstbehandlung 155
Akutschmerzen, Behandlung, symptomatische 113
Algenextrakte 202
Alkala N® 199
Alkohol, Kopfschmerzen 199–200
Allergien, Kopfschmerzen, entzündungsbedingte 49
allopathische Substanzen 216–218
– Intoxikationskopfschmerzen 48
– Kopfschmerzen, darmbedingte 67
– – entzündungsbedingte 53
– – hormonell-bedingte 89
– – renalbedingte 77
– – stoffwechselbedingte 81
– Spannungskopfschmerzen 30
Alpenveilchen 207
– Cluster-Kopfschmerz 26
– Kopfschmerzen, darmbedingte 67
– Migräne 21
Amalgam, Störfelder, Neuraltherapie 257

Aminosäuren 202
– Kopfschmerzen, hormonellbedingte 90
– – neuralgische 63
– – zervikale 36
– Leber-Galle-Kopfschmerz 73
Ammi visnaga 206
– Kopfschmerzen, renalbedingte 75
Ammonium
– benzoicum 76
– bromatum 215
Ammoniumbenzoat, Kopfschmerzen, renalbedingte 76
Ammoniumbromid 215
Analgetika, Kopfschmerzen 45
Anamnese 76, 93–95
– Grundsatzfragen 112
– psychologische, Psychotherapie 274–275
– Psychotherapie 273–276
– soziale, Psychotherapie 275
Aneurysmen, Angiographie 100
Angelica archangelica, Aromatherapie 163
Angelikaöl, Aromatherapie 163
Angiographie 100–101
Angiome, arteriovenöse 100
Anthelix 156
Antikoagulans, Blutegelbehandlung 126
Antinephrin M® Tropfen
– Kopfschmerzen, renalbedingte 77
– Phytotherapie 267
Antitragus 157
Antriebslosigkeit, Untersuchung, körperliche 98
Apathie, Untersuchung, körperliche 98
apoplektischer Insult/Apoplexie 110
Appendizitis, Störfelder, Neuraltherapie 256
Arachidonsäure
– Kopfschmerzen 202
– Migräne 202
Arginin 202
Armbad
– ansteigendes, Hydrotherapie 224

Sachregister

Armbad
- kaltes, Kopfschmerzen, hormonell-bedingte 89

Armguß
- Hydrotherapie 224
- Kopfschmerzen, renalbedingte 77

Arnica montana 206
- Kopfschmerzen, posttraumatische 42

Aromaöle s. aromatische Öle
Aromatherapie 114, 161–165
- Kompressen 162–163
- Ohrkerzen 165
- Umschläge 162

aromatische Öle
- Einatmung 161
- Kopfschmerzen 163–165
- Massage 162

Arsen 206
Arsenicum album 206
- Kopfschmerzen, entzündungsbedingte 52

Arteriosklerose 111
Aschner-Verfahren 123–127
Ascorbinsäure 201
Aspen, Bach-Blütentherapie 168

Atembewegung, Atemtherapie 179–180
Atemfunktionsstörungen, Untersuchung, körperliche 98

Atemtherapie 178–180
- Adressen 288
- Atembewegung 179–180
- Ausatmung 178
- - lange, widerstandslose 180
- Cluster-Kopfschmerz 25
- Einatmung 178
- Kopfschmerzen, blutdruckabhängige 56
- - Kindesalter 85
- - stoffwechselbedingte 80
- Leber-Galle-Kopfschmerz 71
- Psychomotorik 179–180

Atlas, Bandfestigkeit 226
Atlas-Anteflexionsstörung
- Behandlung 228
- Chiropraktik 227
- Untersuchung, Chiropraktik 227

Atlas-Axis-Blockierung, Chiropraktik 227
Atlas-Kopfgelenk, Bewegungsradius 226

Atmung, Untersuchung, körperliche 97
ATP (Adenosintriphosphat) 217
ATP Injeel®
- Kopfschmerzen, entzündungsbedingte 53
- - posttraumatische 43

Aufguß, Phytotherapie 261
Auflagen, Hydrotherapie 221
Augenaffektionen, Kopfschmerzen, ophthalmoplegische 37

Augendiagnose 102
- Gebärmutter- und Eierstocksektor 104
- Leber-Galle-Sektor 104
- Magen- und Darmsektor 104
- Nierensektor 104
- organspezifische 103
- Spannungskopfschmerzen, psychogene 28
- Wirbelsäulensektor 103

Augenmuskelparesen, Untersuchung, körperliche 98

Ausleitungsmethoden/-therapie 119
- Anwendungskriterien 119
- Auswahl 113
- entlastende 119
- Intoxikationskopfschmerzen 46
- Kopfschmerzen, darmbedingte 66
- - renalbedingte 75
- - stoffwechselbedingte 79–80

Auslöserpunkte s. Triggerpunkte
Ausscheidungsstörungen, Farbtherapie 173
Ausscheidungsstörungen, Ausleitungstherapie 119

Austernmuschel-Kalk
- kohlensaurer 206
- Kopfschmerzen, Kindesalter 86

Auto- und Funktelefone 84
autogenes Training 180–183
- Kopfschmerzen, blutdruckabhängige 56
- - hormonell-bedingte 88
- - neuralgische 60
- - stoffwechselbedingte 80
- - zervikale 34
- Kutscherhaltung 181
- Leber-Galle-Kopfschmerz 71
- Organübungen, autogene 182–183

autogenes Training
- Schweregefühl, Umsetzung 181–182
- Trainingskörperhaltungen 181
- Wärmegefühl, Umsetzung 182

Autointoxikationen 111
Autointoxikationskopfschmerzen 44
Axis, Bandfestigkeit 226
Axis-Kopfgelenk, Bewegungsradius 226

B

Bach-Blüten 168
Bach-Blüten-Set 166
Bach-Blütentherapie 114, 165–172
- Adressen 288
- Erstreaktionen, positive 167–168
- Kopfschmerzen 170–172
- Migräne 170–172
- Reaktionen, nach der Einnahme 167–168
- stabilisierte Reaktionen 168
- stockbottles 166
- Verordnung 166–167
- Vorratsfläschchen 166
- Wirkungsspektrum 168

Bänderspannungen, zu weiche 226
Bärlapp 209
- Leber-Galle-Kopfschmerz 71

Bananen, Säure-Basen-Haushalt 198
Baunscheidt-Öl 125
Baunscheidt-Verfahren 125
- Kopfschmerzen 125

bearbeitetes patientenspezifisches Feldbild (BPSFB), Bioresonanz-Therapie 129

Beech, Bach-Blütentherapie 169
Behandlungsplanung 112–116
- Fallbeispiele 114–116

Behandlungsschwerpunkte, Bestimmung 113

Beinguß
- Hydrotherapie 223
- Kopfschmerzen, renalbedingte 77

Belladonna 206
- Kopfschmerzen, entzündungsbedingte 52

Belladonna-Injektion, Migräne 23
Benzolbelastung, Kopfschmerzen 44
Bergamotte-Öl, Aromatherapie 163
Bergwohlverleih 206
– posttraumatische, Homöopathie 42
Berührungsreize, Schmerzrezeptoren 11
Berufskraut 208
– Kopfschmerzen, entzündungsbedingte 52
– – renalbedingte 75
– Migräne 21–22
Bestrahlungstechnik, Heilfarben, Farbtherapie 173
Bewußtseinstrübungen, Meningitis 51
Bibernelle 210
– Intoxikationskopfschmerzen 47
– Kopfschmerzen, blutdruckabhängige 57
Bildschirme, strahlungsarme 84
Bingelkraut 209
– Cluster-Kopfschmerz 26
– Kopfschmerzen, entzündungsbedingte 53
– – ophthalmoplegische 38
biocheck, Messung, einfache 108
biocheck-Gerät 109
biochemische Substanzen, homöopathische 214–216
– Cluster-Kopfschmerz 27
– Intoxikationskopfschmerzen 47
– Kopfschmerzen, blutdruckabhängige 57
– – darmbedingte 67
– – hormonell-bedingte 89
– – neuralgische 61
– – ophthalmoplegische 39
– – posttraumatische 42
– – renalbedingte 76
– – stoffwechselbedingte 81
– – zervikale 34
– Leber-Galle-Kopfschmerz 72
– Migräne 23
– Spannungskopfschmerzen 30
Biofeedback-Geräte 184–185
Biofeedback-Training 183–185
– Ausrüstung 184–185

Biofeedback-Training
– Feedback-Sitzung 184
– Geräte-Feedback 184
– Kopfschmerzen 183–184
– – stoffwechselbedingte 80
– Meßelektroden, Plazierung 185
– Migräne 183
– Muskelkontraktionskopfschmerzen 183
– Sitzung, erste, Vorbereitung 183
– Spannungskopfschmerzen 29, 183
– Tonsignale 183
– Wahrnehmungsfähigkeit, körperbezogene 183
Biologische Migräne-Tropfen S® 27, 214
– Cluster-Kopfschmerz 26
– Kopfschmerzen, ophthalmoplegische 39
Bioresonanz-Testung 106–109
– biocheck 108–109
– Fingermeßpunkte 107
– Fußmeßpunkte 107
– Meßpunkte 107
– Meßwerte, hohe/schwache 108
– Punktmessung 107
Bioresonanz-Therapie 128–132
– Abläufe, bioenergetische 129
– Adressen 288
– Basistherapie, inverse 130–131
– bearbeitetes patientenspezifisches Feldbild (BPSFB) 129
– bioswing 129
– bioswing^{praxis} 130
– Fremdschwingungen 128
– Schwingungen, körpereigene 128
– Übertragung, natürliche, In-Phase-Therapie 131–132
– Verursachungsfaktoren 128
bioswing, Bioresonanz-Therapie 129
bioswing^{praxis}, Bioresonanz-Therapie 130
Birnen, Säure-Basen-Haushalt 198
Bitterholz 211
– Leber-Galle-Kopfschmerz 72
Bittermandelöl, Phytotherapie 265

Bleiwurz, Bach-Blütentherapie 169
Blockade, neurogene s. Neuraltherapie
Blockierungen 230
– Kopfgelenke 225
– Wirbelkörper 235
Blutdruck, Fettaufnahme 193
Blutegelbehandlung 125–126
– Antikoagulans 126
– Hirudin 126
– Kopfschmerzen 126
Blutwurzel, kanadische 211–212
– Kopfschmerzen, darmbedingte 67
– – posttraumatische 42
– – stoffwechselbedingte 80
Blutzirkulationsstörungen, schmerzprovokative 111
Bockshornklee
– Kopfschmerzen, neuralgische 63
– Phytotherapie 264
Bolometer 105
Botulismus 112
BPSFB (bearbeitetes patientenspezifisches Feldbild), Bioresonanz-Therapie 129
Braunwurz, Lymphdrainage, medikamentöse 243
Brechwurzel 208
Bryonia alba 206
– Migräne 21
Bullrich's Vital® Tabletten 199
Buschmeisterschlange, Kopfschmerzen, hormonell-bedingte 88

C

Calcium arsenicosum 215
– Kopfschmerzen, blutdruckabhängige 57
– – ophthalmoplegische 39
Calcium carbonicum 206
– Kopfschmerzen, Kindesalter 86
Calcium phosphoricum 207
– Kopfschmerzen, Kindesalter 86
– Migräne 21
Calciumarsenit
– Kopfschmerzen, blutdruckabhängige 57
– – ophthalmoplegische 39

Calciumphosphat, Migräne 21
Carboneum sulfuratum 215
– Intoxikationskopfschmerzen 47
Cefanalgin®-Ampullen
– zur Injektion 213
– Intoxikationskopfschmerzen 47
– Kopfschmerzen, blutdruckabhängige 57
– Spannungskopfschmerzen 30
Centaury, Bach-Blütentherapie 169
Cerato, Bach-Blütentherapie 169
Chelidonium comp® Tropfen
– Kopfschmerzen, darmbedingte 69
– – entzündungsbedingte 54
– Leber-Galle-Kopfschmerz 73
– Phytotherapie 267
Cherry Plum, Bach-Blütentherapie 169
Chestnut Bud, Bach-Blütentherapie 169
Chicory
– Bach-Blütentherapie 169
– Kopfschmerzen 171–172
– Migräne 171–172
China officinalis 207
Chinabaum 207
Chiropraktik 225–229
– Atlas-Anteflexionsstörung 227
– – Untersuchung 227
– Atlas-Axis-Blockierung 227
– Auswahl 113
– Blockaden 226–227
– Doppelnelson 229
– Kopfgelenke, Beweglichkeit 225–226
– – Impulsmobilisation, in Rückenlage 227
– Zervikothorakalübergang 228–229
– Zugmobilisation 227
Cholesterin 194
Cholezystitis 70
– Störfelder, Neuraltherapie 256
Cimicifuga racemosa 207
– Cluster-Kopfschmerz 26
– Kopfschmerzen, neuralgische 60
– – zervikale 34
– Migräne 21
– Phytotherapie 264

Citrus aurantium bergamia, Aromatherapie 163
Claudicatio intermittens, Untersuchung, körperliche 97
Clematis, Bach-Blütentherapie 169
Clostridium botulinum 112
Cluster-Kopfschmerz 26–28
– Akupunktur 25
– Atemtherapie 25
– biochemische Substanzen, homöopathische 27
– Diagnose 24–25
– Entspannungsmethoden 25
– Epidemiologie 24
– Faktoren, auslösende 24
– Gefäßerweiterung, spontan einsetzende 24
– Histamin 24
– Homöopathie 26
– Lokalisation 24
– Migräne-Tropfen S®, biologische 26
– Ohrakupunktur 27
– orthomolekulare Therapie 27
– Oxygenabund 28
– Pathophysiologie 24
– Sauerstofftherapie 28
– Schmerzqualität 24
– Schmerzverlauf 24
– Substigam®-Kapseln 27
– Therapie 25–28
– Vitamin C 27
– Yoga 25
Cluster-Migräne s. Cluster-Kopfschmerz
Cocculus anamirta 207
– Kopfschmerzen, darmbedingte 66
– – hormonell-bedingte 88
Colon Suis Injeel®, Kopfschmerzen, darmbedingte 67
Commotio cerebri 40
Computertomographie 101
Concha, Ohr 155
Contusio cerebri 40
Convallaria majalis 207
– Kopfschmerzen, blutdruckabhängige 56
– – darmbedingte 66
– – posttraumatische 42
– – stoffwechselbedingte 80
Cosmochema Lymphtropfen S®
– Intoxikationskopfschmerzen 48

Cosmochema Lymphtropfen
– Lymphdrainage, medikamentöse 244
Costen-Syndrom, Kopfschmerzen 50
Crab Apple, Bach-Blütentherapie 169
Cushing-Syndrom 78
Cyclamen europaeum 207
– Cluster-Kopfschmerz 26
– Kopfschmerzen, darmbedingte 67
– Migräne 21
Cymba 155
Cystin 202

D

Damiana turnera 207
– Kopfschmerzen, hormonell-bedingte 88
– Spannungskopfschmerzen 30
Dantox®-Entgiftungskomplex 203
– Migräne 23
Darmausleitung 113, 119–120
– Anwendung 120
– F.X.Passage-Pulver 120
– Haut- und Blutreinigungstee® 120
– Intoxikationskopfschmerzen 46
– Kopfschmerzen, darmbedingte 66
Darmfunktionsstörungen, Kopfschmerzen 63
Darmfunktionszeiten 65
Dauerkopfschmerzen, Säure-Basen-Gleichgewicht 196
Dekokt, Phytotherapie 261
Demutshaltung, Yoga 187
Dermatom 231
Dermatosen, ekzematöse 59
Dermographia rubra 248
Diagnostik 97–116
– naturheilkundliche 102–109
– schulmedizinische 99–101
Dickdarmmeridian, Akupunktur 134, 146, **147**
Differentialdiagnose 109–112
– zerebrale Prozesse 109
Diureseanregung 120–121
– Anwendung 120
– Intoxikationskopfschmerzen 47

Sachregister

Diureseanregung
– Kopfschmerzen, renalbedingte 75
Dörrfrüchte, Säure-Basen-Haushalt 198
Doppelbilder, Untersuchung, körperliche 98
Doppelnelsonmobilisation
– Chiropraktik 229
– zervikothorakaler Übergang 229
Dorn-Breuß-Methode
– Kopfschmerzen, neuralgische 61
– Spannungskopfschmerzen 31
Drei-Erwärmer-Meridian, Akupunktur 134, 139–140, **141**
Druckreize, Schmerzrezeptoren 11
Dünndarmmeridian, Akupunktur 134–137
Duftlampen, aromatische Öle 162
Durchblutungsstörungen, Untersuchung, körperliche 97
Durchschwingen, seitliches, Yoga 187

E

EAV-Methode 106–109
Edelkastanie, Bach-Blütentherapie 170
Eiche, Bach-Blütentherapie 169
Eichhornwurzel, falsche, Kopfschmerzen, hormonell-bedingte 88
Eichhornwurzel, falsche 208
Eigenblutbehandlung, kleine
– Kopfschmerzen, posttraumatische 44
– Leber-Galle-Kopfschmerz 73
– mit Ozon 280
Einatmung, direkte, aromatische Öle 161
Einbeere 210
– Kopfschmerzen, neuralgische 61
– Leber-Galle-Kopfschmerz 71
Einklemmungssymptome, Untersuchung, körperliche 98

Eisen 201, 215
– Kopfschmerzen, neuralgische 61
– – stoffwechselbedingte 81
Eisenhut 205
– Kopfschmerzen, neuralgische 60
– Spannungskopfschmerzen 29
Eiweißaufnahme
– Ernährungsmedizin 193
– Heilfasten 122
Eiweißüberernährung, Kopfschmerzen 194
Elektroakupunktur-Diagnose nach Voll (EAV) 106–109
Elektroenzephalogramm (EEG) 101
Elektrosmog, Kopfschmerzen 82–84
Elm
– Bach-Blütentherapie 169
– Kopfschmerzen 171
– Migräne 171
Empyeme, Computertomographie 101
Endorphine 13
energetische Ausleitung 127–132
energetische Therapie 161–174
Entschlackungsstörungen, Ausleitungstherapie 119
Entschlackungsverfahren, Auswahl 113
Entspannungsmethoden 175–187, 189
– Cluster-Kopfschmerz 25
– Kopfschmerzen, blutdruckabhängige 56
– – hormonell-bedingte 88
– – Kindesalter 85
– – neuralgische 60
– – stoffwechselbedingte 80
– – zervikale 33
– Spannungskopfschmerzen 29
Entzündungen, chronische, Störfelder, Neuraltherapie 256
Enzephalitis 109
– Computertomographie 101
Ephedra vulgaris 208
– Kopfschmerzen, posttraumatische 42
– – zervikale 34
Epilepsie 110
Erbrechen, Untersuchung, körperliche 98

Erigeron canadensis 208
– Kopfschmerzen, entzündungsbedingte 52
– – renalbedingte 75
– Migräne 21–22
Erkältungen, Farbtherapie 173
Ernährung, Migräne 20
Ernährungsmedizin 189–203
– Eiweißaufnahme 193–194
– Fertigpräparate 199
– Fettaufnahme 193
– Flüssigkeitsaufnahme 195
– Kochsalzaufnahme 194–195
– Kohlenhydrataufnahme 192–193
– Nahrungsaufnahme, ausgeglichene 197–200
– Nahrungsmenge, Festlegung 190–191
– Nahrungsmittel 191–192
– – basenbildende 196–200
– – säurebildende 197
– – saure 197
– Säure-Basen-Gleichgewicht 195
– Spurenelemente 201–202
– Überernährungsmechanismen 190
– Vitamine 201–202
ernährungsphysiologische Qualität, Lebensmittel 191
Ernährungsrichtlinien 189
Ernährungstherapie, Adressen 288
Eßkastanien, Säure-Basen-Haushalt 198
Eucalyptus globulus Labillardière, Aromatherapie 163
Eugenia caryophyllata 164
Eukalyptusöl, Aromatherapie 163
Extractum fluidum, Phytotherapie 262

F

Familienanamnese, Psychotherapie 275–276
Farbtherapie 172–174
– Adressen 288
– Ausscheidungen und Erkältungsvorgänge 173
– Auswahl 113

Farbtherapie
- Bestrahlungstechnik, Heilfarben 173
- Blau 173
- Braun 173
- funktionelle Störungen 173–174
- Gelb 173
- Grün 172
- Kopfschmerzen 173
- Lemon 173
- Lymphstauungen 174
- Migräne 173
- Orange 173
- Rot 172
- Verspannungen 173
- Violett 173
Fazialisparese 99
Feedback-Sitzung, Biofeedback-Training 184
Fehl- und Mangelernährung, Kopfschmerzen, zervikale 32
Fehlstellungen, Wirbelkörper 235
feinstoffliche Therapien 161–174
Feldbild, patientenspezifisches, Bioresonanz-Therapie 129
Felsquellwasser, mit Sonnenlicht angereichertes, Bach-Blütentherapie 170
Ferrum metallicum 215
- Kopfschmerzen, neuralgische 61
- Spannungskopfschmerzen 30
Fertigpräparate, pflanzliche Kopfschmerzen, entzündungsbedingte 54
Fettaufnahme, Ernährungsmedizin 193
Fettleber 70
Fettsäuren 202
- gesättigte 194
- mehrfach ungesättigte 202
Fingermeßpunkte, Bioresonanz-Testung 107
Fingernagel, Meßpunkte 109
Flimmerskotom, Migräne 18
Flüssigkeitsaufnahme, Ernährungsmedizin 195
Flüssigkristallthermographie 105
Fluidextrakt, Phytotherapie 262
Föhn- und Wetter-Tropfen 214
- Migräne 22
Fossa triangularis 156

Frühsommermeningoenzephalitis (FSME) 110
funktionelle Störungen, Farbtherapie 173–174
Fußmeßpunkte, Bioresonanz-Testung 107
Fußreflexzonen(therapie) 250–251
- Kopfschmerzen, hormonellbedingte 90
- - ophthalmoplegische 39
F.X. Passage-Pulver
- Darmausleitung 120
- Kopfschmerzen, darmbedingte 69

G

Gallenblasenmeridian, Akupunktur 134, 141–142, **143**
Gallereflexzone, Schröpfen 124
Gamander, Lymphdrainage, medikamentöse 243
Gauklerblume, gefleckte, Bach-Blütentherapie 169
Gebärmutter- und Eierstocksektor, Augendiagnose 104
Gefäße, extrakranielle, Untersuchung, körperliche 97
Gefäßerkrankungen/-mißbildungen
- Angiographie 100
- Computertomographie 101
Gefäßkrämpfe, Fettaufnahme 193
Gehirndruckveränderungen, Untersuchung, körperliche 98
Gehirnerschütterung 40
Gehirnprozesse, degenerative, Computertomographie 101
Geißblatt, Bach-Blütentherapie 169
Gelenkbeschwerden 122
Gelenkblockierungen 230
Gelenkdysfunktionen 230
Gelenkfunktionsstörungen, reversible 230
Gelosen
- heiße 123
- kalte 123
- Schröpfen 124
Gelsemium sempervirens 208
- Kopfschmerzen; zervikale 34
- - hormonell-bedingte 88

Gelsemium sempervirens
- Migräne 21
- Spannungskopfschmerzen 30
Gentian, Bach-Blütentherapie 169
Genußmittelunverträglichkeit, Kopfschmerzen 45
Geräte-Feedback, Biofeedback-Training 184
Geräuschempfindlichkeit, Migräne 18
Geranium robertianum
- Kopfschmerzen, darmbedingte 68
- Lymphdrainage, medikamentöse 243
Geruchsempfindlichkeit, Migräne 18
Gesichtsnerven, Kontrolle 98–99
Gesichtsneuralgie 58
- Fehldiagnose 24
Gesichtsreaktionen, allergische 59
Gesichtsschmerzen 59
- atypische 59
- halbseitige 24
gesprächstherapeutische Situationsanalyse, Spannungskopfschmerzen 29
Gewebeentgiftung, Ausleitungstherapie 119
Gewebeverquellungen, Reflexzonentherapie 246–248
Giftsumach 211
- Migräne 21
Glonoinum 215
- Intoxikationskopfschmerzen 48
- Kopfschmerzen, darmbedingte 67
Glukoseaufnahme, Heilfasten 122
Glutamin 202
Goldrute 212
- Kopfschmerzen, renalbedingte 75
Gonadotropinhormon, Kopfschmerzen, hormonell-bedingte 90
Gorse, Bach-Blütentherapie 169
Grippemeningitis 110
Guajacum officinale 208
- Cluster-Kopfschmerz 26

Guajacum officinale
– Kopfschmerzen, neuralgische 58
Guajakharz 208
– Cluster-Kopfschmerz 26
– Kopfschmerzen, neuralgische 60
gynäkologische Entzündungen, Störfelder, Neuraltherapie 256

H

Halogenscheinwerfer 84
Hals- und Nackenübung, Yoga 186–187
Halswirbelsäule
– Relaxationsbehandlung, postisometrische 231–233
– Untersuchung, diagnostische 231–233
Haltungsschäden, Kopfschmerzen, zervikale 32
Hanoalgyn®-Tropfen 214
– Kopfschmerzen, hormonellbedingte 89
– Migräne 22
Hatha-Yoga-Übungen, Kopfschmerzen 186
Hauhechel, Lymphdrainage, medikamentöse 243
Hauptmeridiane, Akupunktur 134–151
Haut- und Blutreinigungs-Tee®
– Darmausleitung 120
– Intoxikationskopfschmerzen 49
– Kopfschmerzen, renalbedingte 77
Hautsegmente, druck-/schmerzhafte
– Auffinden 248
– Kopfschmerzen 245
– Zugreiz, intensiver 248
Head-Maximalpunkte, Reflexzonentherapie 247
Heather, Bach-Blütentherapie 169
Heckenrose, Bach-Blütentherapie 170
Heidekraut, Bach-Blütentherapie 169
Heilen über die Wirbelsäule 235–237

Heilfasten 113, 121–123
– Anwendung 122–123
– Bindung von Schadstoffen im Darm 123
– Eiweißaufnahme 122
– Glukoseaufnahme 122
– Grundlagen 122
– Intoxikationskopfschmerzen 47
– Ketoazidose 122
– Ketonämie 122
– Kopfschmerzen, stoffwechselbedingte 80
Hekla Lava 215
– Kopfschmerzen, neuralgische 61
– – posttraumatische 42
– – zervikale 34
Helix 156
Helonias dioica 208
– Kopfschmerzen, hormonellbedingte 88
Hepatitis 70
Hepatofalk Planta® Kapseln
– Leber-Galle-Kopfschmerz 73
– Phytotherapie 267
Hepatopathien 111
Herbstenzian, Bach-Blütentherapie 169
Herzinsuffizienz 111
Hevert-Migräne®-Injektionslösung 213
– Kopfschmerzen, blutdruckabhängige 57
– – renalbedingte 76
– – zervikale 34
Heweneural 1%®, Neuraltherapie 259
Hinterhauptskopfschmerzen, Tonsillitis, chronische 49
Hirndruckzeichen, Untersuchung, körperliche 98
Hirnquetschung, traumatische 40
Hirntumoren, Kopfschmerzen 51
Hirudin, Blutegelbehandlung 126
Hirudo medicinalis s. Blutegelbehandlung
Histamin
– Cluster-Kopfschmerz 24
– Kopfschmerzen 202
– Migräne 202
– Nahrungsmittelallergie 45
– Rotwein 199

Histidin 202
Hitselberger-Zeichen 99
Hörstörungen, Fazialisparese 99
Holly, Bach-Blütentherapie 169
Holzapfel, Bach-Blütentherapie 169
Homöopathie 205–218
– Auswahl 113
– Cluster-Kopfschmerz 26
– Intoxikationskopfschmerzen 47–48
– Kopfschmerzen, blutdruckabhängige 56
– – darmbedingte 66–67
– – entzündungsbedingte 52–53
– – hormonell-bedingte 88–89
– – Kindesalter 86
– – neuralgische 60–61
– – ophthalmoplegische 38–39
– – posttraumatische 42
– – renalbedingte 75–77
– – stoffwechselbedingte 80–81
– – zervikale 34
– Leber-Galle-Kopfschmerz 71–72
– Migräne 21–23
– Spannungskopfschmerzen 29–30
homöopathische Einzelmittel 205
homöopathische Komplexmittel 213–214
– Cluster-Kopfschmerz 26–27
– Intoxikationskopfschmerzen 47–48
– Kopfschmerzen, blutdruckabhängige 57
– – ophthalmoplegische 39
– – zervikale 34
– Migräne 22–23
– Spannungskopfschmerzen 30
Honeysuckle, Bach-Blütentherapie 169
Hormon-Blut-Status 87
Hornbeam, Bach-Blütentherapie 169
Hornbuche, Bach-Blütentherapie 169
Hungergefühl, Migräne 20
Hydrotherapie 219–224
– Adaptationsprozesse 220–224
– Armbad, ansteigendes 224
– Armguß 224
– Auflagen 221
– Auswahl 113

Hydrotherapie
– Beinguß 223
– Kältereize 220
– Kopfschmerzen 220
– – hormonell-bedingte 89
– – renalbedingte 77
– Migräne 220
– Reizintensität 221
– Schulter-Nacken-Auflage 222–223
– unspezifische Reiztherapie 219
– Wärmeanwendungen, lokale 220
– Wasser, warmes 219
– Wassergüsse 223
– Wassertreten 224
– Wickelanwendungen 222
Hypertonie
– essentielle 55
– Kopfschmerzen 54
– primäre 55
– sekundäre 55
Hysoppus officinalis, Phytotherapie 265

I

Immunsystem, elektrische Wellen 82
Impatiens
– Bach-Blütentherapie 169
– Kopfschmerzen 171
– Migräne 171
Impulsmobilisation
– Kopfschmerzen, zervikale 35
– zervikothorakaler Übergang 229
Infi-Belladonna-Injektion 213–214
Infi-Orthosiphonis Tropfen
– Diureseanregung 121
– Kopfschmerzen, renalbedingte 76
Infus, Phytotherapie 261
Inhalation, aromatische Öle 162
Inhalationstherapie 282–285
– Anwendung 283
– Gefahren 284
– Sauerstoff, ionisierter 283–284
Injektionen
– 68
– Intoxikationskopfschmerzen 49

Injektionen
– Kopfschmerzen, darmbedingte 68
– – entzündungsbedingte 53
– – neuralgische 62
– – ophthalmoplegische 39
– – zervikale 35
Intestinalzone, Nasenreflexzonen 251
Intoxikationen 111–112
Intoxikationskopfschmerzen 44–49
– Acetylsalicylsäure Injeel 48
– Akupunktur 46
– Ausleitungstherapie 46–47
– biochemische Substanzen, homöopathische 47
– Carboneum sulfuratum 47
– Cefanalgin®-Ampullen 47
– Cosmochema Lymphtropfen S® 48
– Darmausleitung 46
– Diagnose 46
– Diureseanregung 47
– Epidemiologie 44
– Faktoren, auslösende 46
– Glonoinum 48
– Heilfasten 47
– Homöopathie 47–48
– homöopathische Komplexmittel 47–48
– Klatschmohn 47
– körpereigene Substanzen 48
– Lokalisation 46
– Lymphaden Hevert® Lymphtropfen 48
– Lymphdrainage 48
– Lymphentschlackung 48
– Nitroglyzerin 48
– Ohrakupunktur 48
– Palladium 48
– Papaver rhoeas 47
– Reiskur 47
– Schmerzqualität 46
– Schmerzverlauf 46
– Schröpftherapie 47
– Schwefelkohlenstoff 47
Ipecacuanha 208
Iris versicolor 208
– Leber-Galle-Kopfschmerz 71
– Spannungskopfschmerzen 30
Irisphänomene, Kopfschmerzen 102
Iriszeichen, organspezifische 103

J

Jaborandi pilocarpus 209
– Kopfschmerzen, renalbedingte 75
– Leber-Galle-Kopfschmerz 71
Jaborandiblätter 209
– Kopfschmerzen, renalbedingte 75
– Leber-Galle-Kopfschmerz 71
Jasmin, wilder 21, 208
– Kopfschmerzen, hormonell-bedingte 88
– – zervikale 34
– Spannungskopfschmerzen 30
Juglans regia
– Kopfschmerzen, darmbedingte 68
– Lymphdrainage, medikamentöse 243

K

Kältereize, Hydrotherapie 220
Kaffee
– Kopfschmerzen 199
– Migräne 199
Kalium bichromicum 27, 215
– Kopfschmerzen, darmbedingte 67
Kalium biochromicum, Kopfschmerzen, stoffwechselbedingte 81
Kalium phosphoricum 215–216
– Kopfschmerzen, blutdruckabhängige 57
– Spannungskopfschmerzen 30
Kaliumdichromat 215
– Cluster-Kopfschmerz 27
– Kopfschmerzen, darmbedingte 67
– – stoffwechselbedingte 81
Kaliumphosphat 215–216
– Kopfschmerzen, blutdruckabhängige 57
– Spannungskopfschmerzen 30
Kaltauszug, Phytotherapie 262
Kaltwasser, Hydrotherapie 219
Kalziumarsenit 215
Kalziumphosphat 207
– Kopfschmerzen, Kindesalter 86
Kartoffelkur, Diureseanregung 121

Kartoffeln, Säure-Basen-Haushalt 198
Kastanie, rote, Bach-Blütentherapie 170
Kastanienknospen, Bach-Blütentherapie 169
Katalysatoren des Zitronensäurezyklus® 218
– Kopfschmerzen, darmbedingte 67
– – renalbedingte 77
– Leber-Galle-Kopfschmerz 72
– Neuraltherapie 260
Kava-Hevert®-Tropfen
– Phytotherapie 268
– Spannungskopfschmerzen 31
Kernspintomographie 101
Ketoazidose, Heilfasten 122
Ketonämie, Heilfasten 122
Khella-Kraut 206
– Kopfschmerzen, renalbedingte 75
Kiefer, Bach-Blütentherapie 170
Kiefer-, Mund- und Zahnbereichreizungen, Störfelder, Neuraltherapie 256
Kieferbereichaffektionen, Kopfschmerzen 50
Kirschpflaume, Bach-Blütentherapie 169
Klatschmohn 210
– Intoxikationskopfschmerzen 47
– Kopfschmerzen, entzündungsbedingte 53
– posttraumatische, Homöopathie 42
Knäuel, einjähriger, Bach-Blütentherapie 170
Kneippen, Kopfschmerzen, renalbedingte 77
Knollenhahnenfuß 211
– Kopfschmerzen, darmbedingte 67
Kochsalz, Migräne 21
Kochsalzaufnahme, Ernährungsmedizin 194
Kockelskörner 207
– Kopfschmerzen, darmbedingte 66
– – hormonell-bedingte 88
körpereigene Substanzen 216–218
– Intoxikationskopfschmerzen 48

körpereigene Substanzen
– Kopfschmerzen, darmbedingte 67
– – entzündungsbedingte 53
– – hormonell-bedingte 89
– – renalbedingte 77
– – stoffwechselbedingte 81
– Spannungskopfschmerzen 30
Körperflüssigkeit, pH-Werte 196
Körperreflexzonen 246–249
– Massage 249
Kohlenhydrataufnahme, Ernährungsmedizin 192–193
Kompressen
– Aromatherapie 162–163
– warme, auf den Nacken- und Schulterbereich, Kopfschmerzen, hormonell-bedingte 89
Kontaktthermographie 105
Kopf
– Rückenbeugen in der Sitzposition 232–233
– Vorbeugen in der Sitzposition 232
Kopfdrehung
– seitliche, Relaxationsbehandlung, postisometrische 233
– Vorbeugen in der Sitzposition 232
Kopfgelenke
– Chiropraktik 225, 227
– Impulsmobilisation in Rückenlage 227
Kopfreflexzonen
– Kopfschmerzen, hormonell-bedingte 90
– Massage 247
Kopfschmerzanamnese, Fragen 93–95
– allgemeine 93–95
– spezifische 95
Kopfschmerzen 78, 221
– s.a. Cluster-Kopfschmerz
– s.a. Intoxikationskopfschmerzen
– s.a. Migräne
– s.a. Spannungskopfschmerzen
– Agressionsvermeidung 271–272
– Agrimony 171
– Alkohol 199–200
– Analgetika(gebrauch) 5, 45
– Arachidonsäure 202
– Aromaöle 163–165
– Bach-Blütentherapie 170–172

Kopfschmerzen
– Baunscheidt-Verfahren 125
– Belastung, psychische 6–7
– Benzolbelastung 44
– Biofeedback-Training 80, 183–184
– blutdruckabhängige 54–58
– – Akupunktur 55–56
– – autogenes Training 56
– – Calciumarsenit 57
– – Diagnose 55
– – Entspannungsmethoden 56
– – Faktoren, auslösende 54
– – Hevert-Migräne® Injektionslösung 57
– – Homöopathie 56
– – magnet aktiv Kreislauf® Tabletten 58
– – orthomolekulare Therapie 57
– – pflanzliche Fertigpräparate 58
– – Phytotherapie 57, 266
– – Steinklee-Infus 57
– – Substigam®-Kapseln 57
– Blutegelbehandlung 126
– Chicory 171–172
– chronische, Unerträglichkeit 6
– darmbedingte 63, 67
– – Akupunktur 65–66
– – allopathische Substanzen 67
– – Ausleitungsmethoden 66
– – Chelidonium comp® Tropfen 69
– – Faktoren, auslösende 64
– – F.X.Passage-Pulver 69
– – Geranium 68
– – Homöopathie 66–67
– – Injektionen 68
– – Juglans 68
– – Katalysatoren des Zitronensäurezyklus® 67
– – körpereigene Substanzen 67
– – Lymphdrainage 68
– – Lymphomyosot® 68
– – Neuraltherapie 68
– – Ohrakupunktur 68
– – orthomolekulare Therapie 68
– – Pathophysiologie 64–65
– – pflanzliche Fertigpräparate 69
– – Phytotherapie 68
– – Schröpftherapie, trockene 66

Sachregister

Kopfschmerzen, darmbedingte
- – – Scrophularia 68
- – – Stoffwechselvorgänge, behinderte 64
- – – Substigam®-Kapseln 68
- – – Teucrium 68
- – – Weidenrinde-Dekokt 68
- – EAV-Diagnose 107
- – Eiweißüberernährung 194
- – Elektrosmog 82–84
- – Elm 171
- – Entstehungsfaktoren, psychodynamische 271–273
- – entzündungsbedingte 40, 49–54
- – – Akupunktur 51–52
- – – allopathische Substanzen 53
- – – ATP Injeel® 53
- – – Chelidonium comp® Tropfen 54
- – – Diagnose 51
- – – Entzündungsmediatoren 51
- – – Epidemiologie 49
- – – Faktoren, auslösende 50
- – – Homöopathie 52
- – – Injektionen 53
- – – körpereigene Substanzen 53
- – – Lokalisation 49
- – – Lymphdiaral L-Salbe 53
- – – Lymphstrangmassage, manuelle 53
- – – Massagetherapie 53
- – – Neuraltherapie 53
- – – Ohrakupunktur 53
- – – orthomolekulare Therapie 54
- – – Pathophysiologie 51
- – – Phytotherapie 54
- – – Reflexzonentherapie 53
- – – Schmerzqualität 49
- – – Schmerzverlauf 49
- – – Substigam®-Kapseln 54
- – – Ysop-Infus 54
- – Farbtherapie 173
- – Fazialisparese 99
- – Fettaufnahme 193
- – Hatha-Yoga-Übungen 186
- – Hautsegmente, druck-/schmerzhafte 245
- – Histamin 202
- – hormonell-bedingte 86–90
- – – Akupunktur 87–88
- – – allopathische Substanzen 89
- – – Aminosäuren 90
- – – Armbäder, kalte 89

Kopfschmerzen, hormonell-bedingte
- – – autogenes Training 88
- – – biochemische Substanzen 89
- – – Diagnose 87
- – – Entspannungsmethoden 88
- – – Faktoren, auslösende 87
- – – Fußreflexzonen 90
- – – Gonadotropinhormon 63 90
- – – Hanoalgyn®-Tropfen 89
- – – Homöopathie 88–89
- – – Hydrotherapie 89
- – – körpereigene Substanzen 89
- – – Kompressen, warme, auf den Nacken- und Schulterbereich 89
- – – Kopfreflexzonen 90
- – – Molybdän 90
- – – Ohrakupunktur 90
- – – orthomolekulare Therapie 90
- – – Pathophysiologie 87
- – – Reflexzonentherapie 90
- – – Substigam®-Kapseln 90
- – – Unotex® N feminin 89
- – – Yoga 88
- – Hydrotherapie 220
- – Identifizierung 272–273
- – Impatiens 171
- – Irisphänomene 102
- – Kaffee 199
- – Kindesalter 84–86
- – – Atemtherapie 85
- – – Diagnose 85
- – – Entspannungsmethoden 85
- – – Faktoren, auslösende 85
- – – Homöopathie 86
- – – Nahrungsmittelunverträglichkeiten 85
- – – Pathophysiologie 85
- – – Psychotherapie 86
- – Krankheitsgewinn, sekundärer 7
- – Lebenskonzepte, negative 272
- – Lebensqualität, eingeschränkte 5–6
- – Leber-Galle-System, Dysfunktionen 69–73
- – Mangelsyndrome 78–82
- – Medikamentenabusus 45
- – Meningitis 51
- – Nachahmung 272–273
- – Nahrungsmittel, kopfschmerzverursachende 199–200

Kopfschmerzen
- – Nahrungsmittelschadstoffe 44–45
- – Natrium-Belastungsauswirkungen 194
- – nervös bedingte, Phytotherapie 268
- – neuralgische 58–63
- – – Acetylcholinchlorid Injeel® 61
- – – Aminosäuren 63
- – – Auslöser 59
- – – autogenes Training 60
- – – Bockshornklee-Infus 63
- – – Diagnose 59
- – – Dorn-Breuß-Methode 61
- – – Entspannungsmethoden 60
- – – Faktoren, auslösende 58
- – – Homöopathie 60–61
- – – Injektionen 62
- – – manuelle Therapie 61
- – – Muskelentspannung, progressive 60
- – – Neuraltherapie 62
- – – Neurapas®-Tabletten 63
- – – Ohrakupunktur 62
- – – orthomolekulare Therapie 62
- – – Ozontherapie 63
- – – Pathophysiologie 59
- – – pflanzliche Fertigpräparate 63
- – – Phytotherapie 63
- – – Relaxationsbehandlung, postisometrische 61
- – – – der Wirbelsäule 61
- – – Subkutan-Injektionen, im Nackenbereich 63
- – – Substigam®-Kapseln 63
- – – Vitamin-B-Komplex forte 63
- – – Vitamin-B-Komplex-Injektionslösung 62
- – – Wirbelsäulenmassage, weiche 61
- – – Yoga 60
- – Neuropeptide 202
- – Nierendysfunktionen 73
- – Odermenning 171
- – ophthalmoplegische 37–40
- – – Akupunktur 38–39
- – – Augenaffektionen 37
- – – Diagnose 38
- – – Faktoren, auslösende 37
- – – Fußreflexmassage 39

Sachregister

Kopfschmerzen, ophthalmoplegische
– – homöopathische Komplexmittel 39
– – Injektionen 39
– – Lokalisation 37
– – Neuraltherapie 39
– – Ohrakupunktur 39
– – orthomolekulare Therapie 40
– – Ozontherapie 40
– – Pathophysiologie 37
– – Reflexzonentherapie 39
– – Schmerzqualität 37
– – Schmerzverlauf 37
– – Subkutan-Injektionen, im Nackenbereich 40
– – Substigam®-Kapseln 40
– Organ- oder Systemerkrankungen 5
– Orgontherapie 127–128
– Ovulationshemmer 45
– Partnerschaftskonflikte 272
– Physiologie 9
– posttraumatische 40–44
– – Akupunktur 41–42
– – ATP Injeel® 43
– – biochemische Substanzen, homöopathische 42
– – Diagnose 41
– – Eigenblutbehandlung, kleine 44
– – Epidemiologie 40
– – Homöopathie 42
– – Lava vom Heklavulkan 42
– – Lokalisation 40
– – Lymphdiaral L-Salbe 43
– – Lymphdrainage 43
– – Lymphentschlackung 43
– – Lymphomyosot® 43
– – Lymphstrangmassage, manuelle 43
– – Ohrakupunktur 43
– – orthomolekulare Therapie 43
– – Oxygenabund Tabletten 44
– – Pathophysiologie 41
– – Sauerstoff 44
– – Sauerstofftherapie 44
– – Schmerzqualität 40
– – Schmerzverlauf 40
– – Serotonin Injeel® 43
– – Substigam®-Kapseln 43
– – Therapie 41
– primäre 17–36

Kopfschmerzen
– Prostaglandine 202
– Psychotherapie 276–278
– renalbedingte 73, 77
– – Akupunktur 74–75
– – allopathische Substanzen 77
– – Antinephrin M® Tropfen 77
– – Arm- und Beingüsse, kalte 77
– – Ausleitungsmethoden 75
– – Diagnose 74
– – Diureseanregung 75
– – Faktoren, auslösende 74
– – Haut- und Blutreinigungs-Tee® 77
– – Hevert-Migräne® Injektionslösung 76
– – Hydrotherapie 77
– – Infi-Orthosiphonis Tropfen 76
– – Katalysatoren des Zitronensäurezyklus® 77
– – Kneippen 77
– – körpereigene Substanzen 77
– – Nephrubin®-Tee 77
– – orthomolekulare Therapie 77
– – Pathophysiologie 74
– – pflanzliche Fertigpräparate 77
– – Phytotherapie 77, 267
– – Reiskur 75
– – Solidago compositum S Injektionslösung® 76
– – Substigam®-Kapseln 77
– Roßkastanie 171
– Säure-Basen-Gleichgewicht 197
– Schokolade 199
– Schröpfen 124
– Schuldgefühle 271
– sekundäre 37–90
– Selbstvergiftungsvorgänge 44
– sexuelle Probleme 272
– Springkraut 171
– stoffwechselbdingte 78–82
– – Ausleitungsmethoden 79–80
– – Baunscheidt-Verfahren 79–80
– – Entspannungsmethoden 80
– – Heilfasten 80
– stoffwechselbedingte, ACTH Injeel® 81
– – Akupunktur 79
– – allopathische Substanzen 81

Kopfschmerzen, stoffwechselbedingte
– – Atemtherapie 80
– – autogenes Training 80
– – biochemische Substanzen, homöopathische 81
– – Eisen 81
– – Faktoren, auslösende 78
– – funktionelle Störungen 78
– – Homöopathie 80–81
– – körpereigene Substanzen 81
– – Ohrakupunktur 81
– – orthomolekulare Therapie 81
– – Oxygenabund Tabletten 82
– – Pathophysiologie 78
– – Phytotherapie 82, 266–267
– – Sauerstoff 82
– – Sauerstofftherapie 82
– – Spurenelementemangel 78
– – Substigam®-Kapseln 81
– – Vitamin C, hochdosiertes 81
– – Vitaminmangel 78
– – Weidenrinden-Dekokt 82
– – Zink 81
– Stoffwechselerkrankungen 78–82
– Stuhlverhalten 64
– Triggerpunkte 152–154
– Überlastungssymptom 64
– Ulme 171
– Wegwarte 171–172
– White Chestnut 171
– Yoga 186–187
– Zahnaffekte 50
– zervikale 32–36
– – Akupunktur 33
– – Aminosäuren 36
– – autogenes Training 34
– – biochemische Substanzen, homöopathische 34
– – Cimicifuga racemosa 34
– – Diagnose 33
– – Entspannungsmethoden 33–34
– – Ephedra vulgaris 34
– – Epidemiologie 32
– – Faktoren, auslösende 32
– – Gelsemium sempervirens 34
– – Hevert-Migräne® Injektionslösung 34
– – Homöopathie 34
– – homöopathische Komplexmittel 34
– – Impulsmobilisation 35

Kopfschmerzen, zervikale
– – Injektionen 35
– – Jasmin, wilder 34
– – Lokalisation 32
– – Muskelentspannung, progressive 33
– – Neuraltherapie 35
– – Ohrakupunktur 35
– – orthomolekulare Therapie 36
– – Pathophysiologie 32–33
– – Schmerzqualität 32
– – Schmerzverlauf 32
– – Steirocall-Tropfen® 34
– – Therapie 33
– – Vitamin B® 36
– – Wanzenkraut 34
– – Wirbelsäulenmobilisation 35
Kopfschmerztagebuch 96
Kopfseitneigung, maximale, in Sitzposition 233
Kopfvorbeugung in der Rückenlage
– Mobilisation 234
– Relaxationsbehandlung, postisometrische 234
Kornealreflex, Durchführung 99
Krampfanfälle, Untersuchung, körperliche 98
Krampfringe 102
Krankheitsgewinn, sekundärer
– Kopfschmerzen 7
– Migräne 7
Kreislaufzustand, Untersuchung, körperliche 97
Krypten 103
– Iriszeichen 103
Küchenschelle 210–211
– Migräne 21
Kutscherhaltung, autogenes Training 181

L

Lachesis, Kopfschmerzen, hormonell-bedingte 88
Lärche, Bach-Blütentherapie 169
Lakunen
– Farbstruktur 103
– Iriszeichen 103
Lakunenränder, geschlossene 103
Larch, Bach-Blütentherapie 169

Lava vom Heklavulkan 215
– Kopfschmerzen, neuralgische 61
– – posttraumatische 42
Lavendelöl, Aromatherapie 163–164
Lavendula officinalis, Aromatherapie 163–164
Lebensbaum 213
Lebenskraft 133
Lebensmittel
– ernährungsphysiologische Qualität 191
– kopfschmerzverursachende, Migräne 20
Lebensmittelvergiftung 112
Leber-Galle-Kopfschmerz 79
– Akupunktur 70–71
– Aminosäuren 73
– Atemtherapie 71
– autogenes Training 71
– biochemische Substanzen, homöopathische 72
– Chelidonium comp® Tropfen 73
– Diagnose 70
– Eigenblutbehandlung, kleine 73
– Faktoren, auslösende 69
– Hepatofalk Planta®-Kapseln 73
– Homöopathie 71–72
– Katalysatoren des Zitronensäurezyklus® 72
– Ohrakupunktur 72–73
– orthomolekulare Therapie 73
– Ozontherapie 73
– Pathophysiologie 69–70
– pflanzliche Fertigpräparate 73
– Phönix-Phönomigral®-Tropfen 72
– Phytotherapie 73
– Quassia amara 73
– Substigam®-Kapseln 73
Leber-Galle-Sektor, Augendiagnose 104
Lebermeridian, Akupunktur 143–144, **145**
Leberzirrhose 70
Leucin 202
Lichtempfindlichkeit, Migräne 18
Lichtscheu, Meningitis 51
Lidocain, Neuraltherapie 259

Ling Jiao Gou Teng Tang, Phytotherapie 270
Liquorabfluß, Störungen 110
Liquorunterdruck-Syndrom 110
– Lumbalpunktionen 110
Lobulus 157
Lokalanästhesie, nozirezeptives System 254
Lokalisation
– Kopfschmerzen, zervikale 32
– Spannungskopfschmerzen 28
Lumbalpunktionen, Liquorunterdruck-Syndrom 110
Lungenmeridian, Akupunktur 134, 145, **146**
Lustkraut 207
– Kopfschmerzen, hormonell-bedingte 88
– Spannungskopfschmerzen 30
Lycopodium 209
– Leber-Galle-Kopfschmerz 71
Lymphflüssigkeit 240–241
Lymphaden Hevert® Lymphtropfen, Intoxikationskopfschmerzen 48
lymphaktivierende Salben 245
Lymphangiome, Anpassungsfähigkeit 240
Lymphdiaral L-Salbe
– Kopfschmerzen, entzündungsbedingte 53
– – posttraumatische 43
– Lymphdrainage, medikamentöse 245
Lymphdrainage 113, 239–245
– Ausführung 241–242
– Intoxikationskopfschmerzen 48
– Kontraindikationen 242
– Kopfschmerzen, darmbedingte 68
– – posttraumatische 43
– manuelle 241–242
– medikamentöse 242–245
– Migräne 23
Lymphentschlackung
– homöopathische Komplexmittel 243–244
– Intoxikationskopfschmerzen 48
– Kopfschmerzen, posttraumatische 43
Lymphknoten 241
Lymphknotenschwellungen 241
Lymphödeme, maligne 242

Sachregister

Lymphomyosot®
– Kopfschmerzen, darmbedingte 68
– – posttraumatische 43
– Lymphdrainage, medikamentöse 244
Lymphstauungen, Farbtherapie 174
Lymphstrangmassage, manuelle
– Kopfschmerzen, entzündungsbedingte 53
– – posttraumatische 43
lymphwirksame Heilpflanzen 242–245
Lysin 202

M

Magen- und Darmsektor, Augendiagnose 104
Magenmeridian, Akupunktur 134, 147–149, **150**
Magnesium phosphoricum 216
– Cluster-Kopfschmerz 27
– Kopfschmerzen, posttraumatische 42
Magnesiumphosphat 216
– Cluster-Kopfschmerz 27
– Kopfschmerzen, posttraumatische 42
magnet activ Kreislauf® Tabletten
– Kopfschmerzen, blutdruckabhängige 58
– Phytotherapie 266
Magnetstörfelder, elektrische 83
Maiglöckchen 207
– Kopfschmerzen, blutdruckabhängige 56
– – darmbedingte 66
– – stoffwechselbedingte 80
– posttraumatische, Homöopathie 42
Mandibulargelenks-Affektionen, Kopfschmerzen 50
manuelle Therapie 225–237
– Kopfschmerzen, neuralgische 61
– – zervikale 34–35
Massage(therapie)
– s.a. Wirbelsäulenmassage
– Körperreflexzonen 249
– Kopfreflexzonen 247

Massage(therapie)
– Kopfschmerzen, entzündungsbedingte 53
– – hormonell-bedingte 90
– – ophthalmoplegische 39
– Nasenreflexzonen 251
Mastoiditis, Kopfschmerzen, entzündungsbedingte 50
Maximalpunkte, Reflexzonentherapie 248
Mazerat, Phytotherapie 262
Medikamenten-Kopfschmerz 45–46
Medikamentenvergiftung 111–112
Meerträubchen, Kopfschmerzen, zervikale 34
Melilotus officinalis 209
– Cluster-Kopfschmerz 26
– Kopfschmerzen, blutdruckabhängige 56
– – entzündungsbedingte 52
– – hormonell-bedingte 89
– – ophthalmoplegische 38
– – stoffwechselbedingte 80
– Migräne 21
– Phytotherapie 266
Melonen, Säure-Basen-Haushalt 198
Menière-Krankheit, Kopfschmerzen, darmbedingte 66
Meningitis 110
– Computertomographie 101
– Kopfschmerzen 51
– virusbedingte 110
Menstruation, Migräne 19
Mentha piperita Lamiaceae, Aromatherapie 164
Mercurialis perennis 209
– Cluster Kopfschmerz 26
– Kopfschmerzen, entzündungsbedingte 53
– – ophthalmoplegische 38
Mercurius jodatus flavus 209
– Leber-Galle-Kopfschmerz 72
Meßpunkte, Fingernagel 109
Migräne 17–23, 221
– Agrimony 171
– Akupunktur 20–21
– Anamnese 95
– Arachidonsäure 202
– Bach-Blütentherapie 170–172
– Begleitsymptome 18–19
– Belladonna-Injektion 23

Migräne
– biochemische Substanzen, homöopathische 23
– Biofeedback-Training 183
– Chicory 171–172
– Dantox®-Entgiftungskomplex 23
– Diagnose 20
– Elm 171
– Epidemiologie 17
– Ernährung 20
– Faktoren, auslösende 19–20
– Farbtherapie 173
– Fettaufnahme 193
– Flimmerskotom 18
– Geruchsempfindlichkeit 18
– Hanoalgyn®-Tropfen 22
– Histamin 202
– homöopathische Komplexmittel 22–23
– hormonell-bedingte 86–90
– Hungergefühl 20
– Hydrotherapie 220
– Impatiens 171
– Kaffee 199
– Krankheitsgwinn, sekundärer 7
– Lebensmittel, kopfschmerzverursachende 20
– Lichtempfindlichkeit 18
– Lokalisation 17–18
– Lymphdrainage 23
– Menstruation 19
– Natrium-Belastungsauswirkungen 194
– Neuropeptide 202
– Odermenning 171
– Ödemphase 18
– Ohrakupunkturpunkte 158
– Orgontherapie 127–128
– orthomolekulare Medizin 23
– Parästhesien 18
– Phasen 17
– Prodromalphase 18
– Prostaglandine 202
– Roßkastanie 171
– Schmerzattacke, Dauer 18
– Schmerzphase 18
– Schmerzqualität 17–18
– Schmerzverlauf 17–18
– Schröpfen 124
– Selbstbeobachtung 20
– Springkraut 171
– Therapie 20–23
– Triggerpunkte 152–154

Migräne
- Übersäuerung 196
- Ulme 171
- Ultima ratio®- Injektionslösung 23
- Wegwarte 171–172
- Wetter 19
- White Chestnut 171
- Yoga 186

Migräne-Tropfen S®, biologische 27, 214
- Cluster-Kopfschmerz 26
- Kopfschmerzen, ophthalmoplegische 39

Milchstern, goldiger, Bach-Blütentherapie 170

Milz-Pankreas-Meridian, Akupunktur 134, 150, **151**

Mimulus, Bach-Blütentherapie 169

Mineralstoffwechselstörungen, Kopfschmerzen, zervikale 32

Mineralwasser
- französisches 195
- Säure-Basen-Haushalt 198

Mobilisationen
- Entspannungsreiz 230
- Spannungszustand, der Muskulatur 230
- weiche 230

Molybdän 201
- Kopfschmerzen, hormonellbedingte 90

Multiple Sklerose 110

Musculus sternocleidomastoideus, Triggerpunkte 153

Musculus trapezius, Triggerpunkte 153

Muskatnußöl, Phytotherapie 264

Muskelentspannung, progressive 175–178
- Einzelmaßnahmen 176–178
- Entspannung im Vorfeld der Therapie 176–177
- Kopfschmerzen, neuralgische 60
- – zervikale 33
- Muskelentspannungssitzung 177–178
- Spannungskopfschmerzen 29
- Übung, einleitende 176

Muskelentspannungssitzung, Muskelentspannung, progressive 177–178

Muskelkontraktionskopfschmerz
- Anamnese 95
- Biofeedback-Training 183

Muskelkrämpfe, Untersuchung, körperliche 98

Mustard, Bach-Blütentherapie 169

Myalgien, Kopfschmerzen, zervikale 32

Myogelosen, Kopfschmerzen, zervikale 32

Myotom 231

N

Nackenmuskulatur, Triggerpunkte 153–154

Nackensteifigkeit, Meningitis 51

Nährstoffe, Verfügbarkeit, biologische 200–201

Nährstofftherapie 200–203

Nahrungsaufnahme, ausgeglichene, Ernährungsmedizin 197

Nahrungsmittel
- basenbildende, Ernährungsmedizin 198
- Bewertungsstufen 191–192
- Ernährungsmedizin 191–192
- kopfschmerzverursachende 199
- Protein-Eiweiß-Anteile 194
- säurebildende, Ernährungsmedizin 197
- saure, Ernährungsmedizin 197

Nahrungsmittelallergene/-allergie 129
- Histamin 45

Nahrungsmittelschadstoffe 112
- Kopfschmerzen 44–45

Narbengewebe, Störfelder, Neuraltherapie 255

Nasennebenhöhlen, Entzündungen, Störfelder, Neuraltherapie 25, 255

Nasenreflexzonen 251–252
- Intestinalzone 251
- Massage mit der Knopfsonde 251
- Respirationszone 251
- Stimulation 251–252
- Urogenitalzone 251
- Zervikalzone 251

Natrium muriaticum 210
- Migräne 21

Natrium pyruvicum 216
- Kopfschmerzen, ophthalmoplegische 39

Natrium-Belastungsauswirkungen, Kopfschmerzen/Migräne 194

Natriumchlorid 210

Natriumpyruvat 216
- Kopfschmerzen, ophthalmoplegische 39

Nelken, Aromatherapie 164

Nephroselect® M, Liquidum
- Kopfschmerzen, renalbedingte 77
- Phytotherapie 267

Nephrubin®-Tee
- Diureseanregung 121
- Kopfschmerzen, renalbedingte 77

Nervenbahn, schmerzhemmende 13

Nervenblockierungen, Wirbel, verlagerte 236

Nervensystem, peripheres
- Hauptleistungen 9
- Segmentzuordnung 257

Nervus
- facialis 99
- frontalis 98
- infraorbitalis 98
- mentalis 98
- occipitalis major/minor 98
- trigeminus 99

Neuraltherapie 253–260
- Anamnese 258
- Auswahl 113
- Behandlung 258–260
- Herd-Störfeld-Geschehen 253–254
- Heweneural 1%® 259
- Intoxikationskopfschmerzen 49
- Katalysatoren des Zitronensäurezyklus® 260
- Kopfschmerzen, darmbedingte 68
- – entzündungsbedingte 53
- – neuralgische 62
- – ophthalmoplegische 39
- – zervikale 35
- Lidocain 259
- Oberkiefer-Retromolarpunkte 257
- Paraaminobenzoesäure 259
- Quaddelung, intrakutane 260

Neuraltherapie
– Retromolarpunkte 257
– Störfelder 255–257
– Störfeldsuche 258
– Überempfindlichkeitsreaktionen 259
– Untersuchung, körperliche 258
– Vestibulumpunkte 256–257
Neurapas®-Tabletten
– Kopfschmerzen, neuralgische 63
– Phytotherapie 268
Neuropeptide
– Kopfschmerzen 202
– Migräne 202
Neurotransmitter
– Acetylcholinchlorid 217
– Schmerzen 12–13
– Serotonin 217–218
Neurotraumatologie, Computertomographie 101
Niacin(amid) 201
Nierendysfunktionen, Kopfschmerzen 73–77
Nierenreflexzonen, Schröpfen 124
Nierensektor, Augendiagnose 104
Nitroglycerin 215
– Intoxikationskopfschmerzen 48
– Kopfschmerzen, darmbedingte 67
Nitro-Präparate 111
Noradrenalin 12
Nozirezeptoren
– Fasern, sensible 11
– Lokalanästhesie 254
– Reizung, Spannungskopfschmerzen 28
– schmerzsensible 11
Null-Diät 122

O

Oak, Bach-Blütentherapie 169
Oberkiefer-Retromolarpunkte, Neuraltherapie 257
Ocean-Power® 202
Odermenning
– Bach-Blütentherapie 168
– Kopfschmerzen 171
– Migräne 171

Ödemphase, Migräne 18
Öle, aromatische s. aromatische Öle
Ohr
– Concha 155
– Zonen, topographische 155
Ohrakupunktur 155–159
– Cluster-Kopfschmerz 27
– Intoxikationskopfschmerzen 48
– Kopfschmerzen, darmbedingte 68
– – entzündungsbedingte 53
– – hormonell-bedingte 90
– – neuralgische 62
– – ophthalmoplegische 39
– – posttraumatische 43
– – stoffwechselbedingte 81
– – zervikale 35
– Leber-Galle-Kopfschmerz 72–73
– Spannungskopfschmerzen 31
Ohrakupunkturpunkte 156
– Kopfschmerzen 157–158
– Migräne 158–159
– Trigeminusneuralgie 159
Ohrkerzen, Aromatherapie 165
Ohrmuschel, Zonen, topographische 157
Oleum
– Amygdalarum, Phytotherapie 265–266
– Myristica fragrans, Phytotherapie 264–265
Olive, Bach-Blütentherapie 170
Olivysat® mono Bürger, Lösung und Dragees
– Kopfschmerzen, blutdruckabhängige 58
– Phytotherapie 266
Omega-3-(Alpha-Linolensäure) 202
Omega-6-(Gamma-Linolensäure) 202
Ononis spinosa, Lymphdrainage, medikamentöse 243
Organsysteme, Überlastung, Ausleitungstherapie 119
Orgon-Therapie 127–128
– Adressen 288
orthomolekulare Therapie 200–203
– Cluster-Kopfschmerz 27
– Intoxikationskopfschmerzen 49

orthomolekulare Therapie
– Kopfschmerzen, blutdruckabhängige 57
– – darmbedingte 68
– – entzündungsbedingte 54
– – hormonell-bedingte 90
– – neuralgische 62
– – ophthalmoplegische 40
– – posttraumatische 43
– – renalbedingte 77
– – stoffwechselbedingte 81
– – zervikale 36
– Leber-Galle-Kopfschmerz 73
– Migräne 23
– Spannungskopfschmerzen 31
Otitis
– Kopfschmerzen, entzündungsbedingte 49
– media, Kopfschmerzen, entzündungsbedingte 50
– Störfelder, Neuraltherapie 256
Ovulationshemmer, Kopfschmerzen 45
Oxygenabund Tabletten
– Cluster-Kopfschmerz 28
– Kopfschmerzen, posttraumatische 44
– – stoffwechselbedingte 82
Ozontherapie 279–282
– Anwendungsfehler 281–282
– Eigenblutbehandlung, kleine 280
– Geräte 279
– Kopfschmerzen, neuralgische 63
– – ophthalmoplegische 40
– – posttraumatische 44
– Leber-Galle-Kopfschmerz 73
– Sicherheitsregeln 281
– subkutane 280–281
– Zwischenfälle, Faktoren, auslösende 282
– – vermeidbare 281

P

Palladium 216
– Intoxikationskopfschmerzen 48
Papaver rhoeas 210
– Intoxikationskopfschmerzen 47

Papaver rhoeas
– Kopfschmerzen, entzündungsbedingte 53
– – posttraumatische 42
Paraaminobenzoesäure, Neuraltherapie 259
Parästhesien, Migräne 18
Paralyse, progressive 109
Parasympathikus 12
Paris quadrifolia 210
– Kopfschmerzen, neuralgische 61
– Leber-Galle-Kopfschmerz 71
Partnerschaftsanamnese, Psychotherapie 275–276
patientenspezifisches Feldbild (PSFB), Bioresonanz-Therapie 129
Pfefferminzöl
– Aromatherapie 164
– Reflexzonentherapie 246
Pflanzenrezepturen
– chinesische, Phytotherapie 268–269
– Phytotherapie 263–264
pflanzliche Fertigpräparate
– Kopfschmerzen, blutdruckabhängige 58
– – darmbedingte 69
– – neuralgische 63
– – renalbedingte 77
– Leber-Galle-Kopfschmerz 73
Phönix-Phönomigral®-Tropfen 214
– Kopfschmerzen, stoffwechselbedingte 81
– Leber-Galle-Kopfschmerz 72
pH-Werte, Körperflüssigkeiten 196
Phytotherapie 261–265, 267–269
– Abkochung/Dekokt 261
– Adressen 288
– Aufguß/Infus 261
– Fluidextrakt 262
– Intoxikationskopfschmerzen 49
– Kaltauszug/Mazerat 262
– Kopfschmerzen 268
– – blutdruckabhängige 57, 266
– – darmbedingte 68
– – entzündungsbedingte 54
– – neuralgische 63
– – renalbedingte 77, 267
– – stoffwechselbedingte 82, 266–267

Phytotherapie
– Leber-Galle-Kopfschmerz 73
– nervös bedingte 268
– Pflanzenrezepturen 263–264
– – chinesische 268–269
– Pulver 262
– Salben 262–263
– Spannungskopfschmerzen 31
– Tinkturen 262
– Umschläge 263
Pimpinella alba 210
– Intoxikationskopfschmerzen 47
– Kopfschmerzen, blutdruckabhängige 57
Pine, Bach-Blütentherapie 170
Platin 216
Praecoma diabeticum 111
Projektionsschmerz, myofaszialer 151
Prostaglandine
– Kopfschmerzen 202
– Migräne 202
Prostatitis, Störfelder, Neuraltherapie 256
Protein-Eiweiß-Anteile 194
Prunus spinosa 210
– Kopfschmerzen, ophthalmoplegische 38
Psychomotorik, Atemtherapie 179–180
Psychotherapie 271–278
– Anamnese 273–276
– – psychologische 274–275
– – soziale 275
– Familienanamnese 275, 2786
– Kopfschmerzen 276–278
– – Kindesalter 86
– Partnerschaftsanamnese 275–276
– Spannungskopfschmerzen 32
– Spontanbericht 273–274
Pulsatilla nigrans 210–211
– Migräne 21
Pulver/Pulvis, Phytotherapie 262
Pyrometer 105

Q

Qi 133
Quaddelung, intrakutane, Neuraltherapie 260

Quassia amara 211
– Leber-Galle-Kopfschmerz 72–73
Quecksilberjodid, gelbes 209
– Leber-Galle-Kopfschmerz 72

R

Ralaxationsbehandlung, postisometrische 230
Ranunculus bulbosus 211
– Kopfschmerzen, darmbedingte 67
Rauwolfia serpentina 211
– Kopfschmerzen, blutdruckabhängige 57
Raynaud-Syndrom, Untersuchung, körperliche 97
Red Chestnut, Bach-Blütentherapie 170
referred pain, Triggerpunkte 154
reflektorische Zeichen, Iriszeichen 103
Reflexzonentherapie 245–252
– Fußreflexzonen 250–251
– Gewebeverquellungen 246–248
– Head-Maximalpunkte 247
– Körperreflexzonen 246–249
– Kopfschmerzen, entzündungsbedingte 53
– – hormonell-bedingte 90
– – ophthalmoplegische 39
– Maximalpunkte 248
– Nasenreflexzonen 251–252
– Pfefferminzöl 246
– Rötung, heiße 248
– Röwo-333 Reflexzonensalbe® 252
– Rückenmarksegmente 249
– Schädelreflexzonen 246
– Triggerpunkte 248
Regulationsthermographie 104–105
Reiskur
– Diureseanregung 121
– Intoxikationskopfschmerzen 47
– Kopfschmerzen, renalbedingte 75
Reizimpulse, Schmerzhemmung 14
Reizintensität, Hydrotherapie 221

Reiztherapie, unspezifische, Hydrotherapie 219
Reizübertragung, Schmerzen 12–13
Reizzustände, lokale, Behandlung 119
Relaxationsbehandlung, postisometrische der Wirbelsäule
– Anwendung 231
– Kopfdrehung, seitliche 233
– Kopfschmerzen, neuralgische 61
– Kopfvorbeugung in Rückenlage 234
– Spannungskopfschmerzen 31
Respirationszone, Nasenreflexzonen 251
Retromolarpunkte, Neuraltherapie 257
rheumatische Erkrankungen, Störfelder, Neuraltherapie 256
Rhinitis
– allergica, Kopfschmerzen, entzündungsbedingte 50
– vasomotorica, Kopfschmerzen, entzündungsbedingte 50
Rhus toxicodendron 211
– Migräne 21
Rock Rose, Bach-Blütentherapie 170
Rock Water, Bach-Blütentherapie 170
Röntgenaufnahmen 100
– Wirbelsäule 100
Rötung, heiße, Reflexzonentherapie 248
Röwo-333 Reflexzonensalbe® 252
Rosa damascena-centifolia, Aromatherapie 164–165
Rosenöl, Aromatherapie 164
Rosmarinöl, Aromatherapie 165
Rosmarinus officinalis, Aromatherapie 164
Roßkastanie
– Bach-Blütentherapie 170
– Kopfschmerzen 171
– Migräne 171
Rotbuche, Bach-Blütentherapie 169
Rückenmarksegmente, Reflexzonentherapie 249
Ruprechtskraut, Lymphdrainage, medikamentöse 243

S

Säure-Basen-Gleichgewicht
– Dauerkopfschmerzen 196
– Ernährungsmedizin 195
– Kopfschmerzen 197
– Zellstoffwechsel 195
Säurekopfschmerzen 197
Säuren, Struktur, vorgealterte geloide 196
Salben, Phytotherapie 262–263
Salicis cortex, Phytotherapie 265
Sandelholzöl, Aromatherapie 165
Sanguinaria canadensis 211–212
– Kopfschmerzen, darmbedingte 67
– – posttraumatische 42
– – stoffwechselbdingte 80
Santalum album, Aromatherapie 165
Sauerstofftherapie 282–285
– Anwendung 283
– Auswahl 113
– Cluster-Kopfschmerz 27
– Gefahren 284
– Kopfschmerzen, posttraumatische 44
– – stoffwechselbedingte 82
– Sauerstoff, ionisierter 283–284
Sauerstofftransport, Untersuchung, körperliche 97
Scapha 156
Schädelmerkmale, Untersuchung, körperliche 98
Schädelreflexzonen 246
Schlafmittelabusus 111
Schlafsucht, Untersuchung, körperliche 98
Schlangenwurzel, indische 211
– Kopfschmerzen, blutdruckabhängige 57
Schlehe 210
– Kopfschmerzen, ophthalmoplegische 38
Schmerzbewältigung, psychotherapeutische 271–278
Schmerzempfindung 5
– komplexe 12
– Nervensystem, peripheres 9
– Zentralnervensystem 9
Schmerzen
– Neurotransmitterstoffe 12–13
– Reaktion, reflexartige 12
– Reizübertragung 12–13

Schmerzhemmung
– körpereigene, Mechanismus 13–14
– Reizimpulse 14
Schmerzimpulse, Leitgeschwindigkeit 14
Schmerzqualität/-verlauf
– Cluster-Kopfschmerz 24
– Intoxikationskopfschmerzen 46
– Kopfschmerzen, entzündungsbedingte 49
– – ophthalmoplegische 37
– – posttraumatische 40
– – zervikale 32
– Migräne 17–18
– Spannungskopfschmerzen 28
Schmerzreize
– Schmerzrezeptoren 9
– Verlauf 11–14
Schmerzreizüberflutung 13
Schmerzrezeptoren 11–12
Schokolade, Kopfschmerzen 199
Schröpfen/Schröpftherapie 113, 123
– blutiges 124
– Gallereflexzone 124
– Gelosen 124
– Grundlagen 123
– Intoxikationskopfschmerzen 47
– Kopfschmerzen 124
– Migräne 124
– Nierenreflexzonen 124
– trockenes 124
– – Kopfschmerzen, darmbedingte 66
Schulkopfschmerz 84
Schultermuskulatur, Triggerpunkte 153 154
Schulter-Nacken-Auflage, Hydrotherapie 222–223
Schwefel 212
– Migräne 21
Schwefelkohlenstoff 112, 215
– Intoxikationskopfschmerzen 47
Schwertlilie 208
– Leber-Galle-Kopfschmerz 71
– Spannungskopfschmerzen 30
Scleranthus, Bach-Blütentherapie 170
Sclerosis multiplex 110

Scrophularia nodosa
- Kopfschmerzen, darmbedingte 68
- Lymphdrainage, medikamentöse 243

Selbstbehandlung, Triggerpunkte 155

Selen(ium) 216
- Cluster-Kopfschmerz 27
- Kopfschmerzen, hormonell-bedingte 89
- Spannungskopfschmerzen 30

Semiconcha inferior/superior 155

Senf, wilder, Bach-Blütentherapie 169

Sepia officinalis 212
- Cluster-Kopfschmerz 26
- Kopfschmerzen, entzündungsbedingte 53
- - renalbedingte 75

Serotonin 12, 217–218

Serotonin Injeel®, Kopfschmerzen, posttraumatische 43

Si Wu Tang-4-Bestandteile-Abkochung, Phytotherapie 269–270

Silicea 212
- Kopfschmerzen, Kindesalter 86

Siliziumdioxid 212
- Kopfschmerzen, Kindesalter 86

Sinusitis, Kopfschmerzen, entzündugsbedingte 49

Sklerotom 231

Solarstrahlen 102–103

Solidago compositum S Injektionslösung®
- Diureseanregung 121
- Kopfschmerzen, renalbedingte 76

Solidago virgaurea 75, 212

Sonnenröschen, gelbes, Bach-Blütentherapie 170

Sonntagsmigräne 19

Sozialanamnese, Psychotherapie 275

Spannungskopfschmerzen
- Acetylcholinchlorid Injeel® 30
- Akupunktur 29
- allopathische Substanzen 30
- Anamnese 95
- biochemische Substanzen, homöopathische 30

Spannungskopfschmerzen
- Biofeedback-Training 29, 183
- Cefanalgin®-Ampullen 30
- Diagnose 28
- Dorn-Breuß-Methode 31
- Entspannungsmethoden 29
- Epidemiologie 28
- Faktoren, auslösende 28
- Homöopathie 29
- homöopathische Komplexmittel 30
- Kava-Hevert®-Tropfen 31
- körpereigene Substanzen 30
- Lokalisation 28
- Nozirezeptoren, Reizung 28
- Ohrakupunktur 31
- orthomolekulare Therapie 31
- Pathophysiologie 28
- Phytotherapie 31
- progressive Muskelentspannung 29
- psychogene 28–32
- Psychotherapie 32
- Relaxationsbehandlung, postisometrische, der Wirbelsäule 31
- Schmerzqualität 28
- Schmerzverlauf 28
- Situationsanalyse, gesprächstherapeutische 29
- Substigam®-Kapseln 31
- Yoga 29

Speichelsekretion, Fazialisparese 99

Spigelia anthelmia 212
- Cluster-Kopfschmerz 26
- Kopfschmerzen, renalbedingte 76

Spontanbericht, Psychotherapie 273–274

Springkraut
- drüsentragendes, Bach-Blütentherapie 169
- Kopfschmerzen 171
- Migräne 171

Spurenelemente, Ernährungsmedizin 201–202

Star of Bethlehem, Bach-Blütentherapie 170

Stechginster, Bach-Blütentherapie 169

Stechpalme, Bach-Blütentherapie 169

Steinklee 209
- Kopfschmerzen, blutdruckabhängige 56
- - entzündungsbedingte 52
- - hormonell-bedingte 89
- - ophthalmoplegische 38
- - stoffwechselbedingte 80
- Migräne 21
- Phytotherapie 266

Steinklee-Infus
- Intoxikationskopfschmerzen 49
- Kopfschmerzen, blutdruckabhängige 57

Steirocall-Tropfen®, Kopfschmerzen, zervikale 34

Stickoxide, streßerzeugende 83

Stirnkopfschmerz 50, 72

stockbottles, Bach-Blütentherapie 166

Störfelder
- Appendizitis 256
- Cholezystitis 256
- elektrische 83
- Entzündungen, chronische 256
- - gynäkologische 256
- Kiefer-, Mund- und Zahnbereichreizungen 256–257
- Narbengewebe 255
- Nasennebenhöhlen, Entzündungen 25, 255
- Neuraltherapie 255–257
- Otitis 256
- Prostatitis 256
- rheumatische Erkrankungen 256
- Tonsillen, chronisch-entzündliche 255

Störfeldsuche
- Behandlung 258–259
- Neuraltherapie 258

Stoffwechselerkrankungen, Kopfschmerzen 78–82

Stoßimpulsmobilisation, zervikothorakaler Übergang 229

Stoßschmerz, dumpfer 14

Streß, Migräne 19–20

Streßbauchschmerzen 84

Stromfelder, Kopfschmerzen 83

stromgeschädigter Patient 83–84

Stuhlverhalten, Kopfschmerzen 64

Sturmhut 205
– Kopfschmerzen, neuralgische 60
– Spannungskopfschmerzen 29
Subkutan-Injektionen im Nackenbereich
– Kopfschmerzen, neuralgische 63
– – ophthalmoplegische 40
Subluxationen 230
Substigam®-Kapseln 202–203
– Cluster-Kopfschmerz 27
– Intoxikationskopfschmerzen 49
– Kopfschmerzen, blutdruckabhängige 57
– – darmbedingte 68
– – entzündungsbedingte 54
– – hormonell-bedingte 90
– – neuralgische 63
– – ophthalmoplegische 40
– – posttraumatische 43
– – renalbedingte 77
– – stoffwechselbedingte 81
– – zervikale 36
– Leber-Galle-Kopfschmerz 73
– Spannungskopfschmerzen 31
Süßmandeln, Säure-Basen-Haushalt 198
Sulfur 212
– Migräne 22
Sumpfwasserfeder, Bach-Blütentherapie 170
Sweet Chestnut, Bach-Blütentherapie 170
Sympathikus 12
Syphilis, Computertomographie 101

T

tactu-nerval® Salbe, Lymphdrainage, medikamentöse 245
Tausendgüldenkraut, Bach-Blütentherapie 169
Tee-Saft-Fasten 122–123
Temperatur-Biofeedback-Geräte 185
Temperaturreize, Schmerzrezeptoren 11
Terminalpunkt, Messung 109
Teucrium scorodonia
– Kopfschmerzen, darmbedingte 68

Teucrium scorodonia
– Lymphdrainage, medikamentöse 243
Therapieblockaden, Ausleitungstherapie 119
thermische Regulationsstörung 105–106
thermisches Empfinden, durchschnittliches 221
Thermographie
– kontaktlose 105
– Kopfschmerzen 105–106
Thermotherapie 220
Thrombosen, zerebrale 110
Thuja 213
Tinctura, Phytotherapie 262
Tinkturen, Phytotherapie 262
Tintenfisch 212
– Cluster-Kopfschmerz 26
– Kopfschmerzen, entzündungsbedingte 53
– – renalbedingte 75
Tollkirsche 206
– Kopfschmerzen, entzündungsbedingte 52
Tonsillitis
– Kopfschmerzen, entzündungsbedingte 50
– Störfelder, Neuraltherapie 255
Toter Mann, Yoga 186
Toxine, chemische 112
Tränensekretion, Fazialisparese 99
Tragus 156
Trainingskörperhaltungen, autogenes Training 181
Trigeminusnerv, Leitstörung 99
Trigeminusneuralgie 58
– Ohrakupunkturpunkte 159
Triggerpunkte
– Akupunktur 151–154
– Kopfschmerzen 152–154
– Migräne 152–154
– Musculus sternocleidomastoideus 153
– Musculus trapezius 153
– Muskelzug, pathologischer 152
– Nackenmuskulatur 153–154
– referred pain 154
– Reflexzonentherapie 248
– Schultermuskulatur 153–154
– Selbstbehandlung 155
Trigonella foenum-graecum, Phytotherapie 264

Tryptophan 202
Tuberkulose, Computertomographie 101
Tumordiagnostik, Computertomographie 101
Tyrosin 202

U

Überdehnungsirritationen 236
Überempfindlichkeitsreaktionen, Neuraltherapie 259
Überlastungssymptom, Kopfschmerzen 64
Übersäuerung, Migräne 196
Ulme
– Bach-Blütentherapie 169
– Kopfschmerzen 171
– Migräne 171
Ultima ratio®-Injektionslösung 23
– Lymphdrainage, medikamentöse 244–245
– Migräne 23
Umschläge
– Aromatherapie 162–163
– Phytotherapie 263
Unotex® N feminin/masculin 214
– Kopfschmerzen, hormonellbedingte 89
Untersuchung, körperliche 97–99
– Schwerpunkte 112
Urämie 111
Urogenitalzone, Nasenreflexzonen 251

V

Verspannungen, Farbtherapie 173
Vervain, Bach-Blütentherapie 170
Vestibulumpunkte, Neuraltherapie 256–257
Vine, Bach-Blütentherapie 170
Vitamin B_3 201
Vitamin B_{12}, Kopfschmerzen, zervikale 36
Vitamin C 201
– Cluster-Kopfschmerz 27

Vitamin C 201
- hochdosiertes, Kopfschmerzen, stoffwechselbedingte 81
Vitamin-B-Komplex-Injektionslösung, Kopfschmerzen, neuralgische 62–63
Vitamine, Ernährungsmedizin 201–202
Vorratsfläschchen, Bach-Blütentherapie 166

W

Wärmeanwendungen, lokale, Hydrotherapie 220
Wärmegefühl, Umsetzung, autogenes Training 182
Waldrebe
- Bach-Blütentherapie 170
- weiße, Bach-Blütentherapie 169
Walnuß, Lymphdrainage, medikamentöse 243
Walnut, Bach-Blütentherapie 170
Wanzenkraut 207
- Cluster-Kopfschmerz 26
- Kopfschmerzen, neuralgische 60
- - zervikale 34
- Migräne 21
- Phytotherapie 264
Wanzenkraut-Dekokt, Kopfschmerzen, neuralgische 63
Wasser, warmes, Hydrotherapie 219
Wasserbindung, Gewebe 195
Wassergüsse, Hydrotherapie 223–224
Wassertreten, Hydrotherapie 224
Water Violet, Bach-Blütentherapie 170
Wechselatmung, Yoga 186
Wegwarte
- Bach-Blütentherapie 169
- Kopfschmerzen 171–172
- Migräne 171–172
Weide, gelbe 170
Weidenrinde, Phytotherapie 265
Weidenrinden-Dekokt
- Kopfschmerzen, darmbedingte 68
- - stoffwechselbedingte 82

Weinrebe, Bach-Blütentherapie 170
Weißarsenik, Kopfschmerzen, entzündungsbedingte 52
White Chestnut
- Bach-Blütentherapie 170
- Kopfschmerzen 171
- Migräne 171
Wickelanwendungen, Hydrotherapie 222
Wild Oat, Bach-Blütentherapie 170
Wild Rose, Bach-Blütentherapie 170
Willow, Bach-Blütentherapie 170
Wirbel, verlagerte
- Ausrichten 236
- Nervenblockierungen 236
Wirbelfehlstellungen, Abtastung 236
Wirbelkörper
- Blockierungen 235
- Fehlstellungen 235
- Verschleißerscheinungen, Kopfschmerzen, zervikale 32
Wirbelsäule, Röntengenaufnahme 100
Wirbelsäulengelenke, Einrichten, weiches 236–237
Wirbelsäulenmassage, weiche 236–237
- Kopfschmerzen, neuralgische 61
- Spannungskopfschmerzen 31
Wirbelsäulensektor, Augendiagnose 103
Wochenendmigräne 19
Wurmkraut 212
- Cluster-Kopfschmerz 26
- Kopfschmerzen, renalbedingte 76

Y

Yoga 185–187
- Cluster-Kopfschmerz 25
- Demutshaltung 187
- Durchschwingen, seitliches 187
- Hals- und Nackenübung 186–187

Yoga
- Kopfschmerzen 186–187
- - hormonell-bedingte 88
- - - neuralgische 60
- Migräne 186
- Spannungskopfschmerzen 29
- Toter Mann 186
- Wechselatmung 186
Ysop, Phytotherapie 265
Ysop-Infus, Kopfschmerzen, entzündungsbedingte 54
Yu Nu Jian - Jade-Abkochung, Phytotherapie 270

Z

Zähne, Fehlstellungen 59
Zahnbereichreizungen
- Kopfschmerzen 50
- Störfelder, Neuraltherapie 256–257
Zahnfüllungen, unverträgliche, Störfelder, Neuraltherapie 257
Zahnschmerzen, Kopfschmerzen 50
Zahnstocher-Ammei 206
- Kopfschmerzen, renalbedingte 75
Zaunrübe, weiße 206
- Migräne 21
Zellstoffwechsel, Säure-Basen-Gleichgewicht 195
Zellteilung, elektrische Wellen 82
Zentralnervensystem
- Hauptleistungen 9
- Schmerzempfindung 9
zerebrale Prozesse, Differentialdiagnose 109
Zerebralsklerose 109
zerebrovaskuläre Erkrankungen, Computertomographie 101
Zervikalkopfschmerzen s. Kopfschmerzen, zervikale
Zervikalzone, Nasenreflexzonen 251
zervikothorakaler Übergang
- Beurteilung 228
- Chiropraktik 228–229
- Doppelnelsonmobilisation 229
- Stoßimpulsmobilisation 229

Zincum metallicum/Zink 216
– Kopfschmerzen, hormonellbedingte 89
– – renalbedingte 76
– – stoffwechselbedingte 81
– Leber-Galle-Kopfschmerz 72

Zirrhose s. Leberzirrhose
Zitronensäurezyklus®, Katalysatoren s. Katalysatoren des Zitronensäurezyklus®
Zitterpappel, Bach-Blütentherapie 168

Zugmobilisation, Chiropraktik 227
Zugreiz, intensiver, Hautsegmente, druck-/schmerzhafte 248